JN188154

脊髄病理学

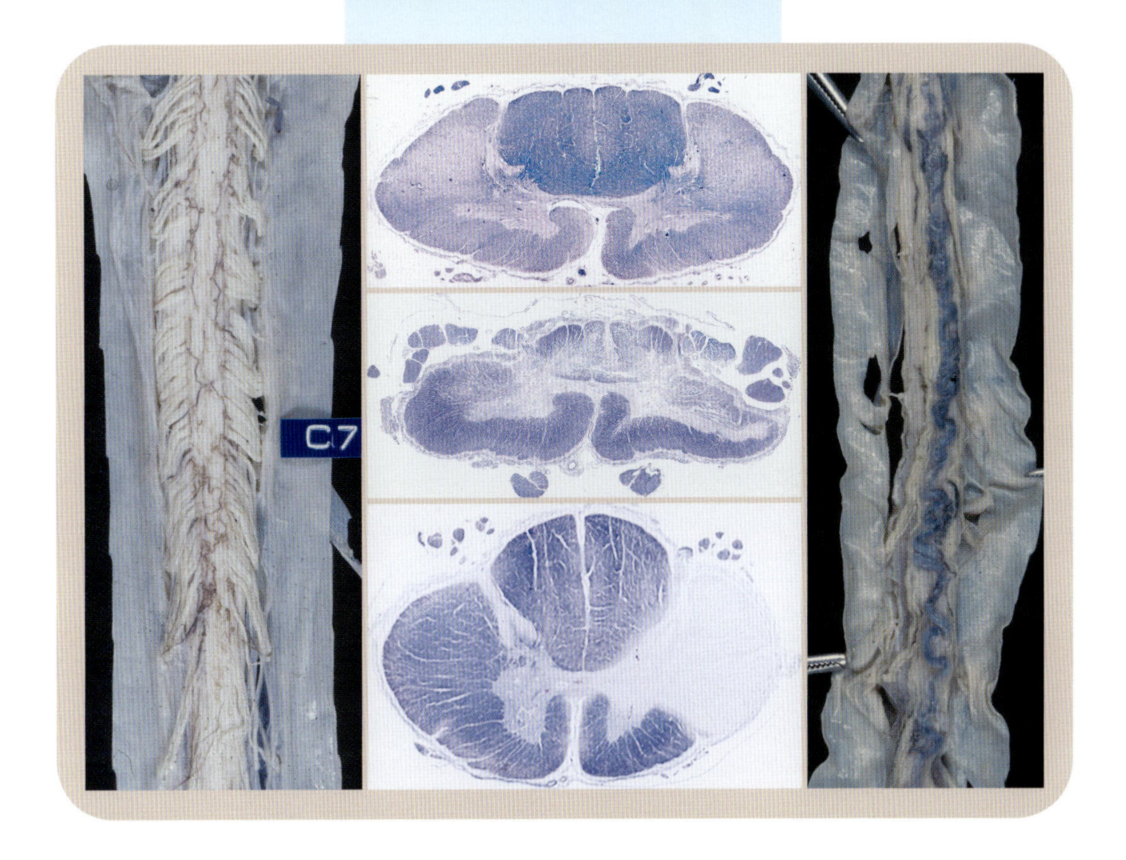

［著］橋詰良夫
医療法人さわらび会 福祉村病院 神経病理研究所 所長
愛知医科大学 名誉教授
吉田眞理
愛知医科大学 加齢医科学研究所 教授

三輪書店

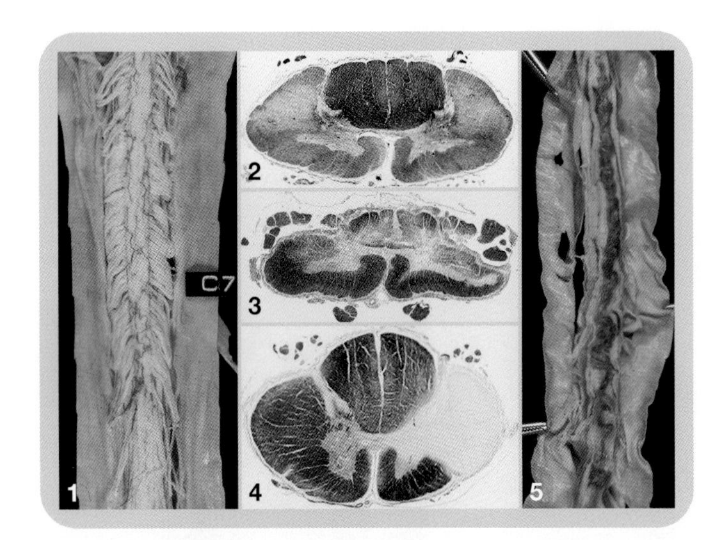

カバー・本扉の画像

1：正常頸髄背側面の肉眼病理所見（C7：第7頸髄後根）.
2：筋萎縮性側索硬化症の脊髄病理所見.
3：頸髄症の脊髄病理所見.
4：多発性硬化症の脊髄病理所見.
5：脊髄動静脈奇形の肉眼病理所見.

巻頭言

本書は人の発生から老化に至る過程において生じてくるさまざまな脊椎脊髄疾患の剖検で認められた病理所見を記載し，脊椎脊髄疾患の臨床，病理，基礎研究に従事する方々に情報を提供することを目的としています．

脊髄は頭蓋内の中枢神経と脊柱管外の末梢神経の情報伝達路を構成する重要な臓器であり，脳からの運動情報は脊髄を下行して骨格筋に，疼痛などの感覚情報は脊髄を上行して脳に伝えられます．自律神経系においても，脊髄には交感神経，副交感神経の節前線維を含み，内臓や血管，腺に分布し，生命維持にかかわる呼吸・循環・消化機能などの調節を行っています．さらに脊髄は伸張反射や逃避反射という脊髄反射の中枢でもあり，生命維持に必須の役割を果たしています．

脊椎脊髄疾患では臨床的に四肢の運動障害と感覚障害に加えて，膀胱直腸障害などの自律神経障害が生じ，日常生活動作に重大な影響を与えます．医学の進歩により，脊椎脊髄疾患の神経学的所見や電気生理学的所見，MRIなどの画像所見，血液や脳脊髄液などの生化学的所見，分子・遺伝子レベルでの病態などの把握，治療法の開発が進み，これらを総合的に理解して脊髄の変化を正確に捉えることが求められています．しかし現在まで脊髄の病理に特化した専門書はないのが現状です．われわれは剖検時，「発生から老化まで」を合言葉に，人生において生じてくるさまざまな脊椎脊髄疾患の病態の理解のため，ほぼ全例で脊髄の検索を行ってきました．脊髄はその全長を脊柱管に囲まれ，慣れないと剖検において採取することが困難であり，神経病理を専門としない一般病理の分野では検索することが少ない臓器です．本書では上部頸髄から馬尾に至るまで，硬膜を破らず，後根神経節を含めて採取する脊髄採取方法について，初心者にもわかりやすいように紹介しています．

脊髄の検索では，頭蓋内病変，脊柱管を構成する椎骨とその周囲組織，全身臓器の病変との関連で行う必要があり，単に脊髄を採取するだけでは疾患の正確な理解ができないことに留意すべきです．

脊髄の病理の理解は，脳神経内科，脳神経外科，整形外科，小児神経科，放射線科，病理科の医師のみならず，医学部の学生，患者の看護，リハビリテーションにかかわる看護師，理学療法士，作業療法士などの方々にも必要です．

本書の作成は剖検の承諾に尽力された臨床医，剖検に従事された病理医，そして膨大で，手間のかかる脊髄病理標本を作製していただいた多数の病理技師の努力がなければできなかったことであり，改めてお礼を申し上げます．できるかぎり自験例の図を使用することに努めましたが，多くの先生方から貴重な図を掲載することに同意いただき深く感謝します．

本書は三輪書店が刊行している「脊椎脊髄ジャーナル」で好評をいただいた連載カラーアトラス「脊髄の病理」に約8年間にわたって掲載された内容を基本として作成しました．本書の完成に尽力いただいた三輪書店の川村隆幸さん，青山　智代表取締役に深謝します．

本書が脊椎脊髄疾患の臨床，病理，基礎研究に携わる方々に参考になれば，著者として大変うれしく思います．

2019年4月10日

橋詰 良夫
吉田 眞理

目次

第Ⅰ章 病理総論

第Ⅱ章 血管障害

第Ⅲ章 感染症

第Ⅳ章 変性疾患

第Ⅴ章 自己免疫性疾患

第Ⅵ章 脱髄疾患・代謝疾患・中毒

第VII章 脊髄腫瘍

第VIII章 脊髄損傷

第IX章 発生異常

第X章 脊椎疾患

第 I 章　病理総論

1 はじめに

脊髄の発生から老化に至る過程の中で，脊髄固有の疾患に加えて，頭蓋内病変に伴う二次的変化，脊髄周囲の病変，全身疾患に関連する病変など，脊髄にはさまざまな変化が生じてくる．脊髄疾患では，四肢の運動障害，感覚障害，膀胱直腸障害などの自律神経障害が生じ，日常生活動作に重大な影響をもたらす．医学の進歩により，治療法の開発だけでなく，脊髄疾患に関連して生じる神経学的所見や電気生理学的所見，MRI などの画像所見，血液や脳脊髄液などの生化学的所見，分子・遺伝子レベルでの病態の把握が進み，これらの所見を総合的に理解して脊髄の変化を正確に捉えることが求められている．神経学的所見から推察される脊髄の病変は，硬膜外・硬膜内・髄内のいずれであるか，頸髄から仙髄までのレベルの広がり，脊髄横断面での病変の広がり，病変の性質，画像所見の特徴，頭蓋内病変や全身臓器の病変との関連などについて，臨床医から正確な情報を得ることが極めて大切である．剖検時の的確な診療情報の伝達が脊髄の適切な検索を可能にすることを忘れてはならない．日本の病理学教室においては，剖検時に脊髄を検索することが一般的でない．これは脳神経内科，脳神経外科，整形外科以外の臨床医が脊髄疾患とその神経症状に注目していないことが大きな原因である．さらに他の臓器と違って脊髄が脊柱管内にあり，神経病理を専門としない病理医に脊髄の採取が簡単でないと思われていることも原因である．脊髄の取り出し方と注意点については後述する．

2 脊髄の肉眼所見

脊髄の位置的特徴は，その全長が脊柱管内にあるということである．そのために脊髄自体の病変以外に周囲の脊柱管を構成する椎骨，軟骨，軟部組織の病変により，脊髄が影響を受ける．剖検時には，脊髄のみを取り出すのではなく，周囲組織の変化についても検索が必要である．頸椎症や後縦靱帯骨化症，脊椎損傷，脊椎腫瘍，脊椎炎など，脊髄に影響を与える病変については，剖検時に検索をしておかないと，せっかくの臨床情報が無駄になることがあるので，注意が必要である．以下に脊髄を検索する際の肉眼病理所見について概説する．

硬膜外病変

硬膜外病変では，脊柱管を構成する種々の組織の変化が脊髄に影響を与える．代表的なものは脊椎への悪性腫瘍の転移巣である．悪性腫瘍の転移により椎体が破壊され，腫瘍により脊髄が圧迫を受けて壊死を起こす（**図1**）．悪性腫瘍の脊椎転移は，通常では多発性であり，1つの椎体に限らない（**図2**）．この病変の検索には，脊髄採取の項で後述するように，大きなノミを用いて椎体を腰椎から頸椎まで剥離し，椎体の断面を観察することにより可能である．これにより，椎体の変化のみでなく，椎間板の変化も観察できる．さらに脊髄を採り出すために脊柱管を開放することにより，脊柱管狭窄の程度も検索することができる（**図3**）．頸椎症の項で後述するように，脊柱管の広さは個人差が大きいので，特に脊髄圧迫の際には観察しておく必要がある．転移巣の場合には，椎骨自体への転移のみでなく，硬膜外組織への転移もあるので，注意する必要がある．外傷性脊髄損傷では，椎体骨折のみでなく，周囲組織の挫滅，出血，脊椎あるいは椎間板の病変，血管損傷などにも注意が必要である．癌治療での脊髄照射による副作用としての放射線脊髄症の場合には，照射部位の椎体骨髄が脂肪変性を示すので，椎体の断面の色調変化の広がりを観察しておく必要がある．椎体や骨髄，軟部組織に病変が存在する場合には，組織学的検索のために適切な部位からの組織採取が必要である．変形性脊椎症や後縦靱帯骨化症，黄色靱帯骨化症，椎間板ヘルニアなどのような脊柱管狭窄を示す疾患の剖検では，脊柱管全体を一塊として取り出し，固定後

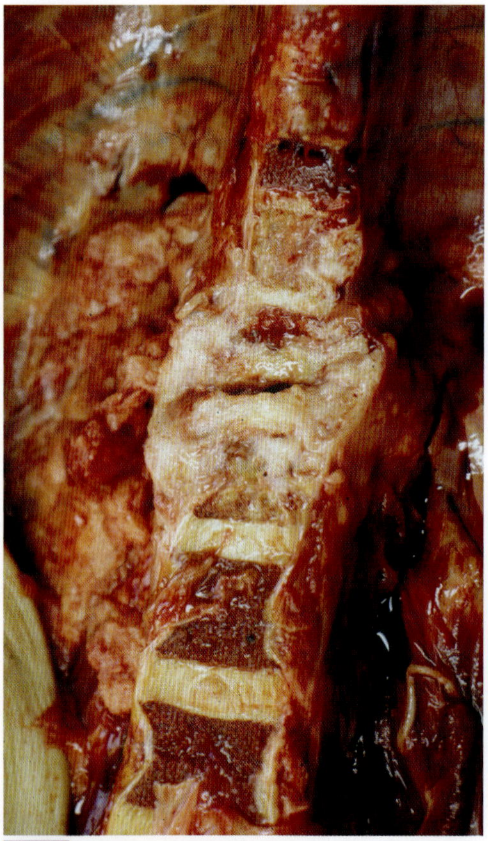

図1 脊椎への悪性腫瘍の転移による椎体の破壊

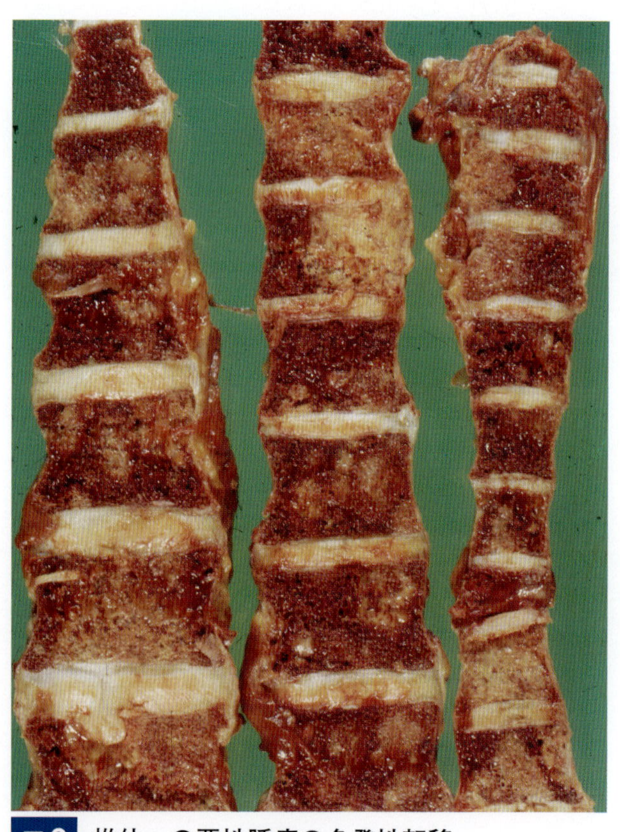

図2 椎体への悪性腫瘍の多発性転移

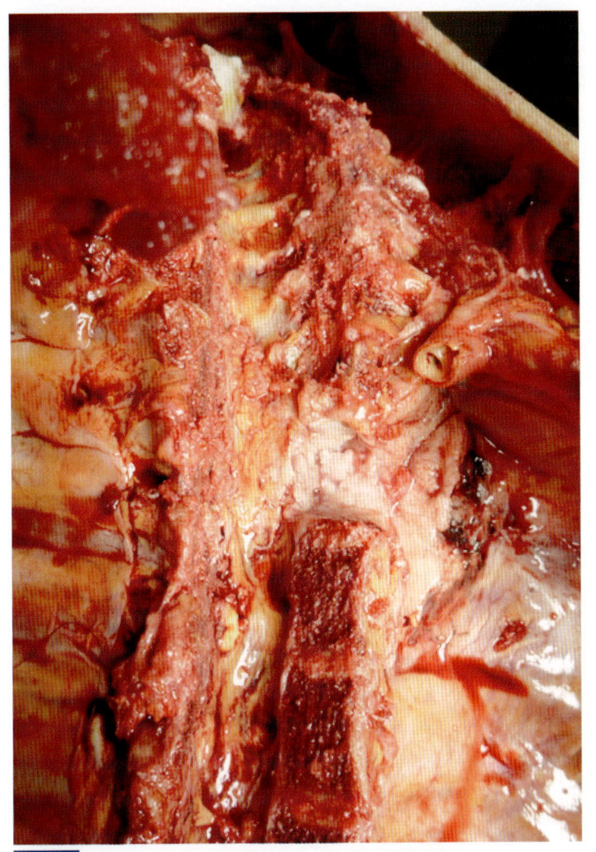

図3 転移性脊椎腫瘍による脊柱管狭窄

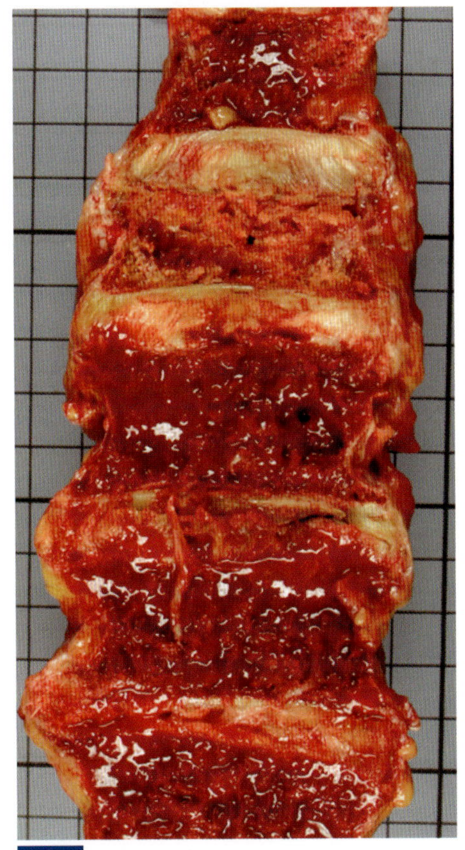

図5 椎体の圧迫骨折

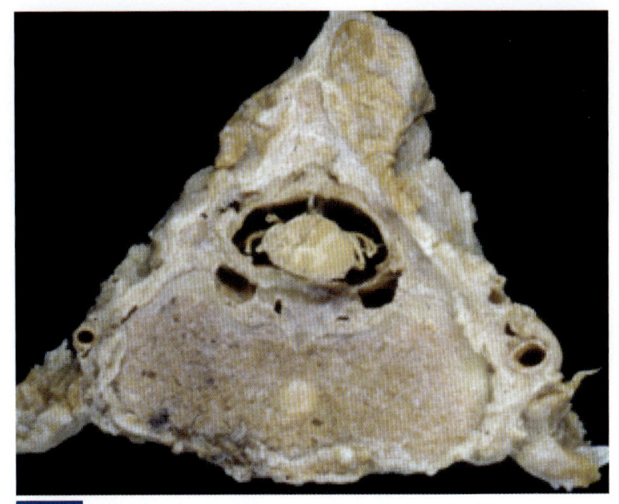

図4 頸椎を一塊として採取した脊柱管の横断面

に放射線学的検索を行った後に，脊柱管全体を標本にして周囲組織と脊髄病変との関連を検討することも必要となる（**図4**）．脊柱管を一塊として取り出す方法については，脊髄採取の項を参照していただきたい．

硬膜外組織では出血や膿瘍形成などもあり，病巣の広がり，脊髄圧迫の程度の検索が重要である．高齢者の剖検では，しばしば椎体の圧迫骨折が認められ，これが脊髄や神経根の圧迫をきたしているので，観察が大事である（**図5**）．硬膜外病変の観察を行った後，後根神経節を採取して神経根を切断することにより，脊柱管から硬膜を含めて一塊として脊髄を採取する．通常では，硬膜外組織には若干の脂肪や血管などの軟部組織が存在するのみで簡単に脊髄を採り出せる．しかし頸椎症や腫瘍，炎症，外傷などの疾患や，過去に手術を受けた症例では，硬膜外組織と硬膜に強度の癒着を認め，採取が困難なことがあるので，注意深い採取が必要である．発生異常の代表的な疾患である二分脊椎では，皮膚から皮下組織，椎骨，硬膜とくも膜，脊髄の相互の位置関係について硬膜外から観察しておく必要がある．硬膜外病変は，剖検時に検索をしないと，その後の検索が不可能なので，肉眼観察と写真撮影，適切な病理組織の採取をしておく必要がある．

硬膜の病変

硬膜自体の病変は生じることが比較的まれであるが，肥厚性硬膜炎が代表的な疾患である．肥厚性硬膜炎の項で後述するように，硬膜が脊髄を全周性に肥厚してくも膜と癒着を示す．炎症性肉芽や石灰化などを示して硬膜は肥厚して硬くなる．硬膜外悪性腫瘍では硬膜外に腫瘤形成が認められる（**図6**）．腫瘍は出血，壊死を伴い，さまざまな硬さで形態も不規則で，多発することがある．砂時計腫の場合には，神経根に沿って硬膜外でも腫瘤が認められる．脊髄硬膜動静脈瘻では，神経根の硬膜貫通部近傍で動脈と静脈が直接吻合しているが，剖検時にこ

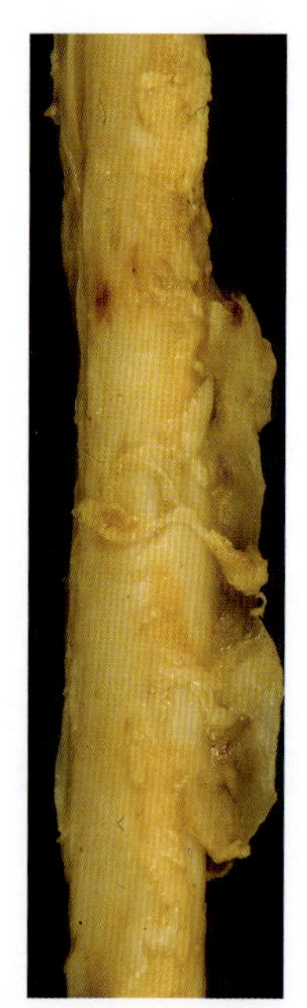

図6 悪性腫瘍の硬膜外転移

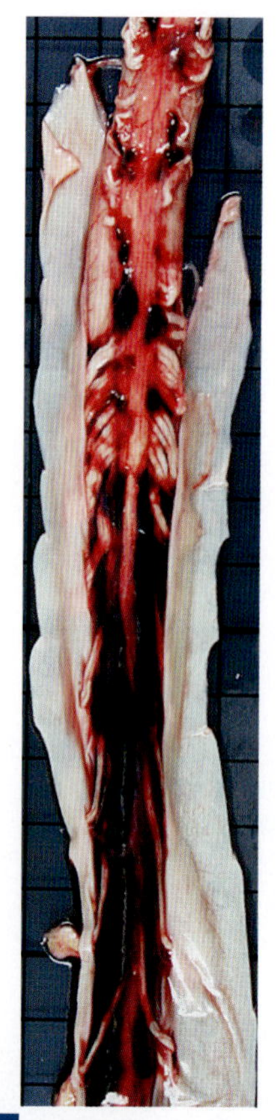

図7 脊髄のくも膜下出血

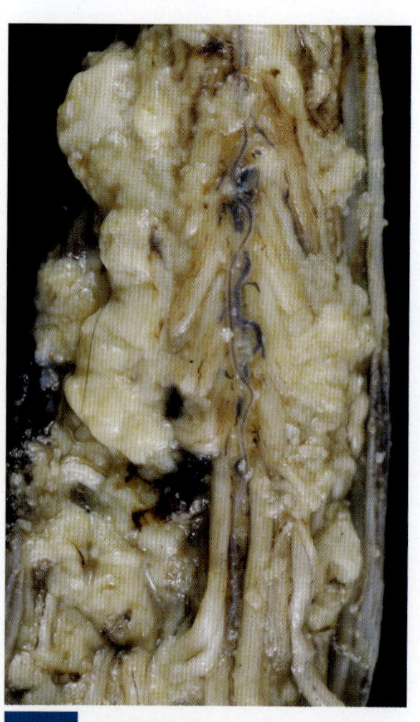

図8 脳死脊髄でのくも膜下腔へ流入した融解小脳組織

の吻合部を同定することが困難であり，血管造影，手術の際の情報が重要である．頸椎症や外傷，腫瘍などによる脊柱管関連の手術既往例では，硬膜は内外面にヘモジデリン沈着により茶褐色調の色素沈着が認められ，くも膜と癒着を示す．後縦靱帯骨化症では，靱帯の骨化組織と硬膜が強固に癒着して硬膜自体にも骨化が認められることがある．硬膜を含めて脊髄を一塊として採取して，硬膜の外面から病変を観察したら，硬膜を切開して脊髄の外表面が観察できるようにする．通常では比較的容易に切開することができるが，炎症や腫瘍などの際には癒着が高度で無理に切開をすると脊髄を損傷してしまう．この際には硬膜を含めて組織を固定後，横断面を観察することになる．

くも膜，軟膜の病変

脊髄は薄い線維性膜で構成されているくも膜により全周性に被われており，くも膜の下にはくも膜下腔が形成されて脳脊髄液が含まれている．くも膜下腔は脊髄血管と神経根が出入りしており，重要な空間である．くも膜は通常では透明感のある薄い膜であり，病変があると混濁が生じる．化膿性髄膜炎では，くも膜下腔は好中球やフィブリンの析出などにより，黄白色調に混濁する．癌性髄膜炎では，腫瘍細胞の増殖が強いと，白色調の腫瘍結節が肉眼観察されるようになる．脊髄原発のくも膜下出血はまれであるが（**図7**），頭蓋内のくも膜下出血が強い症例では脊髄のくも膜下腔にも血液が流入している．脳死のときには，自己融解した小脳組織が高い頭蓋内圧により脊髄のくも膜下腔に流入し，馬尾でも融解した小脳組織を確認することができる場合がある（**図8**）．

外傷や腫瘍などにより脊髄浮腫が生じ脊髄が腫大すると，くも膜が緊満するので，浮腫の程度を把握することができる．くも膜はピンセットでつまんで持ち上げることにより，脊髄から容易に分離できるが，くも膜と軟膜が癒着を示す癒着性髄膜炎では，くも膜を脊髄から剥がすことができなくなる．くも膜にはくも膜斑状構造物（arachnoid plaque）という白色調で大きさが2 mm～1 cm

程度，厚さが0.5 mm以下の薄くて硬い膜状，斑状の組織が生じる．この所見は，組織学的には石灰化を伴う層状構造を示す骨化組織で，高齢者に多く加齢に伴うくも膜の変性所見であり，病的な意義がなく，剖検ではしばしば観察される（**図9**）．

脊髄実質

脊髄の構造：脊髄は柱状構造物で，上端が錐体交叉で延髄に連続し，第1頸椎（環椎）の上端から第1頸髄神経根が出る部位から始まり，下端が第1または第2腰椎レベルで脊髄円錐となって終わる．脊髄円錐の下端は終糸と呼ばれる直径約1 mmの糸状構造物に連続する．脊髄の全長は約40〜45 cmである．上部頸髄から馬尾を含めて硬膜に包まれたままの重量は45〜55 g程度で，個体差が目立つ．脊髄は2ヵ所で著明に太くなっており，上方は頸膨大で，第4頸髄から第1胸髄にわたり，第6頸髄で最も太い．下方は腰膨大で，第2腰髄から第2仙髄にわたり，第4腰髄で最も太い．頸膨大の最も太い部位では前後径9 mm，左右径13〜14 mm，腰膨大ではそれぞれ8.5 mm，11〜13 mmで，胸髄では前後径8 mm，左右径10 mmである．しかしこれは後述するように個人差が大きい．

脊髄は腹側正中に縦走する深い溝である前正中裂，背側正中を縦走する浅い溝である後正中溝により，左右相称の半側に分けられる．それぞれの半側の外側面には浅い溝である前外側溝，後外側溝がある．頸髄では後外側溝と後正中溝の間に後中間溝がある（**図10**）．

脊椎のレベルと髄節の関係：頸髄下端は第6〜7頸椎，胸髄下端は第9胸椎，腰髄下端は第1腰椎のレベルに一致する．第7頸椎棘突起の先端は第2〜3胸髄，第4胸椎のそれは第7胸髄のレベルに一致する．頸膨大は第3頸椎〜第2胸椎，腰膨大は第9胸椎〜第1腰椎のレベルにあたる（**図11**[2]，**図12**）．

脊髄浮腫：脊髄の太さには個人差が大きいことは後述するが，脊髄が異常に腫大する浮腫は肉眼的に把握することが重要である．脊髄浮腫では，脊髄が太く腫大し，くも膜と軟膜が緊満して脊髄実質を締め付けるような変化を示す．脊髄は軟らかくなり，採取の際に注意しないと容易に破壊されてしまう．急性期の血管障害，脳死，外傷，腫瘍，炎症，脱髄疾患など，脊髄浮腫をきたす原因はさまざまである．脊髄全長に生じるものから数髄節に限局するものまで，その原因により広がりはさまざまである．浮腫をきたした脊髄の断面は軟らかく，灰白質，白質の区別が不明瞭となる．

脊髄萎縮：脊髄萎縮を示す疾患にはさまざまなものが

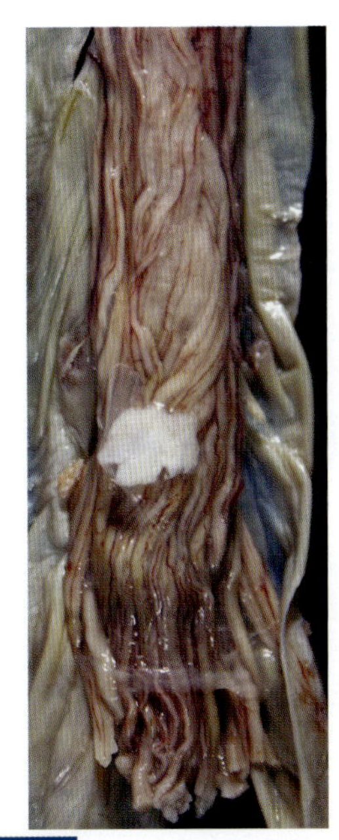

図9 くも膜斑状構造物

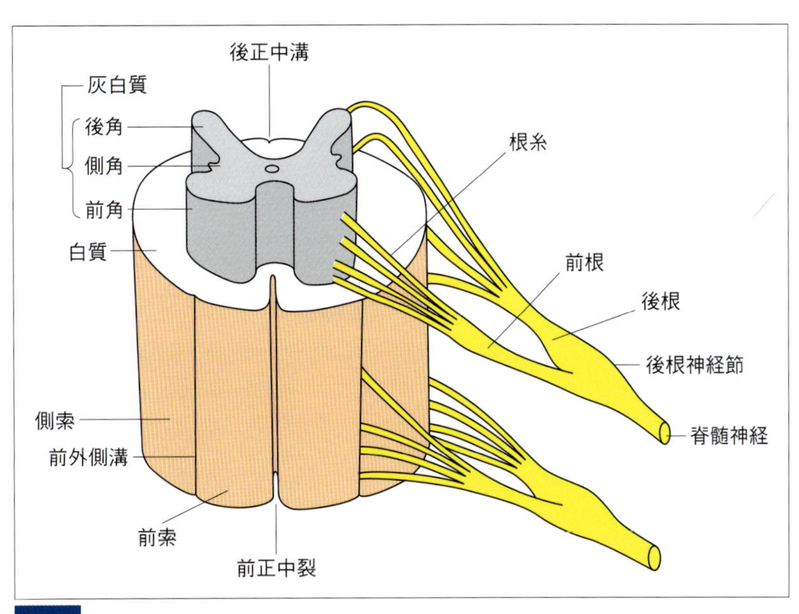

図10 脊髄の構造のシェーマ

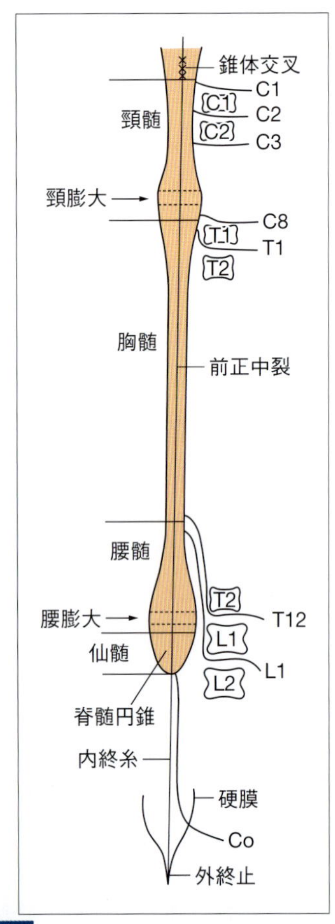

図11　脊椎・脊髄と神経根のレベル
（文献2を改変）

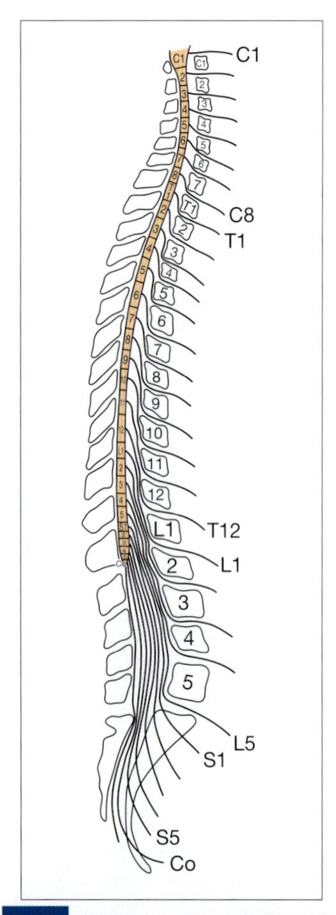

図12　脊椎と脊髄の位置関係

あるが，いずれも慢性で長期にわたる神経疾患を原因とする．代表的な脊髄萎縮は頸椎症による圧迫性脊髄症である．圧迫を受けた髄節は，数髄節にわたり，その上下の髄節レベルに比べて強い萎縮を示し，前後方向に扁平化する．断面でも楕円形の形態は失われ，不規則なブーメランや三角形のような形態を示す．多発性硬化症や視神経脊髄炎などで頻回の再発を繰り返す長期経過例では，極めて強い脊髄萎縮を認める．脊髄梗塞例でも陳旧性になると限局性の脊髄萎縮を生じる．心停止脳症後の長期生存例の脳は皮質の層状壊死を示し強い萎縮をきたすが，脊髄でも灰白質が障害されて脊髄萎縮をきたす．脊髄が極めて細い病態も遺伝性脊髄小脳変性症｛脊髄小脳失調症（SCA）1, 2, 3，歯状核赤核淡蒼球ルイ体萎縮症（DRPLA）などのトリプレットリピート病｝で認められる．この病態は“小造り”と表現される．小造りについては，遺伝性脊髄小脳変性症の項で後述する．脊髄は病変部の上下の髄節にわたり，上行性（後索），下行性（錐体路）の二次的Waller変性を示すので萎縮をきたす．

脊髄の断面：脊髄の断面を検索するときには，髄節での違いを常に考慮して行う必要がある．病変のない脊髄断面では灰白質と白質の区別が容易で正常構築が容易に認識できるが，壊死や脱髄などの病変部位ではその構築が不明瞭になる．灰白質の変化では，前角の形態に注目

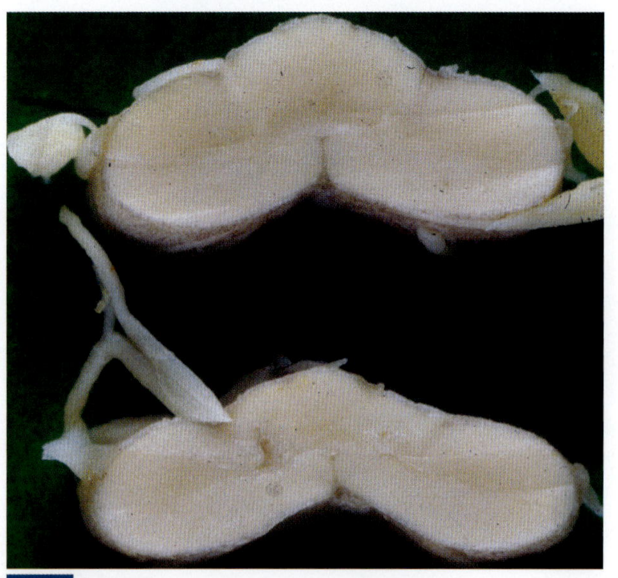

図13　後縦靱帯骨化症による脊髄圧迫

する．頸椎症性脊髄症や後縦靱帯骨化症などでは，前角が前方から圧迫を受け扁平化している（**図13**）．病変の強い部位では嚢胞腔（cystic cavity）を形成する．前角の萎縮は，下位運動ニューロンの変化の強い筋萎縮性側索硬化症やポリオなどの脊髄で確認できる．また前脊髄動脈症候群を示す症例では，前角の変化が強い．心停止脳症における脊髄では，病変が強い部位で灰白質が選択的

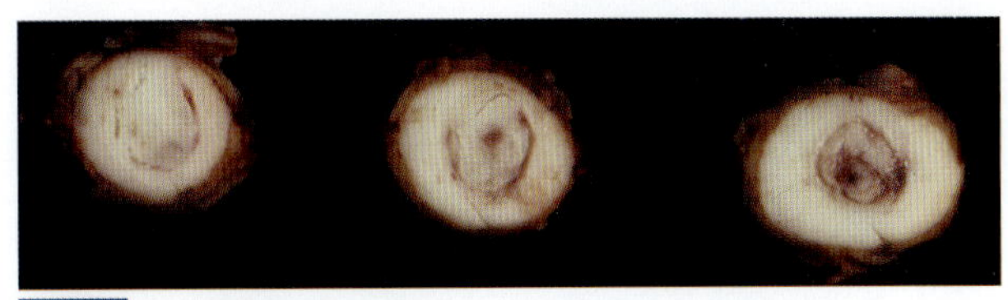
図 14 脊髄鉛筆芯状軟化

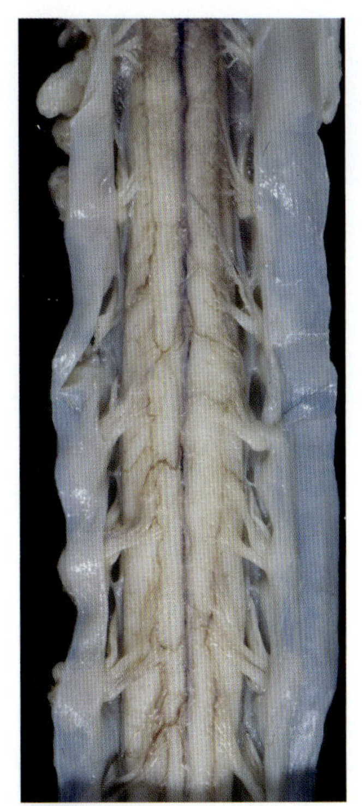
図 15 頸髄前根
図 16 の後根に比べて細い.

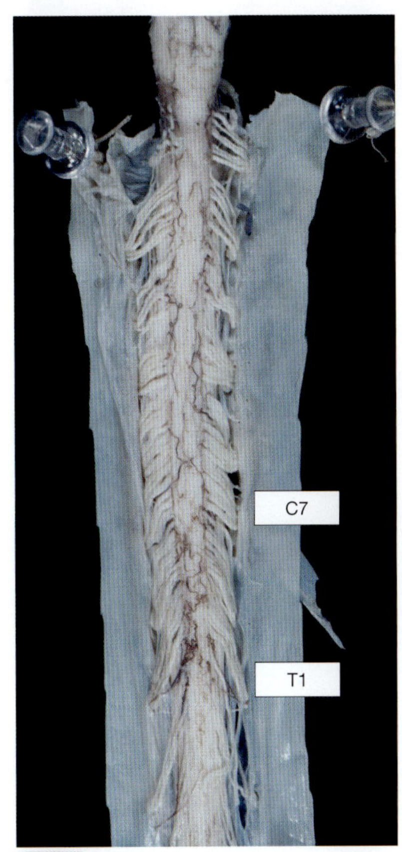

図 16 頸髄から胸髄上部の後根
第 1 胸髄まで太いが, 第 2 胸髄から細い.

に萎縮を示す.

白質の変化では錐体外側路の変化が重要である. 筋萎縮性側索硬化症では, 錐体路の白色調が強くなり, 高度になると錐体路が褐色調で萎縮を示す. 白色調を示すのは, 変性部位に浸潤する macrophage が多いせいで, 活動性病変である. 頭蓋内病変による錐体路の下行性二次変性でも, 左右差のある錐体路変性を確認できる. 後索の変化も肉眼的に捉えられる. 遺伝性脊髄小脳変性症, 後根の強い病変, 横断性壊死巣の上位レベルでの上行性の Waller 変性などでは, 後索が萎縮していることを確認できる.

割面の限局性の変化としては, 腫瘤形成, 血腫形成, 壊死 (**図 14**), 空洞形成, 脱髄などが観察される. これらの限局性病変は, 各論で詳細を記載するが, 髄節レベルでの広がり, 横断面での広がり, 周囲組織への影響などに注意すべきである. 脊髄の観察では, 各節での病変を観察するために, 固定後, 割面を入れて限局性病変を見逃さないように注意すべきである.

神経根の病変

脊髄はそこに出入する脊髄神経によって, 頸髄 (8 髄節), 胸髄 (12 髄節), 腰髄 (5 髄節) 仙髄 (5 髄節), 尾髄 (1 髄節) の計 31 髄節に分けられる. 1 髄節ごとの長さはレベルにより異なり, 最も長い髄節は第 5 胸髄から第 8 胸髄で, 頸髄, 腰仙髄では短い. 前外側溝, 後外側溝から脊髄神経の前根と後根が出入りしている. 8 対の頸神経, 12 対の胸神経, 5 対の腰神経, 5 対の仙骨神経および 1 対の尾骨神経からなる. 神経根は前根と後根で太さが異なり, 後根が太い (**図 15**). 特に頸髄, 腰髄で明瞭である. 神経根はレベルによっても太さが異なり, 頸髄と腰髄で太い. 脊髄のレベルは神経根の太さの違いにより決定できる. 頸胸髄では後側面の後根の太さをみていくと第 1 胸髄まで太く, 第 2 胸髄で急に細くなる (**図 16**). 腰仙髄では第 5 腰髄と第 1 仙髄の神経根は同じような太さを示し, 第 2, 3 仙髄で急に細くなり, 第 3 仙髄では糸のように細くなることで, レベルを決定できる (**図 17**). 神経根は, 頸髄では比較的緩やかな斜め下方に走行するが, 胸髄ではその角度が急になり, 腰仙髄では馬尾を形成してほぼ垂直に走行する. 神経根は髄鞘に含まれる脂質により肉眼的に白色である.

神経根の異常で最も重要なのは萎縮である. 代表的な変化は運動ニューロン疾患における前根の萎縮である. 特に頸髄あるいは腰髄で目立つが, 萎縮が強くなると正常の神経根の白色調が褐色調に変化する (**図 18, 図 19**).

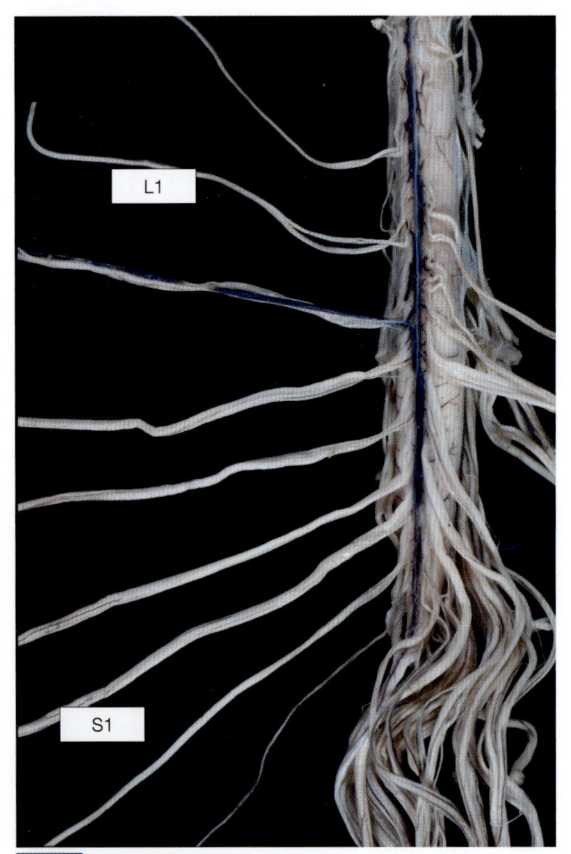

図17　腰仙髄前根
第5腰髄前根と第1仙髄前根は同じように太いが，第2，3仙髄前根は急に細くなる．

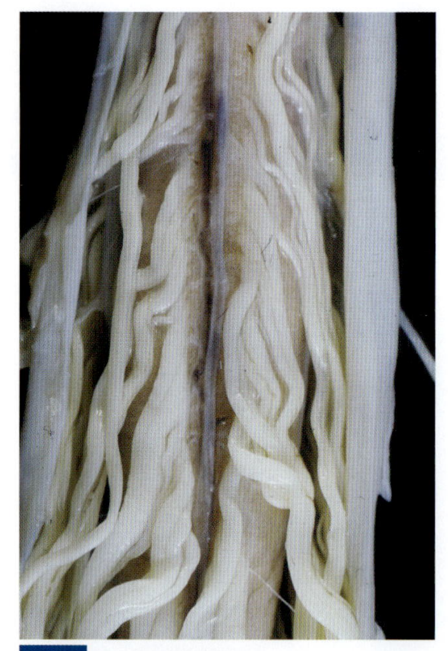

図18　正常腰髄前根
白色調で太い．

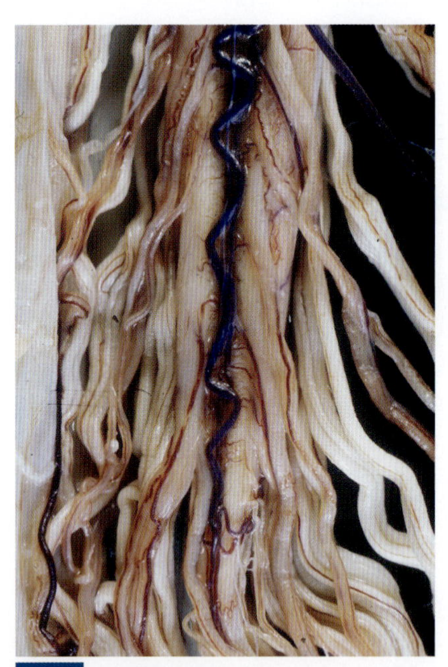

図19　筋萎縮性側索硬化症の腰髄前根
萎縮し，褐色調である．

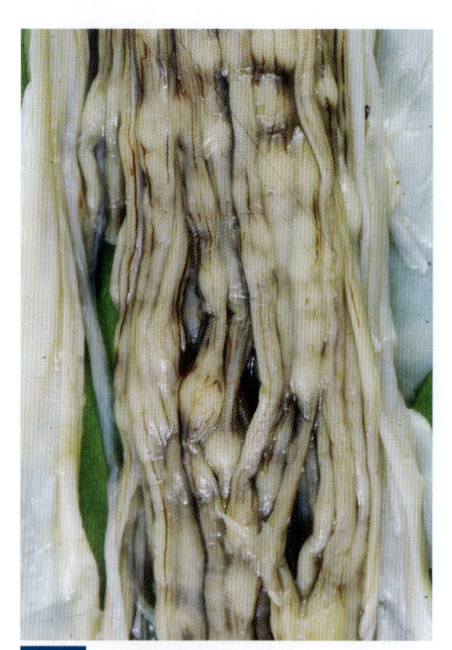

図20　髄膜癌腫症における神経根の腫大

頸椎症や後縦靱帯骨化症などの疾患でも，脊髄は前方から圧迫を受け，前根は圧迫により萎縮を示す．神経根の走行は，発生異常の章で後述するように異常が生じるので，注意が必要である．髄膜癌腫症では腫瘍細胞が神経根に付着して結節を形成するので，神経根が数珠状に腫大を示すことがある（**図20**）．神経根から発生する代表的な腫瘍は神経鞘腫である．redundant nerve roots（余剰神経根）は，剖検時にときに認められるが，馬尾がまっすぐに走行せずに屈曲蛇行している状態である．椎間板ヘルニアなどによる腰部脊柱管狭窄部の上部あるいは下部で馬尾が慢性的に圧排され，部分的な強い狭窄と弛緩・絞扼の繰り返しによって生じる現象とされている（**図21**）[3]．MRI T2強調画像で明瞭に描出される．

脊髄血管の病変

脊髄の血管支配：上部頸髄は椎骨動脈が頭蓋内に入ってから分枝する脊髄枝によって栄養され，中部頸髄から上部胸髄は頸椎の横突孔を走行する椎骨動脈から血流を受ける．中部胸髄は大動脈から出る肋間動脈により，下部胸髄から仙髄は第8胸椎から第2腰椎レベルに起始部をもつ大前根動脈（Adamkiewicz 動脈）により主要な血流を受ける．前脊髄動脈は，これらの各髄節から入ってくる根動脈の吻合によって生じた前正中部を縦に走行する血管である．脊髄後面を後根に沿って入る後根動脈は，前根動脈に比べて細く目立たない．根動脈から血流を受けた前脊髄動脈は直角に前正中裂を走行する中心動脈を出す（**図22，図23**[1]）．中心動脈は脊髄中心部を栄養する．死後，脊髄血管から造影剤を注入して放射線撮影すると，脊髄血管は灰白質に極めて多いことが明瞭である．一方，脊髄表層から求心性に主として脊髄周囲辺縁部白質を支配する辺縁血管（marginal vessels）が認められる．脊髄静脈は脊髄動脈と異なり後脊髄静脈優位であり，脊髄後面では太くて蛇行し，主幹静脈相互には極めて豊富な吻合がある．髄内静脈は動脈に沿って走行するが，辺縁部の末梢静脈が優位である（**図24，図25，図26**）．

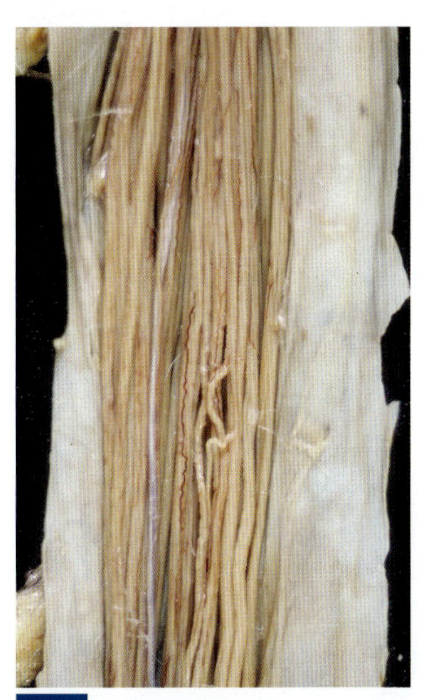

図21 redundant nerve roots
（日進すずき整形外科　鈴木和弘先生提供）

脊髄血管の肉眼病理所見

解離性大動脈瘤のような大動脈疾患による脊髄の循環障害の症例の検索にあたっては，根動脈の数と流入する部位が重要である．根動脈は Adamkiewicz 動脈以外が肉眼的に確認しにくいので，実態顕微鏡を用いて確認する

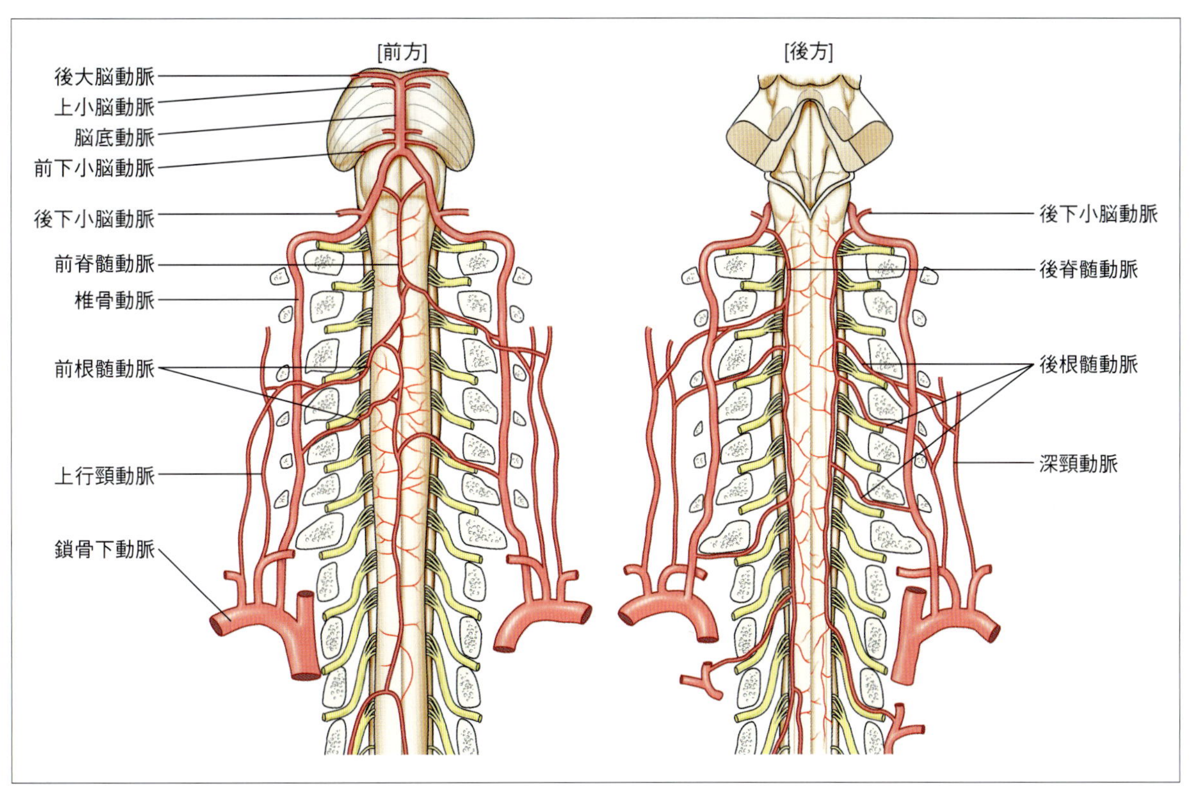

図22 脊髄の血管支配のシェーマ
全神経根は根動脈または根髄動脈を有している．両動脈とも神経根に沿って走行するが，根動脈は前脊髄動脈あるいは後脊髄動脈に達する前に終わる．それより太い根髄動脈は1つの分節内の前脊髄動脈，後脊髄動脈に血液供給するために，これらの動脈まで達する．

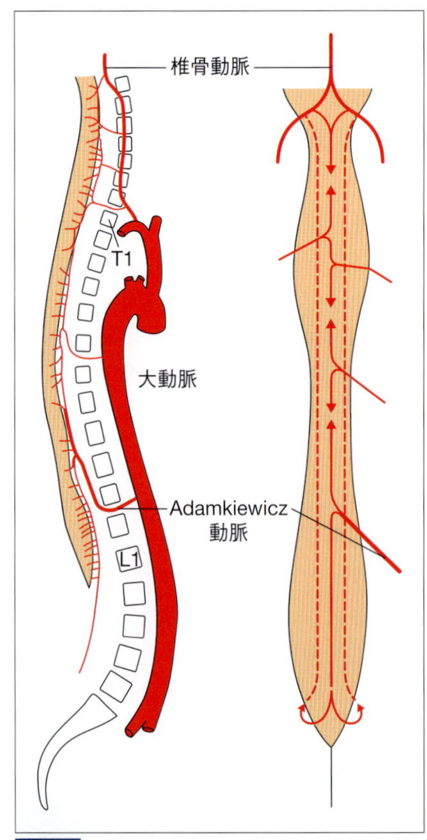

図23 脊髄の血管支配のシェーマ
（文献1を改変）

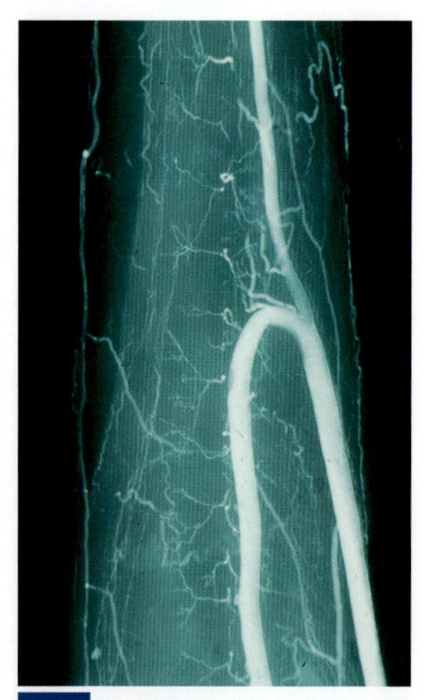

図24 脊髄の血管ソフテックス撮影
Adamkiewicz 動脈を認める．

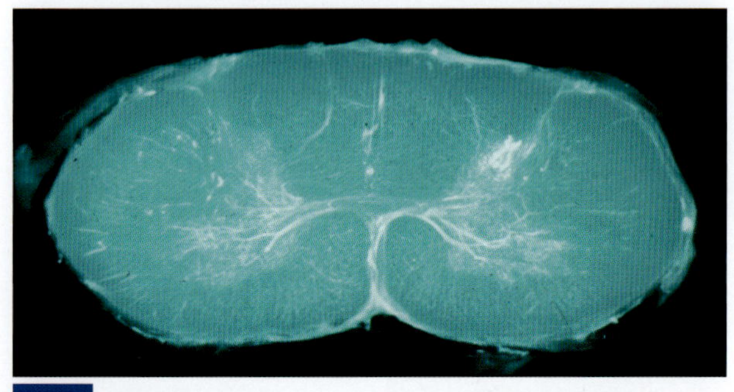

図25 頸髄の血管ソフテックス撮影の横断面

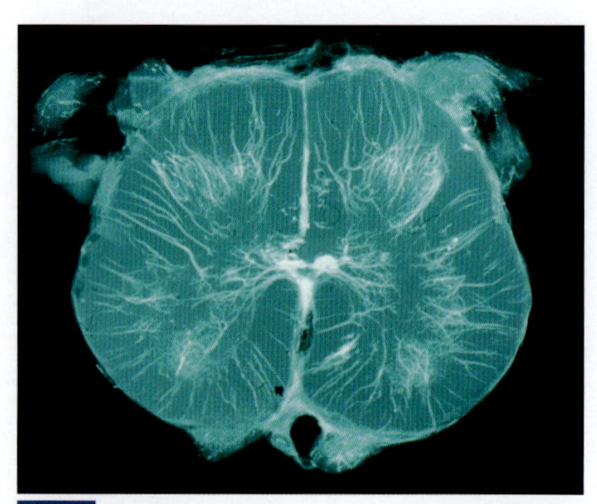

図26 腰髄の血管ソフテックス撮影の横断面

と容易である．根動脈や前脊髄動脈などの動脈硬化を確認することは極めて珍しい．著者らは多数例における脊髄血管の動脈硬化について検索したが，全身の血管や頭蓋内血管が高度の動脈硬化を示す症例でも，脊髄血管の動脈硬化は極めてまれであった．頸椎症などの圧迫性脊髄症でも，脊髄動脈の変化は通常では認められない．結節性動脈炎による動脈瘤では，脊髄血管に肉眼的に観察できることがあるので，注意深い観察が必要とされる．脊髄の静脈は下部胸髄から腰髄にかけてうっ血が強く病的と誤解されるが，これは剖検で特に脊髄に異常を認めない症例でもしばしば認められる変化である（**図27**）．

脊髄動静脈奇形では，脊髄の表面の血管がとぐろを巻いたように走行して著明なうっ血を示し，壁の肥厚と内腔の拡張が特徴的である（**図28**）．

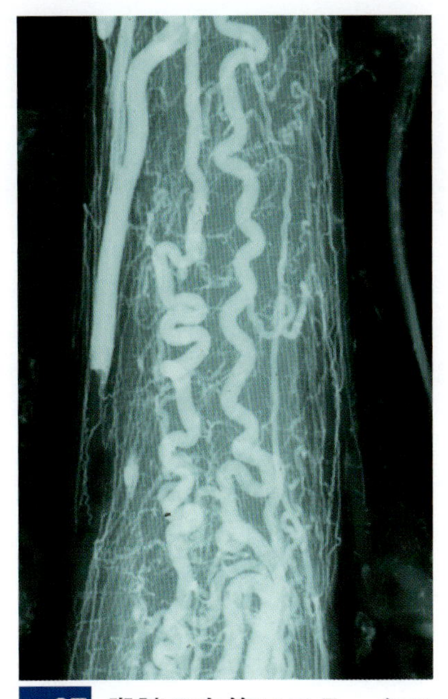

図27 脊髄の血管ソフテックス撮影

正常でも胸腰髄の後面には蛇行する後脊髄静脈を認める.

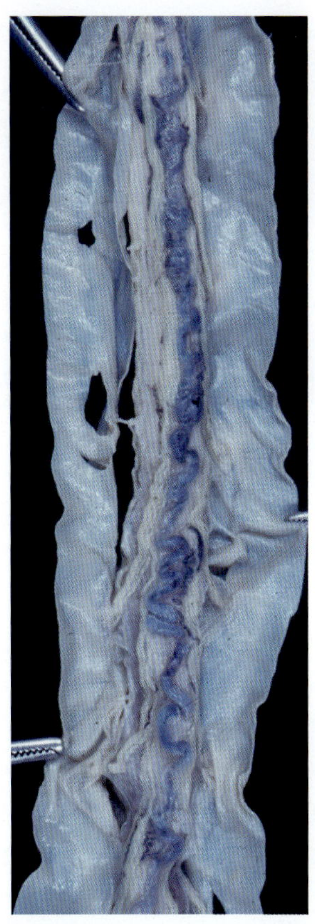

図28 脊髄動静脈奇形の脊髄背面の異常に拡張, 蛇行する静脈

文献 | Reference

1）Hashizume Y, Yoshida M, Wang Y, et al：Pathology of spinal vascular disease. *Neuropathology* **17**：58-66, 1997

2）佐野　豊：神経解剖学．南山堂，1974，p109

3）Suzuki K, Takatsu T, Inoue H, et al：Redundant nerve roots of the cauda equina caused by lumbar spinal canal stenosis. *Spine* **17**：1337-1342, 1992

3 脊髄の組織学的変化

硬　膜

硬膜は膠原線維からなる硬く強靱な弾力性に乏しい膜で，緻密な線維性結合織である．硬膜は内外2枚の膜からなる．外膜は骨膜，内膜は脊髄の保護の役割を果たす．外膜と内膜の間の腔を硬膜上腔といい，内椎骨静脈叢の他に脂肪組織，疎性結合組織を入れている．硬膜とくも膜の間を硬膜下腔と呼ぶ．硬膜そのものが障害を示す疾患は少ないが，代表的な疾患が肥厚性硬膜炎である．肥厚性硬膜炎では，線維性結合織の増殖により肥厚し，リンパ球やmacrophageの浸潤を示して活動性の炎症所見を示す．硬膜外膿瘍は，硬膜上腔を主体とした炎症で，被包化されて膿瘍を形成する．転移性硬膜外腫瘍も，この硬膜上腔に腫瘍が形成され，脊髄圧迫を示す（**図1**）．硬膜外からの圧迫性脊髄症の原因疾患として最も頻度が高い．髄膜腫は，硬膜に結合した境界明瞭な腫瘤を形成することが特徴で，Schwann細胞から発生する神経鞘腫と区別される．後縦靱帯骨化症では，骨化が増大すると靱帯の骨化と硬膜自体の骨化が癒着して分離が困難となる．硬膜外出血，硬膜下出血は，さまざまな基礎疾患を背景として血腫を形成し，脊髄圧迫をきたす．陳旧性の変化では，ヘモジデリン沈着により褐色調を示す．癒着性脊髄炎では，硬膜とくも膜の癒着が強く，炎症細胞浸潤が認められる．

くも膜

くも膜は繊細な結合組織からなる膜状組織で，軟膜との間にくも膜下腔を形成して脳脊髄液を入れており，脊髄を物理的な衝撃から保護している．くも膜下腔は，神経根と血管を入れ，重要な役割をもっている．くも膜下腔には，多数の細い線維性結合織からなる小柱が架橋している．側索外側中央部には歯状靱帯が認められ，この靱帯は軟膜とくも膜を結合する線維性結合織であり，脳脊髄液内に浮遊する脊髄の固定に役立っている．くも膜は，神経根が硬膜を貫通する部位で神経周膜に移行する．

くも膜下腔に炎症を生じるのが髄膜炎である．くも膜下腔に好中球やリンパ球，macrophageなどの炎症細胞浸潤が認められ，フィブリンの析出も認められる．髄膜炎では，くも膜下腔の血管炎を伴うことが多く，脊髄の循環障害をきたす．髄膜癌腫症では，腫瘍細胞がくも膜下腔にびまん性に浸潤，増殖し，くも膜下腔から脊髄実質に主として血管周囲性に浸潤する（**図2**）．癒着性髄膜炎では，硬膜，くも膜と軟膜が癒着し，脳脊髄液の循環が障害される．この部位の炎症と血流障害により，脊髄の循環障害が生じ，また神経根障害も出現する．脊髄の肉眼所見の項で記述したように，くも膜には高齢者ではしばしばくも膜斑状構造物（arachnoid plaque）が出現する．組織学的には石灰化を伴う層板状構造を示す骨化組織である（**図3**）．

軟　膜

軟膜は中枢神経系のグリアの突起からなる組織と接する薄い線維性結合織からなる膜であり，膠原線維と線維芽細胞から構成されている．脊髄の全表面を被い，深い溝と裂の中まで入り込むとともに，白質の中に繊細な結合織性中隔となって入り込んでいる．HAM（ヒトTリン

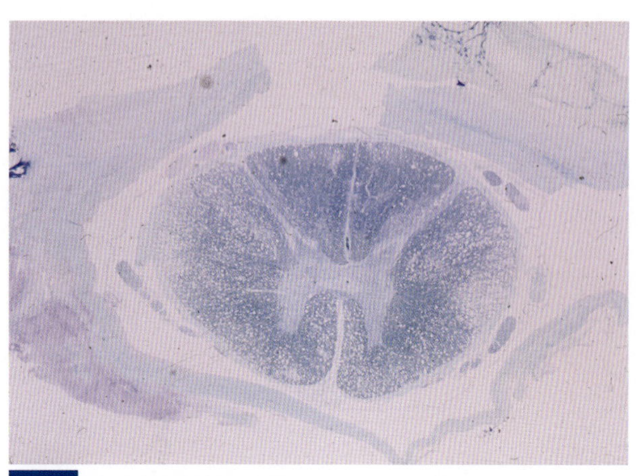

図1 転移性硬膜外腫瘍による脊髄障害
Klüver-Barrera染色．

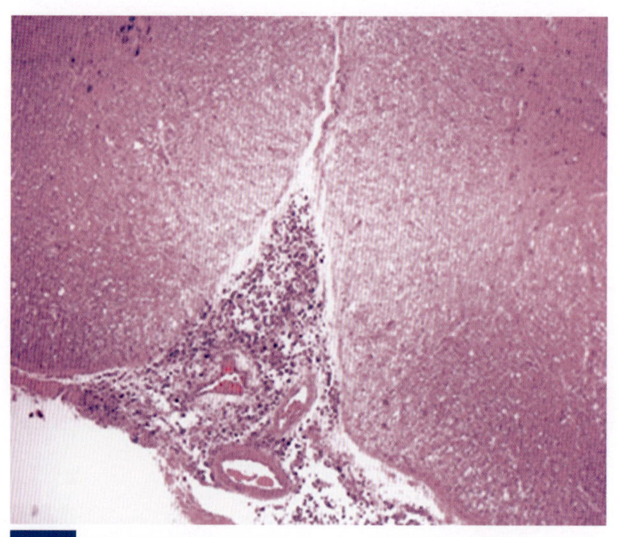

図2 髄膜癌腫症におけるくも膜下腔に浸潤した腫瘍細胞
H.E染色．

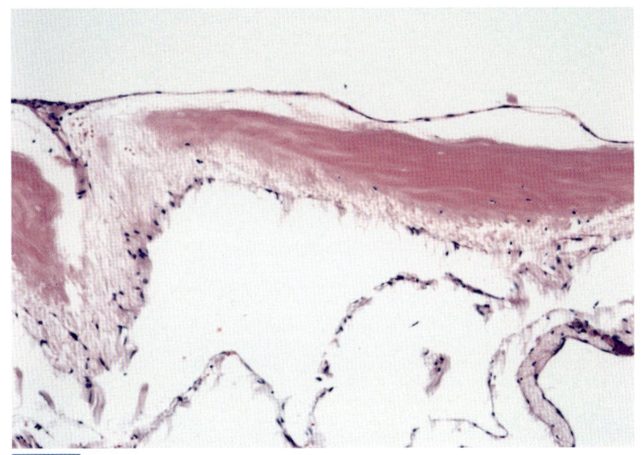

図3 くも膜斑状構造物の組織像
H.E 染色.

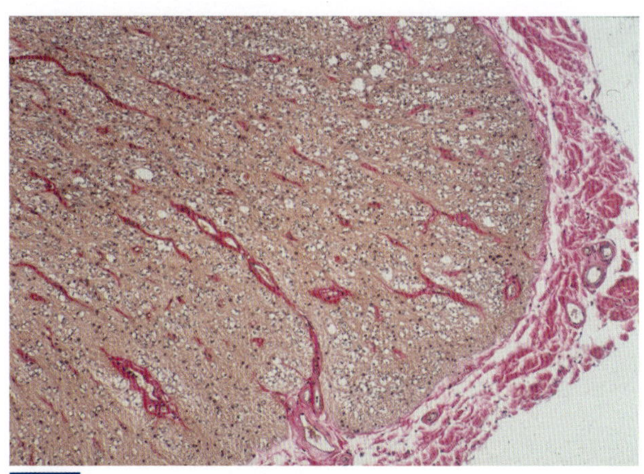

図4 HAM における軟膜の線維性肥厚
Elastic van Gieson 染色.

パ球向性ウイルス脊髄症）や脱髄疾患，頸椎症などの慢性で長期経過を示す脊髄障害では，軟膜の線維性肥厚が強く認められる（**図4**）．くも膜下腔に生じた変化は，軟膜により防御されて脊髄実質への広がりを阻止されるが，一部の症例では病変が軟膜を越えて脊髄実質へ及ぶ．髄膜癌腫症においても，腫瘍細胞が軟膜を直接破壊して脊髄実質へ浸潤することがある．癒着性髄膜炎では，硬膜，くも膜，軟膜が癒着を示し，くも膜下腔から軟膜を通って流入する血管の血流障害により，脊髄の循環障害が生じる．軟膜は脊髄を保護する役目を果たすが，硬い線維性の膜に包まれた脊髄は浮腫が生じたときに一定以上の膨張・腫大が不可能である．浮腫により生じた圧は，その髄節の上下方向へ広がることになる．このような縦に長く細い脊髄特有の構造が脊髄空洞症の空洞形成や鉛筆芯状軟化における壊死巣の広がりなどに重要な役割を果たす（鉛筆芯状軟化の項を参照）．

脊髄実質

1. 正常脊髄の組織学

灰白質

正常脊髄の横断面を Klüver-Barrera 染色でみると，中心部の灰白質と白質が区別される．正常脊髄の頸髄，胸髄，腰髄，仙髄の Klüver-Barrera 染色を**図5**に示す．灰白質はH型を示す．H型の縦に当たる部位は，背側面から後角，中間質，前角に分けられる．H型の横に当たる部位は，中間質中心部と呼び，その中央に中心管が存在する．中間質外側部には灰白質の突出があり，側角と呼ぶ．中間質の中心部と外側部の間を中間質内側部と呼ぶ．後角は最も背側部に海綿質，膠様質を形成する．海綿質と脊髄の表面の間には，終帯と呼ぶ白質がわずかに存在する．前角は外側核，中心核，内側核に分けられる．灰白質のニューロン群については Rexed による分類が有名である（**図6**）．Ⅰ（後角先端部），Ⅱ・Ⅲ（膠様質），Ⅳ（後角固有核），Ⅴ（後角峡），Ⅵ（後角底），Ⅶ（中間質），Ⅷ（前角内側部），Ⅸ（前角運動ニューロン群），Ⅹ（中心管周囲細胞）の角層に分けられる．

前角には，大型の運動ニューロン（α-motoneuron）がいくつかの小グループを形成して存在する．この細胞は大型（長径 100 μm，短径 30〜70 μm）の多極性細胞で，豊富で長い樹状突起をもち，軸索は前外側溝から前根を形成して脊髄を離れる．細胞質は広く，多数の目立つ Nissl 顆粒を有し，核小体が明瞭である（**図7，図8**）．前角内側部の細胞が体幹の筋肉，外側部の細胞が四肢の筋肉を支配する．骨格筋の筋紡錘内の筋線維の収縮に関与する神経線維を γ-motoneuron と呼び，前角の小型のニューロンが起始核である．筋緊張の調整を行う機序に関係している．小型のニューロンの一部は介在細胞である．第3〜6頸髄の前角内側核には横隔膜を支配するニューロンがある．

中間質外側核：第8頸髄〜上部腰髄に存在し，主体は胸髄にある（**図9，図10**）．前角運動ニューロンよりは小型で，楕円形，球形，紡錘形の形態を示すニューロンからなる．その突起は前根を経由し，白交通枝を介して交感神経節に達する．第2〜4仙髄に存在するものは，仙髄副交感神経核である．

胸髄核：Clarke 核（Clarke 柱），背核とも呼ばれ，後角内側部，Rexed の第Ⅶ層に存在する（**図11**）．後脊髄小脳路の起始核である．求心性線維は後根由来で，下部腰髄と仙髄の求心性線維は薄束内を上行して入力する．第8頸髄〜第1腰髄に存在するとされるが，第10胸髄〜第1腰髄で発育が良好である．Clarke 核には，大型で角の取れた多角形の細胞が20個程度認められ，その周囲に小型の辺縁細胞が認められる．

後角固有核：後角中心部の細胞を含むもので，Rexed の第Ⅳ層に当たる．前脊髄視床路の起始核で，交叉性に粗大触覚を伝えるとされている．

脊髄網様体：上部の脊髄，特に第1，2頸髄では，後角と側索の移行部に灰白質と白質が混在する部位があり，

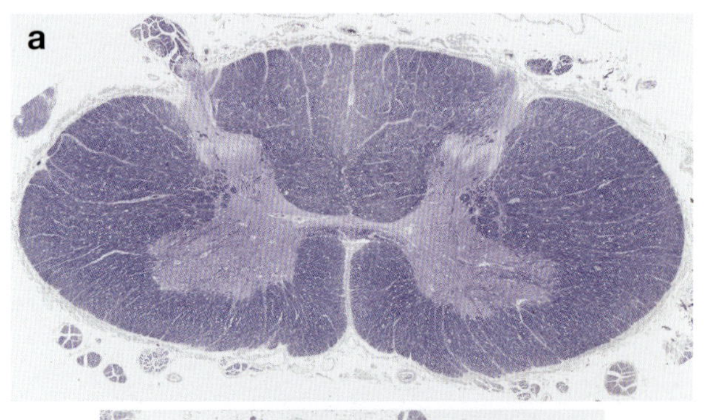

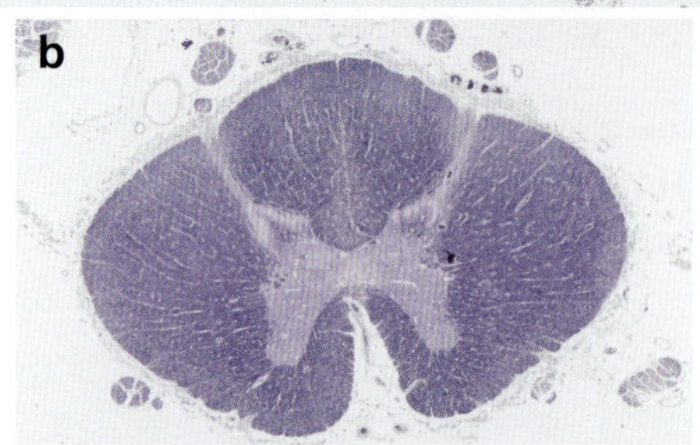

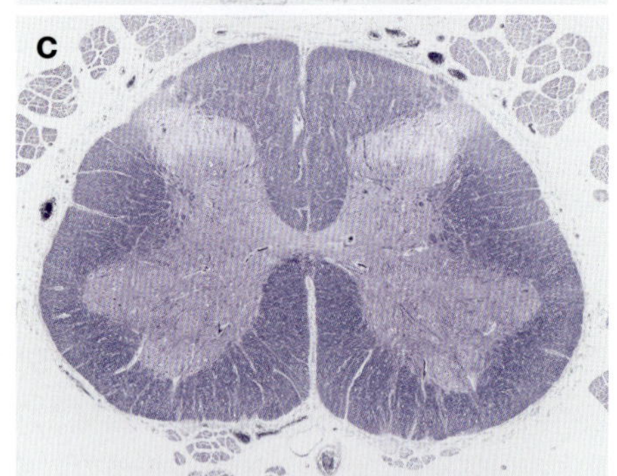

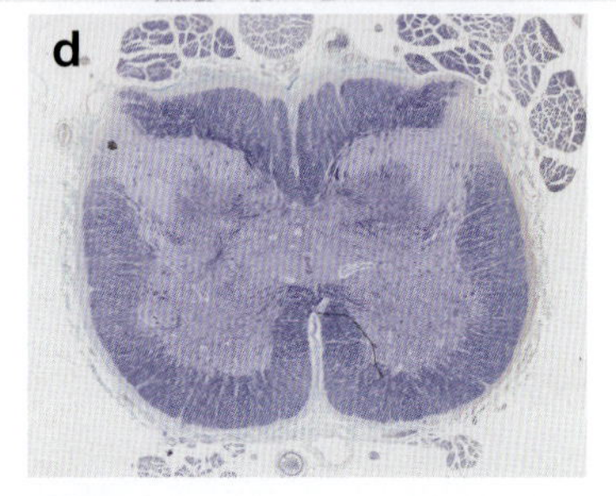

図5 正常脊髄
a 頸髄. **b** 胸髄. **c** 腰髄. **d** 仙髄.
Klüver-Barrera 染色.

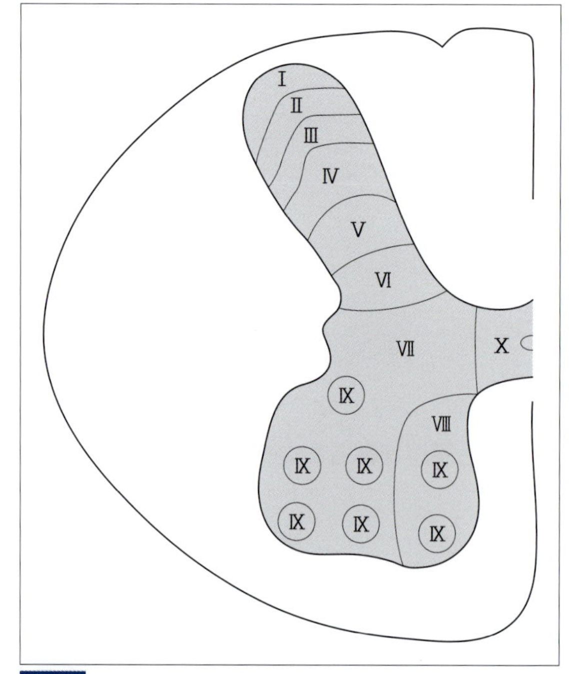

図6 Rexed による分類(脊髄のシェーマ)

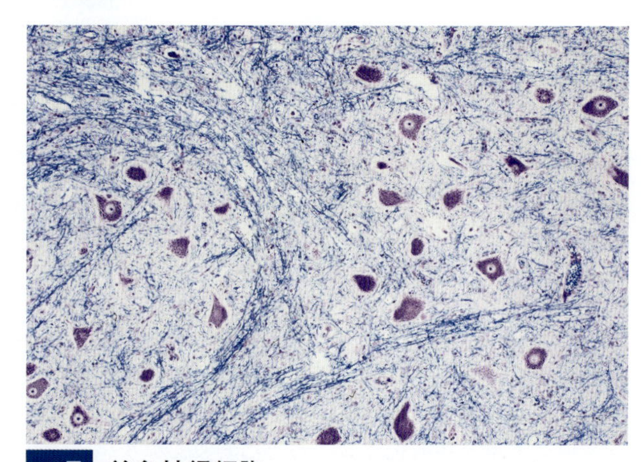

図7 前角神経細胞
Klüver-Barrera 染色.

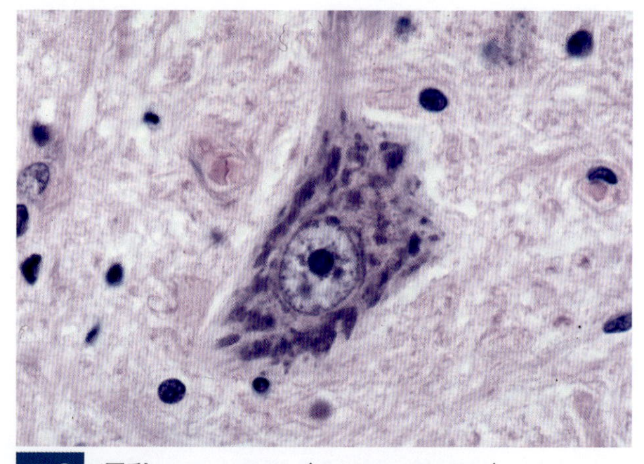

図8 運動ニューロン(α-motoneuron)
Klüver-Barrera 染色.

網様体と表現される.小型または中型のニューロンが散在性に存在し,脳幹網様体と連続している.

Onuf 核:第2仙髄の前角腹側辺縁部にある背景が明るい楕円形を示す細胞群であり,平均10個程度の中型のニューロンの集合からなる(**図12**).Onuf 核は,萬年ら[4]の研究により,膀胱,肛門の外括約筋を支配すると考えられている.

白質

白質の区分:脊髄は腹側正中を縦走する前正中裂と背側正中を縦走する後正中溝によって左右に分けられる.外側部には浅い前外側溝,後外側溝があり,これらによって前索,側索,後索に分けられる.頸髄では,後索は後中間溝によって内側の薄束,外側の楔状束に分けられる.白質は多数の縦走する有髄神経線維および無髄神経線維からなり,連合路,交連路,投射路に分けられる.連合路は主体が固有束であり,前索,側索,後索の灰白

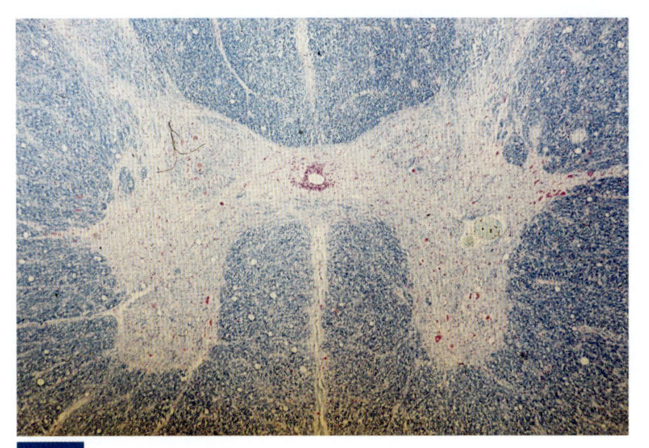

図9 中間質外側核と Clarke 核
Klüver-Barrera 染色.

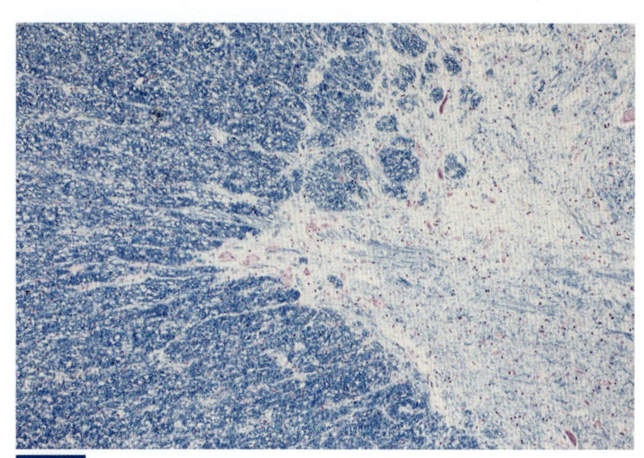

図10 中間質外側核
Klüver-Barrera 染色.

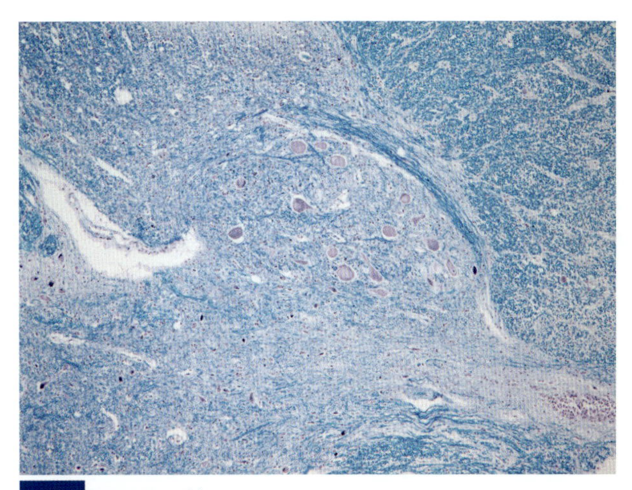

図11 Clarke 核
Klüver-Barrera 染色.

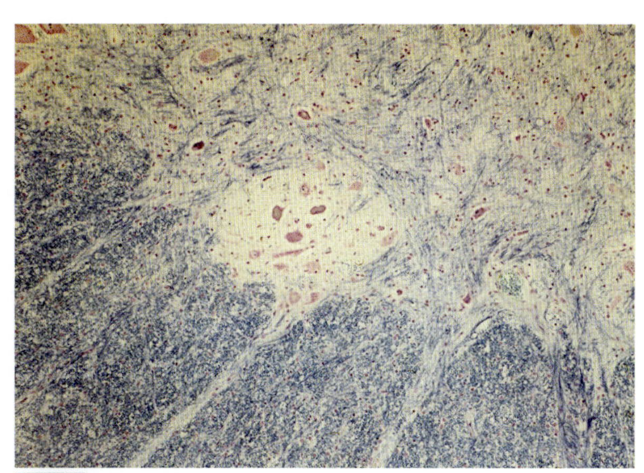

図12 Onuf 核
Klüver-Barrera 染色.

質周囲に認められ，脊髄のさまざまな部位を連絡している．コンマ束は薄束と楔状束の間にあり，頸髄〜第 7 胸髄に認められる．後根線維の下行性分枝で，2〜3 髄節下方の後角，または後交連に終わるとされている．頸椎症性脊髄症の剖検でしばしば変性が観察される．

主要な投射路を次に記す（**図 13**）．

錐体路：運動野の前中心回の Betz 巨細胞や第 3，5 層の錐体細胞を主要な起始細胞とする．内包後脚，大脳脚，橋縦束，延髄錐体を通り，錐体交叉で交叉して脊髄側索を下行し，錐体側索路を形成する．錐体交叉で交叉しない神経線維は錐体前索路を形成する．錐体側索路を下行した有髄神経線維は，中間質外側部または後角基部で介在ニューロンとシナプス形成を行い，前角神経細胞に連絡するが，前角神経細胞に直接連絡するものもあるとされる．錐体前索路を下行した神経線維は，白交連を通って反対側の前角に終わる．錐体路を構成する有髄神経線維は，大径（11〜22 μm）が 1.7%，中径（5〜10 μm）が 8.7%，小径（1〜4 μm）が 89.6%を占めるとされる．しかし通常のパラフィン包埋の Bodian 染色で区別できるのは，大径神経線維と小径神経線維である．

後脊髄小脳路：筋紡錘，腱紡錘，毛根，毛包の触圧覚などから来る感覚を小脳へ伝える神経路である．後根神経節の中枢側軸索は，第 1 胸髄〜第 3 腰髄のレベルで後角内側部に存在する Clarke 核に終わる．この核からの神経線維は，同側の側索背側部の表層近くに集合し，後脊髄小脳路を形成して上行し，下小脳脚を経て小脳皮質に終わる．

前脊髄小脳路：深部感覚を小脳に伝える神経路で，その起始核はまだ確定されていない．神経線維は，後脊髄小脳路の腹側を走行して上小脳脚から小脳に達する．

前脊髄視床路：後角固有核の細胞から起始し，白交連を通って交叉し，前索腹側部を上行し，視床外側腹側核に終わる神経路で，触角を伝える．

外側脊髄視床路：後角膠様質あるいは後角尖の細胞から起始し，白交連を交叉して前脊髄視床路の内側を上行し，視床外側腹側核に終わる神経路で，痛覚と温度覚を伝える．

後索路：後根から入る神経線維は，後索で密に集合して上行性線維路を形成する．仙髄，腰髄，下部胸髄からの神経線維は後索内側部に集まって薄束となり，上部胸髄と頸髄からの神経線維は後索外側部で楔状束を形成する．それぞれは，薄束核，楔状束核でシナプス結合する．

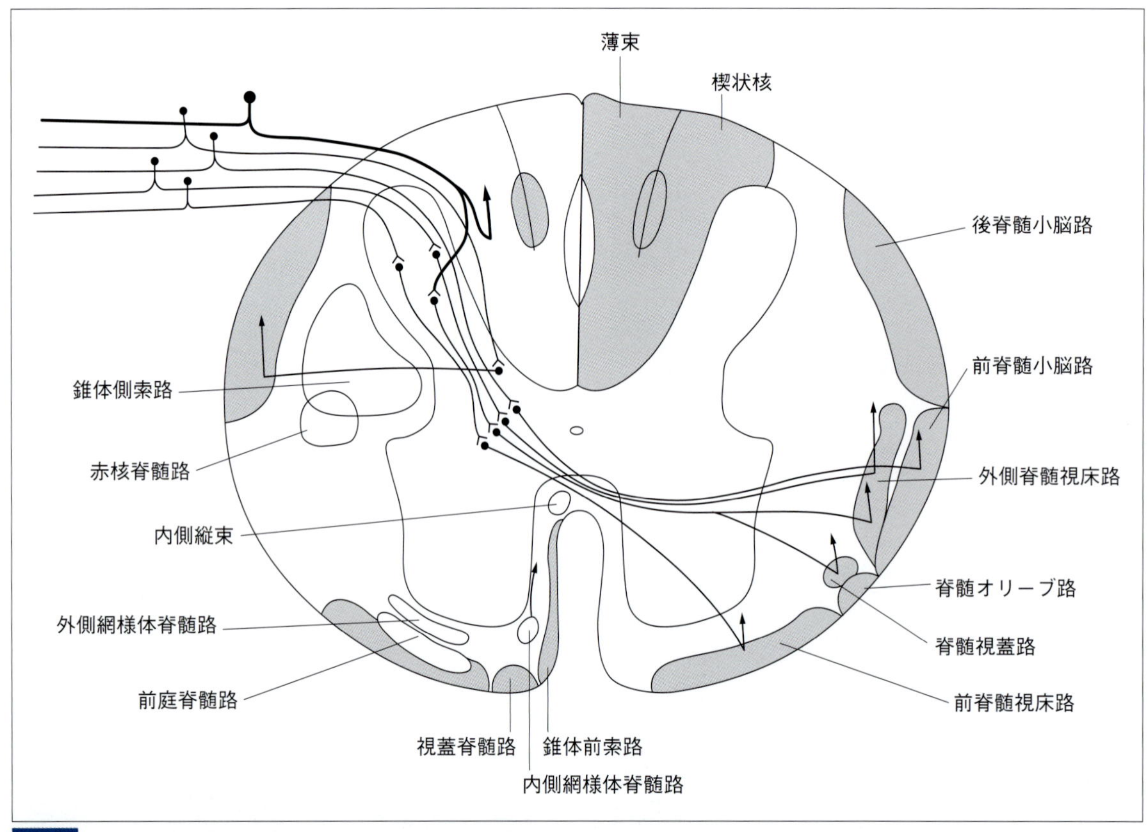

図13 脊髄白質線維路のシェーマ

2つの後索核からの軸索は内側毛帯となって上行し，視床後外側腹側核でシナプス結合する．後索路の神経線維が伝達する感覚の種類は，識別力を伴う触角と圧覚，および四肢の深部感覚である．

以上の他に，脳幹と脊髄を結ぶ網様体脊髄路，赤核脊髄路，視蓋脊髄路，脊髄オリーブ路，脊髄前庭路などの多数の投射路があるが，詳細は解剖学の成書に譲る．

脊髄の大きさ

画像診断の発達により，脊髄疾患における脊髄萎縮が捉えられるようになり，脊髄の太さを正確に理解する必要がある．剖検で脊髄を検索すると，脊髄の太さには強い個人差が存在することに気づく．Kameyama ら[2]は，剖検脊髄を用いた形態計測を行い，ヒト脊髄の太さについて詳細な検討結果を報告した．第7頸髄の横断面積は，最も小さいものが 33.3 mm^2，最も大きいものが 67.7 mm^2 で，約2倍の個体差が認められた（**図14**）．横断面積の平均は，女性 45.7±6.3 mm^2，男性 49.9±6.7 mm^2で，女性のほうが男性よりわずかに小さかった．身長と横断面積には有意の相関を認めたが，相関係数が小さく，同一身長例の間にも大きな差が認められた．体重とは相関はなかった．頸髄の各髄節の横断面積を計測すると，頸膨大に相当する C5，C6 髄節を中心に大きくなり，C8〜T1 髄節へと急に小さくなるパターンを示した．C3の横断面積を 100 として測定すると C1：101±4，C4：102±3，C5：109±4，C6：109±6，C7：107±6，C8：98±5，T1：80±4 と，各髄節とも個々の症例で比較的一定した値となった．脊髄の大きさの個体差は大きくても，各髄節の横断面積比は比較的一定していることがわかった．このように脊髄の大きさには大きな個体差があるので，脊髄萎縮の判定には以上のような測定結果を十分に考慮して行うべきである．

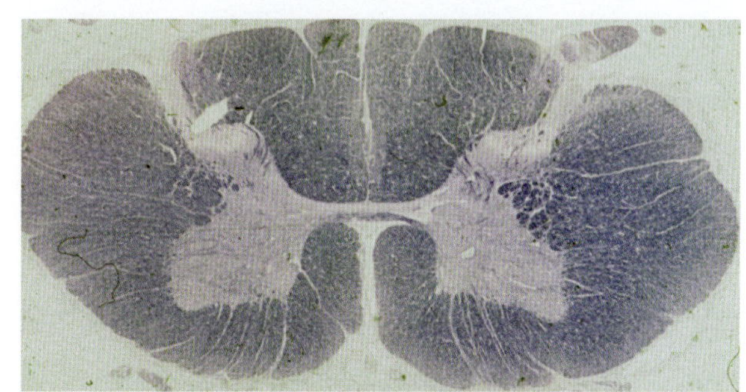

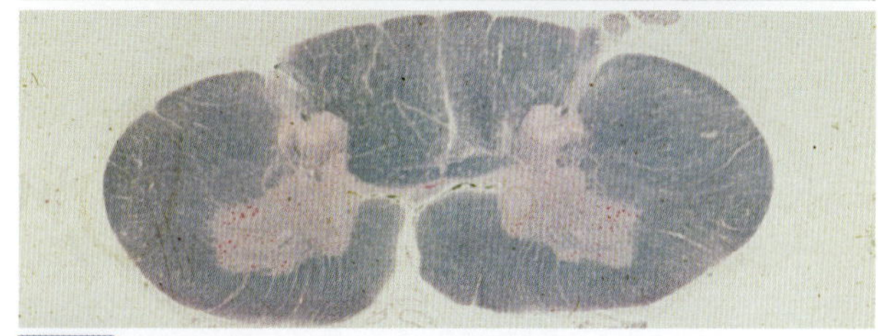

図14 個体差が大きい正常脊髄の大きさ
同一倍率で撮影．Klüver-Barrera 染色．

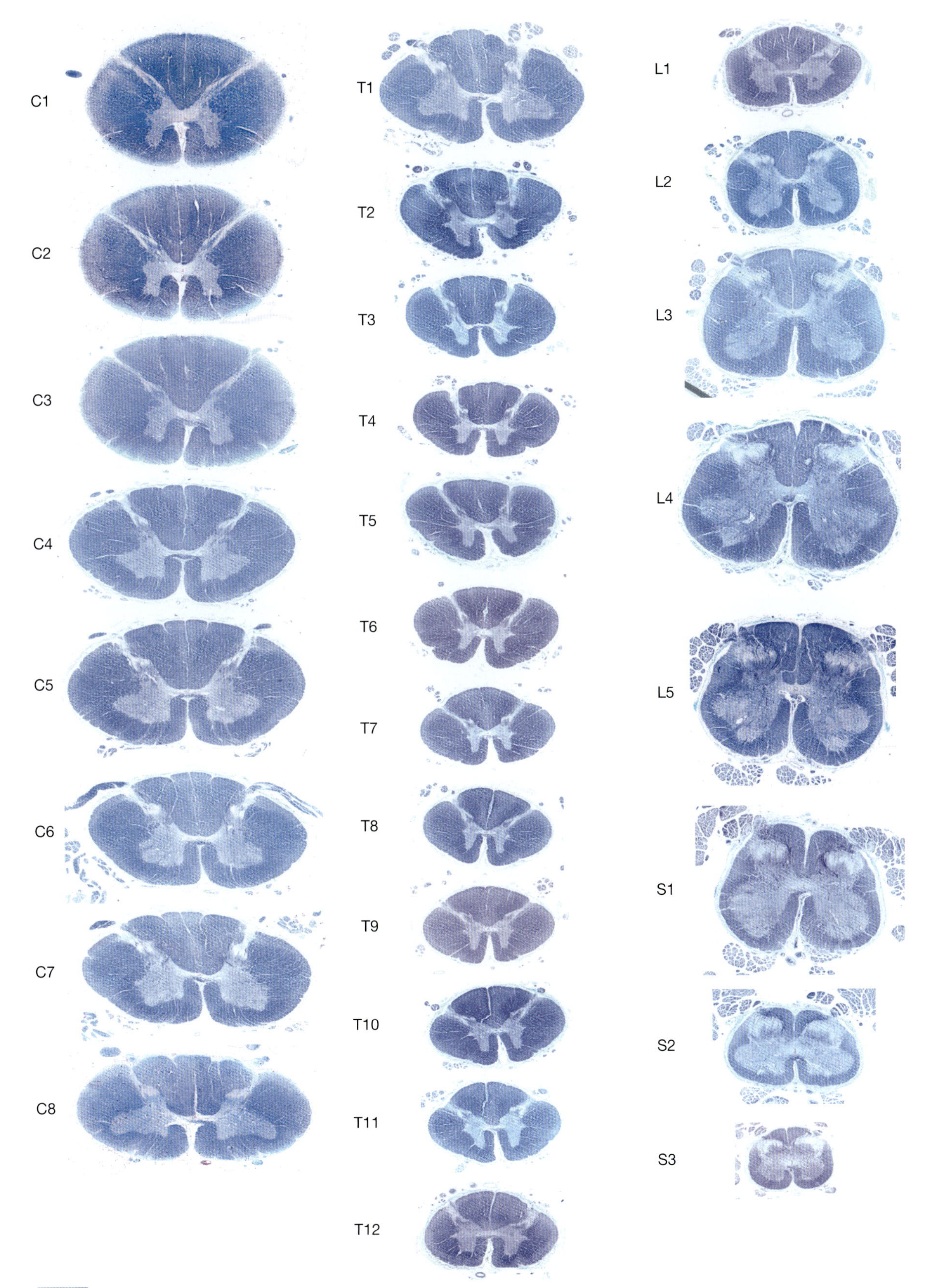

図15 正常の各髄節の横断面標本

各髄節の特徴（図15）

C1-2では外形が円形に近く前角が狭い[3]．両側の後角はV字型の配列を示し，そのために後索が逆三角形になる．C3までは前角は外側への突出がない．C4になると外形が楕円形となり，前角がやや外側に広がる．C5から腕神経叢を構成し，前角が外側へ突出するように広がり，五角形のような形を呈する．C6の前角はC5より膨らみを増す．C7では前角が四角形となり，頸髄の代表的

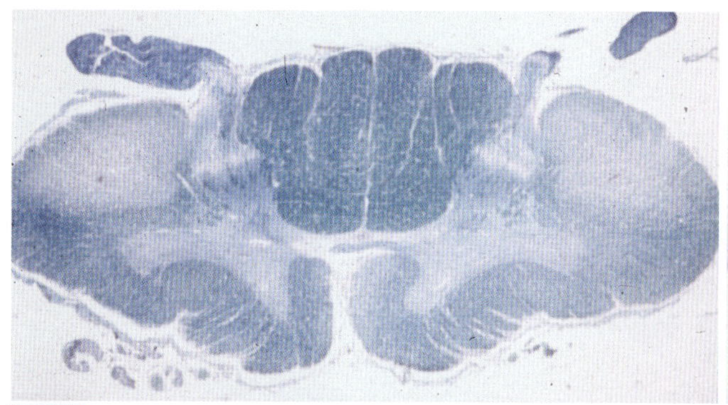
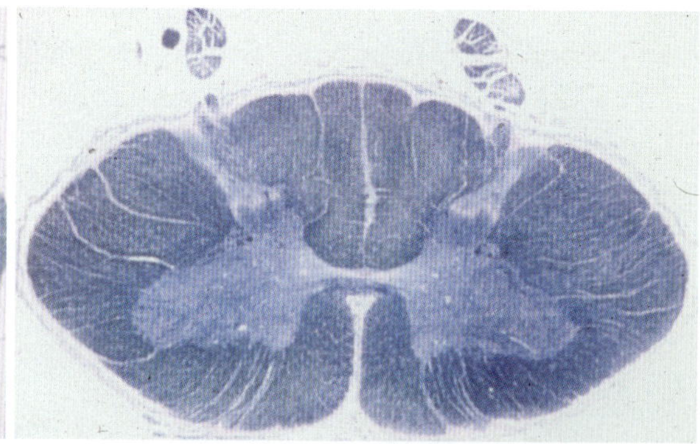

図16 ALSの前角の萎縮
右は正常．Klüver-Barrera 染色．

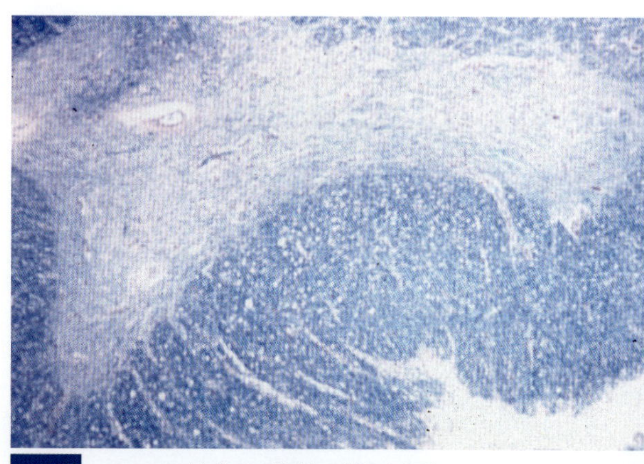
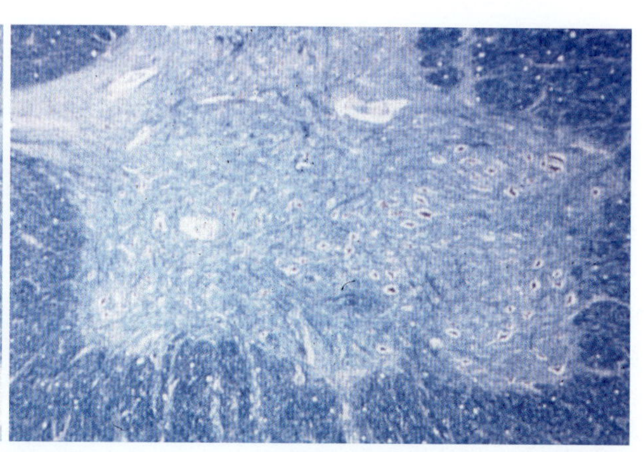

図17 ALSの前角の萎縮（拡大図）
右は正常．Klüver-Barrera 染色．

な形態を示す．C7は特徴的であり，髄節レベルが決定されていない標本でも，レベルを決定できる．C8ではC7よりも前角の外側突出部が狭くなる．T1ではまだ前角の外側への突出がある．C5-T1は後角の面積も大きい．T2では前角は外側への突出がなくなり，急に小さくなる．両側の後角はほぼ平行する．中間質外側核は同定しやすくなる．T3では横径が減少し，外形が円形に近くなる．T4-10では形態が類似して各髄節のレベル決定が難しくなるが，T9以下ではClarke核が大きくなり変化を捉えやすくなる．T11-12では前角，後角ともに幅が広くなる．L1では前角，後角ともに幅がさらに増加する．L2では側角の突出が消失し，前角の外側への張り出しが出現する．L3では前角が前方と側方へ丸みをもって拡大する．L4では前角が四角形に近くなり，この形態で髄節レベルが決定できる代表的な腰髄の所見を示す．L5では前角の外側でくびれが生じ，前角が前方部と外側部に分けられる．S1から急激に小さくなり，白質の面積も小さくなる．S2ではOnuf核が前角前方に同定できる．S3ではさらに小さくなり，後角は幅が広く，白質は面積が狭い．

灰白質の病理組織所見

灰白質の形態は前述したように各髄節で大きく変わるので，その髄節の形態を正確に理解して異常かどうかを判定する必要がある．灰白質の萎縮で最も代表的なものは，筋萎縮性側索硬化症（ALS）で認められる．ALSでは，前角神経細胞が脱落してグリオーシスを認め，頸膨大・腰膨大での前角外側部の萎縮が特徴的である（**図16，図17**）．頸椎症では前角が圧迫を受け前後に扁平化を示す．前角の扁平化には左右差が認められることが多く，圧迫が強い場合には灰白質に囊胞腔（cystic cavity）の形成を認める（**図18**）．また若年性一側上肢筋萎縮症（平山病）では限局性の頸髄前角の萎縮が報告されている．限局性の前角の萎縮はポリオ（急性灰白脊髄炎）でも観察される（**図19**）．心停止脳症の変化が強い症例では，前角のみならず灰白質全体が萎縮を示す．灰白質の変化の中で最も重要な所見は神経細胞脱落である．疾患により前角，中間質外側核，Clarke核，Onuf核などのニューロンが選択的に脱落するので，疾患の病理学的特徴をよく理解して神経細胞脱落を検討する必要がある．遺伝性脊髄小脳変性症では，“小造り”と表現される病態がある．この場合には，脊髄自体が細く小さく，ニューロン自体も小さく，ニューロン間の距離が近く密に配列しているという特徴がある．神経細胞脱落ではどの髄節で強いか，灰白質の中でびまん性か，限局性かの区別，残存するニューロンの変化を含めて検討する．

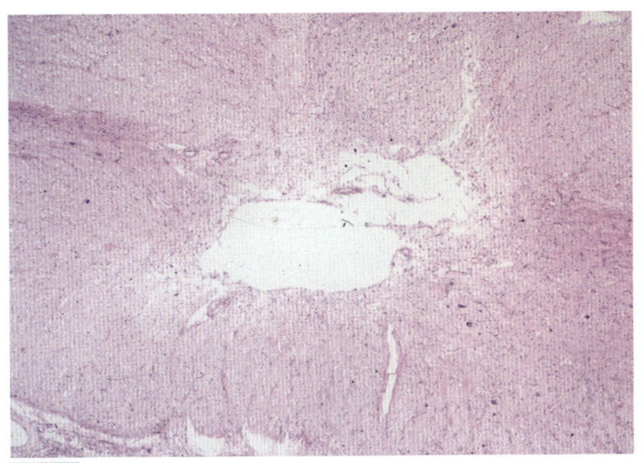

図18 圧迫性頸髄症の嚢胞腔の形成
H.E 染色.

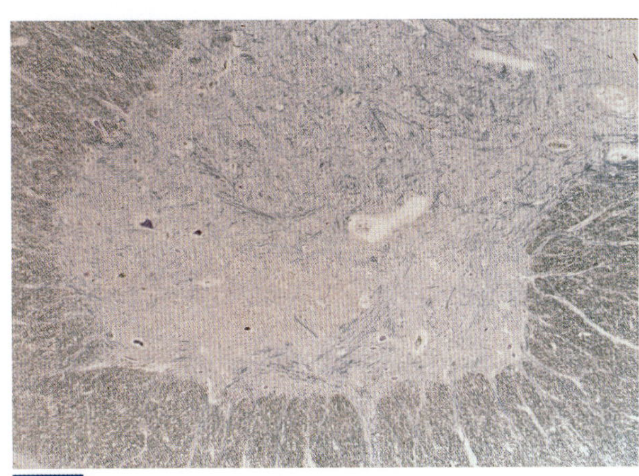

図19 ポリオの前角神経細胞脱落
Klüver-Barrera 染色.

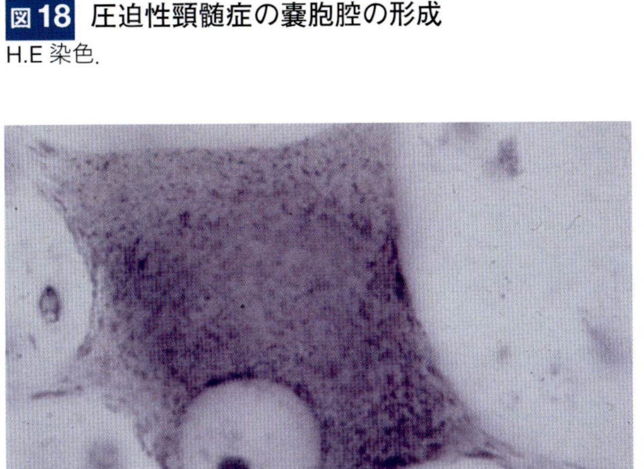

図20 中心染色質融解
Klüver-Barrera 染色.

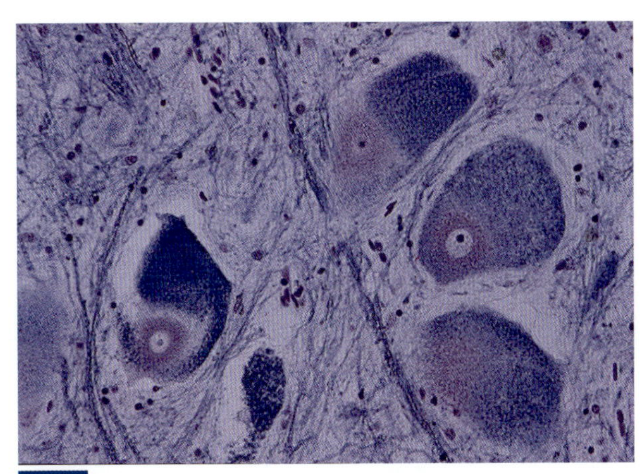

図21 リピドーシスにおける蓄積物質による神経細胞体の風船状腫大
Klüver-Barrera 染色.

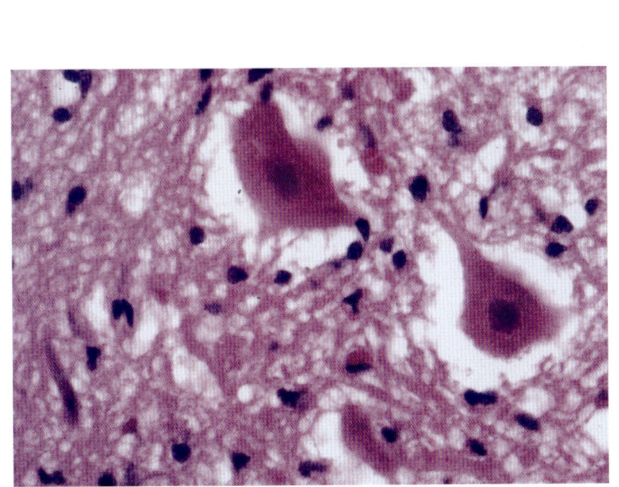

図22 虚血性神経細胞変化
H.E 染色.

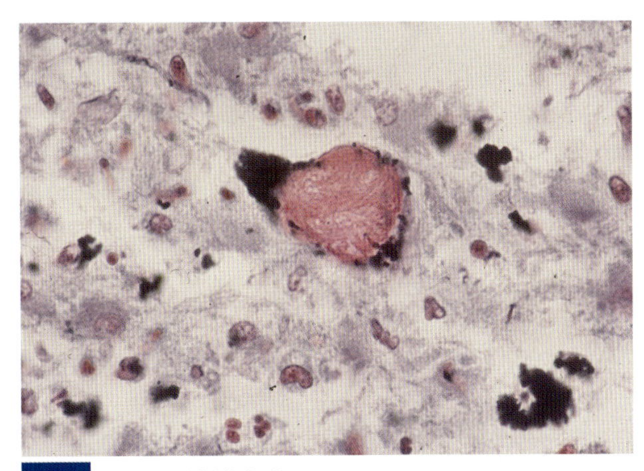

図23 神経原線維変化
Bodian 染色.

ニューロンの変化

極めて多数のニューロンの病理学的変化が認められる．代表的なものを列挙すると，H.E 染色や Klüver-Barrera 染色などでは，中心染色質融解（**図 20**），蓄積病における神経細胞体の腫大（**図 21**），虚血性（断血性）神経細胞変化（**図 22**），単純萎縮，神経細胞体のリポフスチンの増加，空胞変性，神経食現象，神経原線維変化（**図 23**），エオジン好性封入体，塩基性封入体，congromerate inclusion，Bunina 小体（**図 24**），Lewy 小体，核内封入体，2 核細胞などが確認できる．さらに免疫染色では，糸か

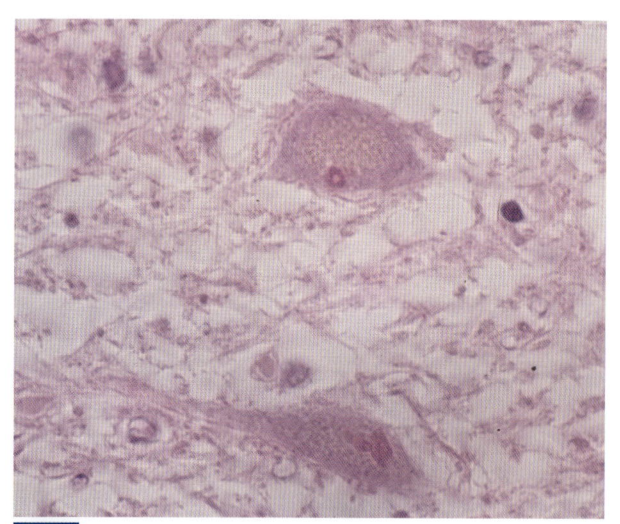

図24 Bunina 小体
H.E 染色.

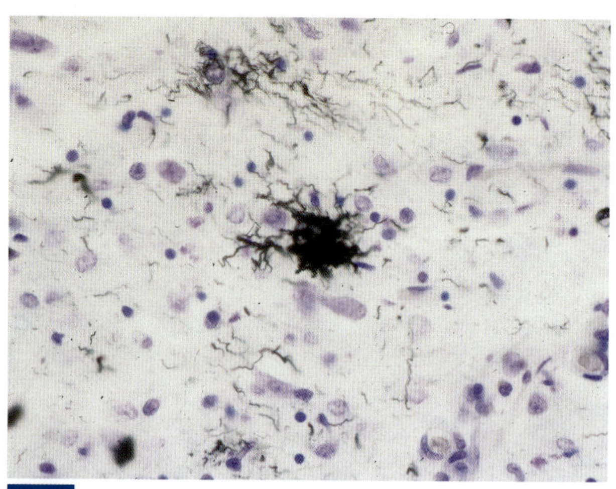

図25 房状星細胞
Gallyas 染色.

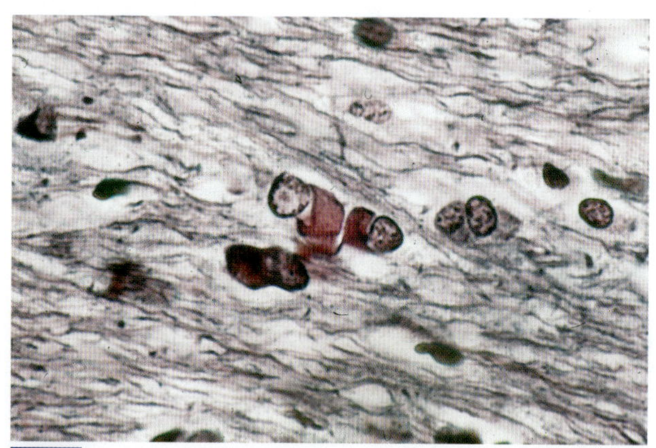

図26 グリア細胞質封入体
Bodian 染色.

せ様封入体（skein like inclusion），神経細胞内封入体（neuronal cytoplasmic inclusion：NCI）など，さまざまなものが挙げられる．神経突起の変化としては，globule または spheroid といわれる軸索腫大が認められる．免疫染色では，dystrophic neurites，Lewy 神経突起（Lewy neurites）など，通常の染色で確認できない樹状突起などの変化も捉えられる．これらの詳細は各論で述べる．

グリア

グリアの変化もニューロンと同様に多彩である．astrocyte の反応性の変化としては，好酸性胞体と突起腫大，進行性多巣性白質脳症で出現する大型で異型を示す astrocyte，astrocyte の突起の変性物である類澱粉小体（amylacea body），Holzer 染色で確認できる線維性グリオーシス，Alexander 病で多数出現する Rosenthal fiber，核内封入体病で認められる好酸性の核内封入体，脱髄巣で出現しやすい Creutzfeldt 細胞，肝性脳症で出現する Alzheimer type II glia が挙げられる．また進行性核上性麻痺や皮質基底核変性症などで特異的に出現する房状星細胞（**図25**），星細胞斑（astrocytic plaque）なども挙げられる．乏突起膠細胞（oligodendroglia）の変化としては，脱髄巣や壊死巣などにおける乏突起膠細胞の脱落，多系統萎縮症におけるグリア細胞質封入体（**図26**），進行性核上性麻痺や大脳皮質基底核変性症などにおけるコイル状構造物，進行性多巣性白質脳症で認められる核の腫大とウイルスの封入体などが挙げられる．

白質の変化

白質が障害されると，白質を構成している神経線維が脱落し，組織が疎となり，海綿状態をきたす．限局性の血流障害や周囲からの圧迫などにより斑状の海綿状態を示す．硬膜外腫瘍による圧迫で生じるのが代表的な所見である．空胞性脊髄症（vacuolar myelopathy）では，白質がびまん性に海綿状態を示す．系統的な神経路に病変が生じる亜急性脊髄連合変性症などでは，錐体側索などの神経路が選択的に障害される．ALS や脊髄小脳変性症などでは錐体路（**図27**）や脊髄小脳路，後索路などが系統的に変性を示す．頭蓋内病変による錐体路の下行性二次変性や，後根障害による後索路の上行性二次変性も系統的な変性を示す（**図28，図29，図30**）．障害が生じてから経過の短い場合には，多数の macrophage の浸潤を認め，活動性の astrocyte が反応性増殖を示すが，陳旧性の場合には，萎縮を示し，線維性グリオーシスを示すようになる．多発性硬化症では，脊髄に境界明瞭な地図状の脱髄巣を認め，軟膜直下から広がる病巣を形成する．多発性硬化症や，脊髄損傷，頸椎症などの慢性，陳旧性の脊髄障害をきたす病巣では，白質に末梢性髄鞘再生が認められる．主として後根侵入部近縁の白質に生じ，Schwann 細胞による髄鞘再生が観察される．この変化は luxol fast blue＋PAS 染色で明瞭に観察される．限局性変化としては，壊死，出血，嚢胞形成が挙げられる．壊死はさまざまな原因による組織の循環障害で生じる．横断性の壊死から限局性の壊死巣まで，その広がりは多彩で

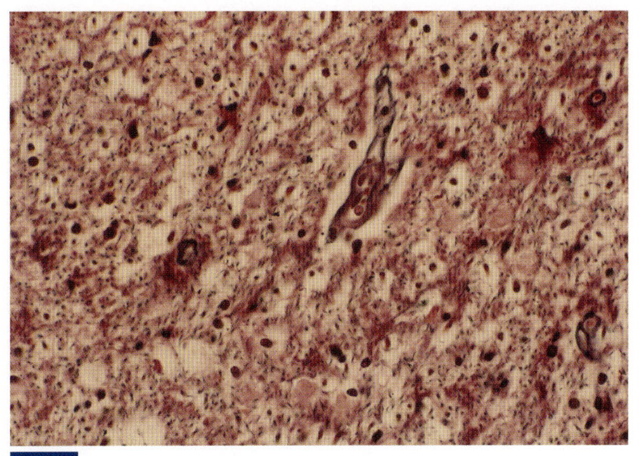

図27 ALS の錐体路の大径神経線維の脱落
Bodian 染色.

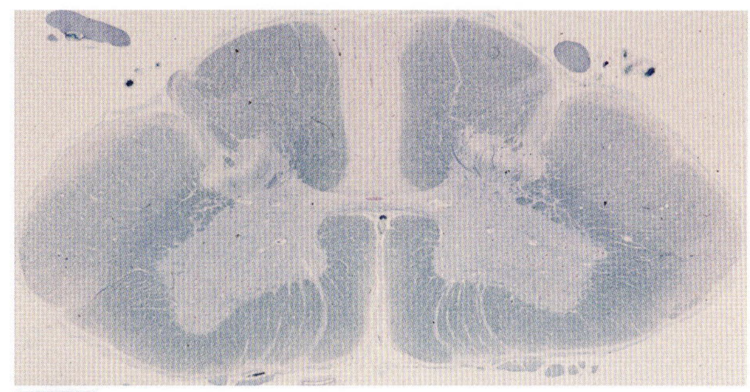

図28 頸髄後索の上行変性
Klüver-Barrera 染色.

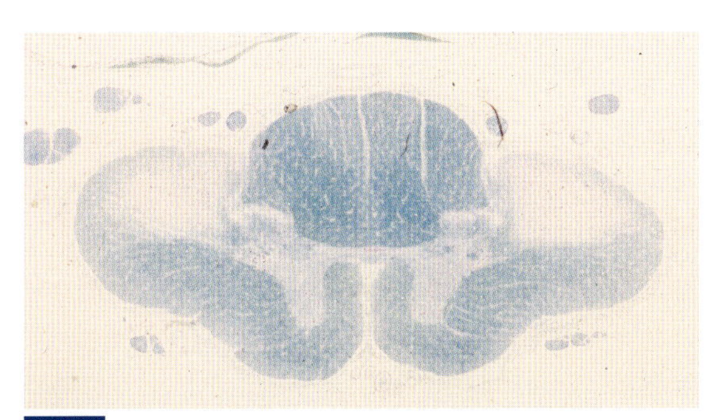

図29 胸髄の錐体路の下行変性
Klüver-Barrera 染色.

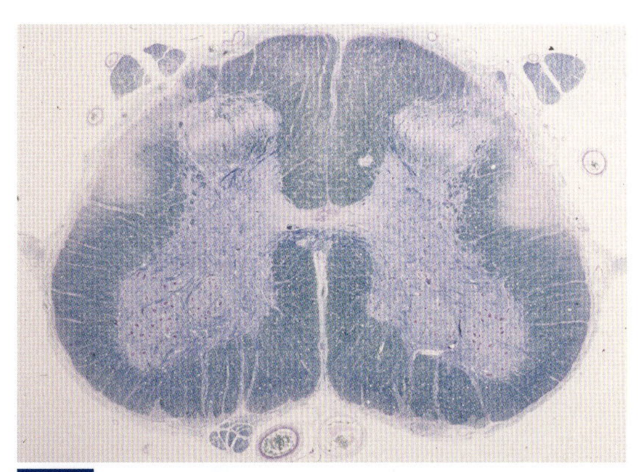

図30 腰髄の錐体路の下行性二次変性
Klüver-Barrera 染色.

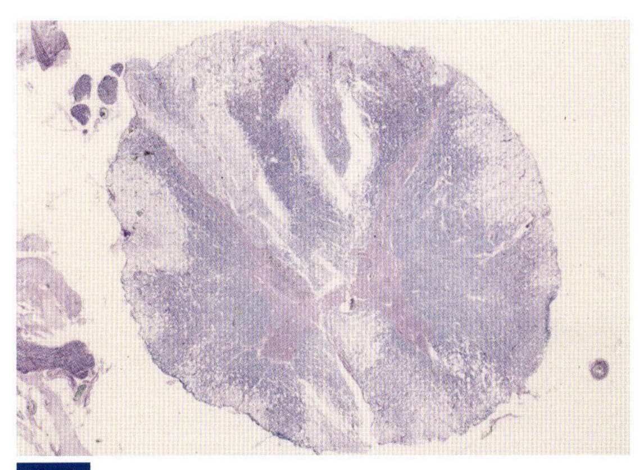

図31 Degos 病の血管炎による斑状の脊髄壊死
Klüver-Barrera 染色.

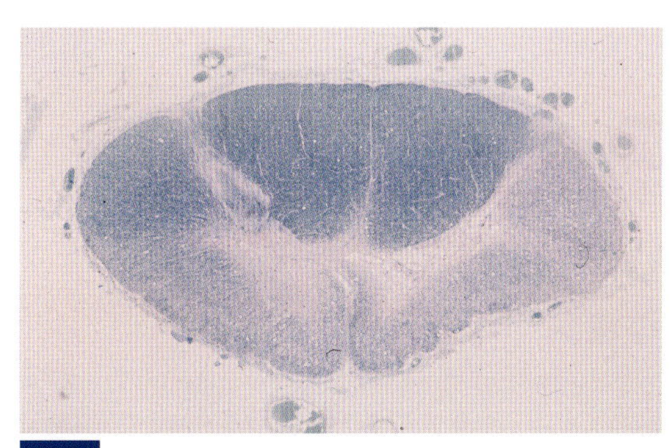

図32 前脊髄動脈支配領域の壊死
Klüver-Barrera 染色.

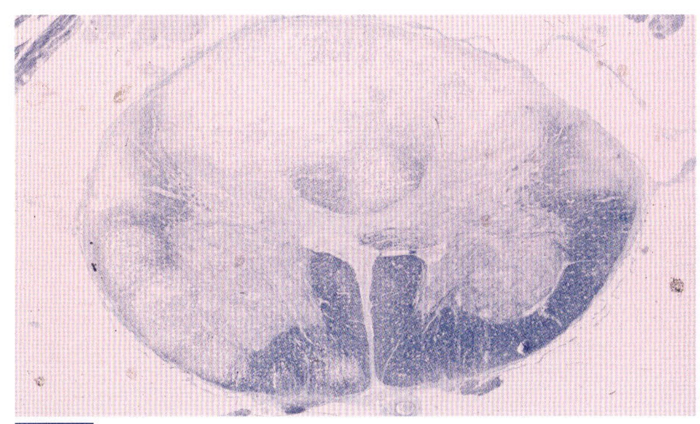

図33 血管内リンパ腫による脊髄壊死
Klüver-Barrera 染色.

ある．また新鮮な壊死から陳旧性の壊死までさまざまである（**図 31，図 32，図 33**）．特殊なものとしては，鉛筆芯状軟化がある．出血も脊髄出血の項で詳述するが，脳出血に比べて頻度が少なく，脳出血とは原因がまったく異なる．細くて軟膜，髄膜に囲まれた特殊な構造をした脊髄の出血は，脳出血と異なり，周囲組織への影響も特殊である．限局性の壊死が陳旧化して壊死組織が吸収されると，限局性の嚢胞形成を示す．癒着性髄膜炎や頸髄症などでしばしば観察されるが，その部位と広がりには特徴がある．

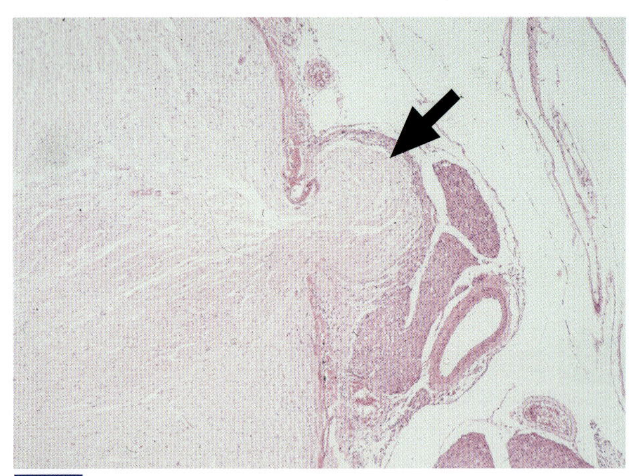

図34 神経根の中枢-末梢移行部
矢印：glial dome．H.E 染色．

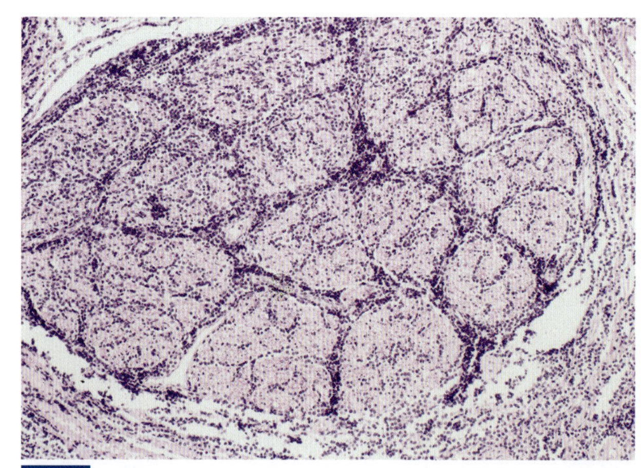

図35 髄膜リンパ肉腫症における腫瘍細胞の神経根浸潤
H.E 染色．

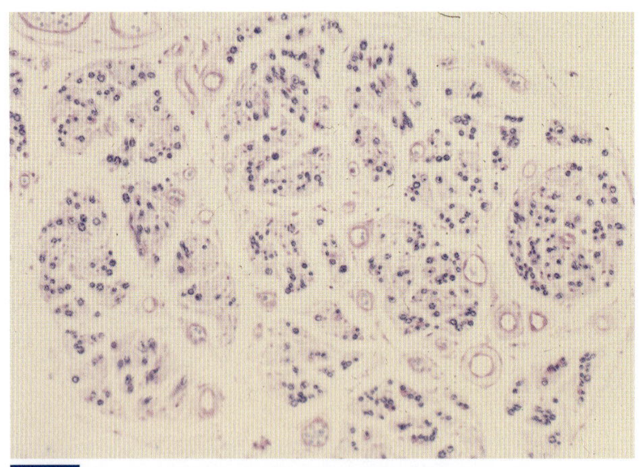

図36 ALS による前根の有髄神経線維の脱落
Klüver-Barrera 染色．

神経根

前根の神経線維は，前角の α-motoneuron および γ-motoneuron の軸索，胸腰髄（T1–L2）および仙髄（S2–4）の中間外側核から出る交感神経節前線維および副交感神経節前線維からなる．後根の神経線維は後根神経節の偽単極性ニューロンの中枢性突起であり，後索を形成する．前根，後根ともに脊髄の出入部で中枢神経から末梢神経に移行し，中枢では乏突起膠細胞，末梢神経では Schwann 細胞により髄鞘が形成される．中枢-末梢移行部は，中枢側神経線維とグリア線維からなる組織が弓状に末梢側へ凸になっており，glial dome と呼ばれる[6]（**図34**）．神経根が一時的に障害を受ける病態としては，Guillain-Barré 症候群による障害が代表的である．髄鞘脱落とT細胞優位のリンパ球と macrophage などの炎症細胞浸潤を認め，前根優位である．髄鞘脱落のみでなく，軸索障害を示す症例もある．

神経根が圧迫を受ける頸椎症，髄膜に主病変を示す各種の髄膜炎の際に炎症細胞が神経根を浸潤するもの，神経サルコイドーシスにおける肉芽腫の神経根での形成，神経根を還流している血管病変により神経根の循環が障害されるもの，神経根に原発する神経鞘腫などの腫瘍性変化，髄膜癌腫症や髄膜白血病，髄膜リンパ肉腫症などの際に腫瘍細胞が神経根を浸潤するものなど（**図35**），多彩な病変により障害を受ける．また ALS や頸髄症，ポリオなど，前角神経細胞が脱落することにより，神経根の神経線維が脱落し萎縮するものもある（**図36**）．Werdnig-Hoffman 病や ALS，ポリオなどでは，神経根にグリア線維の束状増殖である神経膠束（glial bundle）が認められる．後根では帯状疱疹により炎症細胞浸潤が認められる．後根神経節を障害する傍腫瘍性疾患でも後根に変性が生じる．また高齢者では，頸椎症や変形性腰椎症などで，椎間孔の狭小化や後方からの圧迫により，後根が圧迫，伸展を受け，有髄神経線維の脱落を示す．神経根の走行異常については，発生異常の章で記載した．

後根神経節

脊髄神経節とも呼ばれる．発生学的には神経堤由来の組織で，末梢からの感覚情報の中継点である．神経節全体は，神経周膜と呼ばれる線維性結合織の被膜に包まれている．この組織のニューロンは偽単極性ニューロンで，一方の軸索が末梢組織へ伸長し，皮膚や各種の感覚器と接続し，感覚を中枢側に伝達する．もう一方の軸索は後根を形成し，脊髄に侵入する．後根神経節のニューロンは，中型または大型で明瞭な核小体を有し，神経細胞体が広い．ニューロンは，衛星細胞または外套細胞といわれる小型の細胞に囲まれている．複雑に走行する神経線維と Schwann 細胞，血管結合組織からなる（**図37**）．

後根神経節が一次性に障害される疾患は少ないが，代表的なものは傍腫瘍性の ganglioneuropathy と呼ばれる疾患で，神経細胞脱落やリンパ球浸潤などが生じる（**図38**）．Guillain-Barré 症候群では，リンパ球，macrophage の浸潤を認めることがある．また帯状疱疹でもリンパ球浸

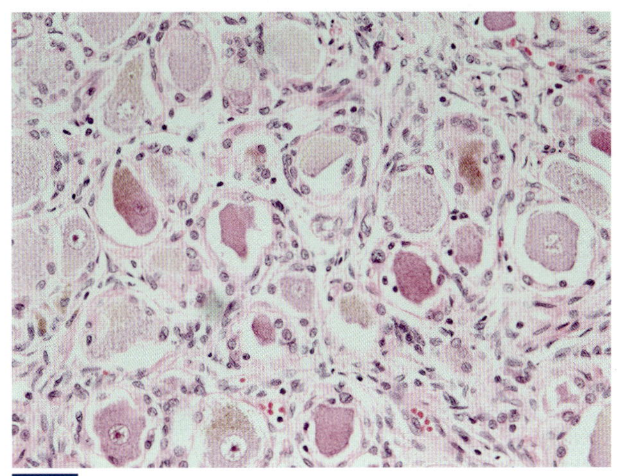

図37 後根神経節
H.E 染色.

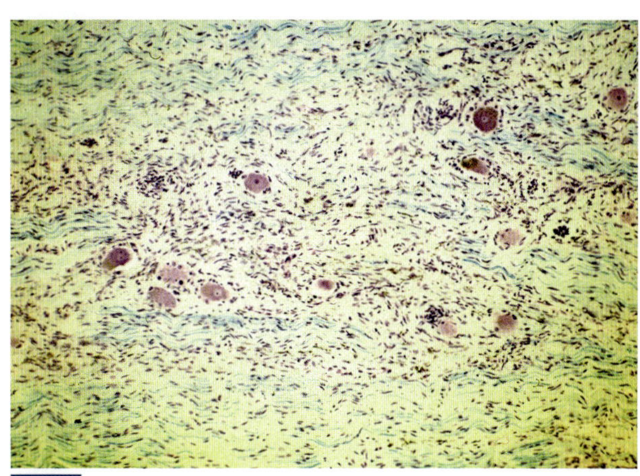

図38 帯状疱疹の後根神経節へのリンパ球浸潤
Klüver-Barrera 染色.

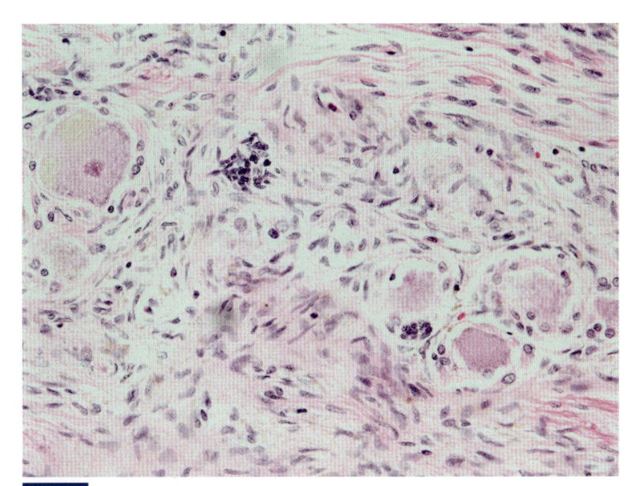

図39 後根神経節の Nageotte 残存結節
H.E 染色.

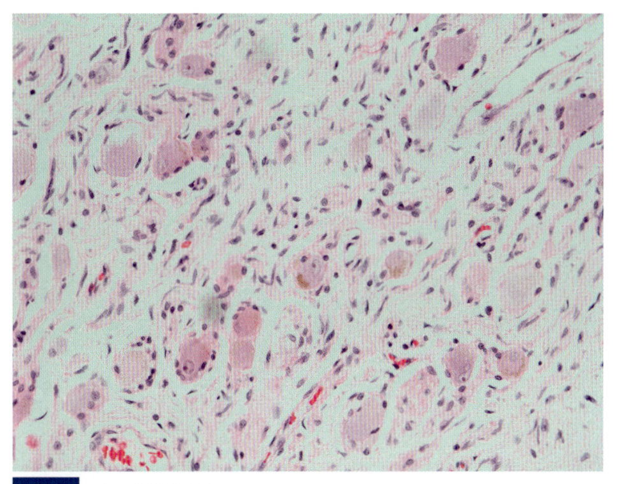

図40 交感神経節
H.E 染色.

潤が認められる．神経核内封入体病の中にも，後根神経節が障害される型がある．蓄積病では固有の蓄積物質の沈着が認められ，全身性アミロイドーシスではアミロイドの沈着が認められる．血管炎をきたす疾患では，後根神経節の血管にも炎症が認められる．後根神経節の脱落の程度判定は，通常の病理標本では困難なことが多い．多数の Nageotte 残存結節（Nageotte redidual nodule）の出現は後根神経節の障害を示している（**図 39**）．

自律神経系

剖検で検索可能な自律神経系の病変は交感神経節が代表的な組織である．交感神経節のニューロンは，後根神経節よりもやや小さいものが多く，外套細胞の配列が不規則で，ときにはこれを欠くこともある．ニューロン間には神経線維や血管などを含む結合組織があり，散在する神経細胞体の間に Schwann 細胞や線維芽細胞などが認められる（**図 40**）．

交感神経節の病変では，最も目立つのが Parkinson 病と Lewy 小体型認知症である．H.E 染色では Lewy 小体や Lewy 神経突起を認め，α-synuclein 免疫染色では多数の陽

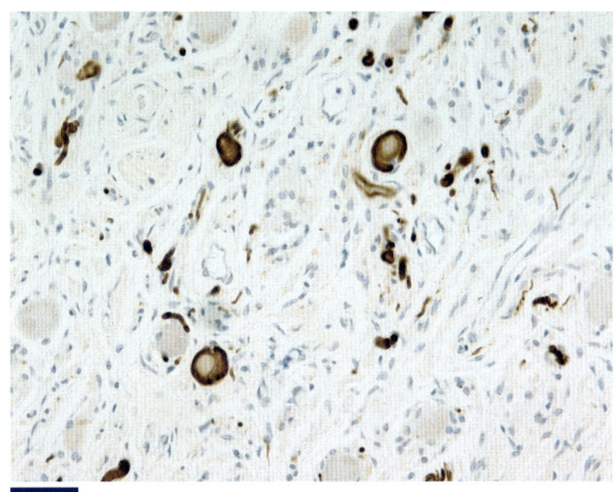

図41 Parkinson 病における多数の α-synuclein 陽性構造物
α-synuclein 免疫染色.

性構造を確認できる（**図 41**）．最近，Nakamura ら[5]は，多系統萎縮症の交感神経節の Schwann 細胞に，α-synuclein 陽性構造物が出現することを報告している．Esiri ら[1]は，AIDS 患者では症状がないが，交感神経節や後根神

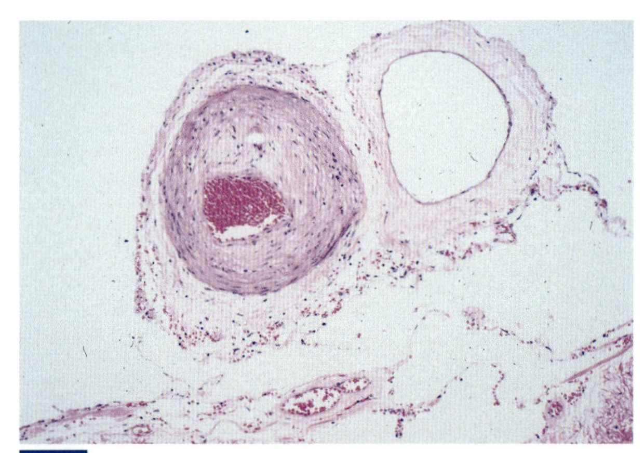

図42 前脊髄動脈の動脈硬化による内膜肥厚と内腔狭窄

H.E 染色.

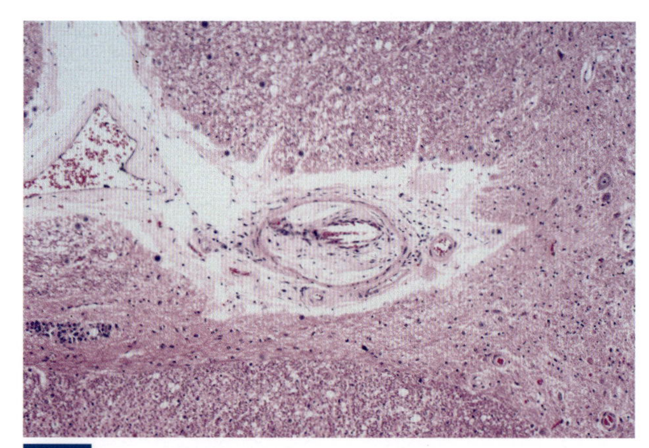

図43 中心動脈のアテローム塞栓症

H.E 染色.

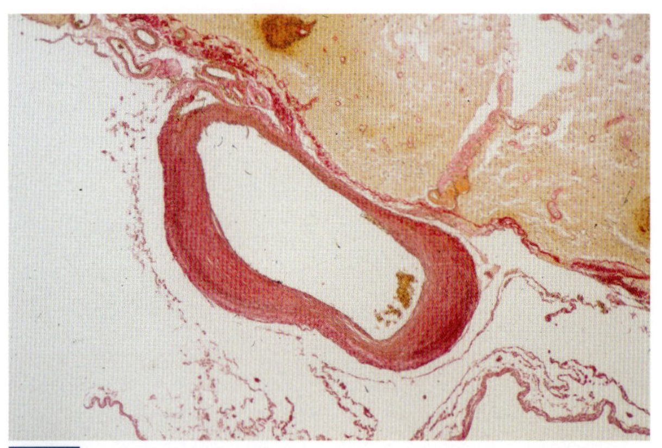

図44 脊髄動静脈奇形によるくも膜下腔の静脈壁の肥厚と内腔の拡張

Elastica van Gieson 染色.

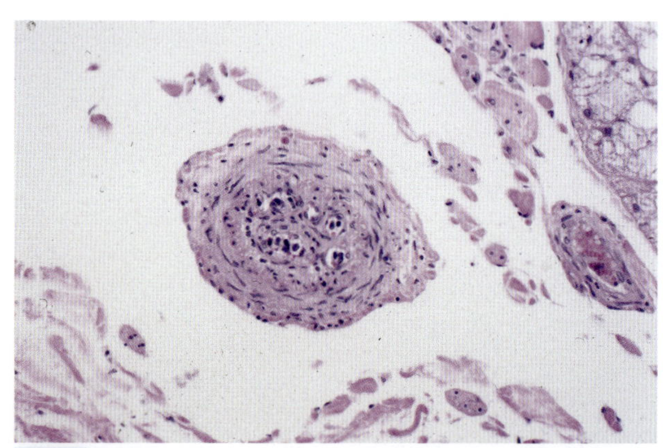

図45 血管内リンパ腫による血栓形成と腫瘍細胞

H.E 染色.

経節などに軽度の炎症細胞浸潤を生じる神経節炎（ganglionitis）を認め，HIV 抗原が陽性であると報告している．

血　管

脊髄の標本では，硬膜外の血管組織を検索することができず，主としてくも膜下腔から脊髄実質の血管が検索対象となる．動脈系では，くも膜下腔で前脊髄動脈，後脊髄動脈の同定は簡単にできる．前脊髄動脈は，前正中裂から灰白質に進入する中心動脈とその枝の分岐を確認できる．静脈系は走行が不規則で variation が強い．くも膜下腔と脊髄実質にさまざまな太さの静脈を確認することができる．動脈，静脈は，ともに灰白質に豊富で，白質の血管密度が低い．

脊髄血管の動脈硬化の所見は，肉眼的に認めることがほとんどなく，組織標本で内膜肥厚による内腔狭窄を認めることがある（**図42**）．しかしその頻度は頭蓋内の血管に比べて低い．高齢者の脊髄血管では，後述するようにアテローム塞栓症を認める（**図43**）．脊髄動静脈奇形では，くも膜下腔の静脈壁の肥厚と内腔の拡張が特徴的である（**図44**）．全身性血管炎では，脊髄血管にも血管炎を認め，また各種の髄膜炎に伴ってくも膜下腔の血管が炎症性変化を示し閉塞をきたすことが多い．血管内リンパ腫では，脊髄の血管内腔に大型異型リンパ球の充満が認められる（**図45**）．アミロイド血管症によるアミロイドの沈着は，脊髄血管では極めてまれである．圧迫性脊髄症では，脊髄動脈が圧迫されて虚血を示す所見が乏しく，圧迫による脊髄静脈のうっ血による循環障害が主体である．

文献 | Reference

1) Esiri MM, Morris CS, Millard PR：Sensory and sympathetic ganglia in HIV-1 infection：immunocytochemical demonstration of HIV-1 viral antigens, increased MHC class Ⅱ antigen expression and mild reactive inflammation. *J Neurol Sci* **114**：178-187, 1993
2) Kameyama T, Hashizume Y, Ando T, et al：Morphometry of the normal cadaveric cervical spinal cord. *Spine* **19**：2077-2081, 1994
3) Kameyama T, Hashizume Y, Sobue G：Morphologic features of the normal human cadaveric spinal cord. *Spine* **21**：1285-1290, 1996
4) 萬年　徹，岩田　誠，豊倉康夫，他：筋萎縮性側索硬化症の仙髄前角の所見とその臨床的意義．神経内科 **3**：169-175，1975
5) Nakamura K, Mori F, Kon T, et al：Filamentous aggregations of phosphorylated α-synuclein in Schwann cells（Schwann cell cytoplasmic inclusions）in multiple system atrophy. *Acta Neuropathol Commun* **21**：29, 2015
6) 大浜栄作：神経根の解剖と病変．神経進歩 **26**：737-750，1982

4 脊髄の加齢性変化

超高齢社会の中で，活動的な日常生活を送り，有意義な人生を送るためには，脊椎脊髄疾患の予防と早期の診断・治療は極めて重要な課題である．各種の脊椎脊髄疾患の病態を理解するうえで，生理的な脊椎脊髄の変化を正確に理解して日常臨床に臨むことが重要である．大脳の加齢による病理学的変化が詳細に検索されているのに比較して脊髄の加齢性変化は検討が少ない．しかし最近では，脊髄に関する臨床神経学，CT，MRIの画像診断，電気生理学的検査の進歩により，生前から脊椎脊髄疾患の病態が正確に理解できるようになり，それに対応した脊髄の病理学的変化を理解する必要性がますます増加してきている[2,5,6]．

脊髄の加齢性変化と脊椎の変化

脊椎変形はまず椎間板から始まる．加齢とともに椎間板の水分含有量が減少し，椎間板の血流も減少する．椎間板の線維輪に亀裂が入り，その後，髄核の一部が外へ突出する．椎体後縁・前縁などに反応性骨増殖すなわち骨棘が形成され，椎体も徐々に変形する．上下の椎体変形に伴って椎間関節にも変化が生じ，変形性脊椎症が生じてくる．このような脊椎の変化とともに，周囲の軟部組織である靱帯の肥厚と骨化も重要である．剖検においてみつかる後縦靱帯骨化症は頻度が相当に高い．脊柱管の大きさは脊髄と同様に個体差が大きいが，脊柱管と脊髄の大きさは比例することが多い．中には狭い脊柱管に大きい脊髄が入っている場合もあり，軽度の変形性脊椎症や靱帯骨化症などにおいても脊髄圧迫が生じやすい．脊髄の加齢性変化を考える際には，後述するように脊髄を取り囲み保護する役割の周囲組織の変化を理解することが極めて重要である[3]．

加齢により脊髄は萎縮するか

高齢者の剖検で採取された脊髄を多数例で検索していると，脊髄の太さは極めて個体差があることに気づく．前述したように脊髄横断面の面積は，最大と最小のものでは2倍以上の差があり，極めて個体差が大きい．加齢により脊髄が萎縮するかどうかを考える際には，このような個体差を十分に考慮して判断する必要がある．脊髄横断面の面積は身長・体重とは相関しなかったが，脳重量とは極めて強い正の相関を認めた．すなわち脳の重いヒトの脊髄はその横断面の面積も大きい．脊髄の腫大は脊髄腫瘍や脊髄循環障害，急性期の脱髄疾患による脊髄浮腫などにより生じるが，脊髄横断面の検索は，他人の脊髄横断面と比較するのではなく，本人が疾患に罹患する以前の脊髄の大きさや，疾患による変化を受けていない他の髄節との比較が重要である．われわれ[4]は圧迫性脊髄症の脊髄萎縮について定量的に検討した結果を報告し，圧迫を受けていない髄節の脊髄横断面の面積と圧迫により萎縮した脊髄横断面の面積の比較が重要であることを指摘した．脊髄萎縮は前述したように各種の疾患で出現するが，遺伝性脊髄小脳変性症で認められるいわゆる“小造り”と変性による萎縮が重なっていると考えられており，脊髄萎縮を考える際にはこの点を正確に理解する必要がある．多発性硬化症で再発を長期にわたり繰り返した症例やHAM（ヒトTリンパ球向性ウイルス脊髄症）などでは，脊髄萎縮が明瞭である．筋萎縮性側索硬化症では，前根の萎縮は明瞭であるが，脊髄自体の萎縮はそれほど明瞭でないことが多い．このような病的な脊髄萎縮とは異なり，加齢性変化による脊髄萎縮は臨床的に重要な問題になることが少ない．

加齢による脊髄扁平化

加齢による脊髄の形態変化は，横断面における脊髄の扁平化が明瞭で，特に頸髄で最も明瞭である．扁平率（前後径/横径×100%）と年齢は優位に負の相関を認めた．また百寿者を対象とした脊髄の検索でも，高頻度に脊髄の扁平化を認めている．扁平化が一定の程度を超えると，脊髄前角の神経細胞脱落をきたす．この変化は，脊髄自体のものではなく加齢による頸椎脊柱管の変化が関与している．前述したように，脊髄の加齢性変化を考える際には，周囲を取り囲んでいる骨・軟部組織の変化を同時に理解する必要がある．臨床的には，脊髄自体の加齢性変化よりも，周囲組織の加齢に伴い出現してくる各種の病的変化が脊髄障害をきたしてくることがはるかに多いことに留意すべきである．

脊髄の組織学的変化

脊髄の加齢による組織学的所見として従来から前角神経細胞の減少が指摘されている．Tomlinsonら[11]による13～95歳の45例の腰髄前角神経細胞の定量的検索では，60歳を超えると5～50%，平均25%の範囲で減少するとされている．一方，Teraoら[10]は，加齢による脊髄神経細胞は特に中間体にある小型神経細胞脱落が優位であることを形態計測の結果から明らかにした．しかしわれわれ[12]の百寿者の脊髄での検討では，周囲組織からの圧迫を受けていない脊髄は，前角神経細胞の数が意外によく残

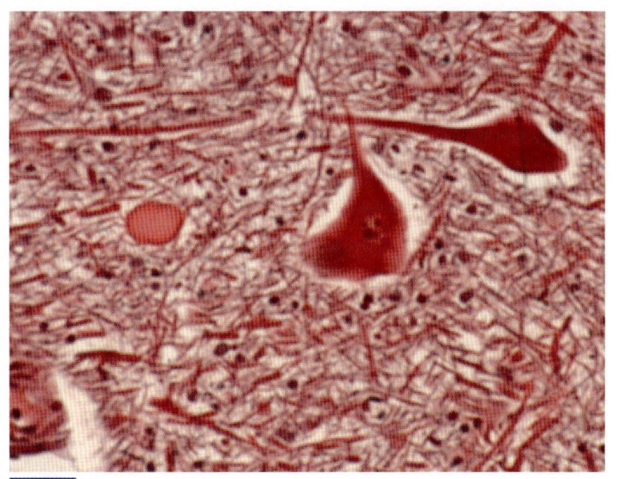

図 1　spheroid
Bodian 染色.

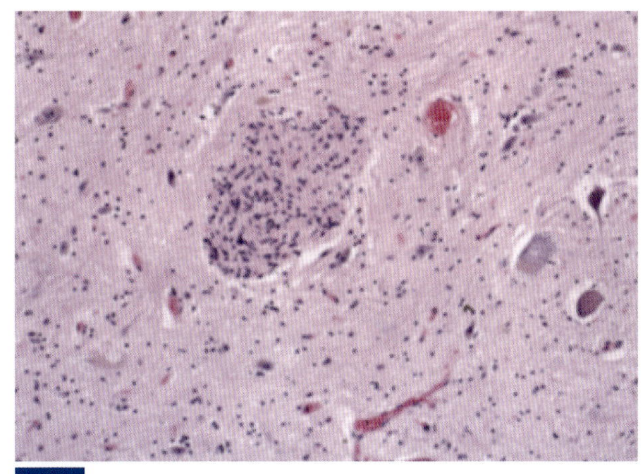

図 3　迷行性末梢神経束
H.E 染色.

存していた．ヒトには百歳を超えてなお元気に日常的な四肢の運動ができる十分量の大型運動ニューロンが保存されていることに注目したい．高齢者の脊髄前角神経細胞は，胞体が萎縮するものやリポフスチンが増加したものが目立つ[7]．ニューロンの樹状突起の脱落や spheroid（軸索腫大）が加齢とともに増加する（**図 1**）．特に spheroid は Goll 核，腰髄前角で目立つ．加齢に伴う神経原線維変化などの所見は，Alzheimer 病の項で記載した．加齢に伴うグリアの変化については，腰髄前角のグリオーシスが指摘されている．疾患による病的なグリオーシスと区別して考慮すべき変化である．corpora amylacea は，好塩基性の同心円状の球状物で，astrocyte の突起内に生じ，加齢とともに頻度が増すが，特に後索の軟膜，血管周囲に多数認められる（**図 2**）．

後索の変化

高齢者の脊髄ではしばしば後索変性を認める．亀山ら[8]は，60歳以上になると後索変性が64%にみられると報告している．われわれの百寿者の脊髄の検索でも，特に頸髄の Goll 束に有髄神経線維の脱落を 19 例中 12 例（63%）と高頻度に認めた．後索変性の原因については，老年者

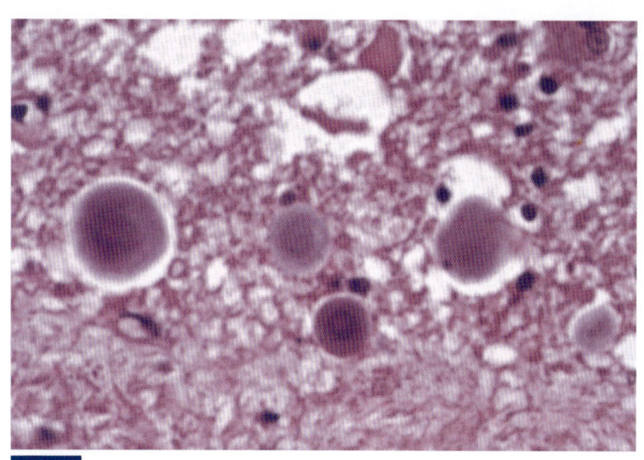

図 2　corpora amylacea
H.E 染色.

における代謝障害，栄養障害，中毒，血流障害などの多くが考えられるが，腰・仙髄レベルでの脊椎の変性や脊柱管狭窄症により，後根および後根神経節が障害を受けたことによる上行性二次変性が多いと考えられる．高齢者の脊髄の剖検による検索では，後根，後根神経節とともに周囲の脊柱管の変化の検索が重要と考えられる．なお中心管の加齢性変化については，安井ら[15,16]の詳細な検討があるが，発生異常の章で記載したので，そちらを参照してほしい．

脊髄の迷行性末梢神経束

われわれ[9]は，正常ヒト脊髄 507 例について検索し，くも膜下腔や脊髄実質などで末梢神経が束状，糸巻き状に増殖する迷行性末梢神経束（aberrant peripheral nerve bundles；APNB）は 20 歳未満に認められず，40 歳以降に加齢とともに増加すること，また高齢者のみで多髄節にわたり多数が出現する症例があることを報告してきた（**図 3**）．APNB は後縦靱帯骨化症による脊髄圧迫例などの慢性で陳旧性の脊髄壊死巣において最も著明に出現するが，正常脊髄では老化の一つの指標となりうる．APNB は神経根や脊髄血管周囲の自律神経線維などの加齢や病的変化に対する神経線維の反応性増殖性変化と考えられる．

脊髄血管の動脈硬化

脊髄血管の動脈硬化は頭蓋内血管に比べてその程度が弱い．われわれ[13]の検索では，前脊髄動脈の内膜肥厚・狭窄は 602 例中 16 例（2.7%）の脊髄に認められたにすぎない．いずれも高齢者で，多臓器に腎硬化症・心筋梗塞・脳梗塞を合併する患者であった．しかしいずれの症例にも脊髄壊死は認められなかった．脊髄血管の動脈硬化を考える際には，大動脈や分枝する肋間動脈などの動脈硬化の程度がより重要で，これらの病変により脊髄血管障害が生じることが多い．脊髄血管には 4 例にアテローム塞栓症を認めた[14]．これらの症例は，高齢者で大動脈瘤や高度の動脈硬化を示す患者であった．このうち

の1例は脊髄中心動脈に支配される領域の梗塞巣を認めており，高齢者のミエロパチーの原因として考慮する必要がある．このような症例では，脾臓や腎臓にもアテローム塞栓症を生じており，全身の検索も大事である．高齢者では，脳アミロイド血管症は頻度の増加が知られているが，大脳皮質に比べて脊髄血管のアミロイド血管症は頻度が少ない．脊髄血管は，支配も大脳と異なる面が多く，血管障害の原因も高血圧・動脈硬化を基盤とするものと大きく異なり，原因の検索においても考慮する必要がある[1]．

末梢神経の変化

末梢神経の病理については，生検で検索されることの多い腓腹神経に関したものが多い．有髄神経線維の密度に関しては，加齢による明らかな減少が知られている．有髄神経線維の中でも大径神経線維の減少が目立つ．残存する有髄神経線維には，節性脱髄とその再生や軸索変性が認められる．また末梢神経線維組織内の結合組織の増加，特に神経周膜の肥厚，栄養血管の肥厚と内腔の狭窄が認められる．これらの変化は，高齢者に多い癌に伴う傍腫瘍性ニューロパチー（paraneoplastic neuropathy）や糖尿病性ニューロパチー，ビタミン欠乏症，血管炎によるニューロパチーなどの病的な変化との関連で検索される必要がある．さらに脊椎脊髄疾患では馬尾の変化が重要である．高齢者の馬尾では，特に後根の有髄神経線維の脱落をしばしば認めるが，この原因については，脊柱管や後根神経節などの変化を含めて総合的な解析が重要である．

おわりに

超高齢社会の中で，健やかに老いるという面からみて脊髄機能がよく保たれているということは，日常生活上で極めて重要である．高齢者の増加とともに脊椎脊髄疾患による四肢の機能障害をきたす患者の増加が予想される．加齢による脊髄の変化を正しく捉え，脊髄疾患による病的な変化と区別して脊髄障害の病態を解明し，有効な治療法を開発していくことが重要である．そのためにも，脊髄の加齢に関する多方面からの基礎的研究の発展が期待される．しかし現状では，脊髄疾患に関する剖検の実態は決して満足できる状態ではない．剖検において脊椎，椎間板，硬膜，脊髄，神経根，後根神経節，末梢神経を症状・画像所見と合わせて系統的に詳細な検索をされることが特殊な研究施設以外では一般的には困難なので，今後はこの点についての改善が求められている．

文献 Reference

1）Hashizume Y, Yoshida M, Wang Y et al：Pathology of spinal vascular disease. *Neuropathology* **17**：58-66, 1997
2）橋詰良夫：脊髄—形態的にみた神経系の老化．*Clin Neurosci* **11**：964-966，1993
3）橋詰良夫：高齢者の脊椎脊髄疾患の病理．*J Spine Res* **3**：176-181，2012
4）橋詰良夫，亀山　隆，吉田眞理，他：脊髄の老化の病理組織学的研究，特に脊髄萎縮について．長寿科学総合研究平成5年度研究報告書，第3巻．1994，pp21-25
5）橋詰良夫，吉田眞理：脊髄の加齢による病理学的変化．脊椎脊髄 **17**：364-368，2004
6）橋詰良夫，吉田眞理，汪　寅，他：病理解剖所見，中枢神経系．田内　久(編)：日本の百寿者．中山書店，1997，pp242-260
7）蛭薙典子：脊髄老化の形態学的研究，画像解析装置を用いたリポフスチンの定量的研究．日老医誌 **20**：143-153，1983
8）亀山正邦，大友英一，丸山勝一，他：老年者脊髄後索の変性について．臨床神経 **5**：709-716，1965
9）Kamiya M, Hashizume Y：Pathological studies of aberrant peripheral nerve bundles of spinal cord. *Acta Neuropathol* **79**：18-22, 1989
10）Terao S, Sobue G, Hashizume Y, et al：Age-related changes in human spinal ventral horn cells with special reference to the loss of small neurons in the intermediate zone：a quantitative analysis. *Acta Neuropathol* **92**：109-114, 1996
11）Tomlinson BE, Dorothy I：The numbers of limb motor neurons in the human lumbosacral cord throughout life. *J Neurol Sci* **34**：213-219, 1977
12）Wang Y, Hashizume Y, Yoshida M, et al：Pathological changes of the spinal cord in centenarians. *Pathol Int* **49**：118-124, 1999
13）汪　寅，橋詰良夫：脊髄の老化の病理学的研究，特に脊髄血管の動脈硬化について．日老医誌 **33**：563-568，1996
14）汪　寅，橋詰良夫，稲垣俊明：脊髄アテローム塞栓症の病理学的研究．日老医誌 **33**：935-939，1996
15）Yasui K, Hashizume Y, Yoshida M, et al：Age-related morphologic changes of the central canal of the human spinal cord. *Acta Neuropathol* **97**：253-259, 1999
16）安井敬三，橋詰良夫，祖父江　元：ヒトおよびラット脊髄中心管の加齢による形態学的変化．脊椎脊髄 **11**：720-726，1998

5 脊髄生検

脊髄生検では，せっかく生検を行っても，正確な病理診断がつかないことがしばしばある．その理由の一つは，病変が採取された標本に含まれていないことである．他臓器と違って何回も生検を繰り返すことができない脊髄生検では，確実に病変を採取する必要がある．そのためには，可能であれば術中迅速標本を作製し，病変が採取されたことを確認して手術を終了すべきである．多くの施設の生検標本をみせていただいているが，病変の辺縁部のみが採取されており，実際の病変が含まれていないと考えられる生検標本が多いのは残念である．疾患の種類によっては電子顕微鏡での検索のための固定や遺伝子解析，分子生物学的分析のための凍結材料の保存などの検討が必要である．また脊髄生検で問題となるのは，採取される組織が極めて小さいことである．そのために組織の挫滅が生じやすく乾燥しやすい．採取の際には，挫滅を最小限にしてできるだけ早く固定液に入れる必要がある．

脊髄生検を行った術者は，自分の採取した組織がどのような標本になっているかを病理医と一緒に鏡見する習慣をもつことが大事である．髄膜あるいは血管に病変が疑われる疾患では，くも膜とくも膜下腔の血管を含めて生検組織が採取されることが望ましい．髄膜の炎症細胞浸潤の有無，血管炎の所見は，病理診断に重要な意味をもつ．

生検で正確な診断がつかない理由のもう一つは，臨床医と病理医の間で情報の共有ができていないことが挙げられる．脊髄生検に携わる臨床医は，脳神経内科，脳神経外科，整形外科の医師であることが多く，脊椎脊髄疾患を専門とし，神経症候と画像所見から疑うべき脊椎脊髄疾患についての豊富な情報をもっている．またこれらの臨床医は，脊髄生検に際しての肉眼的な髄膜の所見，脊髄の浮腫あるいは腫瘤の所見，出血，壊死，病変の境界の明瞭性などの重要な所見をもっている．しかしそれらの情報は，病理医には必ずしも伝わっていないのが現状である．臨床診断に至る過程と鑑別すべき脊椎脊髄疾患，脊髄生検の目的を正確に病理医に伝えるべきである．1 枚の検査依頼書と病理報告書のみでは，正しい診断に至るのは難しいと考えなければならない．

脊髄生検は，ほとんどの症例で後索を主体とする白質が採取される．脊椎脊髄疾患の診断に際しては正常脊髄の構造をよく理解し，採取された組織の orientation をつけることが重要である．そのためには，H.E 染色のみでなく，髄鞘脱落を判断するための Klüver-Barrera 染色，軸索変性をみるための Bodian 染色，血管結合組織の病変をみるための Elastica van Gieson 染色，Azan 染色が用いられることが多い．また真菌などの検出には，PAS 染色が用いられる．また末梢神経と中枢神経の髄鞘を区別するためには，luxol fast blue + PAS 染色を行う．最近ではあまり行われることが少なくなったが，線維性グリオーシスをみるための Holzer 染色も有用である．加齢による変化を捉えるためには，Gallyas 染色も重要である．免疫染色も必須であり，ニューロンと突起の変化をみるための NeuN，synaptophysin，neurofilament，髄鞘のための myeline basic protein，グリアのための glial fibrillary acidic protein（GFAP），ミクログリア，macrophage のための CD68，浸潤リンパ球の各種の B 細胞マーカー，T 細胞マーカー，腫瘍細胞の増殖能のための MIB-1 など，疾患ごとに各種の抗体が必要となる[1]．

文献 Reference

1） 橋詰良夫，吉田眞理：脊髄の生検と病理解剖．脊椎脊髄 **18**：799-802，2005

6 剖検での脊髄の採取，標本作製

脊髄の検索の仕方

剖検時の脊髄採取方法は，全身の他臓器を採り出した後で脊椎の腹側から採取する方法と，脳と脊髄のみを解剖する場合に行う脊椎の背側から採取する方法の2つがある．通常では，全身臓器の解剖で胸腔内と腹腔内の臓器をすべて採り出した後に脊椎の腹側から採取することが多い．脊椎の背側から椎弓を切除して脊柱管を開放して脊髄を採取する方法は，労多くして益が少ない．脊髄の病理所見を判断する際には，全身臓器の病理所見も重要なので，剖検時には，遺族から全身臓器の解剖の許可を得る努力が大切である．神経系の剖検では，脊髄を採り出す前に肋間筋，大腰筋，大腿神経，交感神経節などの採取を行う．**図1**に示すような大型のノミと槌を用意しておき，最初にノミで椎体の前面を腰椎から頸椎まで削除する．これにより，椎体の圧迫骨折や転移巣，椎間板や骨髄の状態などを把握することができる．その後，電動鋸を用いて椎体に垂直に鋸の歯を入れて脊柱管を開ける（**図2**）．頸髄を採取する場合には，なるべく上位頸椎まで脊柱管を開く努力が必要である．この場合には，椎体に垂直に鋸の歯を入れる部位が外側すぎると椎弓根も削除しないと脊柱管が露出できず，内側すぎると脊髄の採取に難渋するので，注意することが必要である（**図3，図4，図5，図6**）．その後，腰椎の椎体と椎間板の一

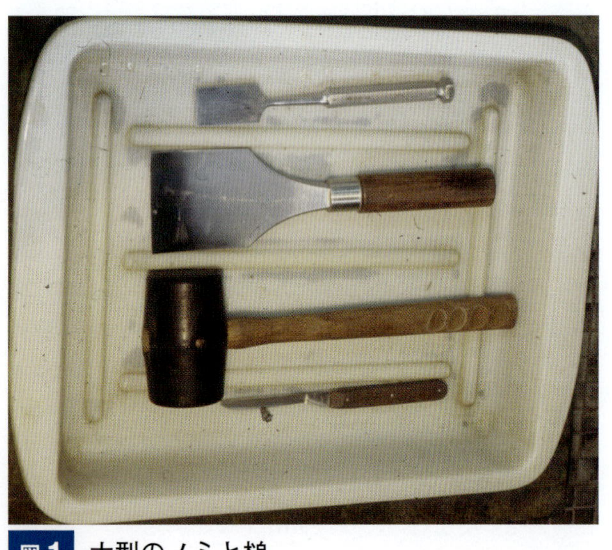

図1 大型のノミと槌

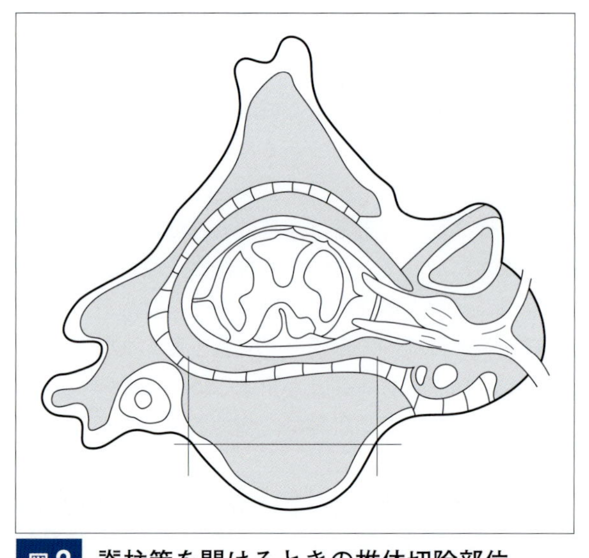

図2 脊柱管を開けるときの椎体切除部位

椎体前面をノミで削り取り，次いで電動鋸で椎体を両側ともに腹側から背側に向かって切り，椎体を外し脊柱管を露出する．

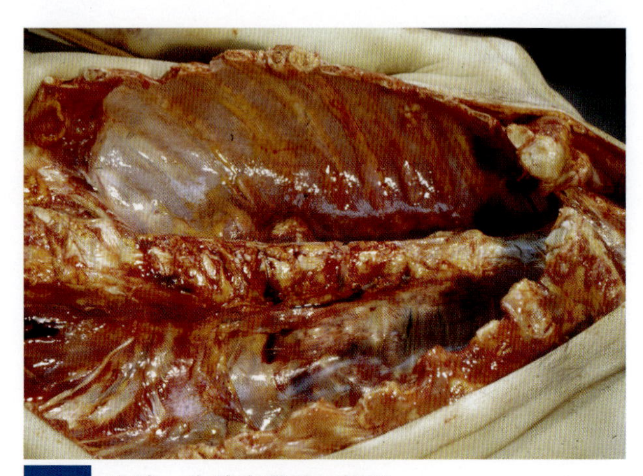

図3 胸腔・腹腔内臓器の採取

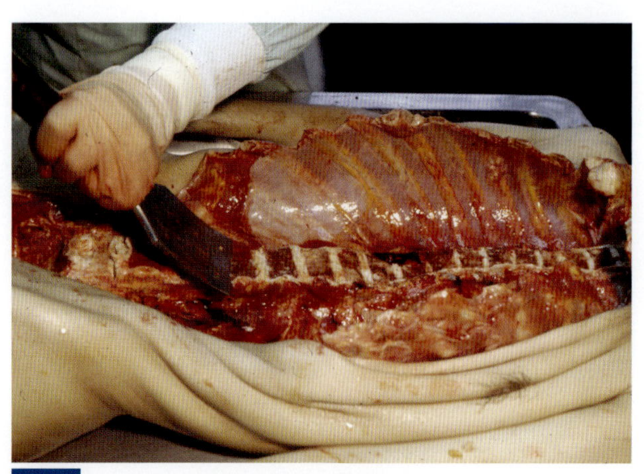

図4 ノミでの椎体前面の削除

部をノミではずして，このレベルにある神経根を露出し，小豆大の大きさの後根神経節を確認して硬膜と一緒に脊髄全長を採取する．この際には，硬膜を破らないように注意して行う．大きいノミがない場合には，従来から行われているように椎弓を電動鋸で切り，椎体全体を切り離して脊柱管を露出する方法で行う．頸椎症や後縦靱帯骨化症などのような脊髄とその周囲組織の関連が重要な場合では，腹側面のみでなく，背側面から皮膚切開を加えて脊髄を入れたまま脊柱全体を一塊として採取する必要がある．上部頸髄から馬尾まで採取して硬膜を含めた重さは個人差があるが，45~55 g 程度である．その後，硬膜を腹側面と背側面で縦に切開して脊髄を露出して病変を観察する．その後の生化学的検査，遺伝子などの検索のために頸髄，胸髄，腰髄の一部の髄節の凍結保存を行うことも重要である．

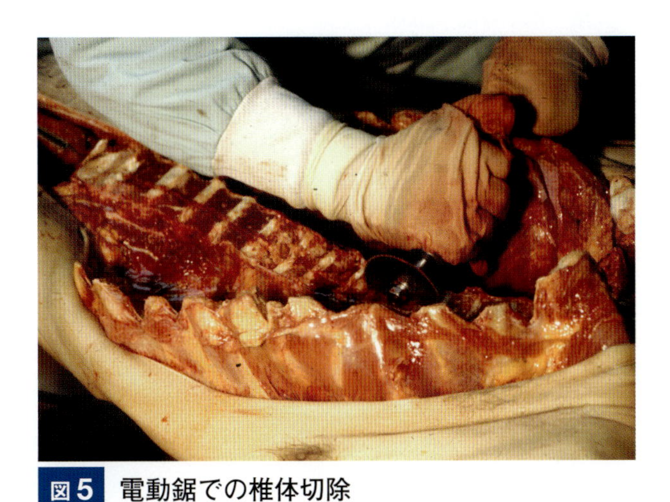

図5 電動鋸での椎体切除

図6 脊柱管からの脊髄の採取

標本作製

ホルマリン固定後，約2週間してから切り出しを行う．上部頸髄から仙髄までの各髄節の後根付着部で，横断面を 4 mm 程度の厚さで作製する．脊髄レベルの決定は，頸膨大では後根が急に細くなる髄節を T2 とし，腰膨大では前根が急に細くなる髄節を S2 とすることで可能である．

各髄節は墨汁で筆によって通し番号を付けてから包埋過程に移る（**図7**）．上部頸髄から仙髄までの 24～28 個程度の横断面の標本を 6 個まとめて包埋することにより，通常の大きさの硝子スライドが4～5枚程度で各髄節レベルの標本が作製できる（**図8**）．通常では，H.E 染色と Klüver-Barrera 染色を行い，検索目的により特殊染色，免疫染色を追加して検討する．詳細は脊髄生検の項，各論で記述しているように，最近では，それぞれの疾患に

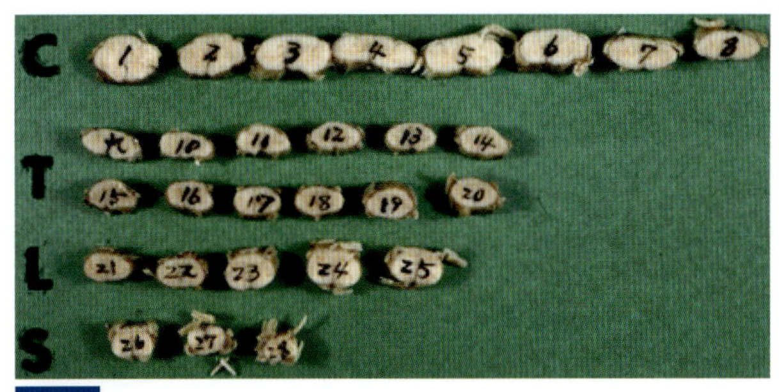

図7 脊髄の切り出し
各髄節に墨汁で番号を記載する．

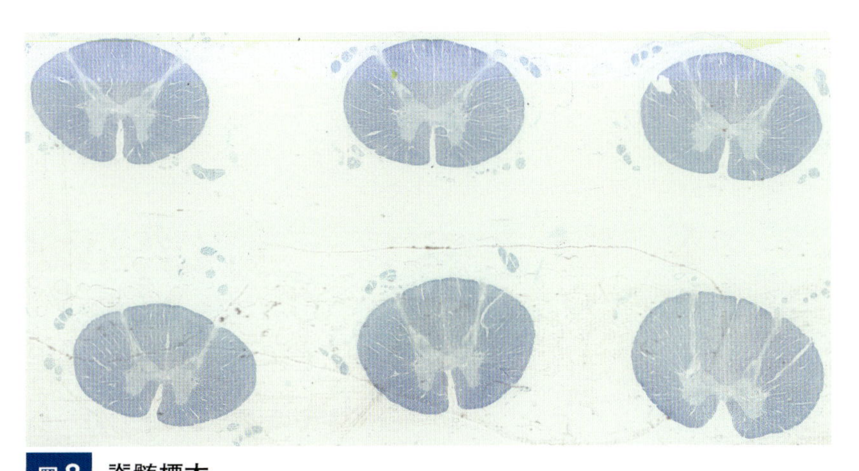

図8 脊髄標本
1 枚のプレパラートに 6 個の脊髄を並べる．

より，各種の抗体を用いた免疫染色を行う必要があるので，参照してほしい．

なお，剖検での脊髄採取方法の動画をご用意しておりますので，必要な方は，橋詰良夫（E-mail：yhashi@chojuken.net）までご連絡ください．

参考図書 | Reference Book

1）Burger P, Scheithauer BW, Vogel FS：Surgical Pathology of the Nervous System and its Coverings, 4th ed. Churchill Livingstone, New York, 1991
2）Ellison D, Love S, Chimelli L, et al：Neuropathology, 3rd ed. A Reference Text of CNS Pathology. Mosby, Edinburgh, 2012
3）藤田尚男，藤田恒夫：標準組織学各論，第 3 版．医学書院，2008
4）平野朝雄，冨安　斉：神経病理を学ぶ人のために，第 4 版．医学書院，2003
5）Love S, Perry A, Ironside J, et al：Greenfield's Neuropathology, 9th ed. CRC Press, Boca Raton, 2014
6）Nieuwenhuys R, Voogd J, Huijzen C（水野　昇，岩堀修明，中村泰尚訳）：図説中枢神経系．医学書院，1991
7）佐野　豊：神経解剖学．南山堂，1982

第 II 章　血管障害

1 脊髄出血

脊髄出血は脳出血と比較して頻度が極めて低く，高血圧，動脈硬化を基礎として生じる脳出血と異なり，その原因も多彩である．最近では，脊髄 MRI を中心とした画像での検索により，その病態が広く認識されてきている．脊髄出血は部位により脊髄内出血・くも膜下出血・硬膜下・硬膜外出血に分けられるが，本稿では狭義の脊髄出血である髄内出血の病理所見について述べる．

臨　床

脊髄出血の原因は外傷に加えて髄内腫瘍，脊髄血管奇形，海綿状血管腫，血液疾患や抗凝固療法に伴う出血傾向，脊髄空洞症などが挙げられ，検索にもかかわらず原因不明の特発性の場合もある[11]．脊髄出血の症状は急激に発症する背部の激痛，さらに数分〜数時間で出現する弛緩性対麻痺・四肢麻痺，感覚障害，膀胱直腸障害などの脊髄症状を特徴とする．その他，自律神経障害による脈拍・血圧の変動，発赤，発汗，麻痺性イレウスなどが出現する．しかし原因によっては亜急性，ないし慢性の経過をとることもある[10]．しかしこの神経症状は脊髄出血の原因や出血の生じたレベル，出血の広がりにより当然異なってくる．

画　像

従来脊髄出血は画像所見として把握することは難しかったが，最近では特に MRI の進歩により，詳細な病態が把握できるようになってきた．急性期には，局所の脊髄浮腫を示し，脊髄の腫大が認められる．T1 強調画像では低〜等信号で浮腫と血漿成分を示すと考えられ，T2 強調画像では低信号と高信号の混在で，低信号はデオキシヘモグロビン，高信号は浮腫と血漿成分を示す．数日後にはメトヘモグロビンの増加により T1 強調画像では高信号が出現し，T2 強調画像では血腫内部は低信号〜高信号に変化を示す．亜急性期〜慢性期には，T2 強調画像では血腫周囲に低信号が出現し，ヘモジデリン沈着を示す．T1 強調画像では低信号〜高信号に変化するとされている[8,9]．

病理と病態[5]

脊髄出血の原因として髄内腫瘍からの二次的な出血が重要である．脳室上皮腫，血管芽腫，海綿状血管腫などの原発性脊髄腫瘍からの出血とともに転移性髄内腫瘍から出血をすることがある[3]．髄内への転移は肺癌特に小細胞癌の頻度が高く，乳癌，大腸癌，腎癌，悪性黒色腫

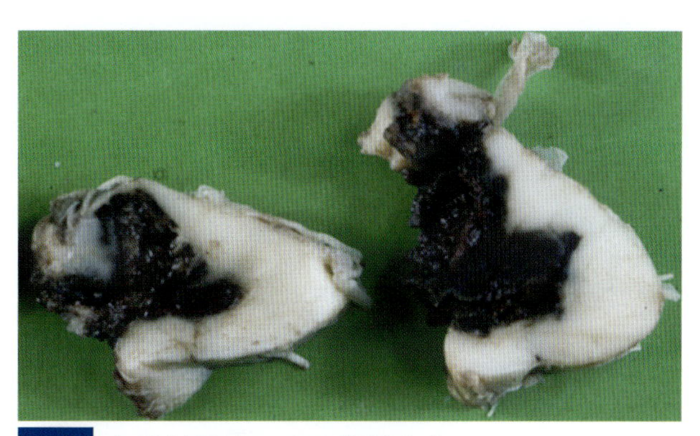

図 1　転移性肺癌による脊髄出血
頸髄の髄内出血の肉眼病理所見．

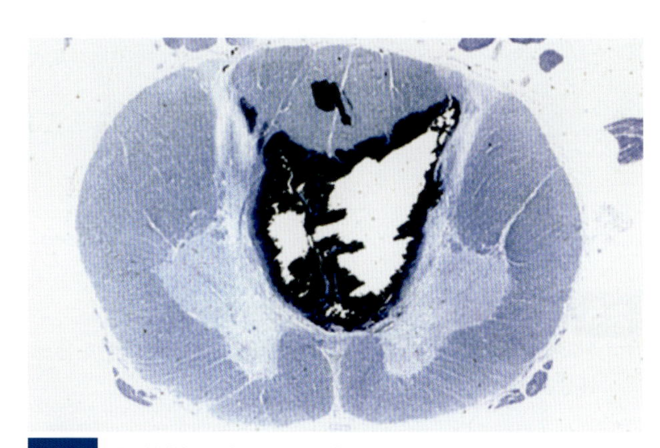

図 2　転移性肺癌による脊髄出血
頸髄の後索に新鮮な出血を認める．Klüver-Barrera 染色．

なども転移をするが，**図 1** は肺癌の髄内転移に伴う脊髄出血である．頸髄の髄内に新鮮な血腫を形成しており，組織学的に血腫周囲にわずかに腫瘍細胞が認められた症例である．腫瘍による脊髄血管壁の浸潤・破壊と転移に伴う脊髄の二次的循環障害がその原因と考えられる．脊髄出血では出血は脊髄の数髄節に縦方向に進展し，特に後索，後角に多いとされている．この部位は鉛筆芯状軟化や脊髄空洞症でも病変が限局して生じやすい部位であり，横断面での脆弱性をもつ部位と考えられる（**図 2, 図 3**）．**図 4, 図 5** は甲状腺癌の髄内転移例である．胸髄の数髄節に連続して出血を認め，血腫周囲に腫瘍細胞を認める．この症例でも出血は後角に認められた．脊髄出血で発症する原発性脊髄腫瘍や転移性脊髄腫瘍が存在することを正確に認識することが臨床診断に重要である．脊髄出血をきたす腫瘍としては，**図 6, 図 7** に示すように海綿状血管腫（cavernous angioma）も重要である．ヘモジデリンが周囲に認められることから特徴的な画像所見

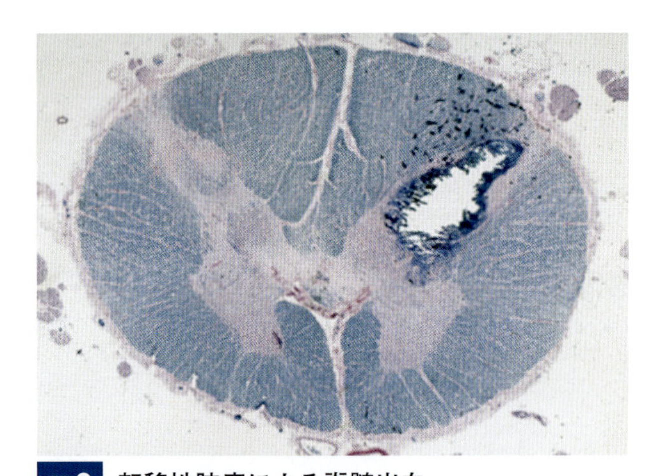

図 3　転移性肺癌による脊髄出血
頸髄から連続的に進展している．Klüver-Barrera 染色．

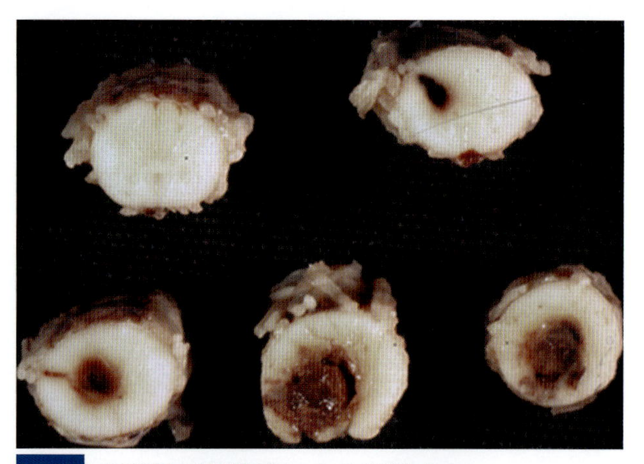

図 4　転移性甲状腺癌による脊髄出血
胸髄の数髄節に進展する新鮮な髄内出血を認める．

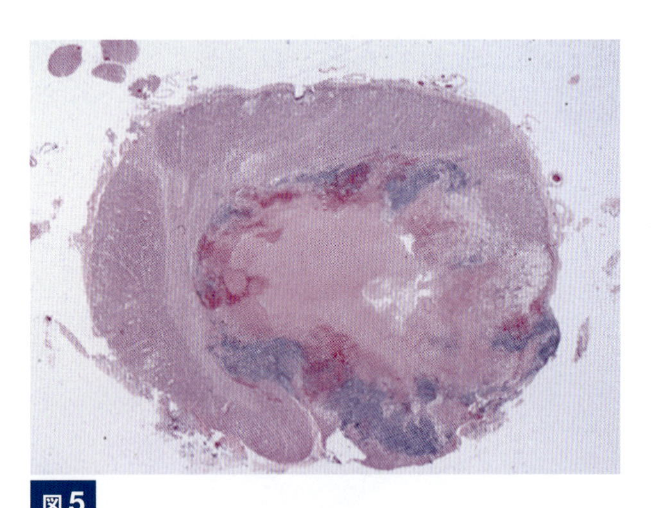

図 5
中心部は出血・壊死を示し，周囲には転移性腫瘍細胞を認める．H.E 染色．

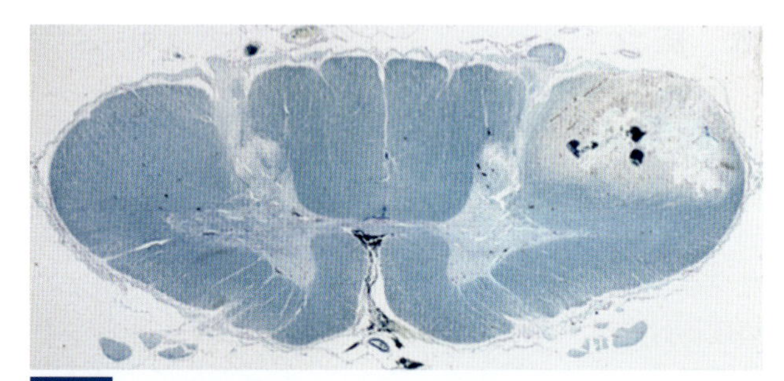

図 6　上部胸髄側索の海綿状血管腫による脊髄出血
Klüver-Barrera 染色．

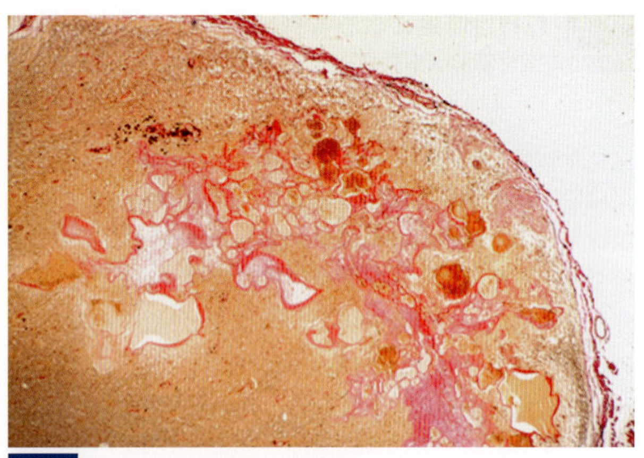

図 7　海綿状血管腫の組織像
周囲にへモジデリンの沈着を認める．
Elastica van Gieson 染色．

を示し，繰り返す脊髄出血により症状が悪化するので正しい臨床診断を行い，腫瘍の摘出術が重要であるとされている．脊髄出血の原因としてまれであるが，血友病，血小板減少性紫斑病，von Willebrand 病などの血液疾患に伴うものや抗凝固療法に伴う出血傾向によるものも指摘されている[1,2]．脊髄出血の臨床診断ではその原因として血液疾患や出血傾向などの全身状態の把握が重要であることを意味している．脊髄出血の原因により治療法は異なり，急性期から適切な治療法を選択することが求められる．外傷性脊髄出血は脊髄実質内出血の中では最も頻度が高いもので，出血は外傷による脊髄の裂傷，挫傷，圧迫に際して認められることが多く，灰白質に主として生じ，隣接する白質に広がる．点状出血から血腫を形成するものまでさまざまである．**図 8** は外傷性脊髄出血例で出血とともに脊髄実質の壊死を伴っている．外傷による小ないし細血管の裂傷，剪断力，回転力による壁の破壊が原因となる[6]．まれには髄膜炎などの感染症に伴って二次的に脊髄出血をきたすことがあるが，**図 9** はアスペルギルス髄膜炎による脊髄の出血と壊死を示した症例である．真菌感染では血管壁が傷害されやすく二次的に出血や梗塞をきたしやすいことに留意する必要がある．

脳出血と比較して高血圧を基盤とする脊髄出血は極めて少ない．高血圧性脳出血の原因とされる血管壊死は萬年によると 300 例の老年者脊髄の検索ではわずかに数例に認められたにすぎない[7]．われわれの連続剖検例 602 例の脊髄には特発性脊髄出血は 1 例も認められず，また高血圧性脳出血を示した 24 例の脊髄には血管壊死は認められなかった[4]．

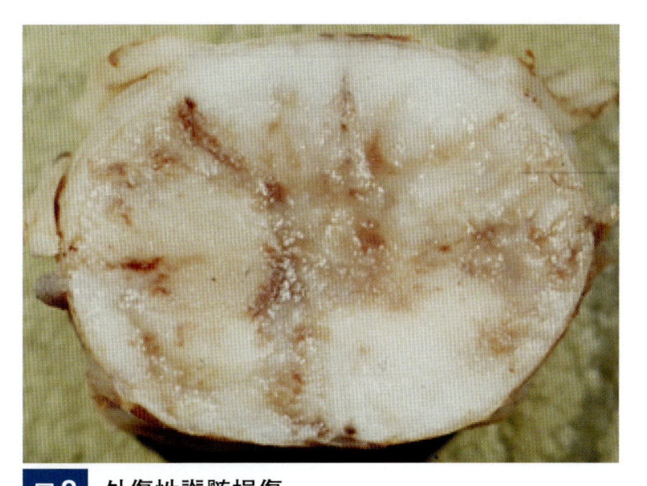

図8 外傷性脊髄損傷
脊髄実質の出血と壊死を認める.

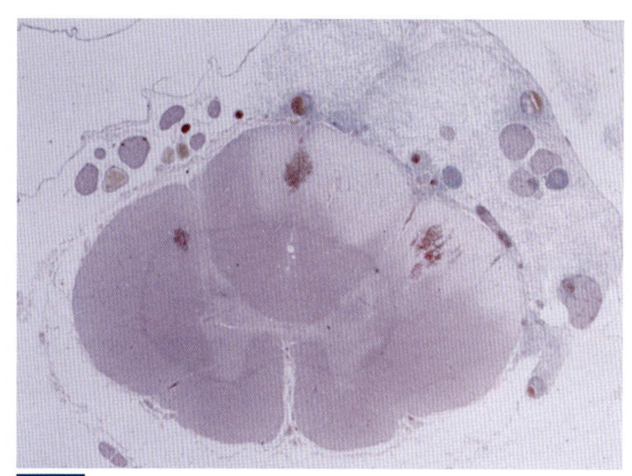

図9 アスペルギルス髄膜炎による脊髄の出血と壊死
H.E 染色.

おわりに

画像の進歩により脊髄実質の変化が正確に捉えられるようになり，以前ではまれであると考えられてきた脊髄出血も，最近では頻度が増加してきている．しかしその原因を含めて脊髄出血の病態は必ずしも明らかではない．脊髄出血は原因がさまざまであり，治療もそれに応じて異なるから正確な診断が重要である．脊髄という特有の形態と機能をもつ部位の出血は他の臓器における出血とは異なる特異的な病態であり，今後，患者の神経症状，画像所見，手術所見，病理所見を総合的に捉えて，正確な病態を把握することが重要である．

文献 Reference

1）Cakirer S, Basak M, Galip GM：Cervical hematomyelia secondary to oral anticoagulant therapy：case report. *Neuroradiology* **43**：1087-1088, 2001
2）福武敏夫，平山恵造，北　耕平　他：von Willebrand 病による脊髄出血．臨床神経　**25**：705-710，1985
3）Hashizume Y, Hirano A：Intramedullary spinal cord metastasis. *Acta Neuropathol*（*Berl*）　**61**：214-218, 1983
4）橋詰良夫，柳　務：脊髄の血管障害．厚生省特定疾患脊柱靱帯骨化症調査研究班：昭和60年度研究報告書，1985，pp130-135
5）橋詰良夫，吉田眞理，三室マヤ：脊髄の循環障害，脊髄出血．脊椎脊髄　**21**：649-652，2008
6）Kim Rc：Spinal cord pathology. In：Nelson JS, Parisi JE, Schochet SS（eds）：Principles and Practice of Neuropathology. Mosby, St Louis, 1993, pp398-435
7）萬年　徹：脊髄血管障害の病理解剖．神経進歩　**18**：505-511，1974
8）長嶋親男，増田俊和，長島律子，他：Hematomyelia の形成過程を MRI によって経時的に追跡し得た脊髄髄内海綿状血管腫：組織学的に hematoidin 沈着を認めた手術例．脳神経外科　**24**：1125-1132，1996
9）柳下　章：脊髄髄内出血．柳下　章（編）：エキスパートのための脊椎脊髄疾患の MRI，第3版．三輪書店，2015，pp639-642
10）山本勇夫：脊髄梗塞，脊髄の出血性疾患．山浦　晶（総編集），橋本信夫（編集）：脊椎・脊髄疾患　末梢神経・自律神経疾患．脳神経外科学大系第11巻．中山書店，2005，pp249-256
11）湯浅泰広，道下正光，岡田正人，他：Spontaneous hematomyelia の1例．脊椎脊髄　**6**：759-764，1993.

2 脊髄くも膜下出血，硬膜下出血，硬膜外出血

脊髄くも膜下出血

脊髄くも膜下出血は，頭蓋内のくも膜下出血により二次的に血液が脊髄くも膜下腔へ流入したものと，脊髄レベルで一次性にくも膜下出血を起こしたものに分けられる．脊髄レベルのくも膜下出血は，頭蓋内くも膜下出血の1%にすぎないと報告されている[6]．その原因としては硬膜動静脈瘻，出血性の脊髄腫瘍，脊髄血管の動脈瘤[5]，外傷によるものや，抗凝固療法や全身性出血傾向，腰椎穿刺や脊髄麻酔に伴う医原性ものに加えて，特発性のものが挙げられる[2,3]．病理学的には基礎疾患の所見に加えて，くも膜下腔の出血を認め（**図1，図2**），時には血腫を形成して脊髄圧迫をきたすものがある．

硬膜下出血，硬膜外出血

出血の原因はくも膜下出血と同様であり，外傷，血液疾患や抗凝固療法による出血傾向，腰椎穿刺，鍼（はり）治療，脊髄動静脈奇形，硬膜内外の出血性の腫瘍が挙げられ，特に原因が特定できない特発性のものが多く，若年者と70歳以上の高齢者に多い[1]．胸髄レベルの頻度が高く，急激な背部痛，腰痛とともに種々の程度の運動障害，感覚障害，膀胱直腸障害を示す．CT，MRIで診断が可能であり，急性の脊髄圧迫症状を示す症例では緊急の除圧術が必要なこともある[4]．病理学的検索の機会は少ないが，転移性硬膜外悪性腫瘍で述べたような急性圧迫による脊髄障害と同様の所見が想定される．

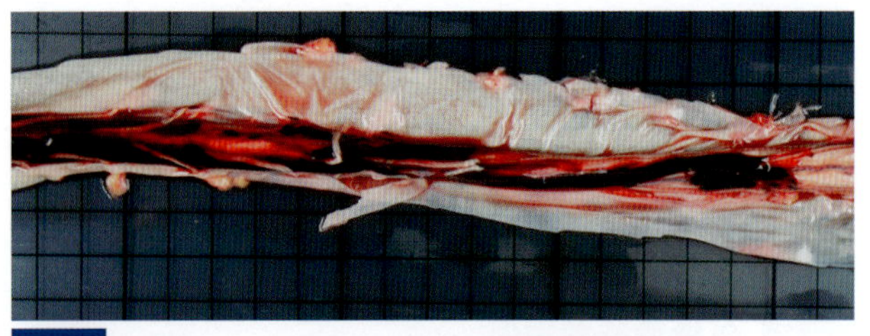

図1 脊髄のくも膜下出血の肉眼病理所見

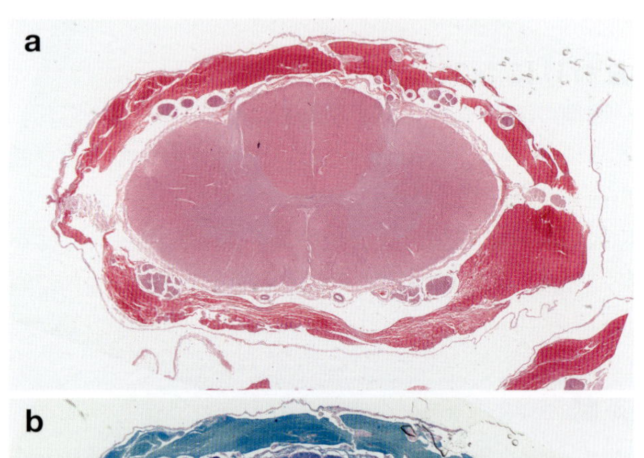

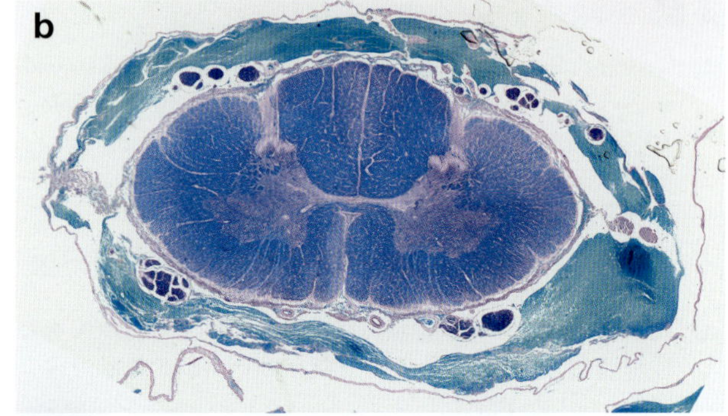

図2 頸髄のくも膜下出血の病理所見

a H.E 染色．
b Klüver-Barrera 染色．

文献 | Reference

1) Domenicucci M, Ramieri A, Ciappetta P, et al：Nontraumatic acute spinal subdural hematoma：report of five cases and review of the literature. *J Neurosurg* **91**：65-73, 1999
2) Domenicucci M, Ramieri A, Paolini S, et al：Spinal subarachnoid hematomas：our experience and literature review. *Acta Neurochir* **147**：741-50, 2005
3) Moore JM, Jithoo R, Hwang P：Idiopathic Spinal Subarachnoid Hemorrhage：A Case Report and Review of the Literature. *Global Spine J* **5**：59-64, 2015
4) 笹森　徹，飛騨一利：脊髄出血性疾患（脊髄硬症外血腫，脊髄硬膜下血腫，脊髄くも膜下血腫，脊髄髄内出血）．神経症候群Ⅴ—その他の神経疾患を含めて，第2版．別冊日本臨牀新領域別症候群シリーズ（30）：157-160，2014
5) Sung TH, Leung WK, Lai BM：Isolated spinal artery aneurysm：a rare culprit of subarachnoid haemorrhage. *Hong Kong Med J* **21**：179-182, 2015
6) van Gijn J, Kerr RS, Rinkel GJ：Subarachnoid haemorrhage. *Lancet* **369**：306-318, 2007

3 解離性大動脈瘤による脊髄梗塞

脊髄梗塞の原因は各種あるが，大動脈疾患によるものの頻度が高く重要であり，その原因として解離性大動脈瘤によるもの，アテローム硬化に伴うコレステロール塞栓症，大動脈手術の血流遮断，外傷による大動脈損傷，腫瘍による機械的圧迫などが挙げられる[1]．解離性大動脈瘤の2〜8%（平均4.2%）で脊髄梗塞を引き起こすといわれている[8]．本項では解離性大動脈瘤による脊髄障害の病理所見について概説する．

臨　床

解離性大動脈瘤は50〜70歳代の高血圧をもつ男性に頻度が高く，神経症状は約20%の患者に認められ，その症状は大きく分けて①頸動脈閉塞に伴う脳梗塞による片麻痺，②大動脈解離に伴う脳全体の虚血による意識障害，③動脈瘤による圧迫から生じる反回神経麻痺によるHorner症候群，④鎖骨下動脈や総腸骨動脈閉塞に伴う末梢神経への虚血によるしびれ感や麻痺，⑤脊髄への虚血による対麻痺がある[8]．脊髄虚血による症状は，障害レベルなどの要素により異なるが，急性の極めて激しい腰背部痛，高度の弛緩性対麻痺，障害レベル以下の感覚障害，膀胱直腸障害を示すことが多い．脈拍の欠如，左右差も重要である．

画　像

発症当初にはMRI拡散強調画像が最も敏感で発症後2〜3時間で陽性となり，それが正常化する1週後くらいにはMRI T2強調画像で髄内高信号がはっきりし，脊髄腫大を示す[5]．

gadolinium enhancementは1週目から出現し，4週目以降では消失する．慢性期には脊髄の萎縮を認める．脊髄梗塞の画像診断では同時に合併して生じる椎体梗塞の所見を確認することの重要性が指摘されている[2,7]．大動脈の解離性大動脈瘤とは異なり，椎骨動脈解離による脊髄梗塞は上部頸髄に生じるので神経症状と合わせて画像を検討する必要がある．大動脈解離の診断には胸腹部造影CT，MRI検査は必須で，真腔，偽腔の証明が大事である．

病　理[4]

解離性大動脈瘤による大動脈では解離がどの部位で始まり，どのように進展したかが重要である．**図1**は上行大動脈から総腸骨動脈まで解離が生じたDeBakay I型の剖検による肉眼病理写真である．大動脈弓部から腹腔動脈起始部まで人工血管で置換されている．解離腔に血腫の形成を認める．解離により大動脈から分岐する肋間動脈，腰動脈の血流障害が脊髄梗塞の原因となる．剖検では脊髄の全長について硬膜を破らないように取り出し，根動脈の流入レベルとその数を同定する必要がある．特にAdamkiewicz動脈の同定は重要である．脊髄はレベルを正確に同定し，各髄節で横断面の標本を作製して，上下の髄節での障害範囲と横断面での壊死巣の広がりを確認することが重要である．**図2**は脊髄血管支配と大動脈，根動脈の関係を図示したものである．本例はAdamkiewicz動脈がT11レベルで流入しており，この血管に支配される下部胸髄以下が保たれており，中部胸髄が最も強く障害されている．**図3**は**図2**に示した症例の中部胸髄で前脊髄動脈支配域に加えて，後脊髄動脈支配域にも壊死巣を認める．**図4**は前脊髄動脈症候群を示した症例で，**図5**は前脊髄動脈と後脊髄動脈の支配域または中心動脈と軟膜血管叢の境界に生じたものである．**図6**は人工血管置換術後血栓形成を示したもので横断性壊死を示

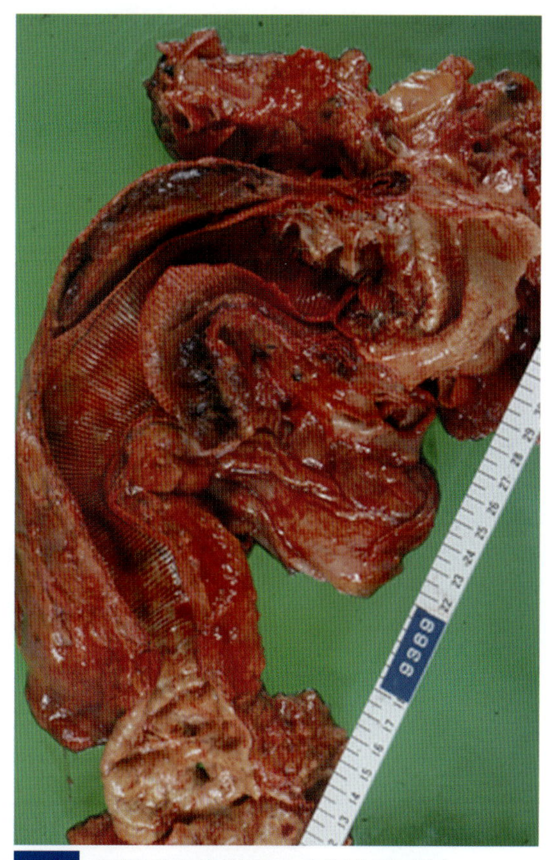

図1 解離性大動脈瘤の肉眼病理所見
上行大動脈から総腸骨動脈まで解離が生じたDeBakay I型の肉眼所見で，解離腔に血腫を認め，人工血管置換術後状態である．

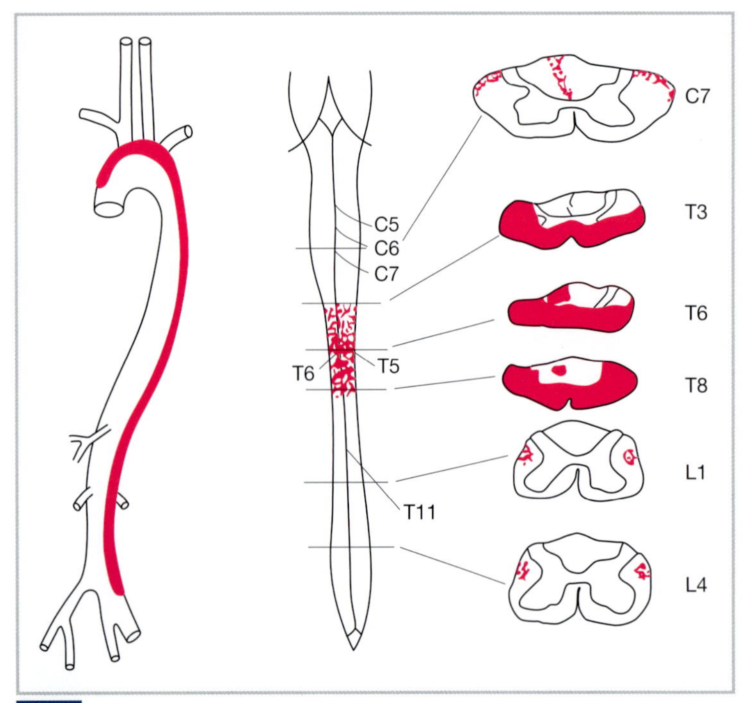

図2 解離性大動脈瘤による脊髄梗塞のシェーマ
左は解離腔の広がりを示す．中央は脊髄に流入する根動脈のレベルと数を示す．右は脊髄梗塞の上下髄節での広がりと横断面の壊死巣の分布を示す．

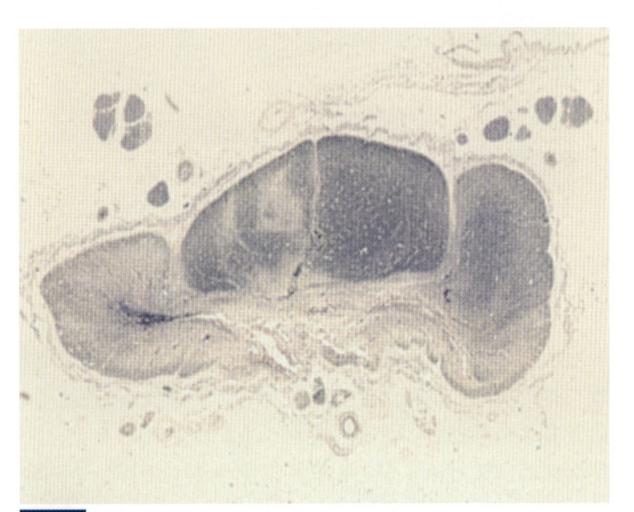

図3 解離性大動脈瘤による脊髄梗塞の病理所見
前脊髄動脈支配域に加えて後脊髄動脈支配域にも壊死巣を認める．第6胸髄の Klüver-Barrera 染色．

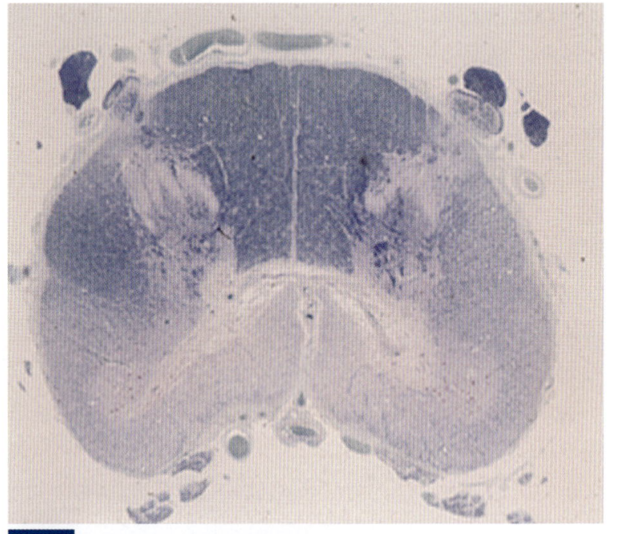

図4 腰髄の前脊髄動脈領域の壊死
第5腰髄の Klüver-Barrera 染色．

している[3]．脊髄障害は，解離性大動脈瘤による直接の血流障害に加えて，手術例では大動脈手術による遮断（clamp）の時間の長さ，術中の低血圧による脊髄虚血，大動脈からの脊髄血管の塞栓症，内腸骨動脈からの側副血行の有無などの各種の要素が加わって生じるので，症例によって程度が多彩である[6]．

おわりに

解離性大動脈瘤は増加傾向にあり，その合併症としての脊髄梗塞の病態を正しく理解する必要がある．いったん脊髄梗塞を生じてしまうと回復不可能なことが多いので，手術に際しては術後合併症を防ぐ努力が必要とされている．脊髄梗塞は，解離した大動脈による根動脈の直接の循環障害に加えて，手術に伴う各種の要素の脊髄虚血が加わって生じる．したがって各症例について解離性大動脈瘤の広がりと根動脈のレベルの位置，髄節レベル

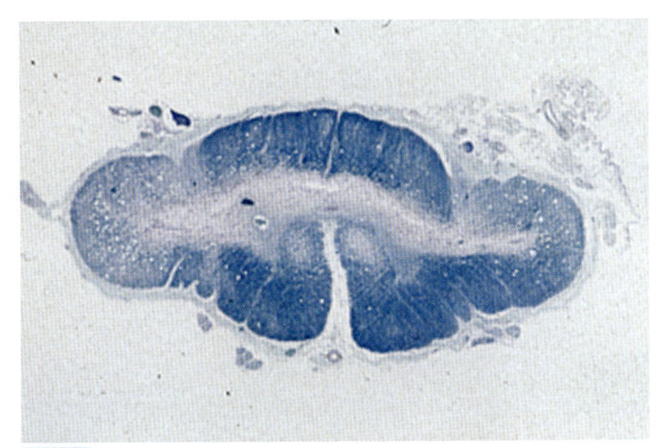

図5 前脊髄動脈と後脊髄動脈の支配域または中心動脈と軟膜血管叢の境界の壊死巣

第8胸髄の Klüver-Barrera 染色.

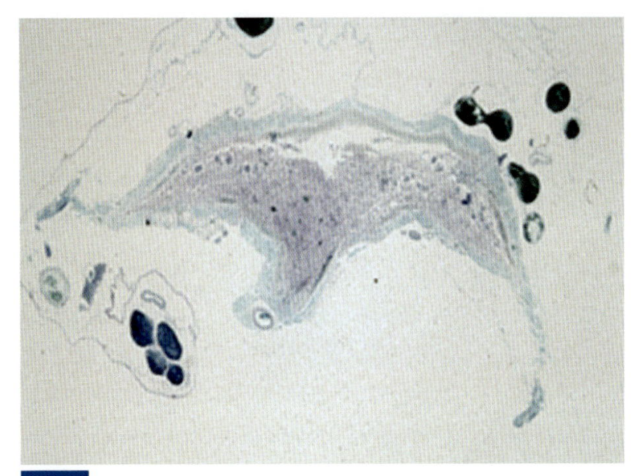

図6 人工血管置換術後の大動脈の血栓形成により生じた脊髄横断性壊死

第8胸髄の Klüver-Barrera 染色.

での広がりと横断面での分布についての綿密な分析が必要とされている.

文献 | Reference

1) Cheshire WP, Santos CC, Massey EW : Spinal cord infarction : Etiology and outcome. *Neurology* **47** : 321-330, 1996
2) Faig J, Busse O, Salbeck R : Vertebral body infarction as a confirmatory sign of spinal cord ischemic stroke. *Stroke* **29** : 239-243, 1998
3) Hashizume Y, Yoshida M, Wang Y, et al : Pathology of spinal vascular disease. *Neuropathology* **17** : 58-66, 1997
4) 橋詰良夫, 吉田眞理, 三室マヤ : 脊髄の循環障害 解離性大動脈瘤による脊髄梗塞. 脊椎脊髄 **21** : 7-9, 2008
5) Küker W, Weller M, Klose U, et al : Diffusion-weighted MRI of spinal cord infarction. *J Neurol* **251** : 818-824, 2004
6) Rosenthal D : Spinal cord ischemia after abdominal aortic operation : Is it preventable? *J Vasc Surg* **30** : 391-399, 1999
7) 杉浦 真, 安藤哲朗 : 脊髄梗塞. 脊椎脊髄 **20** : 1107-1111, 2007
8) Zull DN, Cydulka R : Acute paraplegia : A presenting manifestation of aortic dissection. *Am J Med* **84** : 765-770, 1988

4 アテローム塞栓症による脊髄梗塞

脊髄梗塞の原因は各種あるが，大動脈疾患によるものの頻度が高く重要であり，その原因として解離性大動脈瘤によるものに加えて，アテローム塞栓症が重要である．アテローム塞栓症による脊髄梗塞の臨床診断は難しいことが多く，詳細な病理所見の報告は少ないが，今後は高齢者の脊髄障害の一つとして重要になると考えられる．本項ではアテローム塞栓症による脊髄障害の臨床病理所見について概説する．

臨　床

基礎疾患として高血圧，大動脈硬化，腎不全，心筋梗塞，糖尿病をもつ70歳以上の高齢者の男性に多く，突然の対麻痺，間欠性跛行，下肢の感覚障害，膀胱直腸障害，非典型的運動ニューロン疾患様の症状を示すことが指摘されている．その頻度は必ずしも明らかではないが，Slavinら[3]は1,000例の剖検例で脊髄血管のアテローム塞栓は28例認めたが，脊髄梗塞を示したものは1例のみであったとしている．Yutaniら[5,6]は800例の連続剖検例で脊髄のアテローム塞栓症は2例に認められ，そのうち1例は脊髄梗塞を認めたとしている．汪ら[8]は604例の剖検例でアテローム塞栓は7例に認められ，2例に脊髄梗塞を認めた．しかし高齢者では脳梗塞などの頭蓋内病変を伴っていることがあり，それにおおい隠されて脊髄症状の有無については臨床的に指摘されていないことがあり，剖検によりはじめて脊髄梗塞が見いだされることがあり，症状の詳細な分析や画像所見の検討が重要である．原因として心カテーテル，心血管造影，大動脈バルーンパンピニング後に生じることが多いが，特に原因がなく発症する例も多い[1,4,7]．アテローム塞栓症では多臓器の塞栓を伴っていることが多く，末梢循環障害，腎不全，消化管出血，膵炎などの合併症にも注意する必要がある．

画　像

アテローム塞栓症と剖検で確定診断された症例の画像所見の報告は多くはないが，吉村ら[7]，仙石ら[4]は貴重な

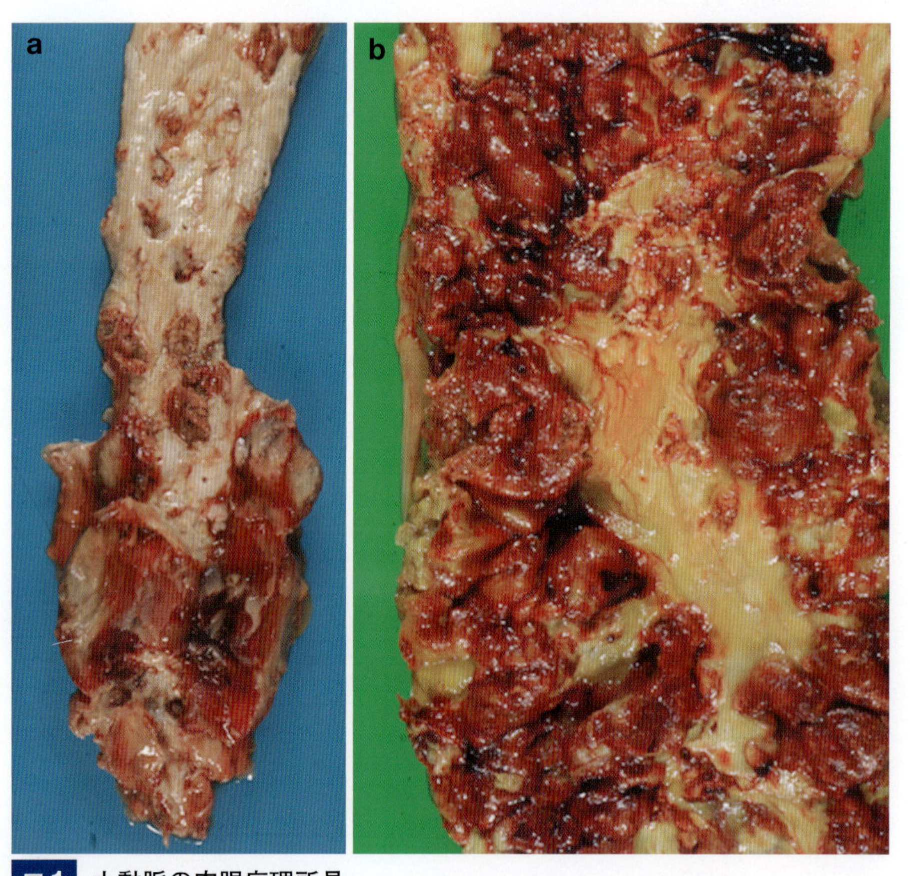

図1 大動脈の肉眼病理所見
大動脈の内膜には著明な粥状硬化を認め，潰瘍形成と血栓の付着を認める．

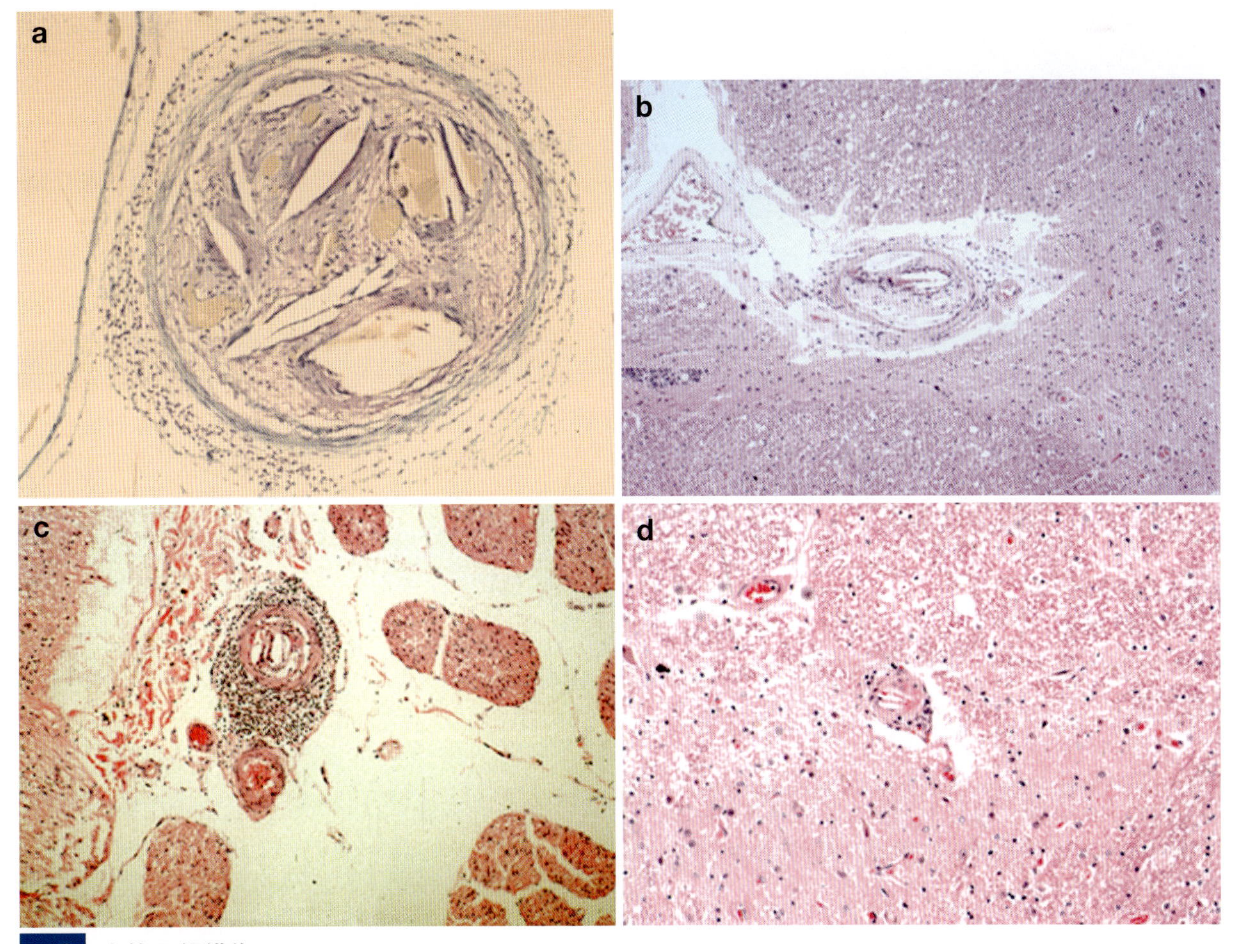

図2　血管の組織像

a　前脊髄動脈の器質化したアテローム塞栓．Klüver-Barrera 染色．
b　中心動脈のアテローム塞栓．H.E 染色．
c　くも膜下腔の小血管のアテローム塞栓．血管周囲にリンパ球浸潤を認める．H.E 染色．
d　脊髄実質の細動脈のアテローム塞栓症．H.E 染色．

画像所見を報告している．アテローム塞栓症の脊髄梗塞の画像は，発症当初には脊髄浮腫に伴う軽度の脊髄の腫大を示し，MRI T2 強調画像で髄内高信号が認められる．gadolinium enhancement は 1 週目から出現し，4 週目以降では消失する．慢性期には脊髄の萎縮を認める．これらの所見は脊髄梗塞の所見であり，アテローム塞栓症による脊髄梗塞に特異的な所見ではない．脊髄梗塞のレベルは，後述するように下部胸髄から腰・仙髄に多いので，この部位の検索が重要である．アテローム塞栓症による脊髄梗塞は前脊髄動脈支配領域に広がる梗塞からくも膜下腔の小動脈による白質の小さな梗塞巣まであり，画像で異常が検出できない可能性もある．また多発性に生じることもある．アテローム塞栓症では大動脈硬化が著明な症例が多いので同時に大動脈石灰化などの心血管系の所見の把握が臨床診断には役立つ．

病　理[2)]

アテローム塞栓症の大動脈は**図1**のようにほとんどの例で著明な動脈硬化を示す．内腔は不規則に拡張し壁は石灰化を示し，内膜は線維性肥厚とコレステリンの沈着を示す．アテロームが破れて潰瘍を形成し多数の血栓の付着が認められる．動脈瘤形成を認めることが多い．アテローム塞栓は**図2**のように前脊髄動脈や中心動脈のような血管からくも膜下腔の小動脈，髄内の細動脈まで認められる．内腔には針状のコレステリン結晶が認められ，このコレステリンに対する生体の反応としての異物型巨細胞が結晶周囲に認められ，慢性化した症例では器質化し，再疎通が認められる．アテローム塞栓を示す血管の周囲にはリンパ球浸潤が目立つことがある．アテローム塞栓が生じても脊髄は豊富な側副血行が存在し，脊髄梗塞を示す頻度は高くはない．髄節では下部胸髄から腰・仙髄に頻度が高い．これは大動脈硬化が下行大動脈，特に腹部大動脈で強く，この部位から起始する肋間動脈，腰動脈の脊髄枝にアテローム塞栓が生じやすいものと考えられる．**図3a**は胸髄下部の側索に斑状の梗塞を生じたものである．**図3b**は仙髄の中心動脈支配領域に生じた脊髄梗塞である．神経根を支配する根動脈にもアテローム塞栓は生じうるので，馬尾の壊死も注意して検討する必要がある．脊髄以外の臓器にも同時に多発性のアテローム塞栓を認めることが多いので特に頻度が高

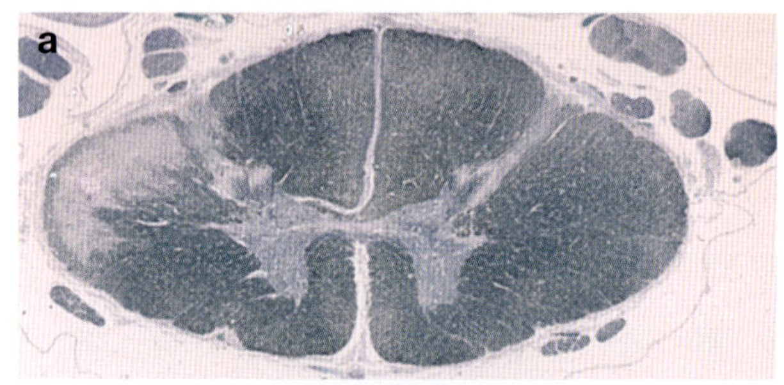

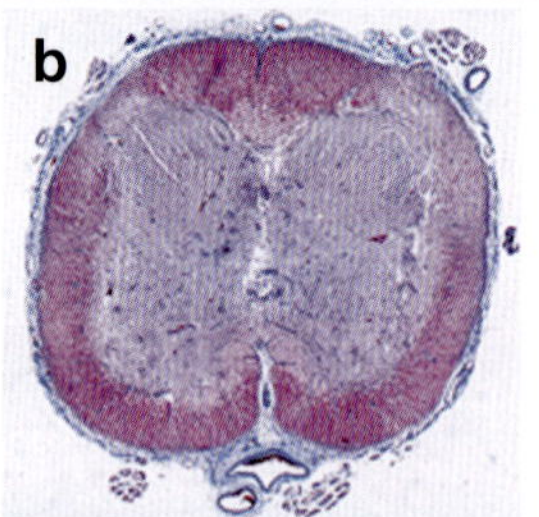

図3　脊髄梗塞の病理所見

a　胸髄下部の側索の限局性壊死巣．Klüver-Barrera 染色．
b　仙髄の中心動脈支配域の梗塞．Azan 染色．

い腎，脾，膵，消化管などは注意深く検索する必要がある[6,8]．

おわりに

アテローム塞栓症による脊髄梗塞は正確な臨床診断が難しく，十分にはその病態は理解されていない．しかし超高齢社会の中で脊髄症の原因の一つとして，特に高血圧，糖尿病，大動脈硬化などを基礎疾患としてもつ人には考慮すべきである．高齢者では頭蓋内病変，脊椎病変，末梢神経障害に加えて全身臓器の障害による症状におおわれて脊髄症として認識されていないことも多いので，注意深い臨床観察と画像所見，病理所見の検索が重要である．

文献 | Reference

1）Harris RE, Reimer KA, Crain BJ, et al：Spinal cord infarction following intraaortic balloon support. *Ann Thorac Surg* **42**：206-207, 1986
2）橋詰良夫，汪　寅，佐々木彰一：脊髄の循環障害　アテローム塞栓症による脊髄梗塞．脊椎脊髄　**21**：95-98, 2008
3）Slavin RE, Gonzalez-Vitale JC, Marin OS：Atheromatous emboli to the lumbosacral spinal cord. *Stroke* **6**：411-415, 1975
4）仙石錬平，星野晴彦，高木　誠　ほか：大動脈内バルーンパンピング後にコレステロール塞栓による脊髄梗塞を合併した1例．臨床神経　**44**：604-608，2004
5）Yutani C, Imakita M, Ishibashi-Ueda H, et al：Cerebro-spinal infarction caused by atheromatous emboli. *Acta Pathol Jpn* **35**：789-801, 1985
6）由谷親夫，今北正美，植田初江，ほか：コレステロール塞栓症の病理．動脈硬化　**12**：1429-1437，1985
7）吉村まどか，内潟雅信，清水誠一郎，ほか：突然の対麻痺で発症し，脊髄小血管内にコレステリン塞栓の多発をみとめた腰仙髄中心壊死．臨床神経　**40**：1038-1040, 2000
8）汪　寅，橋詰良夫，稲垣俊明：脊髄アテローム塞栓症の病理学的研究．日老医誌　**33**：935-939，1996

5 前脊髄動脈症候群と後脊髄動脈症候群

前脊髄動脈症候群

前脊髄動脈支配領域の血流障害による代表的な脊髄梗塞である．前脊髄動脈により支配される脊髄前方2/3が障害され，脊髄前角と前索，腹側の側索が障害される．必ずしも前脊髄動脈が閉塞するわけではなく，この血管へ血流を送る脊髄外の病変によって生じることが多い．代表的なものはすでに前述したように大動脈疾患によるもので，解離性大動脈瘤，大動脈血栓，大動脈手術などである．それ以外の原因として腫瘍や椎間板ヘルニアによる圧迫，外傷，線維軟骨塞栓，血管炎など多彩である．臨床症候群であり，急速に出現する対麻痺と，四肢麻痺と温痛覚が障害され，触覚・振動感覚・位置感覚が保たれる解離性感覚障害，膀胱直腸障害が代表的な症状である[1,6]．画像ではMRIにより脊髄前半部のT2強調画像で高信号域，拡散強調画像でのその部位の高信号域が役に立つ[5]．椎体の梗塞も本症候群では同時に認められることがあり，脊髄の病変が虚血性あることを示すので重要である．病理学的には，後述の線維軟骨塞栓症やアテローム塞栓症，血管炎などでは前脊髄動脈自体に病変を認めるが，閉塞は確認できないことが多い．剖検では脊髄のみを検索してもその原因を追究することはできないので，大動脈を含めて肋間動脈や根動脈，椎体とその周囲組織の検索が重要である．脊髄は長期経過例では灰白質，特に前角が強く障害され，神経細胞脱落をきたし，組織の萎縮が強い．前索と側索の腹側部も萎縮を示し，髄鞘・軸索が脱落し，グリオーシスを認める（解離性大動脈瘤による脊髄梗塞の項の図4を参照）．

後脊髄動脈症候群

後脊髄動脈症候群は，まれな症候群である．後脊髄動脈の支配領域である後索障害に由来する病変レベル以下の深部感覚障害，後角障害による病変髄節に一致した全感覚脱失を呈する．さらに後側索にまで及んだ場合には，運動麻痺，膀胱直腸障害などを呈する．後脊髄動脈症候群の原因となる疾患は，1950年以前では脊髄梅毒の血管炎によるものが多かったが，現在では後脊髄動脈の血栓・塞栓症，血管炎，動脈硬化，解離性大動脈瘤，椎骨動脈瘤，微小な外傷によるものが報告されている[2,3]．病理学的には，後脊髄動脈の閉塞が確認できるものもあるが，必ずしも閉塞を確認できないこともある．一側性のことも多い．胸腰髄レベルで頻度が高いが，頸髄レベルでも認められる．上下方向では2椎体程度の長さに広がるものが多い．後脊髄動脈支配領域である脊髄背側の後索から後角，側索の後外側に循環障害による不規則な壊死巣を認める（結節性多発動脈炎の項の図1を参照）．後脊髄動脈が閉塞しても，脊髄は豊富な側副血行のために全支配領域が壊死に陥るわけではない[4]．

文献 | Reference

1）安藤哲朗，稲垣智則，杉浦　真：前脊髄動脈症候群．神経症候群Ⅰ—その他の神経疾患を含めて，第2版．別冊日本臨牀新領域別症候群シリーズ　(26)：394-397，2013
2）稲垣智則，安藤哲朗，杉浦　真：後脊髄動脈症候群．神経症候群Ⅰ—その他の神経疾患を含めて，第2版．別冊日本臨牀新領域別症候群シリーズ　(26)：398-402，2013
3）Mascalchi M, Cosottini M, Ferrito G, et al：Posterior Spinal Artery Infarct. *Am J Neuroradiol* **19**：361-363, 1998
4）Matsubayashi J, Tsuchiya K, Shimizu S：Posterior spinal artery syndrome showing marked swelling of the spinal cord：A clinico-pathological study. *J Spinal Cord Med* **36**：31-35, 2013
5）Weidauer S, Nichtweiss M, Lanfermann H, et al：Spinal cord infarction：MR imaging and clinical features in 16 cases. *Neuroradiology* **44**：851-7, 2002
6）柳　務，安藤哲朗：前脊髄動脈症候群．脊椎脊髄 **6**：21-28，1993

6 脊髄鉛筆芯状軟化

脊髄鉛筆芯状軟化は脊髄中央部に数髄節にわたり境界明瞭な壊死巣が円柱状に形成される特徴的な形態を示す病変で，脊髄を鉛筆に見立てると壊死巣が鉛筆の芯のように見えることから名付けられた[11]．当初は剖検による研究が主であったが，最近では注意深い症状，画像所見の観察から臨床診断されることが可能となってきた．本項では鉛筆芯状軟化の臨床と画像所見ならびに病理所見と発生機序について概説する．

臨　床

脊髄鉛筆芯状軟化は，外傷性脊椎・脊髄損傷，悪性腫瘍の硬膜外転移による圧迫性脊髄症，癒着性脊髄炎，髄膜癌腫症，脊髄血管障害，脳死状態の後でしばらく人工呼吸器で管理された患者の脊髄など，横断性脊髄壊死を引き起こす各種の脊髄疾患に認められる．

臨床的には，脊髄横断性障害を起こす主病変の発症から数時間〜数日遅れて，障害レベルが亜急性に上行するという特徴があり，このときに疼痛を伴うことがある．そして上行した症状は一過性のことがある．安藤ら[1,2]はT12の横断性脊髄損傷後，背部痛を伴い1〜3週間の経過で神経障害が上行し，頸髄障害が出現した症例を報告し，後述するような画像変化を捉えている．脊髄鉛筆芯状軟化の臨床は主病変の症状におおわれて観察しにくい．しかし最近では，菊地ら[7]，Muramatsuら[10]，関ら[12]，時岡ら[13]により，一過性の障害レベルの上昇を認め，画像所見の検討された症例の剖検例で，脊髄鉛筆芯状軟化を確認したことが報告されている．

画　像

脊髄鉛筆芯状軟化の画像所見の報告は少ないが，時岡ら[13]は2例の画像所見を報告している．1例は硬膜外血腫による圧迫部の頭尾側の脊髄中央部でMRI T2強調画像で高信号域を認め，1例では脊髄損傷部の中枢側で脊髄は腫脹し，T2高信号域が延髄まで及び，横断面では中

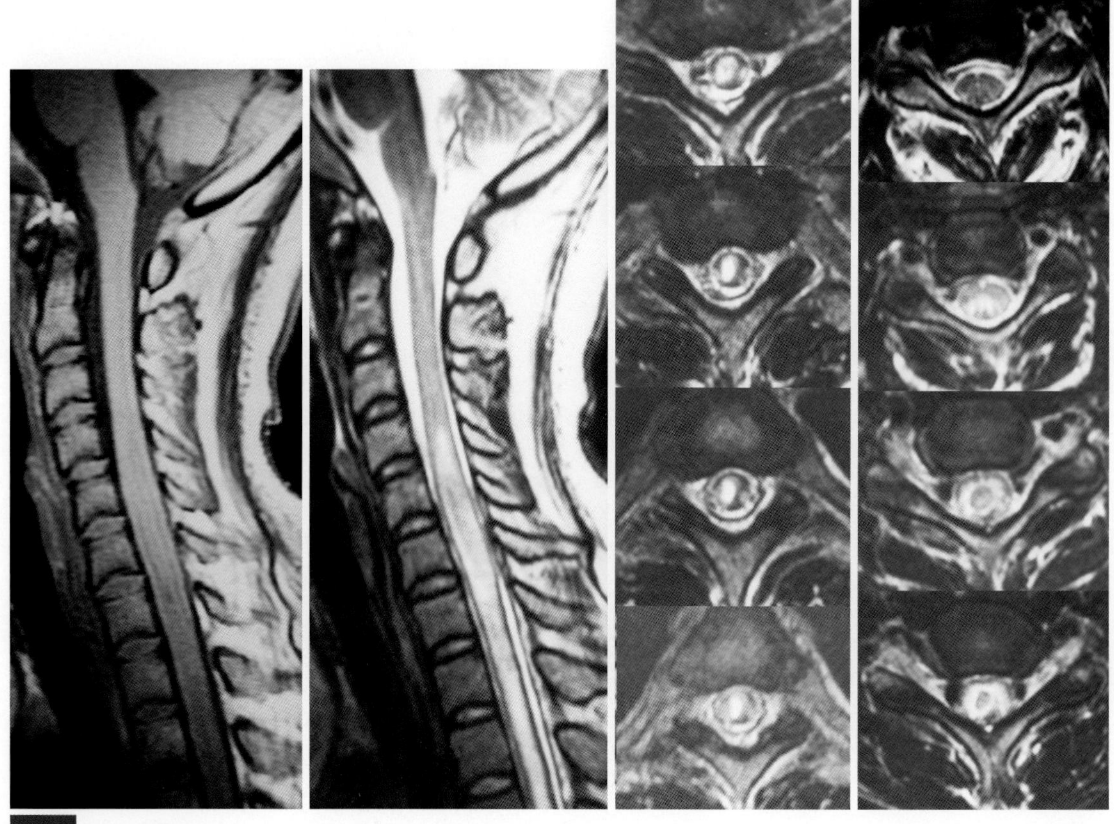

図1 MRI所見

交通事故でT12破裂骨折をきたし，L1以下の完全横断性麻痺を示した症例で，14日後の頸椎MRIにて第4頸椎レベルから胸髄の横断性壊死巣のレベルまで連続する脊髄中心部の髄内高信号域を認める．

（安城更生病院脳神経内科　安藤哲朗先生提供）

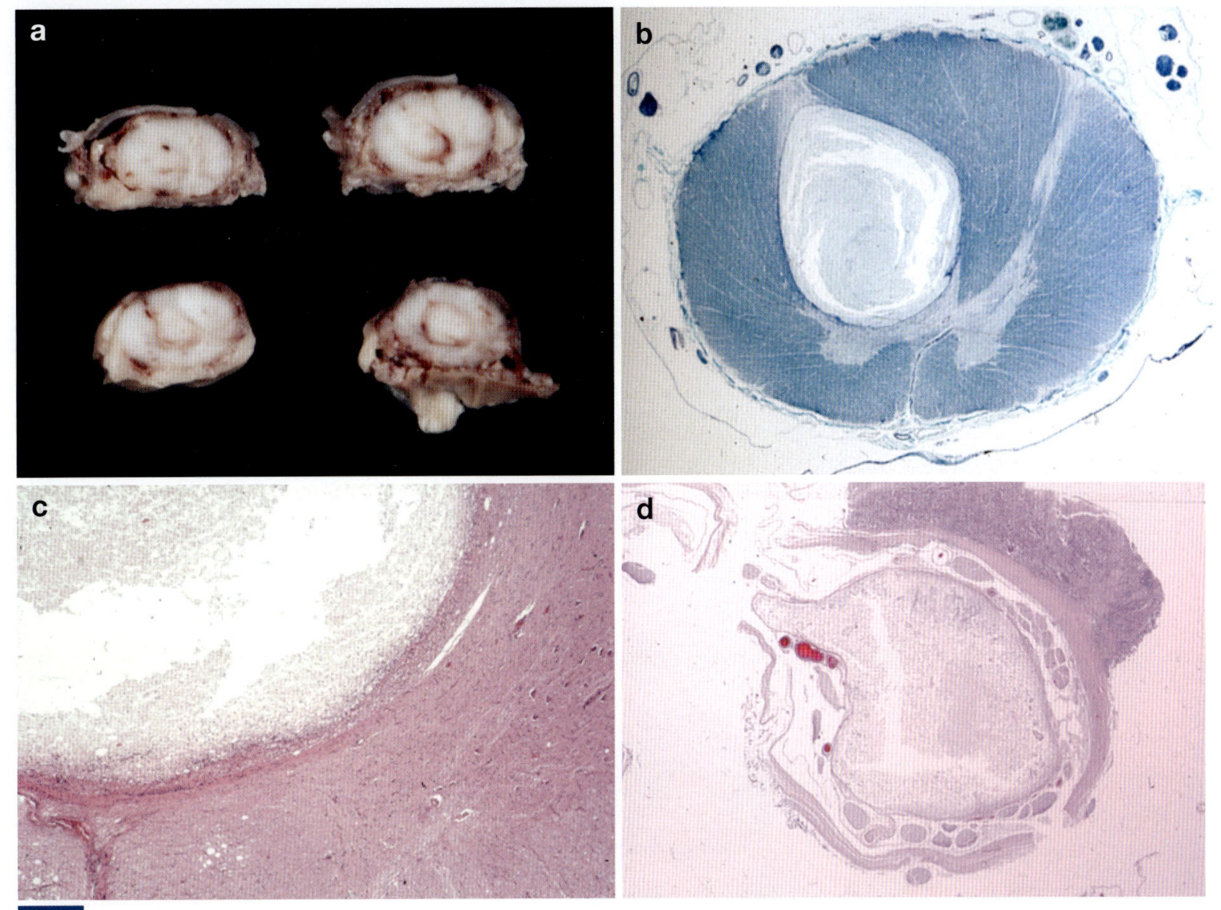

図2 脊髄病理所見

a 肉眼病理所見．脊髄の横断面に多髄節にわたり鉛筆芯状軟化を認める．
b 胸髄後角に生じた鉛筆芯状軟化．境界明瞭で周囲組織を圧迫している．Klüver-Barrera 染色．
c ミクロ所見．壊死巣は境界明瞭で周囲組織には反応が乏しい．H.E 染色．
d 硬膜外転移性腫瘍により脊髄は横断性壊死に陥っている．H.E 染色．

心部に高信号域を認め，12 週目から病変は自然に縮小した．安藤ら[2]は，交通事故で T12 破裂骨折をきたし，L1 以下の完全横断性麻痺を示した症例で，14 日後の頸椎 MRI にて第 4 頸椎レベルから胸髄の横断性壊死巣のレベルまで連続する脊髄中心部の髄内高信号域を認めている（**図 1**）．

病　理[5,6]

脊髄鉛筆芯状軟化の病理所見はその名のごとく脊髄中心部特に，後索深部ないし後角に境界明瞭な円形ないし楕円形の壊死巣が横断性壊死巣から連続的に上下方向に数髄節認められることを特徴とし，短いものは1髄節で，長いものは12髄節にも及んでいる．壊死巣は脊髄中心管とは関連をもたず，変性壊死に陥った髄鞘，ニューロン，中心管上皮，macrophage からなり，一部は出血を認める．周囲組織の反応性は乏しい．周囲の血管はうっ血が強いが，血栓は多くの例では認められない．壊死巣は周囲組織を圧迫するように存在する．軟膜は破壊されておらず，脊髄は横断性壊死のレベルでは腫大し，浮腫が強い[3]（**図 2，図 3**）．

病　態

Kume ら[8,9]は，脊髄鉛筆芯状軟化の剖検例で，連続切片を作製して 3 次元的立体モデルを作製し，脊髄鉛筆芯状軟化巣が常に横断性壊死部に連続して形成されることを明らかにした．脊髄の周囲から圧迫を受けたり，横断性壊死により脊髄浮腫が強くなり，軟膜に囲まれた脊髄内圧が亢進して内圧の低い周囲のレベルへの脳脊髄液圧の変動により，壊死組織がチューブから歯磨き粉が押し出されるように後索・後角内を横断性壊死巣から尾側・吻側方向へ侵入していったりすることにより，形成されると考えられる．組織学的にも，壊死巣には後索にもかかわらず壊死に陥りゴースト化したニューロンやそのレベルとは別の変性した中心管を形成していた上皮細胞集団を認め，この壊死がその髄節で生じたものでなく，横断性壊死部から流入してきたことを示している．安藤らはこのような機序を**図 4** のようにわかりやすく示している．脊髄空洞症と鉛筆芯状軟化はその基礎疾患も異なり病理組織所見も相違点は多いが，丈夫で破壊されにくい軟膜に包まれた細長い特異な構造物である脊髄中央部で，前者は脳脊髄液様液体成分が上下方向へ流入するこ

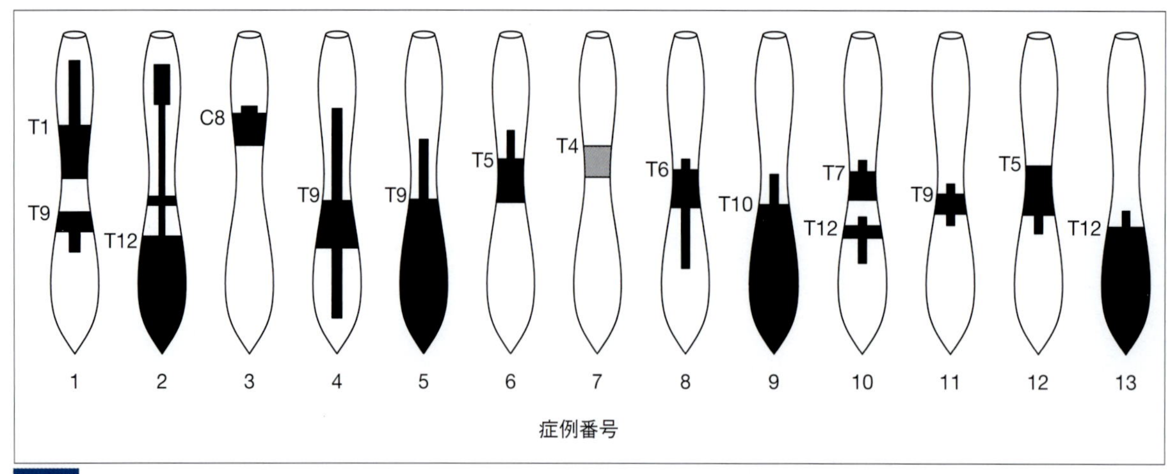

図3 脊髄鉛筆芯状軟化巣の広がり
横断性壊死と鉛筆芯状軟化巣は常に連続しており，横断性壊死部の上下方向に形成される．

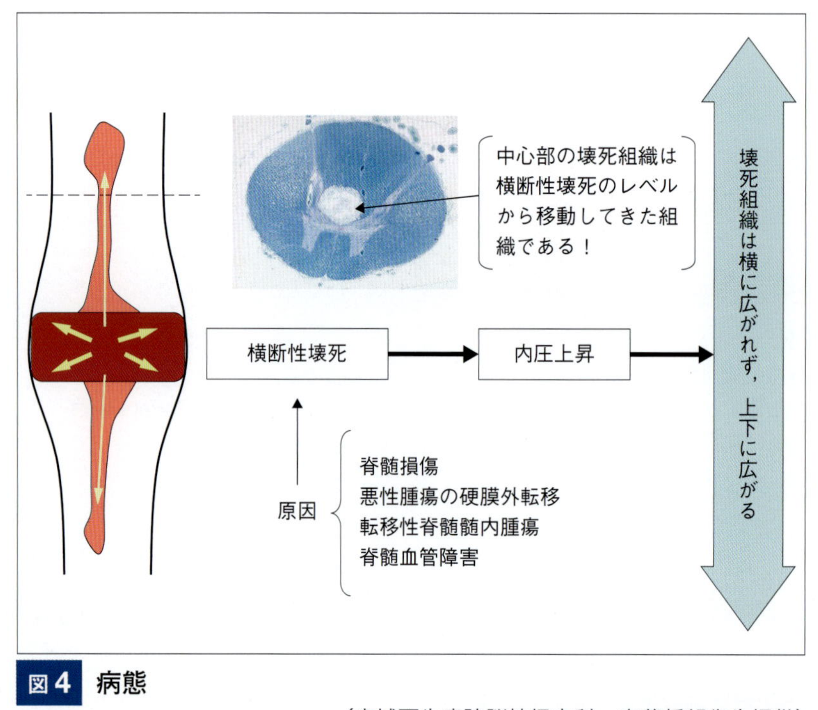

図4 病態
（安城更生病院脳神経内科　安藤哲朗先生提供）

とにより，後者は壊死組織が上下方向へいずれも後角または後索内に流入することによって生じ，境界明瞭で周囲組織を圧迫するという共通性をもっているものであり両者の病態の類似性を示すものといえる[4]．

おわりに

脊髄鉛筆芯状軟化は，脊髄に固有の特徴的な病変で，過去には脊髄採取時の人工産物やそのレベルに生じた循環障害が原因などと考えられた時期があった．しかし本項で述べたように症状，画像所見が得られるようになり，生前から病態を把握することができるようになり，その発生には機械的要因が重要であることが明らかになった．発生機序に述べたようにその機序は脊髄空洞症のそれと一部は共通する点もあり，今後とも臨床，画像，病理所見の緻密な分析が脊髄の血流障害，脊髄浮腫，空洞形成などの理解に重要と考えられる．

文 献 | Reference

1）安藤哲朗：脊髄梗塞の臨床．日獨医報　**40**：24-31，1995
2）安藤哲朗，橋詰良夫，鈴木和弘，他：脊髄鉛筆状軟化；誤解され軽視されている病態，手術所見で証明した1臨床例と考察．臨床神経　**47**：1036，2007
3）Hashizume Y, Iijima S, Kishimoto H, et al：Pencil-shaped softening of the spinal cord. Pathologic study in 12 autopsy cases.

Acta Neuropathol **16**：1219-1224, 1983
4）橋詰良夫，浅井淳平，久米明人，他：脊髄空洞症と脊髄鉛筆状軟化の病理学的検討．脊髄外科 **4**：31-38，1990
5）橋詰良夫，安藤哲朗，久米明人：脊髄鉛筆状軟化．脊椎脊髄 **21**：169-172，2008
6）橋詰良夫，安藤哲朗，久米明人：脊髄鉛筆状軟化．神経内科 **77**：58-63，2012
7）菊地臣一，蓮江光男，武村民子：脊髄鉛筆状軟化と神経症状の対比 臨床的意義について．整形外科 **35**：289-294，1984
8）Kume A, Takahashi A, Hashizume Y.：Spinal pencil-shaped softening. Report of an autopsy case studied using a three-dimensional model. *Acta Pathol Jpn* **39**：135-140, 1989
9）久米明人，橋詰良夫：全身性疾患と脊髄病変，脊髄鉛筆状軟化．脊椎脊髄 **7**：191-197，1994
10）Muramatsu T, Kikuchi S, Watanabe E：Spinal cord pencil-shaped softening：comparison between the clinical findings and the autopsy findings. Case report. *Paraplegia* **32**：124-127, 1994
11）長嶋和郎，島峰徹郎：脊髄の鉛筆状軟化に関する病理学的研究．神経進歩 **18**：153-166，1974
12）関 修弘，菊地臣一：脊髄鉛筆状軟化の臨床的意義について．日本整形外科学会雑誌 **69**：537，1995
13）時岡孝光，島田公雄，宮越浩一，他：脊髄鉛筆状軟化 病理組織像とMRI像．中部整災誌 **40**：1133-1134，1997

7 脊髄周辺部輪状壊死

脊髄の周辺部白質が選択的に輪状に壊死をきたす状態を脊髄周辺部輪状壊死と表現する．脊髄の中央部は中心動脈によって支配されているが，脊髄周囲辺縁部白質は脊髄表層から求心性に進入する辺縁血管（marginal vessels）によって支配されている．この血管の循環障害により脊髄周辺部輪状壊死が生じる[5]．また特異的な所見としてSLE患者で，Nakanoら[3,4]が報告したように脊髄周辺部輪状壊死の所見が報告されている（全身性エリテマトーデスの項を参照）．髄膜癌腫症によりくも膜下腔に腫瘍細胞の浸潤が強いときや，各種の髄膜炎でくも膜下腔の炎症が強い場合に辺縁血管の循環障害が生じ，本症を引き起こす（髄膜癌腫症の項を参照）．また担癌患者における抗癌薬の髄注により脳脊髄液に接している周辺部が壊死に陥る場合にも抗癌薬の毒性により周辺部白質が壊死に陥り同様の所見を示す[1,2]（**図 1，図 2**）．

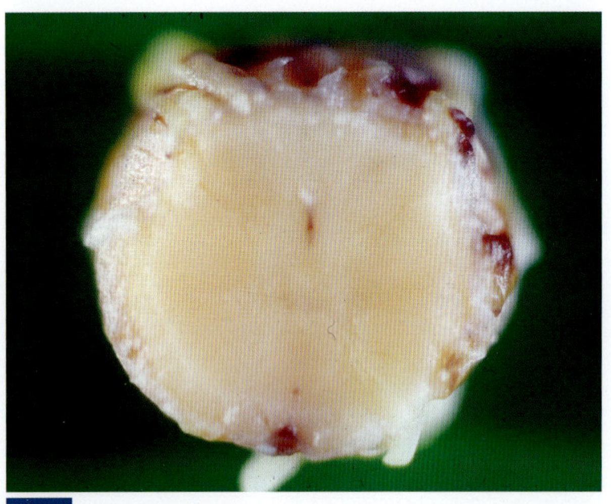

図 1 肉眼病理所見

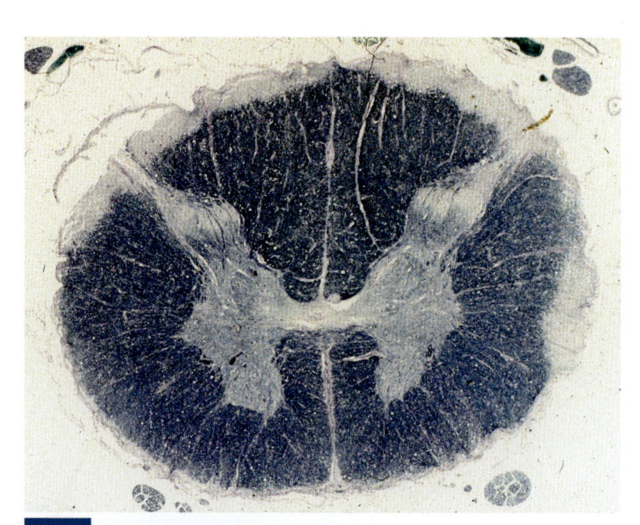

図 2 脊髄病理所見

Klüver-Barrera 染色．

文献 Reference

1）今村一博，高橋　昭，橋詰良夫：Adriamycin 髄注による実験的脊髄周辺部白質輪状壊死．神経内科　**27**：605-607，1987

2）亀山　隆，橋詰良夫：脊髄周辺部白質輪状壊死．臨床神経　**33**：998，1993

3）Nakano I, Mannen T, Mizutani T et al：Peripheral white matter lesions of the spinal cord with changes in small arachnoid arteries in systemic lupus erythematosus. *Clin Neuropathol*　**8**：102-108, 1989

4）中野今治：What can we see in a single picture（SLE 脊髄）. *Brain Medical*　**14**：235-237，2002

5）高橋　昭，今村一博，松岡幸彦，他：脊髄周辺部白質輪状壊死の病理．厚生省（編）：厚生省神経疾患研究委託費研究報告書．ミエロパチーの病態と発症機構に関する研究 昭和 62 年度．1988，pp114-124

8 心停止脳症

心停止による脳虚血の頭蓋内病変の病理学的検討は数多く，詳細な所見が明らかにされており，大脳皮質のニューロン，海馬CA1領域，小脳Purkinje細胞などが虚血に対して脆弱性を示すことがよく知られているが，心停止に際して脊髄がどのような障害を受けるかという報告は少なく，病理学的検討の報告も多くない[7]．本項では，われわれが検索した心停止脳症の脊髄病変の病理学的所見を中心として，その病態を考察する．

病　理[5]

心停止により大脳皮質が層状壊死を示した症例を検索した（**図1**）．脊髄病理所見の最も特徴的な所見は腰仙髄の対称性の灰白質壊死である（**図2**）．髄節での広がりは障害が強いものでは頸髄から腰仙髄まで広範に認められるが，頸髄や胸髄に病変は認められず腰仙髄に限局するものが多い．横断面では左右両側の対称性の変化で，白質障害は目立たず，灰白質に限局している．病変が軽い症例では灰白質中間質から後角に限局した壊死巣を形成する（**図3，図4**）．心停止後時間が短くて急性期に死亡した症例は灰白質の浮腫が認められる．灰白質のニュー

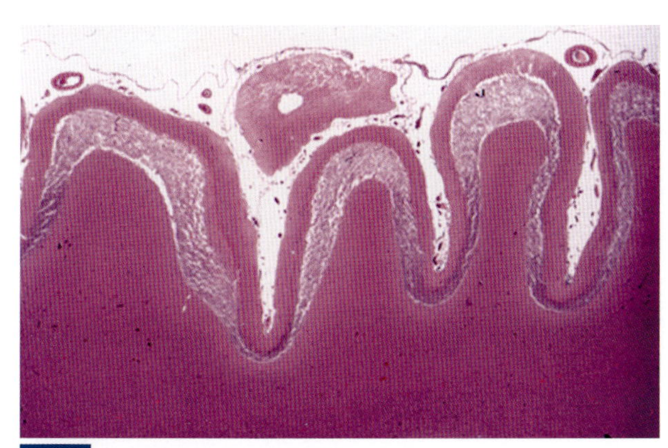

図1　大脳皮質の層状壊死
H.E染色．

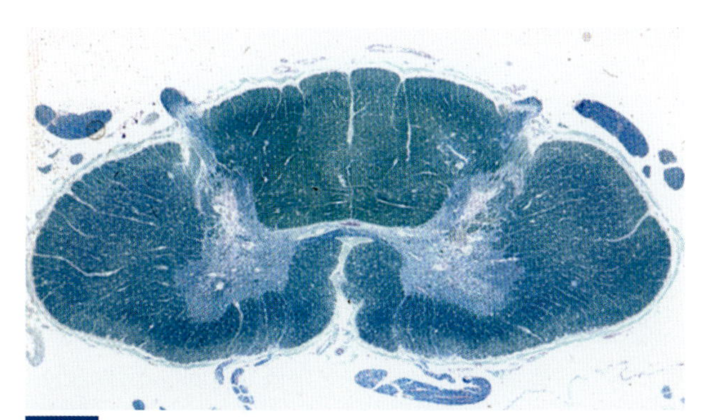

図3　頸髄灰白質の中間質から後角にかけての両側対称性壊死巣
Klüver-Barrera染色．

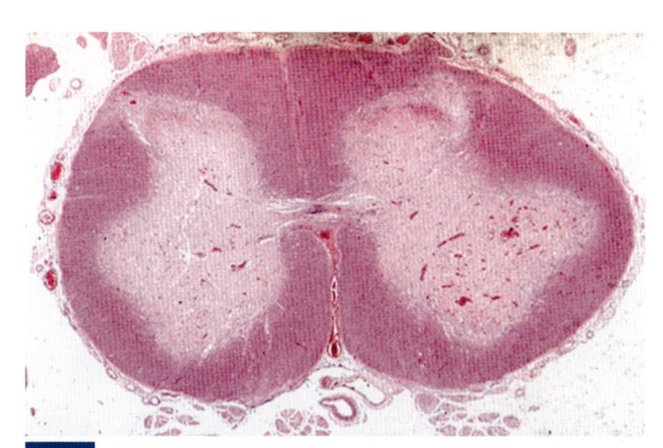

図2　腰髄の両側対称性の灰白質の浮腫と壊死
H.E染色．

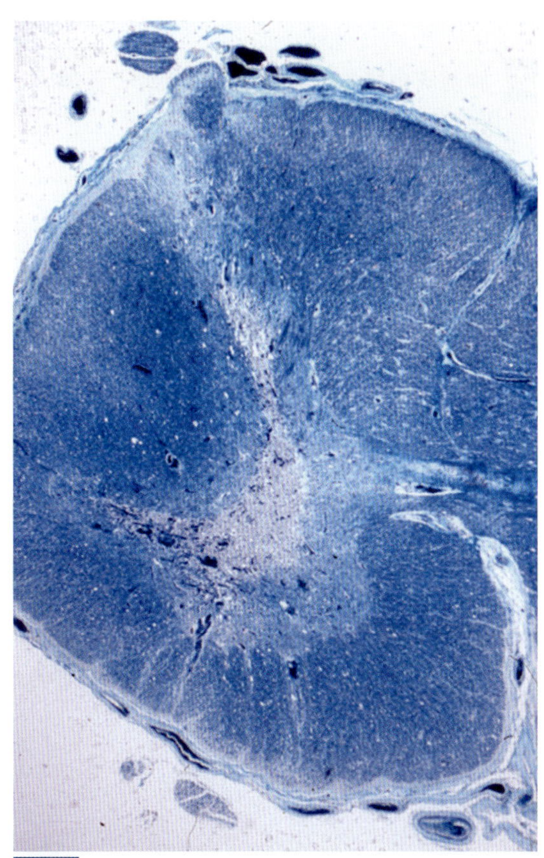

図4　頸髄灰白質の中間質から後角にかけての地図状壊死
Klüver-Barrera染色．

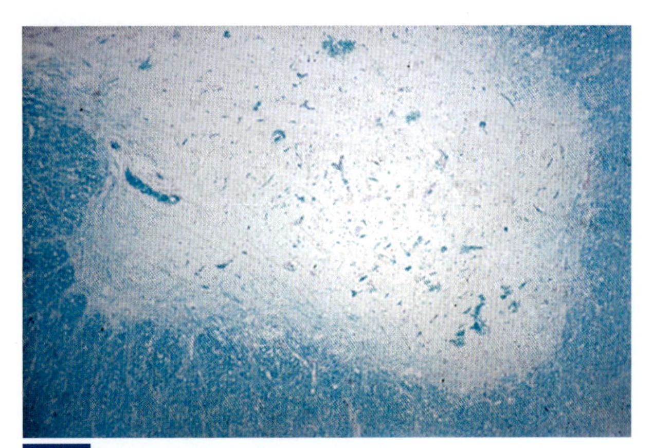
図5 腰髄前角の神経細胞脱落
Klüver-Barrera 染色．

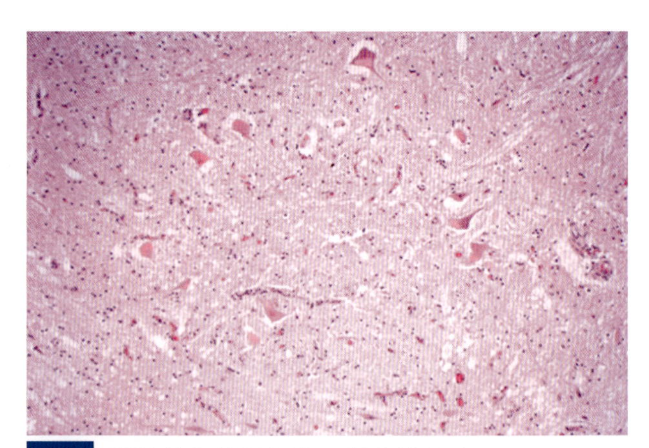
図6 脊髄前角神経細胞の断血性変化
H.E 染色．

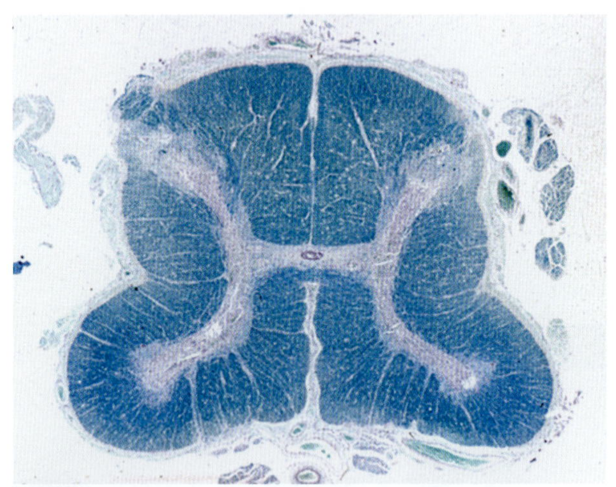
図7 腰髄灰白質の両側対称性の壊死と萎縮
Klüver-Barrera 染色．

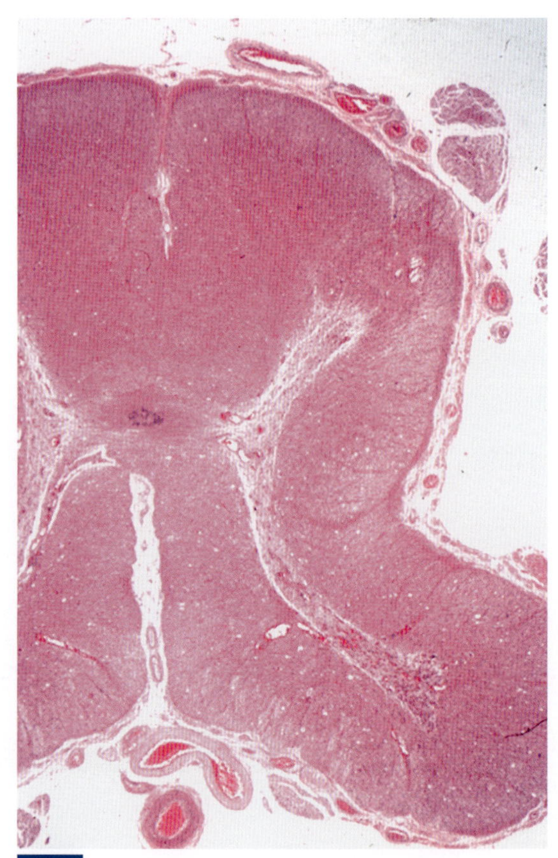
図8 腰髄灰白質の広範な壊死と萎縮
H.E 染色．

ロンは，神経細胞体が好酸性で，核のクロマチンが濃縮・萎縮し，虚血性変化を示す．神経線維網（neuropil）は組織が疎となり，海綿状態を示し，astrocyte の核も明るく腫大を示す（**図 5，図 6**）．時間の経過とともに，神経細胞脱落をきたし，血管内皮細胞が腫大し，反応性 astrocyte が目立ち，周囲には多数の macrophage の浸潤や軸索腫大が認められる．慢性期には灰白質が萎縮し組織の吸収が著明となる（**図 7，図 8**）．慢性期の症例では大脳半球に層状壊死が生じて錐体路が障害されることにより脊髄でも錐体路の Waller 変性が生じる．前角，後角で広範に神経細胞脱落を示し，下部胸髄では Clarke 核の神経細胞脱落を認めるが，中間質外側核は保たれる傾向にある．それに比べて神経根，後根神経節はよく保たれている．髄膜や血管には著変を認めない[4,5,9]．

病　態

虚血による脊髄障害は以前から中部胸髄の T4-6 への流入血管が乏しく分水界（watershed）とされているが，心停止脳症における脊髄障害の検索結果からみると，これは必ずしも正しくない．むしろ脊髄虚血で最も障害されやすい部位は腰仙髄である[1,3,4]．Duggal ら[2]の多数例の検討からも 70%の症例で腰仙髄が最も強く障害されていたと報告している．しかし心停止の時間が長く，蘇生までの時間が長いと障害は腰仙髄にとどまらず，頸髄から腰仙髄まで灰白質に広範囲に壊死が生じる．これは虚血に対して腰仙髄のニューロンが最も脆弱性が強いということに加えて，心臓からの血流を考えると腰仙髄が最も遠位部にあたり脊髄虚血に強い影響を受けることが考えられる[4,9]．

心停止脳症における脊髄障害の特徴として，白質は著明な変化を受けず，両側対象的に灰白質が障害されることである．灰白質の中でも最も障害されやすい部位は灰白質中間質から後角である[8]．灰白質は多数のニューロンを含み，代謝が活発で酸素・エネルギーを必要とし，毛細血管も豊富で，虚血に脆弱性を示し，中間質から後角は中心動脈と辺縁動脈系の分水界であり，横断面での病変はこの部位に生じやすいと考えられる．前角，後角のニューロンとともに下部胸髄から腰髄のClarke核は障害を受けることが多いが，胸髄の中間質外側核は障害されにくい．このことは今後このような症例の臨床神経症候を分析するうえで重要な所見と考えられる．

心停止脳症における脊髄障害は年齢や基礎疾患の有無などの関連が考慮されなければならないが，従来より乳幼児では障害の頻度が高いと考えられてきた．しかし成人でも同様に障害を受けるものであり，また大動脈硬化の程度や心筋梗塞などの基礎疾患の有無と脊髄障害とは関連を示さないとされている[2]．

心停止による虚血病変は脊髄では大脳の変化に比べて軽いとされているが[6]，Duggalら[2]は心停止ないしsystemic hypotensionを示した55％には脊髄病変がなかったとし，心停止時間の長さが関連していると考察している．自験例では17％で病変を認めなかった[4,9]．確かに頭蓋内病変に比べて脊髄障害の程度は軽いものが多いと考えられるが，心停止脳症における脊髄障害の検索では腰仙髄の灰白質の詳細な検索によりその頻度は高くなることが予想される．

おわりに

心停止脳症における脊髄障害による実態は必ずしも十分には明らかではなく，臨床的にもその病態はあまり注目されていない．しかし脊髄の循環障害を考えるうえでその機序は重要である．画像所見についても十分な報告はないが，今後は画像所見を含めて神経症候，電気生理学的所見が十分に検討された症例の病理所見の総合的な検討が重要である．

文献 | Reference

1) Azzarelli B, Roessmann U：Diffuse "anoxic" myelopathy. *Neurology* **27**：1049-1052, 1977
2) Duggal N, Lach B：Selective vulnerability of the lumbosacral spinal cord after cardiac arrest and hypotension. *Stroke* **33**：116-121, 2002
3) Gilles FH, Nag D：Vulnerability of human spinal cord in transient cardiac arrest. *Neurology* **21**：833-839, 1971
4) Hashizume Y, Yoshida M, Kume A, et al：Pathology of spinal vascular disease. *Neuropathology* **17**：58-66, 1997
5) 橋詰良夫，安井敬三，吉田眞理：脊髄の循環障害 心停止脳症における脊髄障害．脊椎脊髄 **21**：557-559, 2008
6) 檜前 薫，生田房弘：乏血，無酸素および低血糖に対する視床下部と脊髄神経細胞の抵抗性．神経進歩 **36**：261-270, 1992
7) Kim RC：Spinal cord pathology. In：Nelson JS Parisi JE, Schochet SS (eds)：Principles and Practice of Neuropathology. Mosby, St Louis, 1993, pp398-435
8) 山下真理子 山本 徹：蘇生後の無酸素性脳症により脳幹および脊髄灰白質に対称性壊死を呈した2成人例．臨床神経 **43**：113-118, 2003
9) 安井敬三，吉田眞理，橋詰良夫 他：心停止による脊髄障害．*Neuropathology* **20**：229, 2000

9 脳死

脳死患者の脳の病理学的所見については多くの記載があるが，脊髄の病理学的所見の記載は少なくその実態は必ずしも明らかではない[1,5,6,8]．しかし臨床的には脳死患者の脊髄反射や自律神経機能などの検査所見の解釈にも病理所見の解明は重要である．また脊髄の循環障害を考えるうえでも重要な示唆を与えてくれる．本項ではわれわれが検索してきた脳死患者の脊髄の病理学的所見について概説する．

脊髄障害についての臨床的問題点

脳死は全脊髄を含めた中枢神経系の機能停止と定義されたが，その後，脳死において脊髄機能は残存することがあると指摘され，脳死判定に脊髄機能の消失は要求されなくなった．脳死状態で脊髄自動反射と呼ばれる脊髄起源の反射が認められる．脳死後の自発運動としては「ラザロ徴候」が有名であるが，下肢の屈曲運動，上肢の対称性の運動，腹壁の不規則な収縮運動が観察されることが知られており[7]，脊髄性ミオクローヌスが観察された報告もある[3]．反射運動として腱反射，腹壁反射，足底反射が高頻度に出現することが指摘されている．また毛様脊髄反射は下部脳幹機能障害を表すとされるが，交感神経の反射であり，中部頸髄以下で正常の脊髄が存在すれば認められるという報告もある[4]．また脳死患者における心拍変動スペクトル分析による自律神経機能評価では胸髄の交感神経機能が保たれているかどうかがその解釈に重要であることが指摘されている．また体性感覚誘発電位（SEP）が脊髄損傷，脳死判定に重要であることも指摘されている．以上のように臨床的に観察される脊髄由来の自発運動，各種検査データで得られる所見の解釈に脳死患者の脊髄の病理学的検索は重要である．

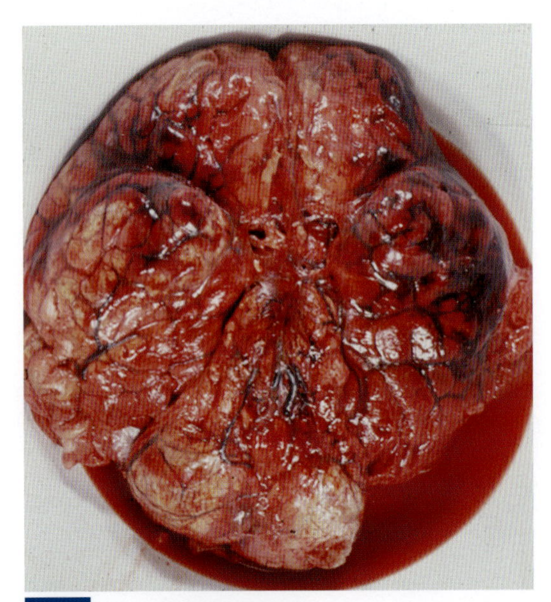

図1 脳の肉眼病理所見
取り出された脳は正常の構造を保てず変形し，著明な浮腫とうっ血と軟化を示し，特に小脳の融解が強い．

脊髄の病理学的所見[2]

脳死の脳肉眼病理所見を多くの臨床医はみる機会が少なく，剖検で脳を取り出して初めて強い自己融解に驚くことが多い[1,8]．**図1**のように脳死の脳は極めて軟化・融解が強いのである．脳死患者の脊髄に共通した全例で認められる肉眼的な変化は上部頸髄の腫大，融解である（**図2**）．脳死では脳幹部も腫大し，剖検で延髄の断端が軟らかく腫大していることが特徴であるが，脊髄はこの延髄から連続して腫大している．上部頸髄は脳死の脳と同じで，染色をしても染色性が消失し，自己融解の所見で，組織の反応が乏しいことが特徴である（**図3**）．しかし下部頸髄では通常は浮腫，軟化の程度は減少し，胸髄から腰仙髄ではほぼ正常の組織構築が保たれており，前角神経細胞にも著変がないことが多い[4]．しかし脳死患者の脊髄ではしばしば頸髄のみでなく，腰・仙髄までほぼ全長にわたり脊髄が壊死を示すことがある．軟膜は保たれた状態で腫大を示し，白質・灰白質の区別はできなくなり，正常の脊髄の構築は消失し，髄鞘染色を施行しても染色性が失われてしまっている（**図4**）．脳死後の経過が長い症例では，小脳の自己融解が強く，融解した小脳組織は，頭蓋内からくも膜下腔に沿って内圧の低い脊柱管内に流入し，馬尾のレベルまでくも膜下腔に観察されることをしばしば経験する（**図5，図6**）．

鉛筆芯状軟化は，脊髄特有の病理所見としてすでに記

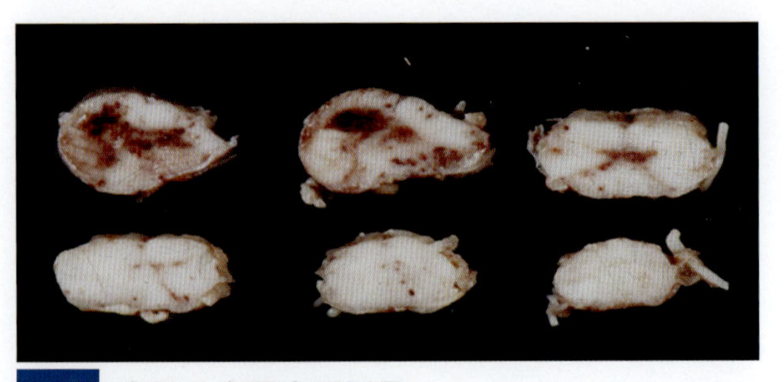

図2 脊髄の肉眼病理所見
上部頸髄は腫大し軟らかく出血・壊死を示す．

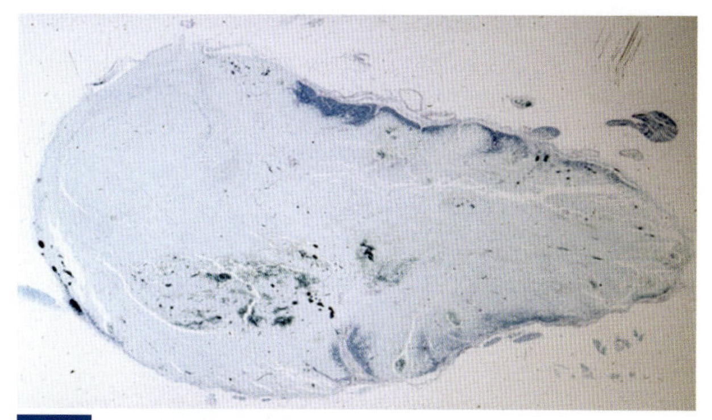

図3 上部頸髄の横断面
髄鞘染色で正常の構造が消失している．Klüver-Barrera染色．

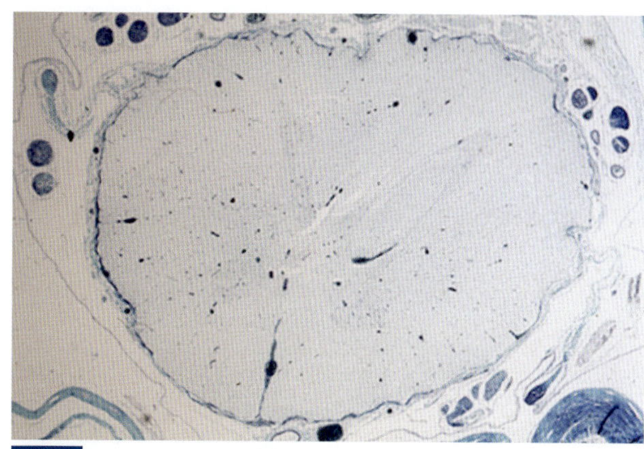

図4 胸髄の横断性壊死
Klüver-Barrera 染色．

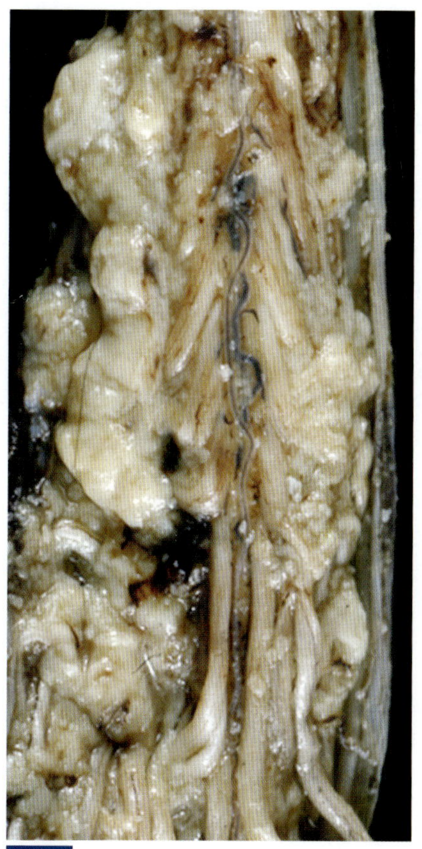

図5 頭蓋内から脊柱管内に流入した小脳組織の肉眼病理所見
脊髄のくも膜下腔には融解した小脳組織を多量に認める．

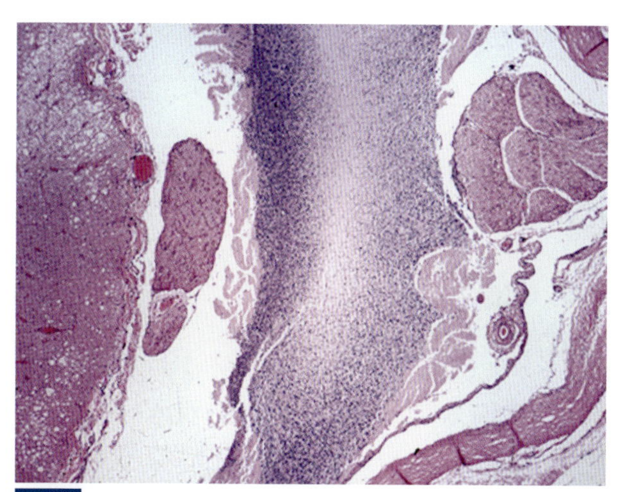

図6 脊髄くも膜下腔の自己融解した小脳の組織片
H.E 染色．

載したが，脳死患者の脊髄にもしばしば観察される．壊死に陥った上部頸髄から下部頸髄・胸髄に数髄節にわたり，主として後索あるいは後角に境界明瞭な円柱状の壊死物質の流入が観察される．壊死組織が流入した脊髄は腫大を示す（**図7，図8**）．

脊髄障害の病態

上部頸髄が全例で融解，壊死をきたすことはよく知られている．これは頭蓋内の脳幹部から連続した病変であり，上部頸髄は頭蓋内の椎骨動脈から分岐する前脊髄動脈により主として血流を受けており，脳死における頭蓋内圧亢進によりこの血管の血流停止が生じることにより生じるものであり，当然の結果である．これは同じく頭蓋内の血管から血流支配を受ける下垂体が脳死において壊死に陥るのと同様の機序である[8]．

また脳死患者の脊髄には高頻度で鉛筆芯状軟化が形成されることも特徴である．これは上部頸髄の横断性壊死巣から連続して形成されることが多く，上部頸髄で脊髄の髄内圧が高くなり髄内圧の低い尾側の後索ないし後角へ壊死組織が流入することにより生じるものである[6]．

脳死脊髄では上部頸髄が壊死に陥るが，下部頸髄から胸髄以下の髄節は血流が保たれていることが多いが，脊髄は頭蓋内とは異なり，脊髄の髄内圧が上昇せず心臓からの血流は保たれており，前角神経細胞，中間質外側核，神経根もよく保たれており，これにより脊髄反射が出現する現象を説明できる[5]．

しかし脳死患者の脊髄ではほぼ全長にわたり脊髄が壊死を示すことがある．脳死患者は脳死に陥った後も低血圧が持続し，一方，脊髄では頭蓋内から連続して髄内圧が高くなり，脊髄を栄養するだけの血流が十分に還流せ

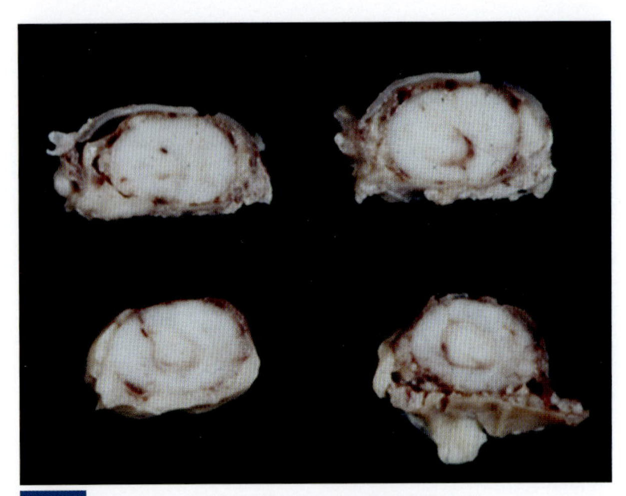

図7　脊髄鉛筆芯状軟化の肉眼病理所見
脊髄は腫大を示し，中心部には鉛筆芯状軟化を認める．

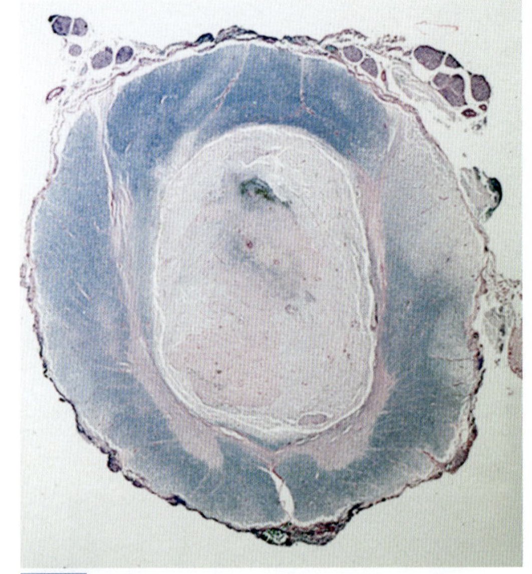

図8　胸髄の後索に生じた鉛筆芯状軟化
Klüver-Barrera 染色．

ず脳死後に人工呼吸器で心肺機能が維持されている間に壊死に陥るものと推察される．以上のような複雑な病態により脳死患者の脊髄の病理所見は症例ごとに多彩な変化を示すことになる．

おわりに

脳死患者の脊髄の病理所見を記載し，その病態について考察を加えたが，生前の脊髄反射や電気生理学的検査により詳細な分析が加えられた剖検例は少なく，まだ不明の点が多い．脊髄は脳とは異なる解剖学的構造をもち，また血流も異なるので，脳死状態になった患者の脊髄の病理所見は脳に生じる変化とは異なる．脊髄は脳死の脳と同様の機序で生じる変化に加えて，脳死後に生じる続発性の変化も加わっているので病理所見の解釈には注意を必要とする．脳死患者の脊髄の病理所見を分析することは脊髄の循環障害を考えるうえで貴重な示唆を与えるものである．今後，神経症状，電気生理学的所見の解析と合わせてさらなる検討が加えられる必要がある．

文献 | Reference

1）橋詰良夫，氏平伸子，浅井淳平：脳死の病理．現代医学 **39**：441-446，1992
2）橋詰良夫，吉田眞理，三室マヤ：脳死患者における脊髄の病理所見．脊椎脊髄 **21**：725-728，2008
3）藤本健一，山内泰洋，吉田充男：脳死患者に認められた脊髄性ミオクローヌス．臨床神経 **29**：1417-1419，1989
4）池田尚人，有賀　徹，林　宗貴，他：脳死判定における毛様脊髄反射の意義．脳神経 **51**：161-166，1999
5）生田房弘，武田茂樹：脳死をめぐる神経病理学．神経進歩 **36**：322-344，1992
6）野倉一也，橋詰良夫，稲垣俊明，他：脊髄周辺部白質の保存を認め，鉛筆状軟化を伴った脳死脊髄の1剖検例．臨床神経 **32**：1000-1005，1992
7）杉本　侃，鍬方安行：脳死患者の自動運動と脊髄反射．外科治療 **64**：196-197，1991
8）氏平伸子，橋詰良夫，高橋　昭：レスピレーター脳の神経病理学的検討．臨床神経 **33**：121-129，1993

10 線維軟骨塞栓症

線維軟骨塞栓症（fibrocartilagenous embolization）は，線維軟骨組織が脊髄の中心動脈を主体にして塞栓症を形成する脊髄梗塞であり，1961年にNaimanら[2]により初めて報告された．イヌやネコなどの獣医学領域ではよく知られた疾患であるが[3]，ヒトでは報告が少ない．臨床診断が難しく多くの症例は剖検で確認されたものである．

臨　床

Cuelloら[1]による文献検索からは年齢は19歳から53歳で，平均37歳，56％は女性とされている．臨床の特徴は急激に発症する頸部から背部，腰部の疼痛である．その後，少しの時間（5～60時間）をおいて四肢の筋力低下，感覚障害，膀胱直腸障害が出現する．神経症状の回復は認められず，経過は致死性のことが多い．頸髄レベルで頻度が高く，病巣が延髄に広がるものもある．次いで頻度が高いのは腰髄レベルである．画像では椎間板が狭小化し，Schmorl結節を形成し，脊髄は循環障害による浮腫，梗塞を示すMRI T2強調画像での高信号域を示すことが重要と考えられる．報告された症例の多くは剖検で確定されているが，臨床所見からの診断例もある．

病　理[4,5]

線維軟骨組織が脊髄の中心動脈を主体にして塞栓症を形成しており，静脈内にも塞栓を認めることがある．脊髄の壊死巣は，前脊髄動脈支配領域に認められるものが多いが，横断性の壊死を示すものや，後脊髄動脈支配領域のものも報告されている（**図1，図2，図3**）．椎間板は萎縮し，椎体へ突出し，骨髄内の血管に線維軟骨の塞栓を認める．椎間板の内圧が高くなり，Valsalva maneuver効果により，線維軟骨組織の動脈系への流入が機序として考えられている．頸髄での梗塞は脳幹部に広がることがあり，予後が悪い．

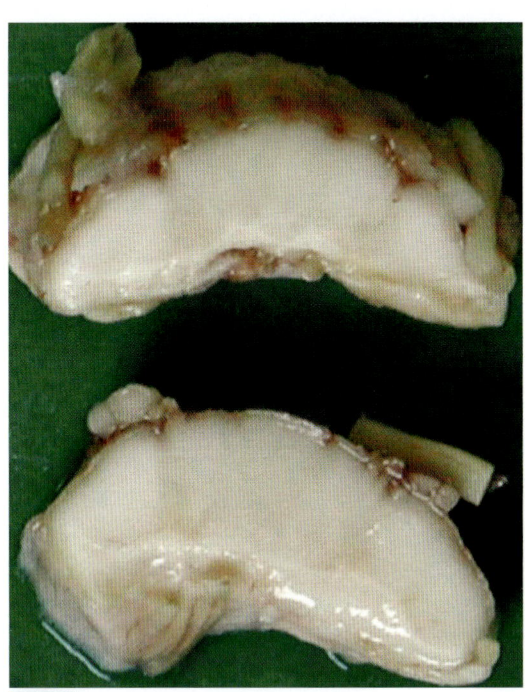

図1　脊髄梗塞の肉眼病理所見
第6-7頸髄の横断面では腹側部の萎縮・軟化が認められる．
（北京首都医科大学宣武医院病理　朴　月善先生提供）

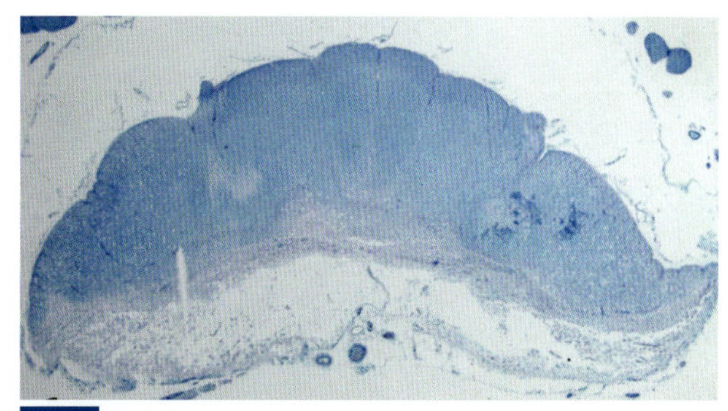

図2　脊髄壊死
脊髄の前2/3に，境界鮮明で対称的な梗塞巣が認められる．
Klüver-Barrera染色．
（北京首都医科大学宣武医院病理　朴　月善先生提供）

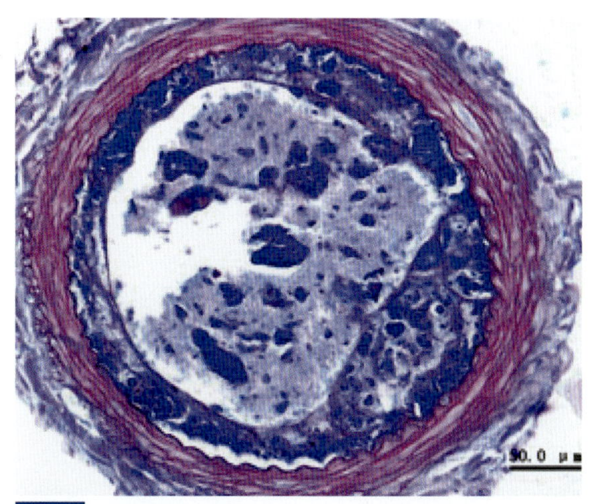

図3　線維軟骨塞栓子による前脊髄動脈の閉塞
Alcian blue染色．
（北京首都医科大学宣武医院病理　朴　月善先生提供）

おわりに

本疾患は臨床診断での詳細な情報がないと，病理での検索が限られたものになり，病態に迫る十分な検索ができないことになるので，注意が必要である．頻度が低いが，脊髄梗塞の原因としては重要な疾患である．

文献 Reference

1）Cuello JP, Ortega-Gutierrez S, Linares G, et al：Acute cervical myelopathy due to presumed fibrocartilaginous embolism：a case report and systematic review of the literature. *J Spinal Disord Tech* **27**：276-281, 2014

2）Naiman JL, DonohueWL, Prichard JS：Fatal nucleus pulposus embolism of spinal cord after trauma. *Neurology* **11**：83-7, 1961

3）中市統三，笹木祐司，長谷川恵子　他：犬の線維軟骨塞栓症の1症例．日本獣医師会雑誌　**58**：829-833，2005

4）Piao YS, Lu DH, Su YY, et al：Anterior spinal cord infarction caused by fibrocartilaginous embolism. *Neuropathology* **29**：172-175, 2009

5）Tosi L, Rigoli G, Beltramello A：Fibrocartilaginous embolism of the spinal cord：a clinical and pathogenetic reconsideration. *J Neurol Neurosurg Psychiatry* **60**：55-60, 1996

11 脊髄動静脈奇形

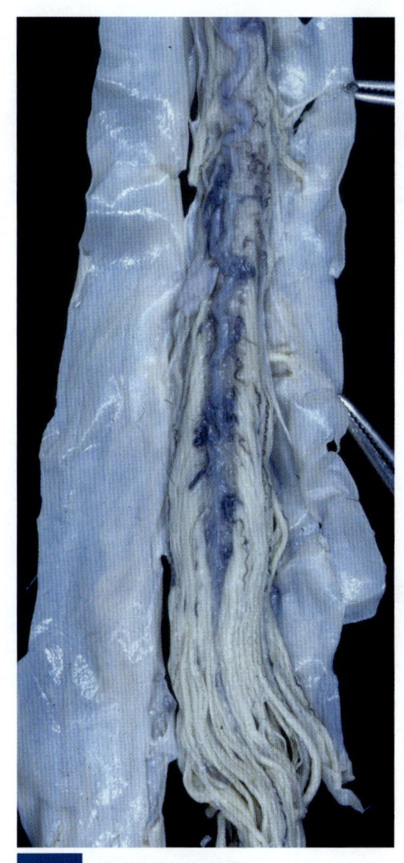

図1 肉眼病理所見
くも膜下腔を走行する静脈の異常な拡張と屈曲，蛇行．

脊髄動静脈奇形は動脈と静脈が異常な吻合を示し，動脈血が静脈に流入し脊髄のうっ血により脊髄の循環障害を生じる疾患で，その病態に対する考え方が時代とともに大きく変遷してきた．脊髄の血管造影検査の発達により現在では，異常吻合の部位により，硬膜外動静脈瘻，硬膜動静脈瘻，脊髄辺縁部動静脈瘻，髄内動静脈瘻に分類するのが，血管内治療や外科手術を考慮するのに有用であると考えられている[9]．1926年にFoixとAlajounineにより亜急性壊死性脊髄炎として報告されたFoix-Alajouani症候群は現在では進行した硬膜動静脈瘻と同一の病態と考えられている[2,4,7]．

臨　床

脊髄動静脈奇形で頻度が高いのは硬膜動静脈瘻である．硬膜動脈枝が硬膜内で静脈と直接連結し動静脈シャントを形成し，脊髄の静脈のうっ血をきたす．中高年の男性に多く発症し，感覚障害で発症し，下肢運動障害が進行し膀胱直腸障害も出現する．症状発症から診断まで1〜2年の経過を有し，他の脊髄疾患に比べて長期経過を示す．診断では本症の可能性を常に念頭に入れておくことが重要で，次に述べるような画像診断を行うことにより可能である．進行性の病態であり，未治療では歩行不能となり臥床状態となり，尿路感染，褥瘡，肺炎を合併して死に至る．脊髄辺縁部動静脈瘻は前脊髄動脈または後脊髄動脈から出る脊髄周辺部の辺縁動脈がくも膜下腔で動静脈シャントを形成するもので，しばしば静脈瘤を合併する．髄内動静脈奇形は髄内で，中心動脈が流入動脈となり動静脈シャントを形成し，異常血管の集簇するナイダス（nidus）を認める．頸髄に多く，若年に好発し，くも膜下出血や髄内出血を示し急性発症することが多い．硬膜外動静脈瘻は硬膜外静脈叢や椎体周囲静脈に動静脈シャントを形成する比較的まれな型で，脊髄へのシャントを有するものと有しないものがある[8]．本症の根治治療は動静脈シャントを遮断することであり，血管内塞栓術と外科的遮断術があり，病変の局在や動静脈シャントの位置により各種の治療法の選択がなされている．また髄内病変では放射線治療も注目されている．

画　像

MRIは本症の診断には欠かすことができない検査である．異常なflow voidの描出は重要な所見であるが，最も診断的価値が高いのは，T2強調画像における脊髄中心部の高信号である．これはうっ血性浮腫と壊死を意味する所見である．脊髄血管造影は確定診断のためばかりでなく，シャント部位を確定し，適切な治療計画を立てるのに必要な検査である．近年では，三次元CT angiography（3D-CTA）により異常血管が描出され，おおよその動静脈シャントの位置が同定できるようになってきており，選択的血管造影前のスクリーニングとして使用される[3]．

病　理[6]

硬膜動静脈瘻のシャント部位を病理学的に検討した報告は少ないが，Benhaiemら[1]は組織学的に硬膜を検索し，シャントは硬膜内で生じていることを報告している．またMcCutcheonら[5]は手術時に摘出した硬膜組織の微細血管造影（microangiography）で硬膜内におけるシャントを確認している．通常の剖検では，事前に血管造影の結果が検討され，そのレベルの硬膜と動静脈を詳細に調べないと，シャント部位を同定することは難しい．剖検時における脊髄の所見はくも膜下腔を走行する静脈の異常な

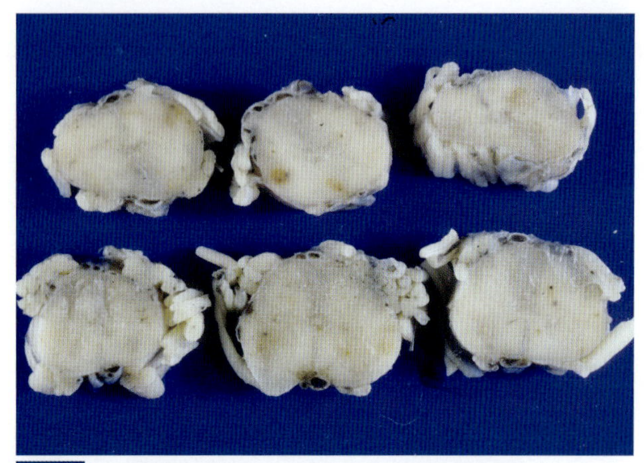

図2 脊髄の割面
横断性壊死を示し，灰白質，白質は不明瞭となり，多発性出血を認める．

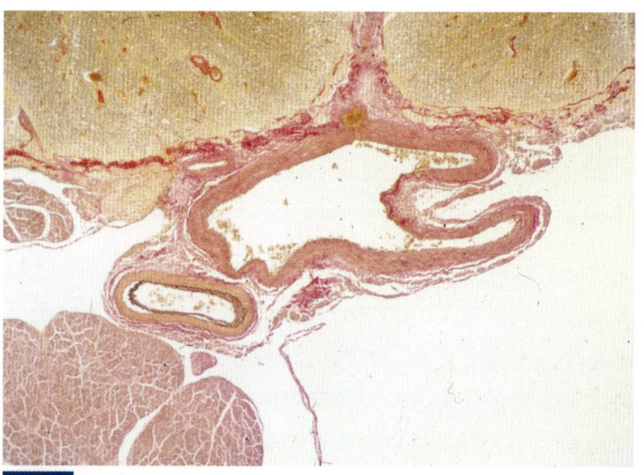

図3 異常血管
くも膜下腔の異常な静脈の拡張と壁の肥厚．Elastica van Gieson 染色．

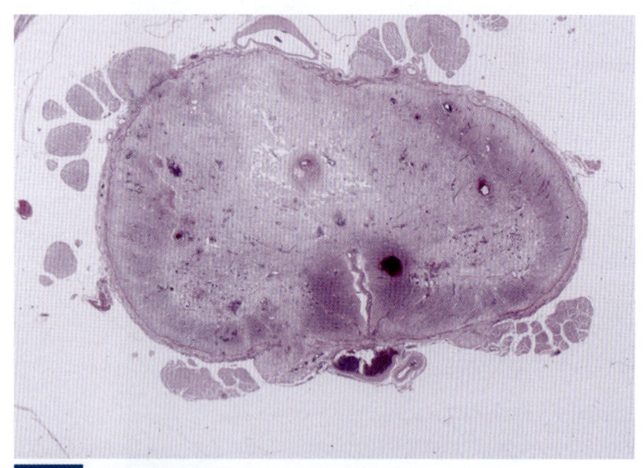

図4 脊髄壊死
くも膜下腔には拡張し壁の肥厚を示す静脈を認め，脊髄実質は不規則な壊死巣を認め，うっ血，出血を示す．H.E 染色．

拡張と屈曲，蛇行である（**図1**）．脊髄は長期経過例では脊髄実質が壊死に陥って軟らかくなり，萎縮を示す．また異常な血管の拡張により正常の脊髄の形態は認められず，変形している．割面でも特に中心部が壊死のため軟化し，正常の灰白質，白質の区別が不明瞭となり，陳旧性の出血を示す例ではヘモジデリン沈着により褐色調となる（**図2**）．組織学的に最も目立つ所見はくも膜下腔と実質内におよぶ異常な静脈の拡張と壁の肥厚である（**図3**）．動脈系には特に異常を認めない．脊髄は拡張した静脈により圧排されて辺縁部の輪郭が不正形を示す．脊髄実質は不規則な壊死を示し，特に中心部に強く，組織は浮腫液が貯留し疎となり，macrophage の浸潤とグリオーシスを示す．浮腫状に軟化した組織内に浮かぶようにニューロンが残存している（**図4**）．脊髄障害の機序として最も重要なのはシャントにより静脈圧が上昇して脊髄のうっ血による循環障害が生じることである．さらにくも膜下腔や髄内の静脈が拡張して周囲組織を圧迫することにより脊髄実質や神経根障害を生じる．またうっ血が強く静脈の血管破綻によるくも膜下出血や髄内出血を示す．複雑な症状はこれらの病態が組み合わさって生じている．

おわりに

本症は早期診断が重要で，他の慢性進行性脊髄症をきたす疾患と鑑別を行い，適切な治療法の選択が重要である．硬膜動静脈瘻は中高年期に発症し，その成因として外傷や手術などの後天的要因が指摘されているが，まだその本体は不明な点が多い．今後，詳細な臨床情報に基づく本体に迫るような病理組織学的検索が期待される．

文献 | Reference

1) Benhaiem N, Poirier J, Hurth M：Arteriovenous fistulae of the meninges draining into the spinal veins. A histological study of 28 cases. *Acta Neuropathol* **62**：103-111, 1983
2) 濱田晋輔, 森若文雄, 田代邦雄：Foix-Alajouanine 症候群. 脊椎脊髄 **28**：398-400, 2015
3) 飛騨一利：脊髄動静脈奇形. 岩崎喜信, 飛騨一利（編）：脊椎・脊髄疾患の外科. 三輪書店, 2006, pp236-241
4) 松尾宏俊, 柿田明美, 高橋 均：Foix-Alajouanine 症候群の病理. 神経内科 **73**：246-250, 2010
5) McCutcheon IE, Doppman JL, Oldfield EH：Microvascular anatomy of dural arteriovenous abnormalities of the spine：a microangiographic study. *J Neurosurg* **84**：215-220, 1996
6) 野倉一也, 山本紘子, 橋詰良夫：Spinal dural arteriovenous fistula. 脊椎脊髄 **19**：9-12, 2006
7) 桶田理喜：Foix-Alajouanine 症候群. 日本臨床 **45**：194, 1987
8) Rangel-Castilla L, Holman PJ, Krishna C, et al：Spinal extradural arteriovenous fistulas：a clinical and radiological description of different types and their novel treatment with Onyx. *J Neurosurg Spine* **15**：541-9, 2011
9) Takai K, Taniguchi M：Comparative analysis of spinal extradural arteriovenous fistulas with or without intradural venous drainage：a systematic literature review. *Neurosurg Focus* **32**：8, 2012

12 脳表ヘモジデリン沈着症

脳表ヘモジデリン沈着症は，くも膜下腔内に繰り返し出血が起こり，ヘモジデリンが大脳・小脳・脳幹・脊髄に沈着し，さまざまな不可逆性の神経症状を引き起こす疾患である．最近では MRI T2 強調画像で脳表面が低信号を示すことにより臨床診断される頻度が増加しており注目されている．本症では脊髄は障害されやすい臓器であるが，その病理学的所見は必ずしも明らかではない．本項では脳表ヘモジデリン沈着症における脊髄障害について概説する．

臨　床

症状は緩徐進行性の小脳失調で，小脳性言語障害・眼振を示し，さらに耳鳴りを伴う難聴と錐体路徴候が主要徴候であり，四肢の感覚障害，膀胱直腸障害，嗅覚消失を示すこともあり，進行すると認知症を示してくるものもある．しかし臨床的には無症状で画像の検索から発見されることもある．症状の出現する何年も前から出血が起こっているものと推測される．患者の年齢は出血の原因により種々であるが，Fearnley ら[3]のレビューによると発症は 14～77 歳で，死亡時年齢は 29～78 歳にわたるとしている．出血の原因として脳室上皮腫や髄膜腫などの脳腫瘍，脳血管奇形や動脈瘤などの血管障害，硬膜の病変として憩室，偽髄膜瘤，硬膜の欠損，神経根引き抜き損傷などが報告されている．しかし詳細な検索にもかかわらず，半数近くの症例では出血原因を特定できない．画像では MRI T2 強調画像で大脳，小脳，脳幹部，脊髄の表面が低信号を示すことが特徴で，小脳虫部，大脳底面，中脳周囲に強調される．CT myelography では出血の原因となる硬膜憩室，偽髄膜瘤などの所見が得られることがある．脳脊髄液ではキサントクロミーが認められ，赤血球の増加，蛋白の上昇，鉄を貪食した macrophage の出現が指摘されている．治療では出血原となる病巣の治療が第一であり，血管奇形や腫瘍の摘出，偽髄膜瘤や硬膜欠損の修復などが重要である[7]．文献ではステロイド，止血薬の投与の有効性が報告されている[1]．

病　理[4]

病理所見では肉眼的に大脳半球の前頭葉や側頭葉の底面，小脳虫部，脳幹，脊髄のくも膜が褐色調を示す．割面では小脳回の頂部や脊髄の軟膜周囲で褐色色素の沈着が目立つ（**図 1**）．組織学的にはくも膜下腔，軟膜，軟膜直下の脳実質組織に褐色色素の沈着が認められる．小脳では脳回の頂部が選択的に障害され，比較的良く保たれる谷部とは対照的である（**図 2**）．分子層は萎縮し Purkinje 細胞や顆粒層細胞は脱落し，Bergman glia の胞体と突起に褐色色素が沈着する（**図 3，図 4**）．褐色色素は，くも膜下腔では macrophage の胞体に含まれているか，組織に遊離して存在し，脳実質組織では主として astrocyte の胞体あるいはその突起に沈着している．沈着により脳実質の軸索，髄鞘は脱落し，著明な反応性のグリオーシスを示す．脳神経では第 8 脳神経根が障害やすいとされ，神経根の中枢性神経線維部に色素の沈着が生じ，難聴の原

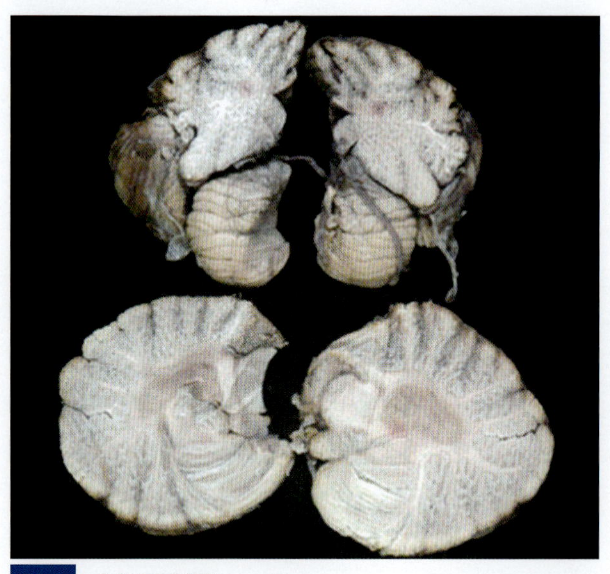

図 1　小脳の割面
小脳の表面はヘモジデリンの沈着により褐色調を示す．

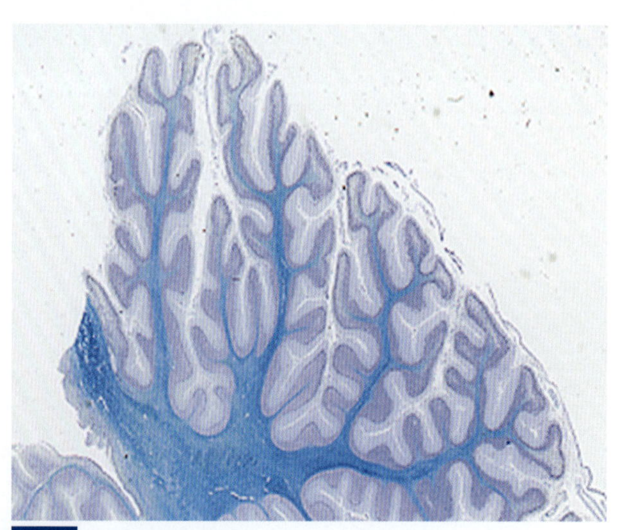

図 2　小脳の組織像（ルーペ像）
小脳の髄鞘染色で，脳回の頂部が選択的に障害されている．Klüver-Barrera 染色（×0.9）．

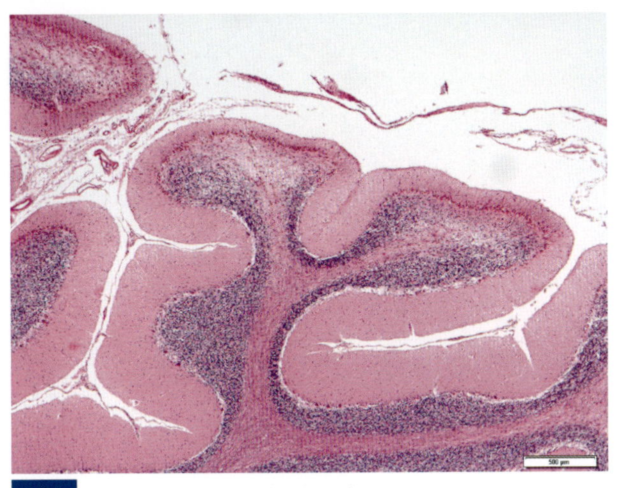

図3 小脳の組織像（低拡大）
小脳回の頂部は分子層が萎縮し，Purkinje 細胞と顆粒層細胞の脱落を認める．H.E 染色．Scale bar：500 μm.

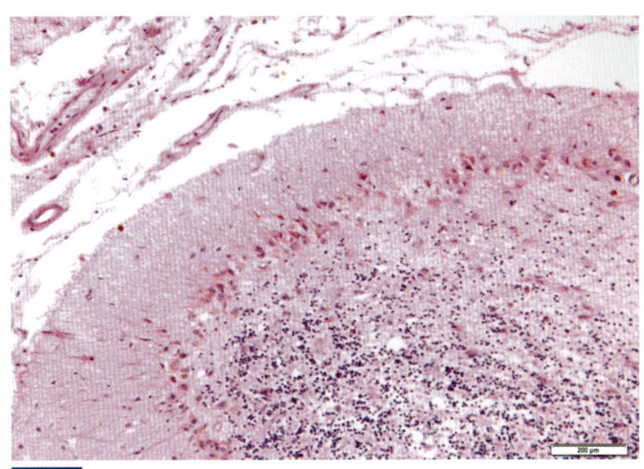

図4 小脳の組織像（強拡大）
Purkinje 細胞層には Bergman glia に褐色色素の沈着を認める．H.E 染色．Scale bar：200 μm.

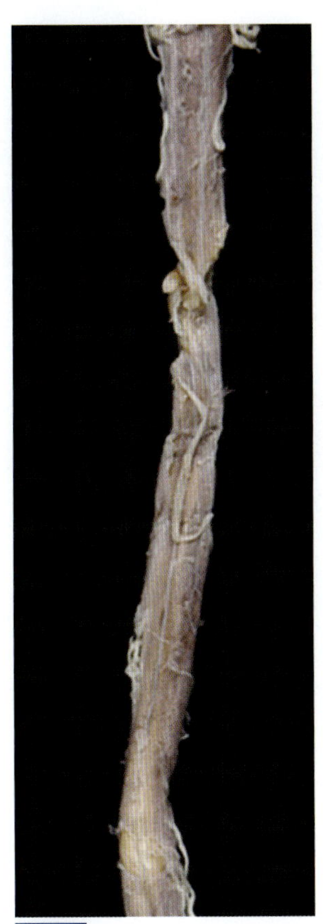

図5 脊髄の肉眼病理所見
脊髄の髄膜は褐色調を示す．

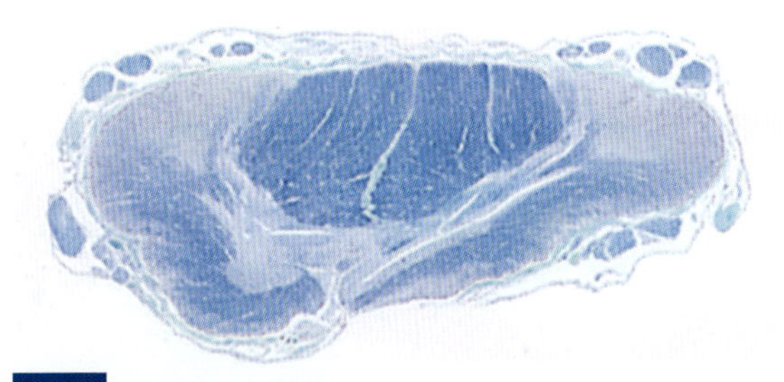

図6 脊髄の横断面
第 2 胸髄の髄鞘染色で軟膜に接した白質の髄鞘脱落を認める．錐体路は合併した圧迫性脊髄症による下行変性を示す．Klüver-Barrera 染色．

因となる．脳室壁でも脳室上皮下にヘモジデリン沈着を認める．

脊髄障害

脳表ヘモジデリン沈着症の患者は，外傷の既往歴をもつものが多く，脊髄レベルでは腕神経叢障害，神経根引き抜き損傷が合併していることが指摘されている．また脊椎，脊髄に関連した手術を受けた後の硬膜の亀裂とその後に生じてくる偽髄膜瘤や繫留脊髄症候群，くも膜下嚢胞からの出血も脳表ヘモジデリン沈着症の原因となる[2,5,9]．画像では MRI 強調画像で脊髄周囲が低信号となり，脊髄は萎縮を示す．出血源の特定は画像でも困難なことが多いが，脊椎脊髄手術後にこのような病態が生じることを念頭において患者の注意深い経過観察が必要である．病理学的には**図 5** に示したように脊髄の髄膜は褐色調を示し，横断面でも軟膜に接した白質がリング状に褐色調を示す．脊髄周辺部の白質は髄鞘染色で有髄神経線維が脱落し（**図 6**），臨床で認められる錐体路障害は錐体側索，前索の障害によると考えられる．横断面ではベルリン青染色で軟膜直下の白質がリング状に陽性となる（**図 7**）．組織学的には大脳半球や小脳で認められるのと同様に軟膜と軟膜に接した脊髄白質の主として astrocyte，ミクログリアにヘモジデリンの沈着を認め（**図 8**），有髄神経線維の消失を認める（**図 9**）．ベルリンブ青染色でヘモジデリンを胞体に含む macrophage，ミクログリアの出現を認める（**図 10，図 11**）．症例によっては，神経根の中枢部にヘモジデリン沈着を認める．脳表ヘモジデリン沈着症における脊髄障害は軟膜と軟膜直下の脊髄白質にヘモジデリン沈着が生じて神経組織が障害される機序と中枢性神経根に沈着して根障害が生じる機序が考え

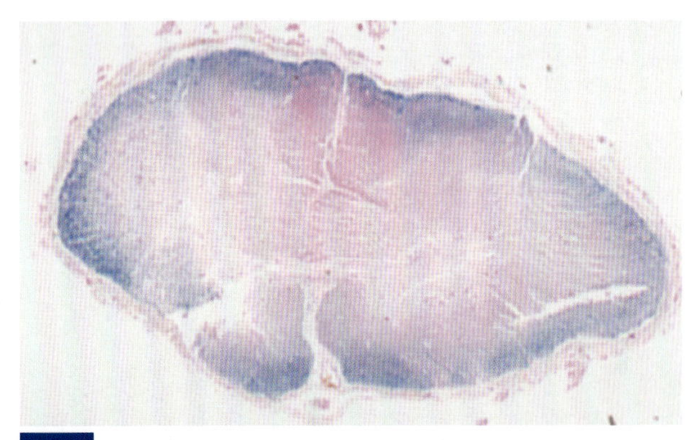

図7　脊髄周辺部の鉄沈着
胸髄の鉄染色で，軟膜直下の白質に著明な沈着を認める．ベルリン青染色．

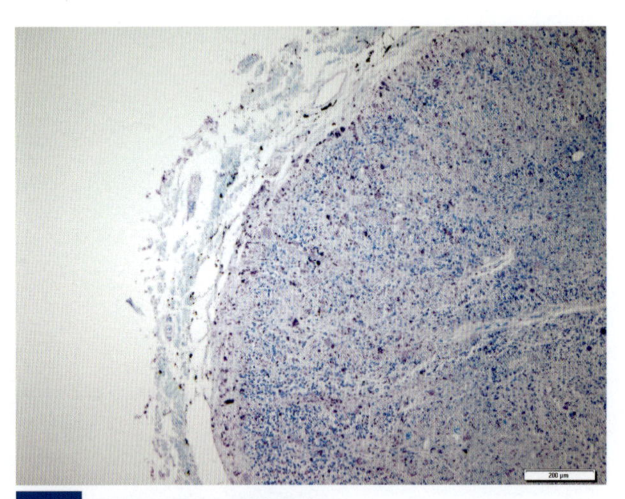

図9　脊髄白質の髄鞘染色
脊髄の軟膜直下で，白質の有髄神経線維の脱落を認める．Klüver-Barrera 染色．Scale bar：200 μm.

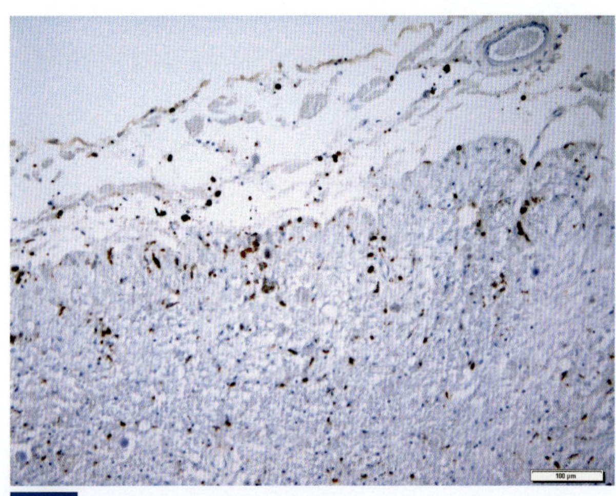

図11　macrophage の浸潤
抗 CD68 抗体による免疫染色で，くも膜下腔と白質にミクログリア，macrophage の浸潤を認める．Scale bar：100 μm.

られるが，Fearnley ら[3]，Kellermier ら[6]，Turner ら[8]は脊髄前角障害が臨床的に出現し，病理学的にも前角神経細

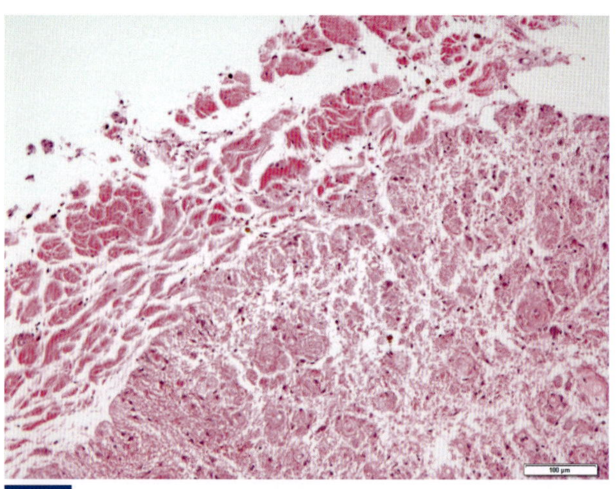

図8　ヘモジデリンの沈着
脊髄の軟膜と軟膜直下の白質には褐色色素の沈着を認める．H.E 染色．Scale bar：100 μm.

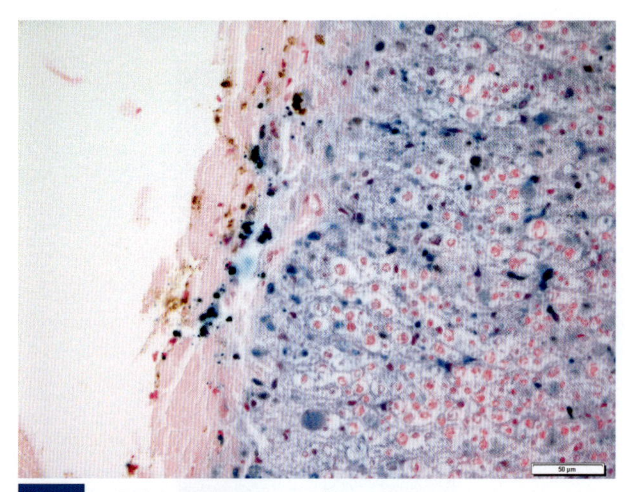

図10　脊髄の鉄染色
ヘモジデリンが軟膜と軟膜直下の白質に沈着している．ベルリン青染色．Scale bar：50 μm.

胞にヘモジデリン沈着を報告しており興味深い．また出血の治療後も筋萎縮性側索硬化症類似の神経症候が進行した報告もある．この機序ついては今後の詳細な検索が必要とされる．

おわりに

脊椎脊髄手術後の経過観察を十分に行い，本症を認識して脳脊髄液や MRI などの検索により早期に出血源を特定し，その治療を行うことは，神経組織の障害を食い止め，症状の進行を止めるために重要である．画像の進歩により症状の出現前から本症を診断できる可能性があり，画像の特徴を理解して本症を見逃さないようにすることが大切である．

文献 | Reference

1）足立　正，植田圭吾，鞍嶋美佳，他：小脳壊死性病変を呈した脳表ヘモジデリン沈着症の 1 例．神経内科　**69**：292-294，2008.

2）Cohen-Gadol AA, Atkinson PP, Krauss WE：Central nervous system superficial siderosis following spinal surgery. *J Neurosurg Spine*　**2**：206-208, 2005

3）Fearnley JM, Stevens JM, Rudge P：Superficial siderosis of the central nervous system. *Brain*　**118**：1051-1066, 1995

4）橋詰良夫，岩崎　靖，伊藤益美：脳表ヘモジデリン沈着症における脊髄の病理．脊椎脊髄　**23**：1055-1058，2010

5）川口真史，川原範夫，富田勝郎，他：脊椎レベルでの出血による脳表ヘモジデリン沈着症の手術治療．中部整災誌　**51**：615-616，2008

6）Kellermier H, Wang G, Wiley C：Iron localization in superficial siderosis of the central nervous system. *Neuropathology*　**29**：187-195, 2009

7）Kumar N：Superficial siderosis, associations and therapeutic implications. *Arch Neurology*　**64**：491-496, 2007

8）Turner B, Wills AJ：Superficical siderosis associated with anterior horn cell dysfunction. *J Neurol Neurosurg Psychiatry*　**72**：274-280, 2002

9）Zingler VC, Grau S, Tonn JC, et al：Superficial cerebral and spinal haemosiderosis caused by secondary tethered cord syndrome after resection of a spinal lymphoma. *J Neurol Neurosurg Psychiatry*　**78**：767-768, 2007

第 III 章 感染症

1 化膿性髄膜炎

化膿性髄膜炎による神経合併症としては脳梗塞，水頭症，脳神経麻痺が重要であるが，時には四肢麻痺，対麻痺，感覚障害，膀胱直腸障害のような脊髄障害をきたす[1,2,4,5,7]．このような髄膜炎による脊髄障害の機序を理解するためには臨床・画像との関連で病理所見を検討することは重要であり，本項では主として剖検例からみた脊髄の病理所見を記載する．

臨　床

化膿性髄膜炎の全身的な症状としての発熱，頭痛，意識障害，項部硬直，けいれんに加え，脊髄障害を合併した症例では，局所脊髄レベルの神経症状として四肢麻痺，対麻痺，四肢の感覚障害，膀胱直腸障害が経過とともに出現してくる．髄膜炎をきたす感染巣としては肺炎，尿路系，胆管系感染症などの全身感染症，副鼻腔・中耳など頭蓋骨周囲の炎症，外傷による直接外界からの細菌の侵入が重要で，患者の背景としては免疫不全をきたすAIDS，糖尿病，担癌患者，免疫抑制薬使用患者，透析患者などが問題となる．原因菌として新生児，乳児ではB群溶連菌，大腸菌が多く，小児ではインフルエンザ菌，髄膜炎菌，成人では髄膜炎菌，肺炎球菌によるものが多く，最近ではリステリア菌によるものも増えている．検査所見としては脳脊髄液細胞数の多核白血球優位の著明な増加，糖減少，蛋白増加がみられ，確定診断は各種方法による脳脊髄液内の原因菌の証明による．また主要原因菌に対するラテックス反応を用いた検査やPCR法を用いたDNAの検出も早期診断には有用である[6]．

画　像

CTでは通常は異常を指摘できないことが多いが，脊髄浮腫が強い症例では脊髄の腫大が認められる．CTはむしろ脊髄周囲の組織の病変の検索に意義があり，髄膜炎では造影CTで髄膜が強調される．しかし現在ではMRIによる検索がより詳細な情報を得ることができる．MRIは脊髄の腫大とともに，gadolinium造影画像では数髄節レベル以上に広がるくも膜下腔が造影され，radiculopathyをきたした症例で神経根が造影され，T2強調画像では脊髄実質病変を伴う症例で脊髄実質が高輝度に描出される[1,5]．大脳半球ではFLAIR画像や拡散強調画像などで髄膜が高輝度を示すことが報告されており，脊髄でもその有用性の報告が期待される．

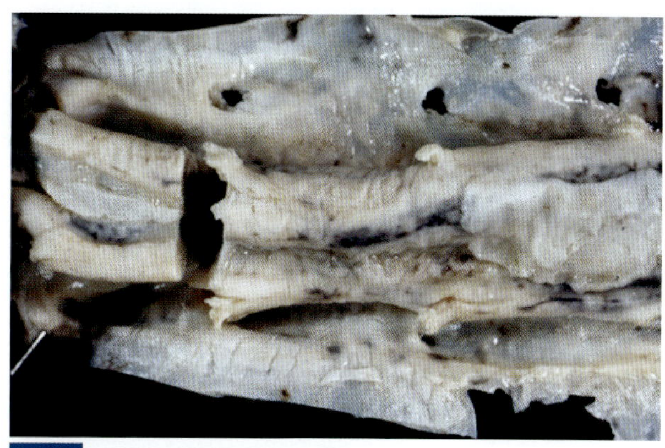

図1 脊髄の肉眼病理所見
髄膜は白濁・肥厚しくも膜下腔に滲出物の貯留あり，神経根は化膿性滲出物で覆われている．

病　理

1. 肉眼病理所見

脊髄の髄膜は混濁，肥厚しくも膜下腔には黄白色調の化膿性滲出物（膿）が貯留しており，病変が強いものでは一部で出血を伴う．化膿性滲出物は脊髄の背面で貯留が強く，また馬尾のレベルで目立ち，神経根やくも膜下腔の血管は見にくくなる（**図1**）．脊髄は腫大を示し，柔らかく割面では不規則な壊死を示すことがある．

2. 組織像

くも膜下腔に好中球を主とする著明な炎症細胞浸潤，フィブリンの析出が認められるのが特徴的な所見である（**図2，図3**）．炎症細胞浸潤は前正中裂のくも膜下腔に入り，その程度が強いと中心動脈・静脈に沿って血管周囲性に脊髄の灰白質にまで広がる（**図4**）．炎症細胞浸潤は脊髄周囲から血管周囲性に辺縁部白質に広がる．炎症細胞浸潤は，程度が強いと軟膜を越えて直接脊髄実質に広がり，その周囲の脊髄実質を破壊していく（**図5**）．

3. 血管の変化

炎症細胞浸潤はくも膜下腔にある血管周囲のみでなく血管壁自体にも浸潤し血管炎を引き起こし（**図6**），さらに血栓形成を示し（**図7**），これが髄膜炎による二次的な脊髄壊死の主要な原因となる．血管は特に静脈系の拡張・うっ血が目立つ．くも膜下腔や血管内には詳細に観察すると原因菌が認められることがある．

4. 神経根の変化

炎症細胞浸潤はくも膜下腔の神経根へも広がり神経根での有髄神経線維の脱落をきたす（**図8**）．神経根は直接の炎症細胞浸潤によるものだけでなく，神経根を栄養する血管の変化による二次的な循環障害による壊死により

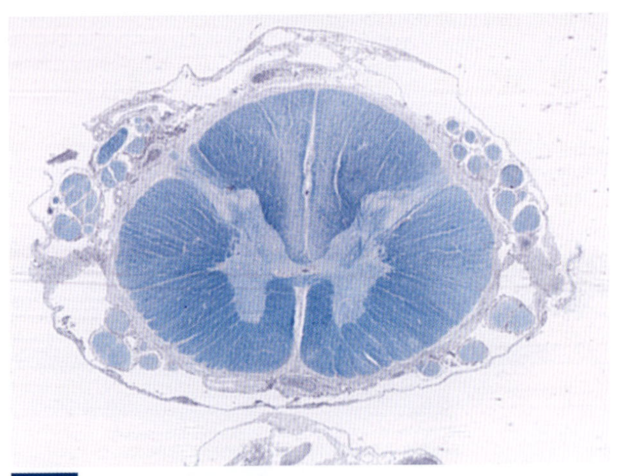

図2 下部胸髄横断面
くも膜下腔に好中球を主とした炎症細胞浸潤を認める．後索は後根の障害による上行性二次変性を示す．Klüver-Barrera染色．

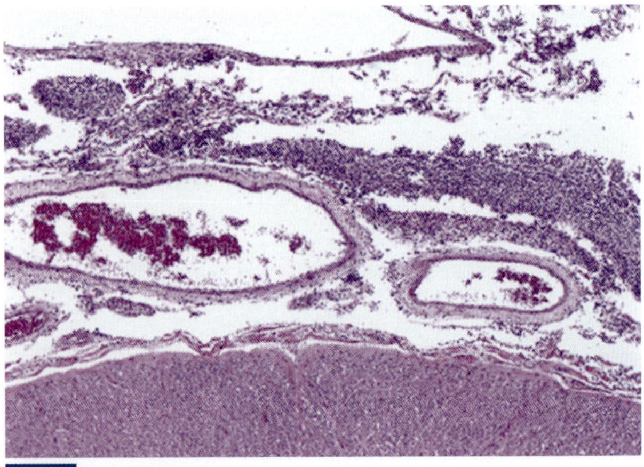

図3 くも膜下腔
くも膜下腔の好中球を主体とした炎症細胞浸潤．H.E 染色．

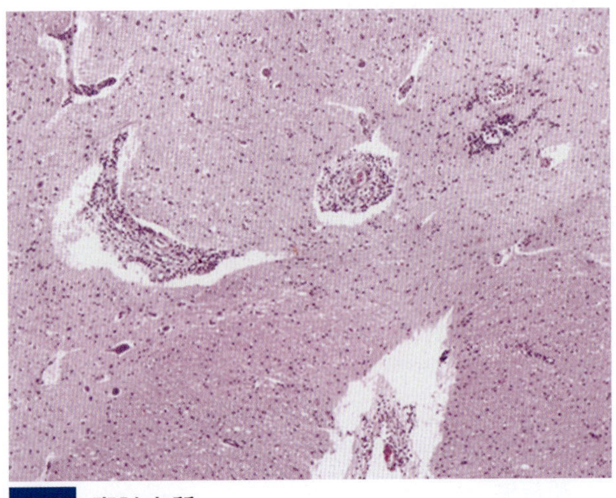

図4 脊髄実質
炎症細胞浸潤は血管周囲性に脊髄実質にもひろがる．H.E染色．

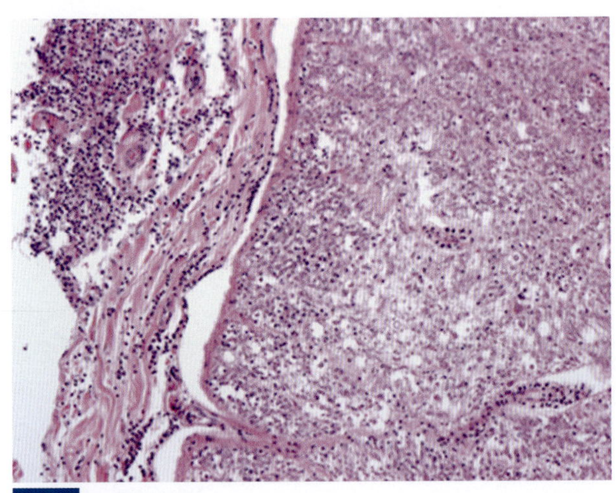

図5 脊髄白質
くも膜下腔から軟膜を越えて直接脊髄実質に好中球浸潤を認め，組織が海綿状態を示している．H.E 染色．

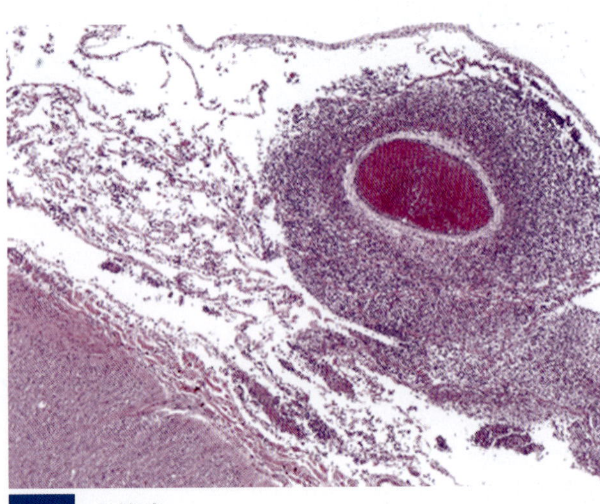

図6 血管炎
くも膜下腔の血管壁とその周囲に著明な好中球浸潤．H.E染色．

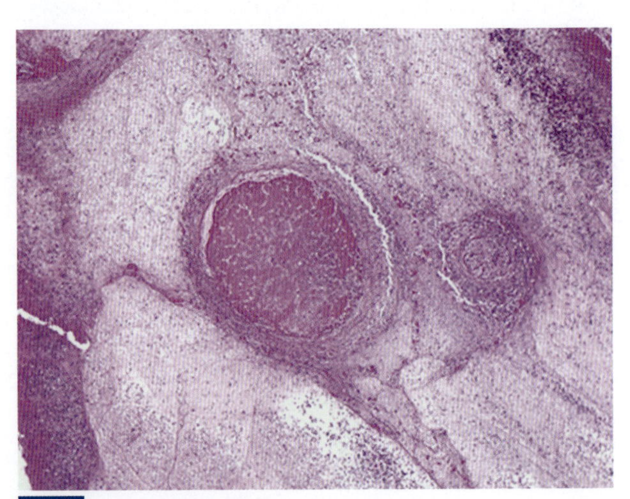

図7 血管内腔の血栓
くも膜下腔の血管は炎症性滲出物内に埋没し，血栓形成を示す．H.E 染色．

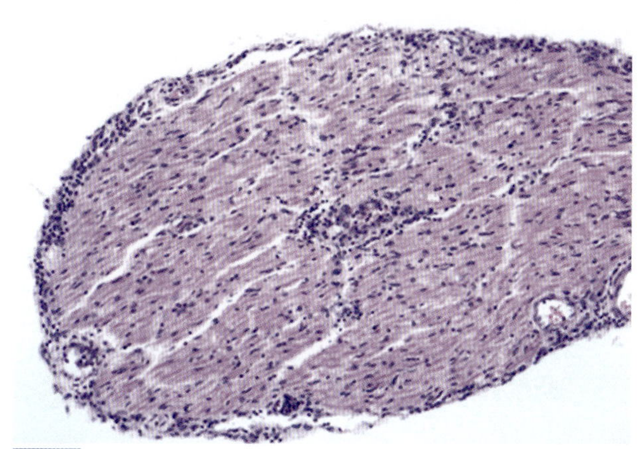

図8 神経根への好中球の浸潤
H.E 染色.

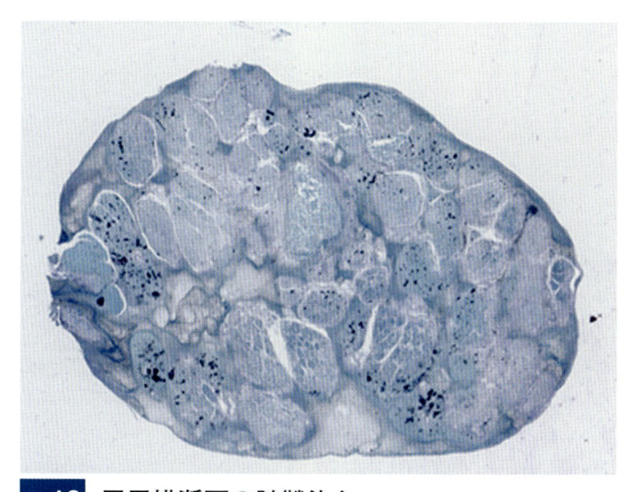

図10 馬尾横断面の髄鞘染色
神経根は壊死が強い. Klüver-Barrera 染色.

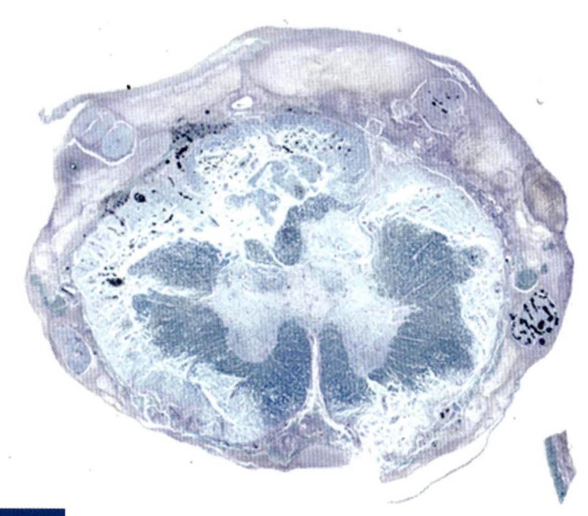

図12 脊髄横断面の髄鞘染色
くも膜下腔に著明な炎症と脊髄白質の不規則な壊死を認める. Klüver-Barrera 染色.

強い障害を受け, radiculopathy の原因となる（**図9, 図10, 図11**）.

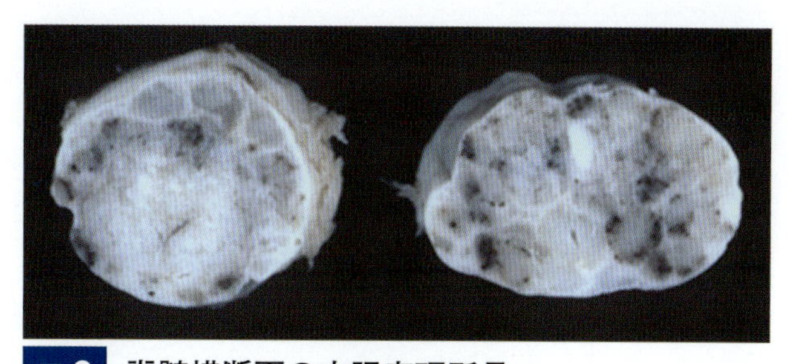

図9 脊髄横断面の肉眼病理所見
くも膜下腔には炎症性滲出物が充満し, 脊髄と馬尾は癒着し壊死が強い.

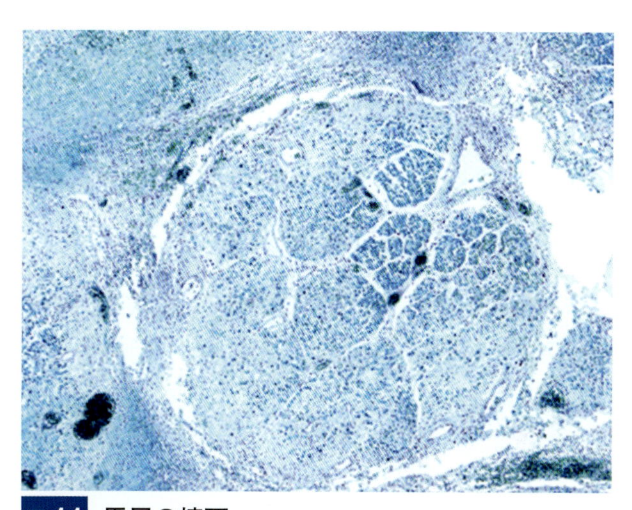

図11 馬尾の壊死
Klüver-Barrera 染色.

5. 脊髄実質の変化

脊髄実質は炎症が軽いものでは特別の障害を示さないで終わるが, 炎症が強いとすでに記したように血管周囲性, および直接髄膜から実質に炎症が広がり脊髄炎を示す. また静脈のうっ血, 血管炎, 血栓形成により主として静脈の還流障害による脊髄の壊死をきたす. 程度が軽度のものでは脊髄周囲の白質の斑状壊死を示す（**図12**）. この部位では白質の髄鞘が脱落し, 軸索腫大し macrophage の浸潤を認め, 組織は海綿状態を示す. より変化が強くなると白質のみでなく, 灰白質にも変化が及び横断性の壊死をきたし脊髄は著明な腫大を示す. 神経根による障害が強い症例では後根の変化に伴って後索の上行性二次変性が観察されることがある. このような化膿性髄膜炎による脊髄障害をシェーマで示すと**図13**のようになる[3].

おわりに

化膿性髄膜炎を増悪させる因子として最近は TNF-α, IL-1, IL-6 などのサイトカインが炎症の mediator として働き, 血小板・凝固因子の活性化に伴う血栓形成, 脳血液関門の破壊による浮腫, 血流低下が生じ症状を悪化させると考えられている. 化膿性髄膜炎による脊髄障害の病態には, ① 脳血液関門破壊による脊髄浮腫, ② 炎症細

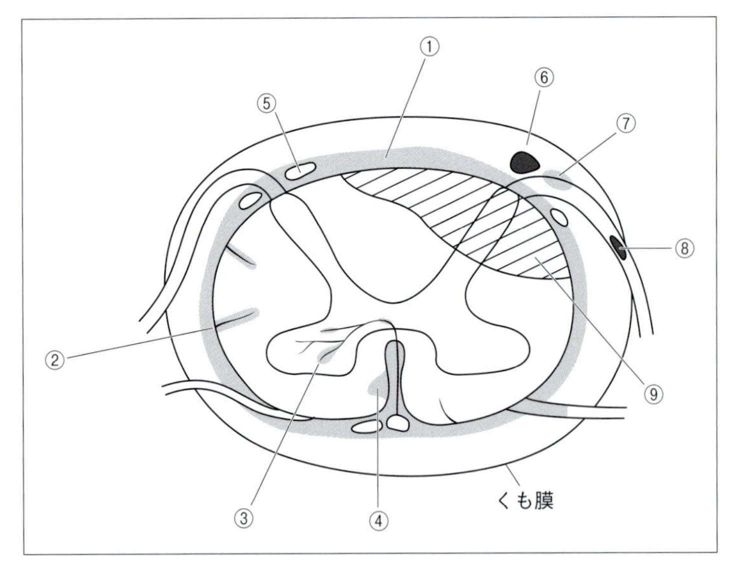

図13 化膿性髄膜炎による脊髄障害のシェーマ
①くも膜下腔の炎症細胞浸潤
②くも膜下腔から脊髄周囲白質への血管周囲性炎症細胞浸潤
③灰白質への血管周囲性炎症細胞浸潤
④くも膜下腔から軟膜を越えて直接の脊髄内への炎症細胞浸潤
⑤くも膜下腔の血管炎
⑥くも膜下腔の血管の血栓形成
⑦神経根への炎症細胞浸潤
⑧神経根を支配する血管の血栓形成と根の壊死
⑨脊髄実質の壊死

胞浸潤の血管周囲性浸潤と軟膜からの直接浸潤による脊髄炎，③ 脊髄くも膜下腔の血管炎，血栓形成，静脈うっ血による脊髄実質の循環障害，④神経根への炎症の波及と神経根を支配する血管の血流障害による脊髄神経障害が重要である．今後化膿性髄膜炎患者における脊髄障害の臨床所見と画像所見を検討するに際して，本稿で記載したような病理学的な所見との関連で検討する必要がある．

文献 | Reference

1）Bhojo AK, Akhter N, Bakshi R et al：Thoracic myelopathy complicating acute meningococcal meningitis：MRI findings. *Am J Med Sci* **323**：263-265, 2002
2）Coker SB, Muraskas JK, Thomas C et al：Myelopathy secondary to neonatal bacterial meningitis. *Pediatr Neurol* **10**：259-261, 1994
3）橋詰良夫，吉田眞理，三室マヤ：脊髄の炎症性疾患，化膿性髄膜炎．脊椎脊髄 **19**：95-98，2006
4）Haupt HM, Kurlinski JP, Barnett NK, et al：Infarction of the spinal cord as a complication of pneumococcal meningitis. Case report. *J Neurosurg* **55**：121-123, 1981
5）Kastenbauer S, Winkler F, Fesl G：Acute severe spinal cord dysfunction in bacterial meningitis in adults：MRI findings suggest extensive myelitis. *Arch Neurol* **58**：806-810, 2001
6）Roos KL, Tunkel AR, Scheld WM：Acute bacterial meningitis. In Scheld WM, Whitley RJ, Marra CM（eds）：Infections of the nervous system, Chap23, Lippincot Williams and Wilkins Philadelphia, pp347-422, 2004
7）Tal Y, Crichton JU, Dunn HG et al：Spinal cord damage, a rare complication of purulent meningitis. *Acta Paediatr Scand* **69**：471-474, 1980

2 真菌性髄膜炎

白血病や癌に対する化学療法や臓器移植後の免疫抑制薬の投与，AIDS 患者など免疫不全患者の増加に伴い日和見感染の一つである真菌感染症は増加してきている．なかでも真菌による中枢神経感染症は著しく増加している．しかし真菌による脊髄障害の実態は必ずしも明らかではない．本項では病理所見からみた代表的な真菌性髄膜炎の脊髄の病理所見の特徴について概説する[4]．

クリプトコッカス髄膜炎

クリプトコッカス髄膜炎は *Cryptococcus neoformans* による亜急性または慢性の真菌性髄膜炎である．*Cryptococcus* は中枢神経系への親和性が高く，呼吸器系感染病巣などの初感染巣から血行性に髄膜炎，脳炎を発症する．造影 MRI で髄膜にびまん性，線状，結節状の増強像が認められる．髄膜炎の患者では脳脊髄液中に墨汁法で厚い莢膜をもった *Cryptococcus* を証明することができる（**図 1**）．クリプトコッカス髄膜炎では髄膜が水腫状に混濁し，触るとヌルヌルとして滑りやすい感じがする．これは *Cryptococcus* の莢膜が多糖体から出来ていることによる．組織学的には脊髄くも膜下腔にびまん性に直径 4〜7 μm の大きさの球状の菌が無数に播種しており，リンパ球や組織球の反応を伴っている（**図 2，図 3，図 4**）．菌が多核巨細胞に貪食されたものをみることが多い（**図 5**）．病変が強い場合には，菌体が軟膜を越えて直接脊髄白質に浸潤していく（**図 6**）．ルーペ像でみても，くも膜下腔に近い白質が壊死をきたしやすい（**図 2**）．*Cryptococcus* による脊髄障害は髄膜炎によるものがほとんどであるが，まれには髄膜や髄内に Cryptococcoma と呼ばれる肉芽腫形成を示した報告がある[6,8]．

カンジダ髄膜炎とアスペルギルス髄膜炎

播種性カンジダ症に随伴し，一次病巣から血行性播種によって中枢神経に感染が生じ，髄膜炎，脳膿瘍，肉芽腫を形成する．カンジダ症による脊髄障害は，頻度が少ないとされているが，最近では MRI により脊髄実質に膿瘍を形成した症例や[1]，硬膜外・内に膿瘍を形成して脊髄圧迫をきたす症例の報告が増加してきている．病理学的には，脊髄くも膜下腔の炎症細胞浸潤に加え，くも膜下腔の血管内腔に菌糸を認め，血管壁を破壊して浸潤していく（**図 7，図 8，図 9，図 10，図 11**）．また血栓形成がしばしば認められ（**図 12**），これによる脊髄実質の循環障害が生じ壊死をきたしてくる（**図 7**）．このような症例では，脊髄実質で顕微鏡レベルの微小膿瘍の形成を伴うことがある（**図 13**）．アスペルギルス症は自然界に広く分布する *Aspergillus* による感染症で原因菌としては *Aspergillus fumigatus* が主体で，空中に飛散した分生子を吸入して呼吸器系に病巣をつくり，血行性に全身臓器に菌が到達する．中枢神経では髄膜近くの脳実質の小出血と壊死を示し，菌が近傍の血管を穿通していることが多い．脊髄では髄膜炎を引き起こすとともに，硬膜内髄外腫瘤を形成して脊髄圧迫をきたしたものや髄内に肉芽腫を形成した症例が報告されている[3,5,12]．

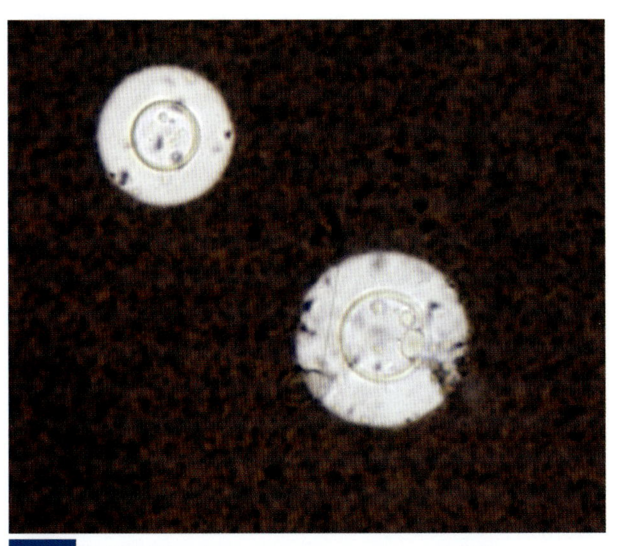

図 1　脳脊髄液中の *Cryptococcus* の菌体
墨汁法．

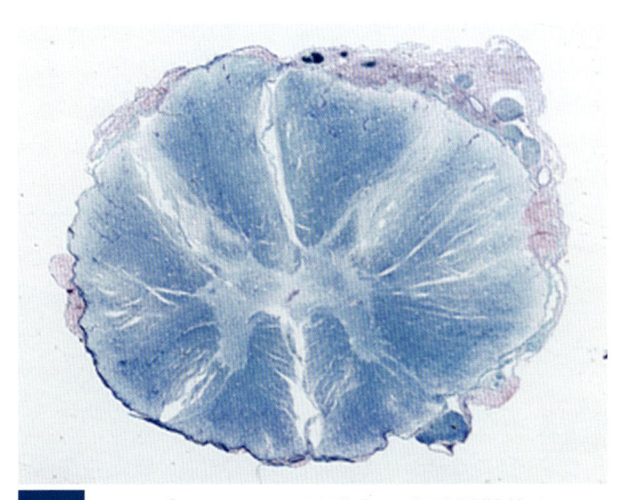

図 2　クリプトコッカス髄膜炎の脊髄髄鞘染色
くも膜下腔に *Cryptococcus* の浸潤を伴う炎症と周囲の白質の髄鞘脱落を認める．Klüver-Barrera 染色．

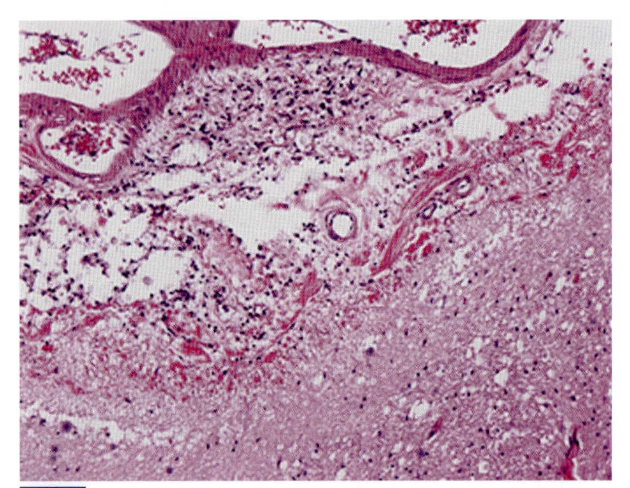

図3 くも膜下腔の炎症細胞浸潤と *Cryptococcus*

H.E 染色.

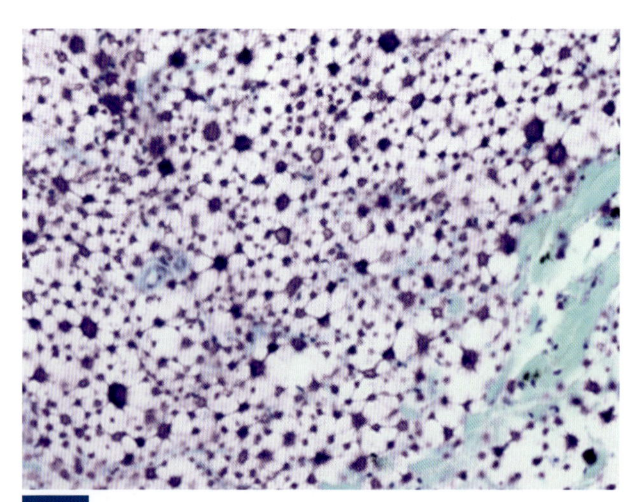

図4 *Cryptococcus* の強拡大

円形の菌体の周囲に放射状の線維状構造物を認める．Klüver-Barrera 染色.

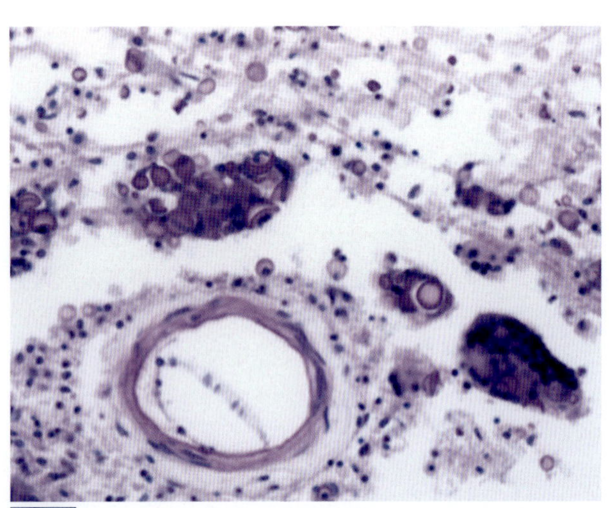

図5 多核巨細胞の胞体内に取り込まれた *Cryptococcus*

H.E 染色.

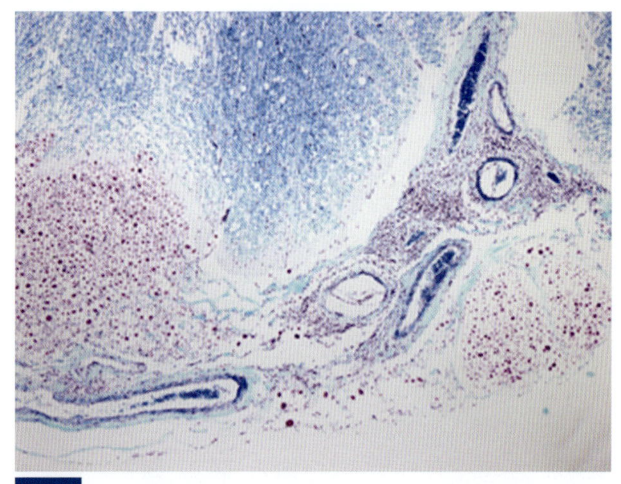

図6 くも膜下腔から軟膜を越えて脊髄実質へ浸潤する *Cryptococcus*

Klüver-Barrera 染色.

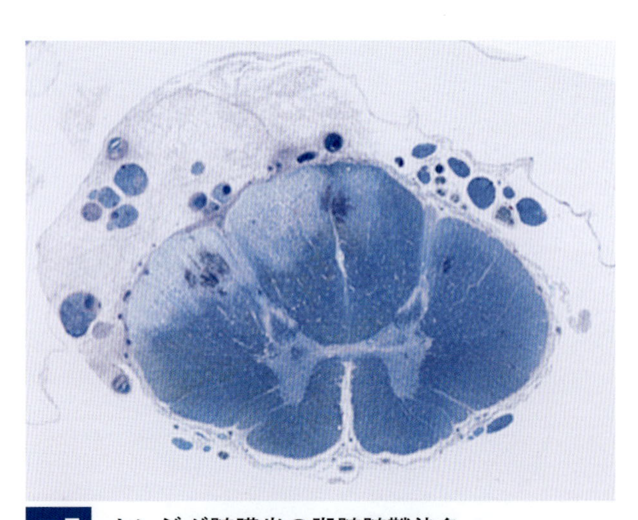

図7 カンジダ髄膜炎の脊髄髄鞘染色

くも膜下腔の *Candida* の浸潤と脊髄の出血・壊死．Klüver-Barrera 染色.

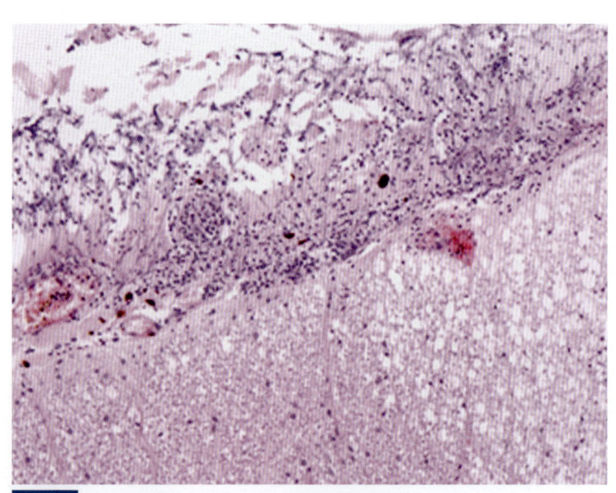

図8 くも膜下腔の炎症細胞浸潤

H.E 染色.

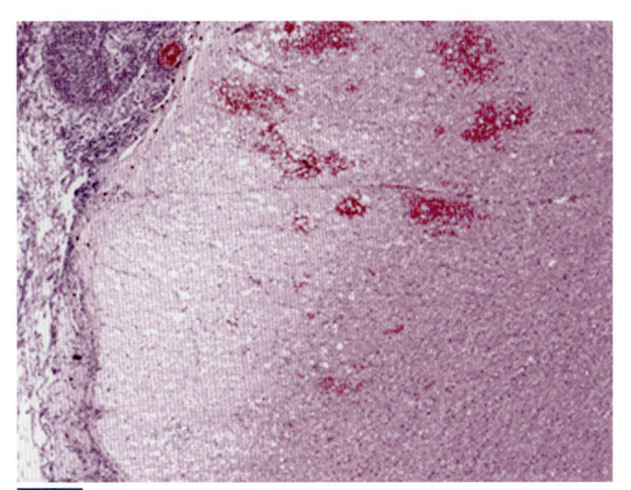

図9 脊髄白質の出血を伴う壊死
H.E 染色.

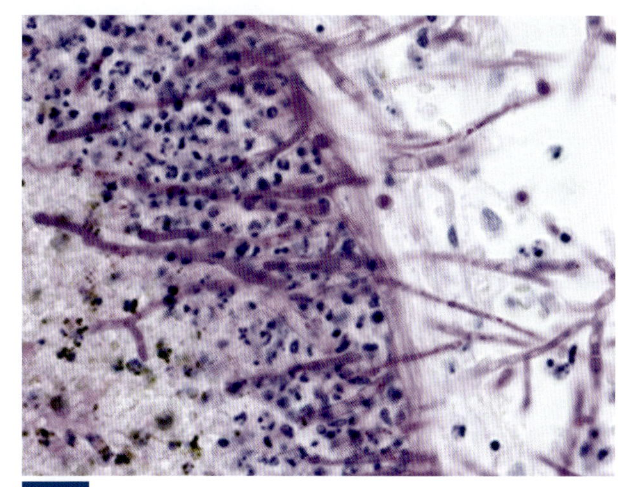

図10 血管壁を穿通する仮性菌糸と胞子
PAS 染色.

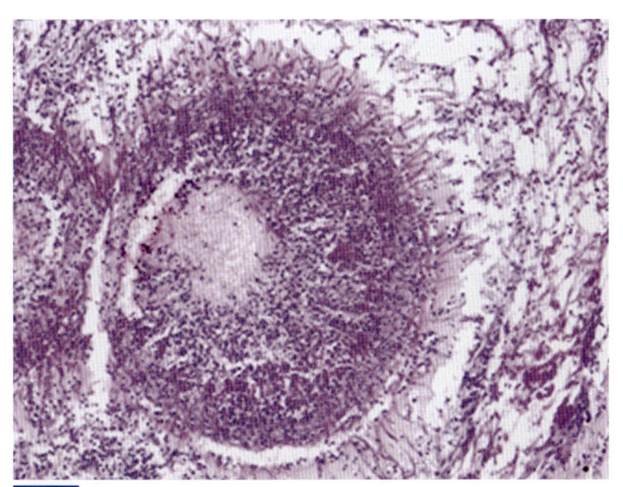

図11 くも膜下腔の血管内から穿通する多数の *Candida* 菌体
PAS 染色.

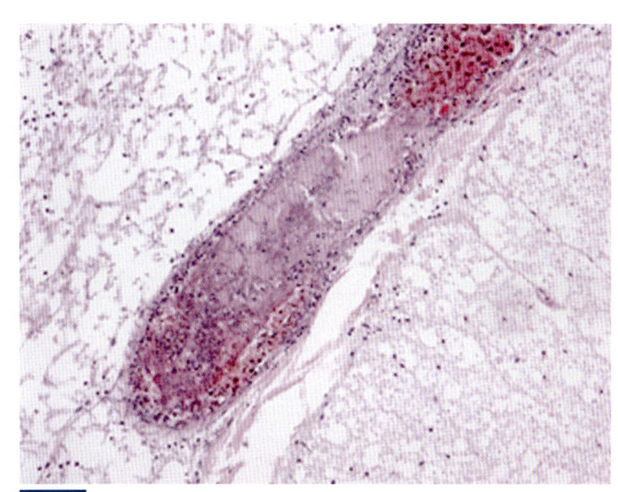

図12 くも膜下腔の血管の血栓形成
H.E 染色.

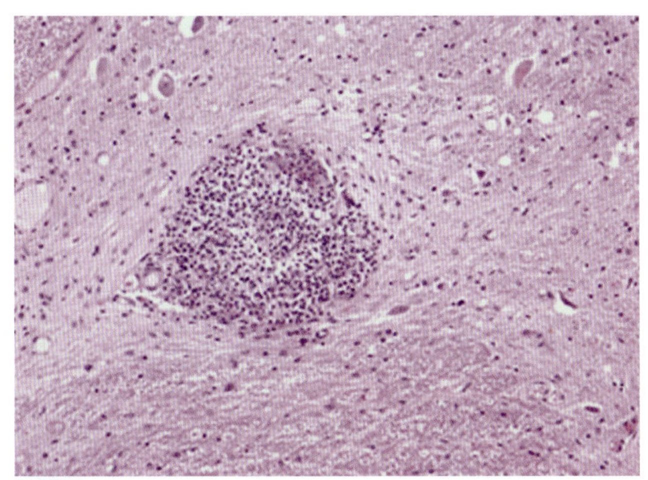

図13 *Candida* による脊髄実質の微小膿瘍
H.E 染色.

その他の真菌による脊髄障害

ムコール症は，接合菌類の *Mucor* 属，*Absidia* 属，*Rhizopus* 属などによって惹起される感染症で，続発性，外因性，深在性の日和見感染症である．中枢神経では血管内真菌塞栓，菌による血管破綻をきたし，大きな出血性梗塞を起こし直接死因に結びつくことが多い．

脊髄障害はまれであるが，胸髄の血管内に *Mucor* 菌による塞栓をきたし脊髄の壊死をきたした報告や[10]，馬尾症候群（cauda equina syndrome）を示し，病理学的には神経根の血管に菌の感染を認め，血管から周囲の神経根組織内に浸潤し神経根の壊死をきたした報告がある[9]．

その他の真菌症による脊髄障害としては，まれであるが，*Histoplasma* による脊髄内肉芽腫性の腫瘤形成や *Nocardia* による脊髄内膿瘍などの報告もある[2,7,11]．

おわりに

真菌感染症は日和見感染症として頻度が増加しており，それに伴い中枢神経系への浸潤も重要な問題となってきている．脊髄障害は報告も少なく，まだその病態はよく知られていないが画像の進歩により臨床的にも診断・治療を行う機会が今後増えるものと予測される．髄膜炎のみでなく，同時に生じる血管障害が脊髄障害に重要な意義を持つと考えられるので早期発見・治療において考慮しておくべき病態と考えられる．

文献 | Reference

1）Alfred L, George B, Monika WM, et al：Magnetic resonance image findings of spinal intramedullary abscess caused by Candida albicans；case report. *Neurosurgery* **36**：411-412, 1995
2）新井隆雄，藤ヶ崎純子，荒川秀樹，他：中枢神経系histoplasmomaの1剖検例．脳神経 **56**：795-800，2004
3）浜家一雄，能勢聡一郎，六車 満，他：対麻痺をきたした胸髄アスペルギルス症の1剖検例．脳神経 **44**：1025-1028，1992
4）橋詰良夫，吉田眞理，三室マヤ：脊髄の炎症性疾患 真菌性髄膜炎．脊椎脊髄 **19**：173-176，2006
5）Kingsley DPE, White E, Marks A, et al：Intradural extramedullary aspergilloma complicating chronic lymphatic leukaemia. *Br J Radiol* **52**：916-917, 1979
6）Lai PH, Wang JS, Chen WL, et al：Intramedullary spinal cryptococcoma：a case report. *J Formos Med Assoc* **100**：776-778, 2001
7）Mehta RS, Jain D, Chitnis DS：Nocardial abscess of spinal cord. *Neurology India* **47**：243-244, 1999
8）新妻 博，樋口 紘，田島 達：Cryptococcusによる脊髄肉芽腫性くも膜炎の1例．脳神経外科 **7**：805-808，1979
9）Rozich J, Holley HP, Henderson F, et al：Cauda equine syndrome secondary to disseminated zygomycosis. *JAMA* **260**：3638-3640, 1988
10）鈴木 岳，黒沢光俊，高梨良秀，他：Mucor症による脊髄横断症状を来たした急性骨髄性白血病．臨床血液 **37**：694-700，1996
11）Voelker JL, Muller J, Worth RM：Intramedullary spinal Histoplasma granuloma. *J Neurosurg* **70**：959-961, 1989
12）Wyngaert FAV, Sindic CJM, Rousseau JJ, et al：Spinal arachnoiditis due to aspergillus meningitis in a previously healthy patient. *J Neurol* **233**：41-43, 1986

3 結核性髄膜炎

結核菌感染により引き起こされる中枢神経系疾患の代表は髄膜炎であり，その病変部位によって多彩な症状を呈してくるが，そのうちの一つとして脊髄周囲の髄膜炎により神経根，脊髄実質が障害される脊髄炎がある．結核性髄膜炎は，最近ではAIDS患者の感染や，免疫抑制薬の使用による免疫不全患者の増加，高齢者人口の増加を背景に増加傾向にある．脊椎脊髄領域においても，この疾患による脊髄障害を認識する必要がある．本項では結核性髄膜炎による脊髄障害の病態について病理所見を中心に概説する．

脊髄障害の臨床と画像

脊髄における結核性髄膜炎は頭蓋内の髄膜炎が脊髄に波及する場合と椎体結核から直接波及する場合，最初から脊髄髄膜に一次性に病変が生じる場合が考えられるが，剖検例の検討からは頭蓋内の髄膜炎の脊髄への波及が最も頻度が高いと考えられる．臨床的には初発症状としての発熱，頭痛，悪心，嘔吐に加えて，項部硬直，Kernig徴候などの髄膜刺激症状，意識障害，けいれん，さらに眼球運動障害・顔面神経麻痺などの多発性脳神経麻痺が亜急性に出現してくる．神経根が障害され，背部痛などの根症状がみられ，脊髄実質への炎症の波及と二次的な循環障害により対麻痺，脊髄髄節レベルをもった感覚障害，排尿障害などの脊髄症状が認められる[5,7]．

MRIではT1強調画像における脳脊髄液信号の上昇，脳脊髄液蛋白の上昇による脊髄の輪郭が不明瞭となり，gadolinium造影により肥厚した髄膜が造影される．脊髄実質障害をきたした症例では，病変がT2強調画像で高信号となり，gadolinium enhancementがみられ，神経根炎を伴うと神経根のgadolinium enhancementがみられる[3,6]．

脊髄障害の病理[4]

1. 髄膜炎

急性期にはくも膜下腔に炎症性滲出物が貯留し髄膜は混濁して浮腫状で脊髄実質が見えなくなる．神経根にも炎症が強い場合には神経根の腫大と相互の癒着がみられる．時間が経過した症例では髄膜の線維性肥厚がみられ脊髄実質との癒着を示す．二次的な脊髄の循環障害により脊髄の浮腫，壊死を生じ脊髄は柔らかくなる．組織学的には，くも膜下腔に好中球，リンパ球，macrophageの浸潤が著明で（**図1，図2，図3**）フィブリンの析出を示し，散在性にLanghans巨細胞を伴う類上皮細胞からなる肉芽腫の形成を認める（**図4，図5**）．活動性の強い症例ではZiehl-Neelsen染色で多数の結核菌を同定できる（**図6**）．炎症が強い場合には，血管周囲性に炎症が脊髄実質に及ぶ[1]．

2. 血管炎

くも膜下腔を走行する血管は著明な血管炎をきたすことが結核性髄膜炎の特徴である．炎症細胞浸潤は外膜に強く，内膜は線維性肥厚を示し，内腔の狭窄が強い（**図7**）．動脈のみならず静脈壁の変化も強い（**図8**）．この血管炎により脊髄実質は白質の軟膜に接した部位が斑状に壊死を示し，程度が強いと横断性壊死をきたす（**図1，図9**）．

3. 神経根炎

神経根障害の強いことも結核性髄膜炎の特徴である．

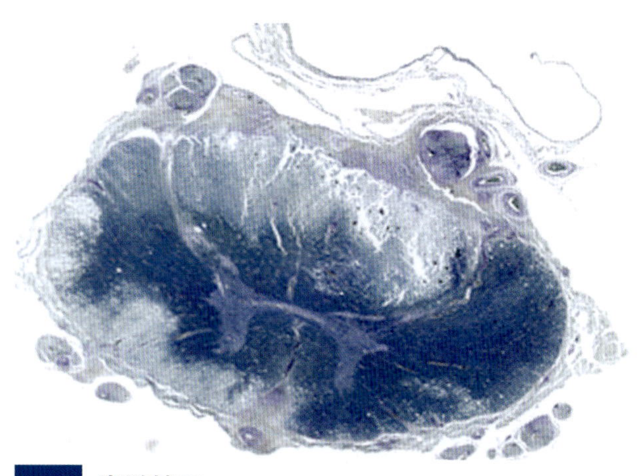

図1 脊髄壊死
Klüver-Barrera染色．

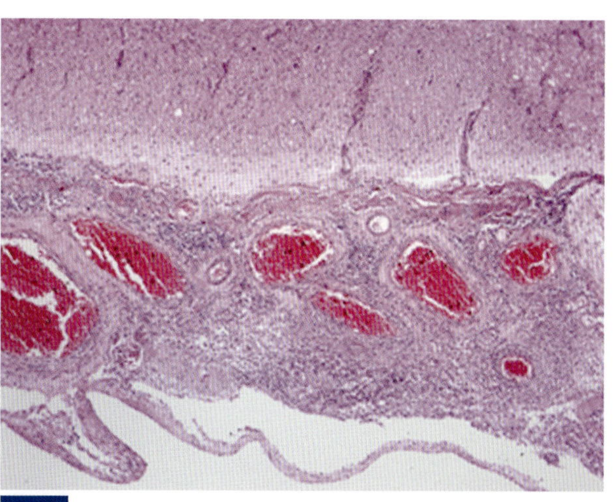

図2 くも膜下腔の著明な炎症細胞浸潤
H.E染色．

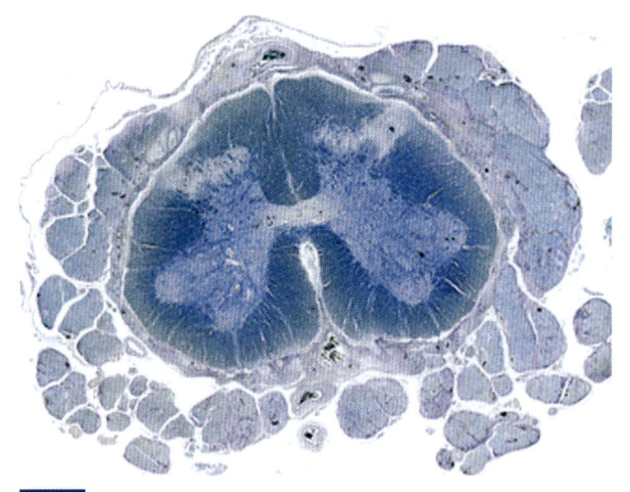

図3　腰髄の髄鞘染色
腰髄はくも膜下腔の著明な炎症性滲出物により取り囲まれている．Klüver-Barrera 染色．

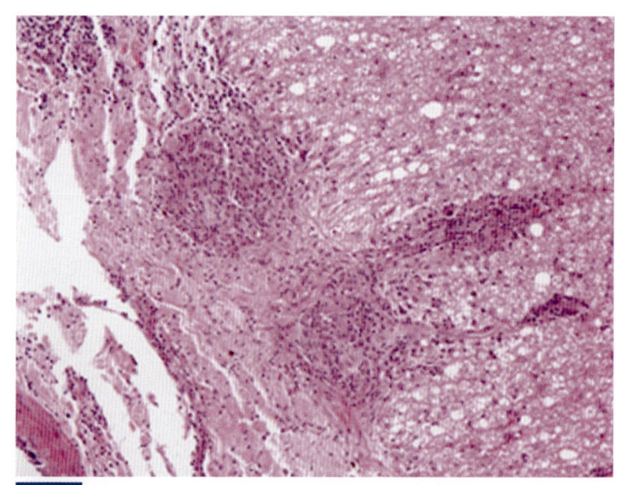

図4　軟膜に生じた2個の類上皮肉芽腫
炎症細胞浸潤は脊髄実質に及ぶ．H.E 染色．

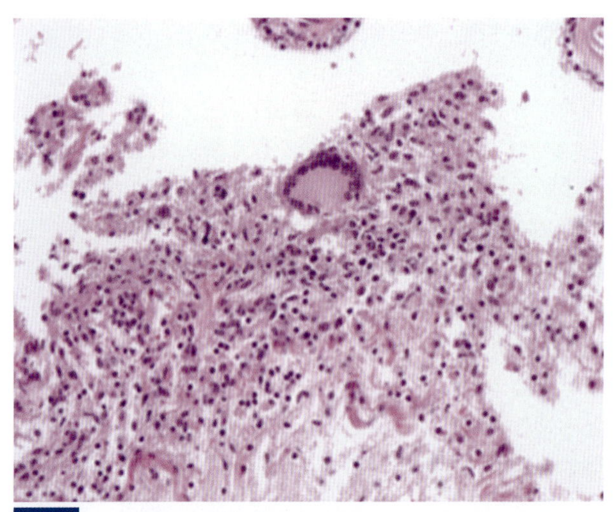

図5　くも膜下腔の類上皮細胞と Langhans 巨細胞
H.E 染色．

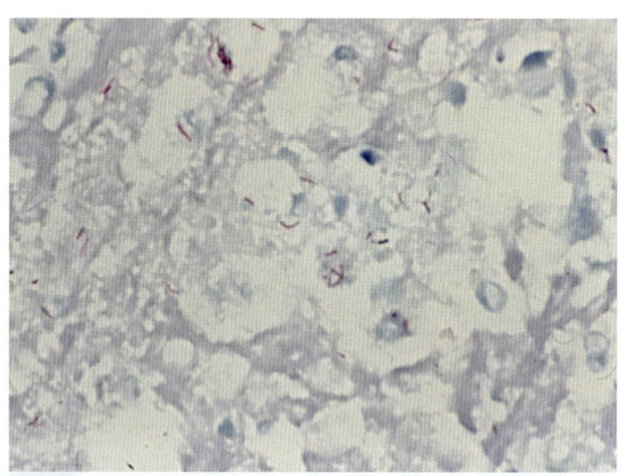

図6　くも膜下腔の炎症性滲出物内の結核菌
Ziehl-Neelsen 染色．

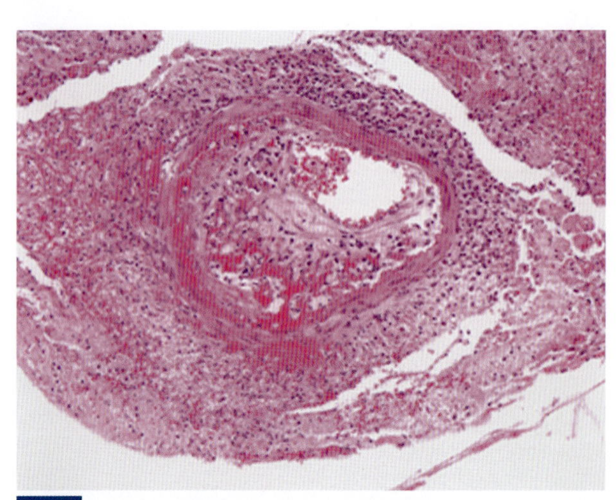

図7　著明な血管炎を示す前脊髄動脈
H.E 染色．

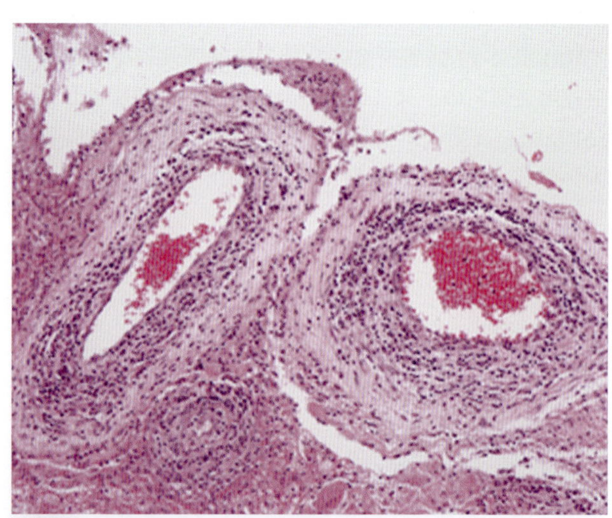

図8　血管壁の肥厚と炎症を示すくも膜下腔の静脈
H.E 染色．

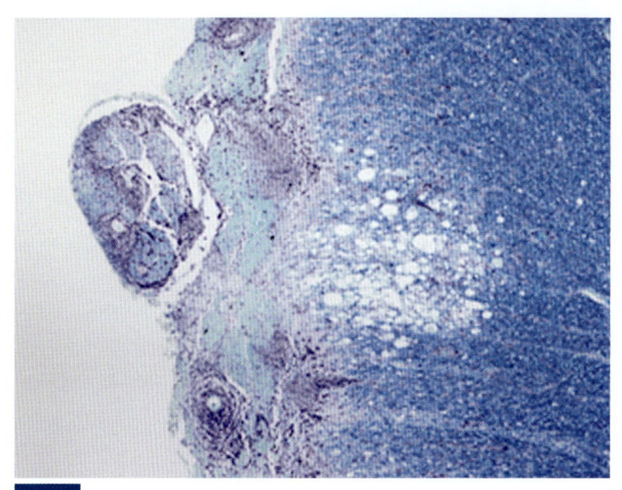

図9 軟膜直下の斑状，海綿状の不全軟化巣
Klüver-Barrera 染色.

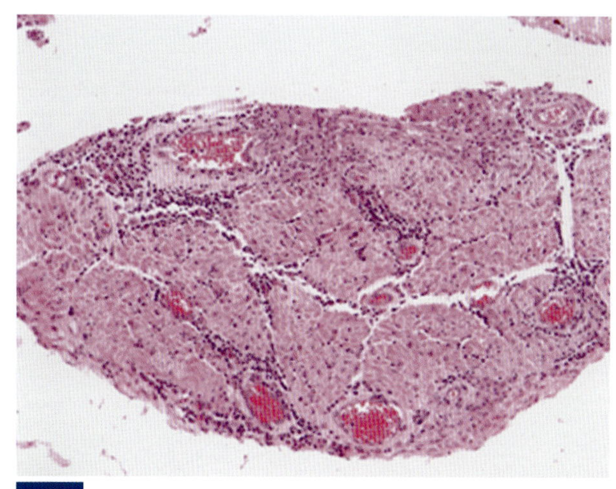

図10 神経根のリンパ球の浸潤と類上皮肉芽腫の形成
H.E 染色.

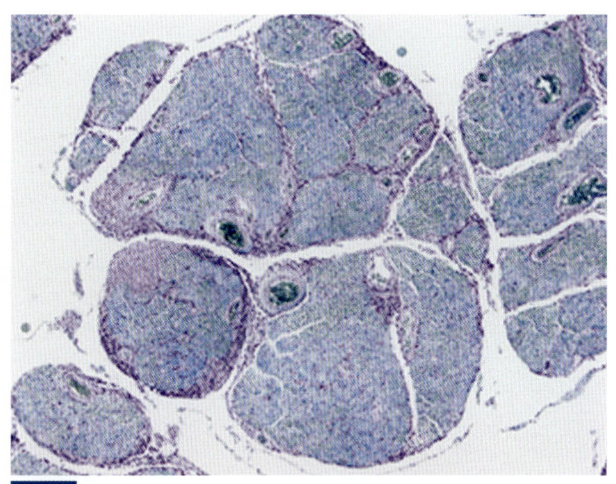

図11 馬尾の著明な有髄神経線維の脱落
Klüver-Barrera 染色.

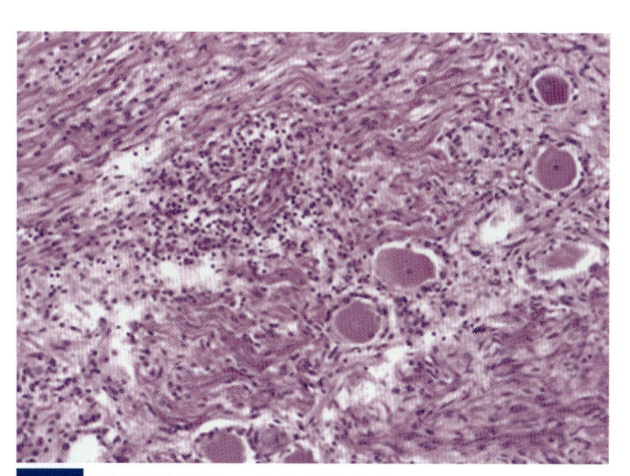

図12 後根神経節の炎症細胞浸潤
H.E 染色.

神経根はリンパ球を主とする炎症細胞浸潤だけではなく，類上皮肉芽腫が形成され，また血管炎による神経根の循環障害が加わり著明な神経線維の脱落を示す[2]（**図10**）．この変化は前根，後根とも強く，馬尾の障害も強い（**図11**）．脊髄前角神経細胞は前根障害により中心染色質融解（central chromatolysis）を示すものが目立つ．また後根神経節にも炎症は及ぶ（**図12**）．

おわりに

結核性髄膜炎は生前診断がされておらず，剖検で診断される症例が増えている[8]．過去の病気と思われがちであるが，実際には種々の免疫不全状態の患者の合併症として極めて重要な位置を占めている．生前の症状の分析においても，脊髄障害について十分な考慮が払われていないことが多いので，注意すべき病態と考えられる．根障害や脊髄実質の壊死や，二次的な脊髄空洞症などの合併症を防ぐためにも早期の臨床診断が重要である．

文献 | Reference

1）Dastur D, Wadia NH：Spinal meningitides with radiculomyelopathy. 2. Pathology and pathogenesis. *J Neurol Sci* **8**：261–297, 1969
2）DeBruyne J, Sieben G, De Reuck J, et al：Radicular lesions in tuberculous meningitis. A clinicopathological study. *Acta Neurol Belg* **83**：117–125, 1983
3）Gupta RK, Gupta S, Kumar S, et al：MRI in intraspinal tuberculosis. *Neuroradiology* **36**：39–43, 1994
4）橋詰良夫，吉田眞理，三室マヤ：脊髄の炎症性疾患 結核性髄膜炎．脊椎脊髄 **19**：241–244，2006
5）岩崎 靖，加藤武志，吉田英治，他：横断性脊髄障害で発症した結核性髄膜炎の 1 剖検例．神経内科 **46**：607–612，1997
6）Sharma A, Goyal M, Mishra NK, et al：MR imaging of tubercular spinal arachnoiditis. *AJR* **168**：807–812, 1997
7）篠田恵一，辻久仁子，中嶋秀人：炎症性疾患，細菌感染症，結核菌．神経症候群Ⅰ．別冊日本臨牀領域別症候群シリーズ （26）：594–599，1999
8）臼井康臣，木村次郎，杉浦 晶，他：診断困難であった結核性髄膜炎の剖検例．神経内科 **53**：46–47，2000

4 脊髄硬膜外膿瘍

脊髄硬膜外膿瘍は脊髄硬膜外組織に限局した化膿性炎症であり，脊髄圧迫をきたし，治療が遅れれば重篤な後遺症を残すため早期診断と治療の必要性が強調されている．脊髄硬膜外膿瘍は，超高齢社会の中で，基礎疾患となる糖尿病や免疫不全状態などの患者の増加とともに頻度が増加することが予想される．またMRIなどの画像診断の発達により，発見される症例が増えてきている．本項では脊髄硬膜外膿瘍による脊髄障害の病態について病理所見を中心に概説する[5]．

脊髄障害の臨床と画像

脊髄硬膜外膿瘍は背景となる疾患として糖尿病，透析治療中の患者，肝硬変，アルコール中毒，放射線治療，抗癌薬，ステロイドなどによる免疫不全状態に加えて，硬膜外麻酔，硬膜外薬剤注入が知られている．感染経路は咽頭炎，呼吸器・尿路や皮膚の感染巣，褥創，外傷などより菌血症をきたして血行性に生じることが多いが，硬膜外麻酔などからの直接感染の報告も多い．血行性に椎体，椎間板に炎症が生じ，周囲の硬膜外へ炎症が広がり膿瘍を形成するものが多いと考えられる．原因菌は従来から黄色ブドウ球菌が多いとされているが，最近はMRSAや嫌気性菌が増加している．脊髄硬膜外膿瘍のレベルは，胸椎が50%，腰椎が35%，頸椎が15%とされている．症状は背部痛と発熱が先行し，頭痛・高熱・悪寒とともに，局所の根症状と髄膜刺激症状，さらに進行すると両下肢の筋力低下，感覚障害，膀胱直腸障害などの脊髄症状が出現し麻痺に至る[1,3,8]．

MRI矢状断像は病巣の長軸方向の広がりを確定するのに有効である．硬膜外組織は，T2強調画像では脊髄より高信号，T1強調画像では等〜低信号，Gd-DTPA造影画像ではびまん性の造影増強またはring enhancementを認める．脊椎椎体炎，椎間板炎やその周囲の軟部組織の炎症もMRIで病巣の評価ができる．脊髄内の信号変化も後述の病理所見に対応して生じる[2,6]（**図1，図2**）．

脊髄障害の病理

1. 椎体炎と椎間板炎

血行性に全身の他の感染巣から骨髄に炎症が生じる．

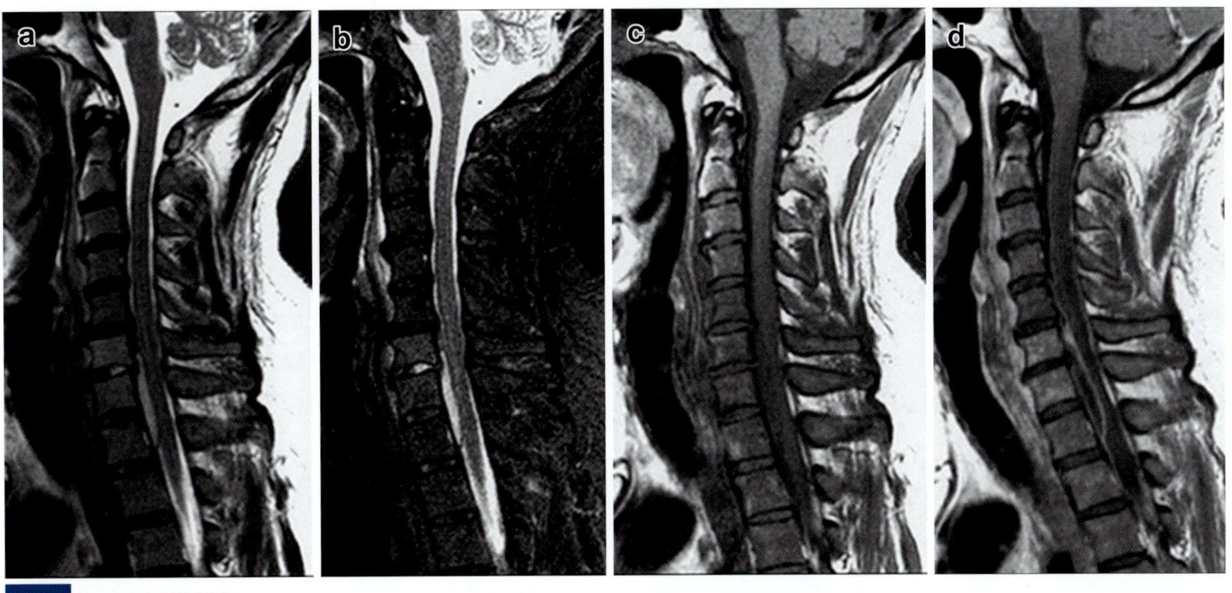

図1 MRI矢状断像

a T2強調画像．**b** 脂肪抑制T2強調画像．**c** T1強調画像．**d** gadolinium造影画像．
T2強調画像では，C6/7椎間板の後方半分が高信号である．C6およびC7椎体もやや高信号であり，それは脂肪抑制T2画像ではより明瞭化している．C6/7椎間板レベルからT1椎体レベルの脊髄前方と椎体との間にくも膜下腔よりもやや信号の低い部分があり，低信号の被膜で覆われており，硬膜外膿瘍の所見である．またC2からC7レベルの脊柱の前方にも高信号を認め，脊柱の前側にも炎症が波及していることを示す．硬膜外膿瘍はT1強調画像では，ほぼ脊髄と等信号である．gadolinium造影では膿瘍の被膜が造影されている．また硬膜外はC2〜T3レベルで広範囲に造影され，硬膜外の炎症が広範囲に広がっている．

（安城更生病院脳神経内科　安藤哲朗先生提供）

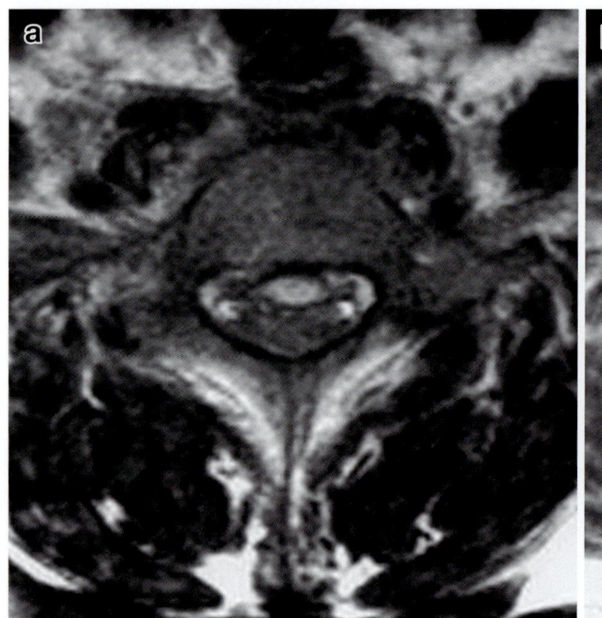

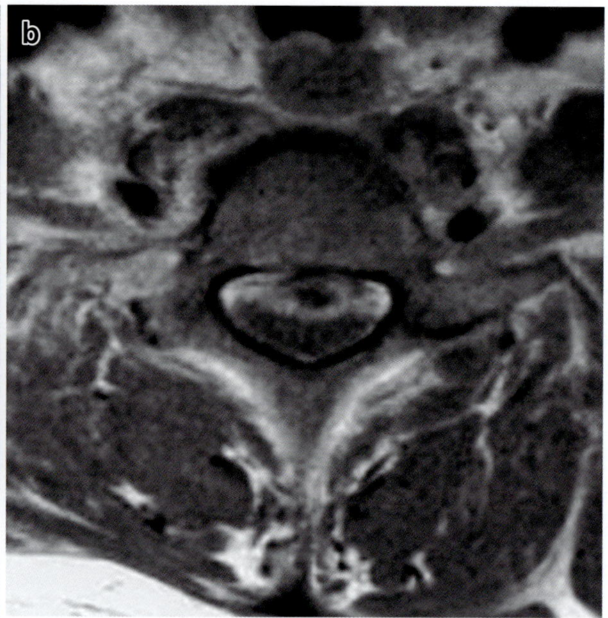

図2 MRI 水平断像（C7 椎体レベル）
a T2 強調画像. **b** gadolinium 造影画像.
脊髄の前側にくも膜下腔よりもやや低信号の楕円形の構造を認め，低信号の被膜におおわれ，脊髄は圧迫されている.
gadolinium 造影では被膜が造影されて，中心部は低信号である.
（安城更生病院脳神経内科　安藤哲朗先生提供）

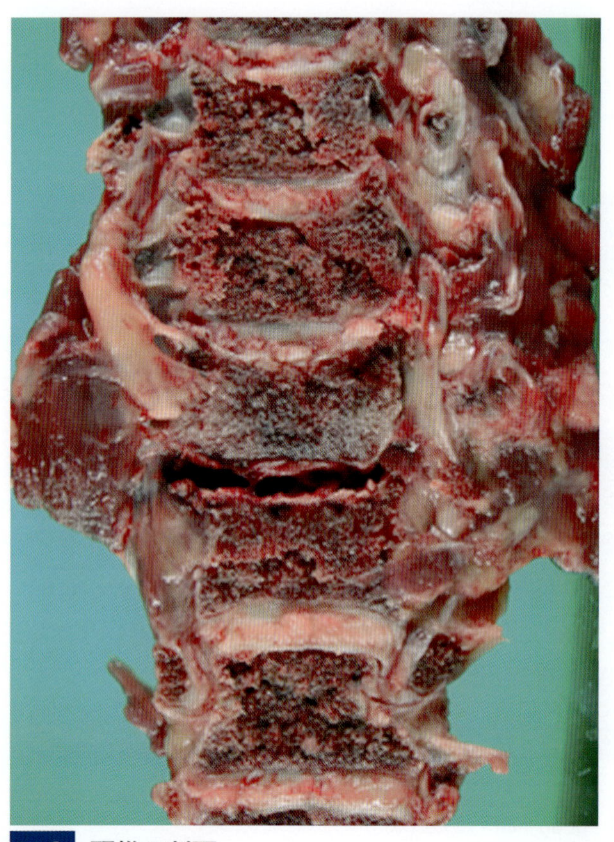

図3 頸椎の割面
C6/7 椎間板の亀裂.

骨髄には好中球を主とする炎症細胞浸潤が認められ，出血を伴い，骨梁は壊死を示す．慢性化すると骨髄は線維化を示し，骨梁の構築が不規則となり，椎体の変形が生じる．炎症は椎体から椎間板に伸展し，椎間板が狭小化し辺縁が不規則となる．炎症はさらに椎体周囲の前後の軟部組織へ広がり，血管結合識の増生を伴って炎症性肉芽の形成を示す．椎体前部では周囲の筋肉組織へも炎症が広がる．椎体後部では後縦靱帯を越えて硬膜外に炎症は広がり，炎症性肉芽の形成を示す（**図 3，図 4，図 5，図 6**）．

2. 脊髄の変化

脊髄硬膜外膿瘍の脊髄の詳細な病理所見の記載は文献でも少ない．硬膜外膿瘍による圧迫と二次的な循環障害による病変が主体であるが，しばしば炎症は硬膜外からくも膜下腔へ広がり髄膜炎を同時に認めることが多い．そのため脊髄は髄膜炎による障害を同時に示す[4]．膿瘍による圧迫が強い場合には脊髄横断面で脊髄は変形し横断性の壊死を生じるが，軽度の場合には白質に限局した海綿状態からなる不全軟化巣を認める（**図 7，図 8，図 9，図 10**）．また二次的な循環障害によると考えられる灰白質の選択的な壊死をきたした症例の報告もある[7]．病変が慢性化すると二次性空洞症をきたす報告も多い．

3. 神経根炎

硬膜外には好中球とリンパ球を主体とした炎症細胞浸潤と血管を含む結合織の増生からなる炎症性肉芽の形成を認め，この炎症が硬膜外を走行する神経根に直接広がって神経根炎をきたし，髄鞘・軸索が脱落する．

おわりに

脊髄硬膜外膿瘍は免疫不全状態の患者の増加とともに

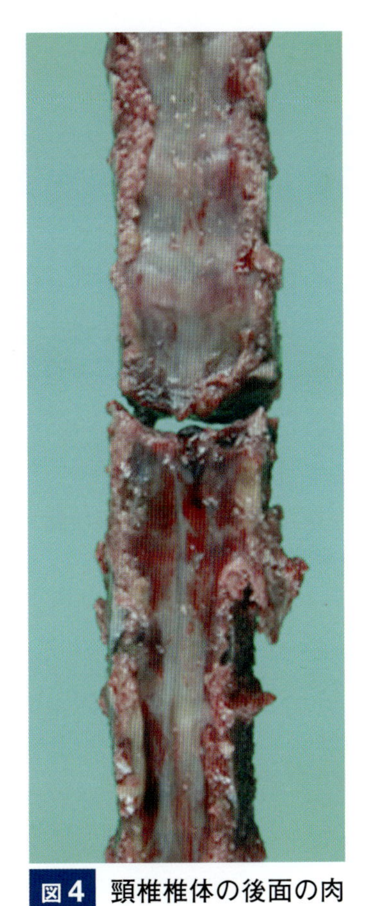

図4　頸椎椎体の後面の肉眼病理所見
椎間板の亀裂と後縦靱帯後面のフィブリンの析出.

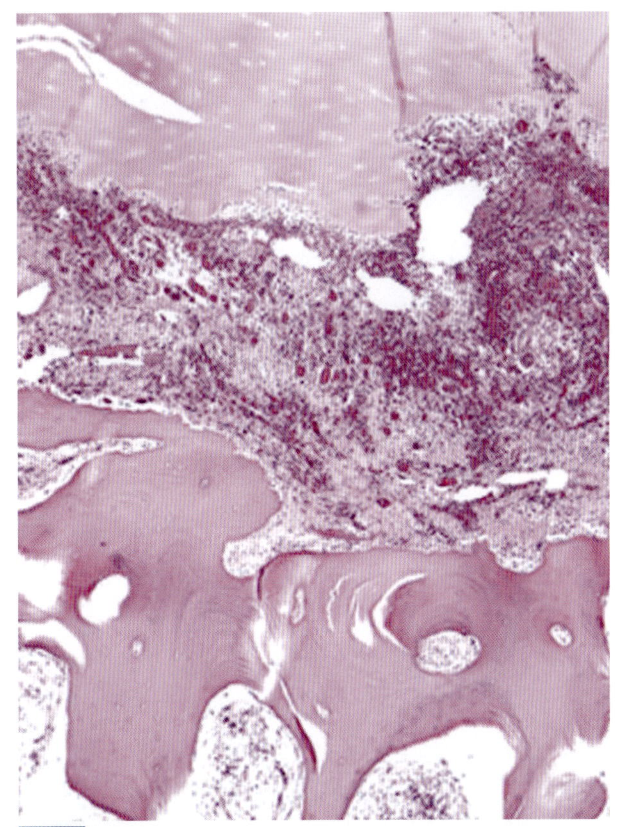

図5　椎体の骨髄の出血と炎症性肉芽形成
H.E 染色.

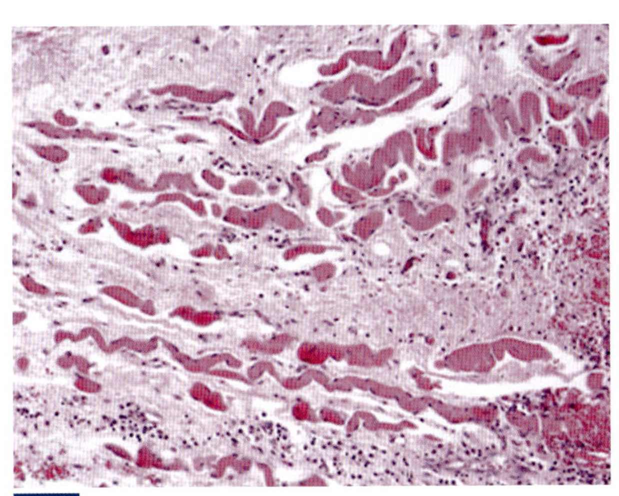

図6　頸椎前方軟部組織への炎症の伸展
H.E 染色.

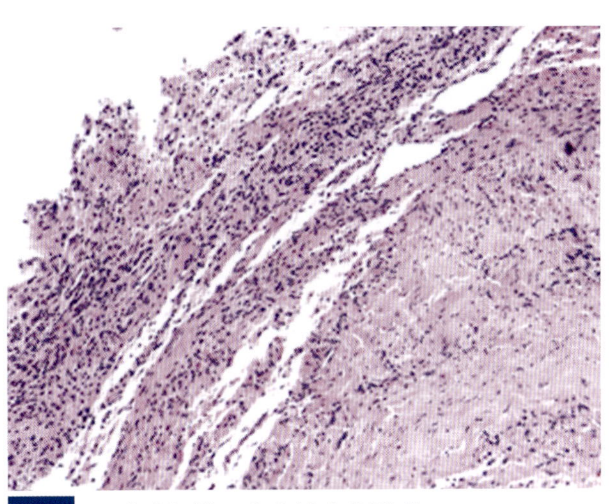

図7　硬膜外組織の炎症性肉芽形成
H.E 染色.

頻度が増加しているが，症状の正確な把握と画像，特にMRIの所見から診断がなされるようになり，重篤な脊髄障害の予防が可能である．椎体炎や椎間板炎からの硬膜外への炎症の伸展や脊髄実質の輝度変化に注意して，髄膜炎や脊髄実質の壊死などの合併症を防ぐためにも早期の臨床診断と適切な治療が重要である．

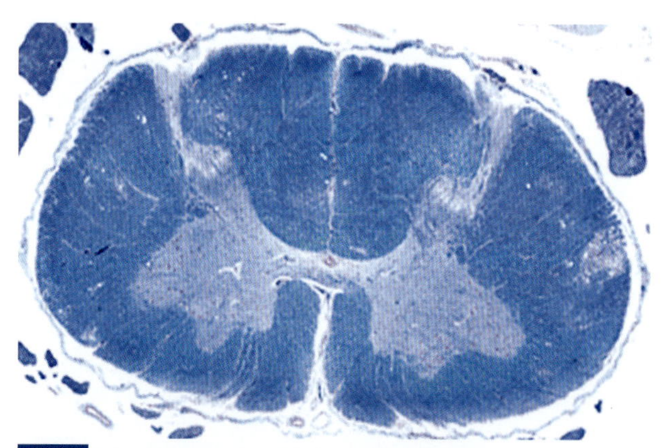

図8 頸髄の側索の限局性の海綿状態
Klüver-Barrera 染色.

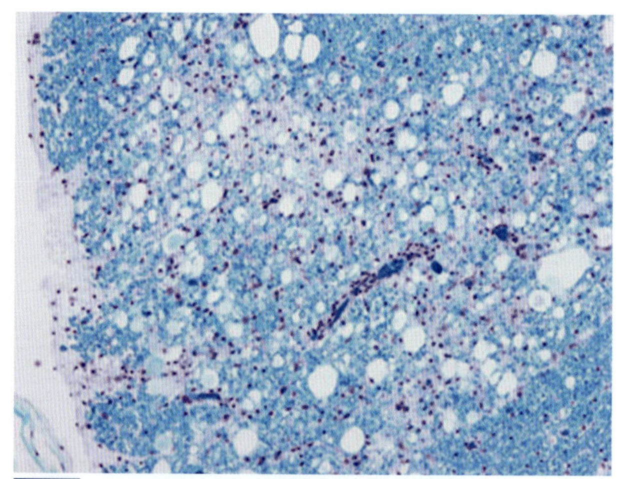

図9 髄鞘脱落を示す側索の海綿状態
Klüver-Barrera 染色.

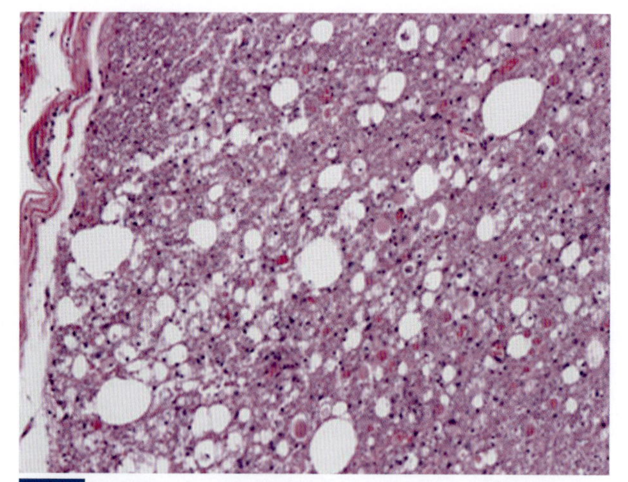

図10 好酸性，球状の軸索腫大が目立つ海綿状態
H.E 染色.

文献 | Reference

1) Akalan N, Özgen T : Infection as a cause of spinal cord compression : a review of 36 spinal epidural abscess cases. *Acta Neurochir* **142** : 17-23, 2000
2) Kricun R, Shoemaker E, Chovanes G, et al : Epidural abscess of the cervical spine : MR findings in five cases. *AJR* **158** : 1145-1149, 1992
3) 中谷 雪，星 研一，湯浅龍彦，他：ガス産生性嫌気性細菌による脊髄硬膜外膿瘍の1例．臨床神経 **38**：224-227，1998
4) 橋詰良夫，吉田眞理，三室マヤ：化膿性髄膜炎．脊椎脊髄 **19**：95-98，2006
5) 橋詰良夫，安藤哲朗，高木伸之介：脊髄の炎症性疾患 脊髄硬膜外膿瘍．脊椎脊髄 **19**：907-910
6) 柳下 章：硬膜外膿瘍．柳下 章（編）：エキスパートのための脊椎脊髄疾患のMRI，第3版．三輪書店，2015，pp426-429
7) 山下真理子，山本 徹，安並敏哉，他：脊髄灰白質壊死を示した広範囲硬膜外膿瘍の1剖検例．脳神経 **48**：839-844，1996
8) 矢澤省吾，大井長和：脊髄硬膜外膿瘍．神経症候群Ⅰ．別冊日本臨牀領域別症候群シリーズ （26）：753-755，1999

5 脊髄癆

梅毒は *Treponema pallidum* の感染による代表的な性感染症である．中枢神経系は梅毒でしばしば侵される臓器であり，髄膜血管型，麻痺性認知症，脊髄癆に分類される．最近では，ペニシリンによる初期治療により，神経梅毒をみる機会は日本では極めてまれである．しかしHIV と梅毒の共感染者の増加が報告されており，HIV 感染症に合併した梅毒では，非合併感染例と比較して，神経梅毒の頻度が高いと報告されているので，注意が必要である．

臨　床

Treponema pallidum の初感染後 15〜20 年後で発症し，電激痛，失調，膀胱直腸障害，瞳孔異常（Argyll Robertson 徴候），腱反射の低下，Romberg 徴候陽性，深部感覚の障害を示す．脳脊髄液検査では軽度のリンパ球数の増加，蛋白の上昇に加えて，VDRL 陽性，FTA-ABS 陽性が診断に重要である[4]．

下部胸髄の MRI T2 強調水平断像では，後索に一致して高信号域を認めた報告がある[1,6]．HIV 感染症と合併した梅毒は，非合併例と比較して，症状や梅毒血清反応が非典型的である症例が多く報告されているので注意が必要である．

病　理[7]

病変の主座は脊髄で後索と後根が高度に障害される．肉眼的に脊髄は細く後索と後根の萎縮を認める．組織学的には後根の有髄神経線維密度の低下が高度で神経内鞘は強い線維化を示す．前根の変化はない．後索では腰仙髄に病変が強く髄鞘脱落を示す．後索病変は頸髄まで広がる．錐体側索路には著変ない（**図 1，図 2**）．脊髄の前角や後角，Clarke 核，中間質外側核などの神経細胞脱落はない．後根神経節の変化は後根や後索に比べて軽度で強い神経細胞脱落はない．髄膜は線維性肥厚と軽度のリンパ球浸潤を認める．治療例では通常 *Spirochaeta* は確認できない．

病因として Hechst[2] は前根，後根が硬膜を貫き後根神経節に達する部分（radicular nerve）の周囲組織が感染により線維性肥厚を示し，神経線維を絞扼，変性させると考えたが，後にこの説は否定されている．現在でもなお後根が選択的に障害される機序は明らかでない[3,5]．柳下[7] は，① 後索が最初に障害されて，神経根は二次的な変化である，② 軟膜と脊髄の間にある bare root は感染に対して脆弱性である，③ 前記の radicular nerve の障害の説を紹介している．

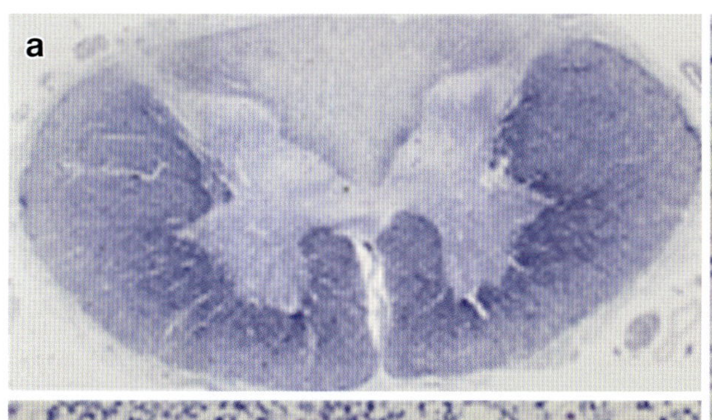

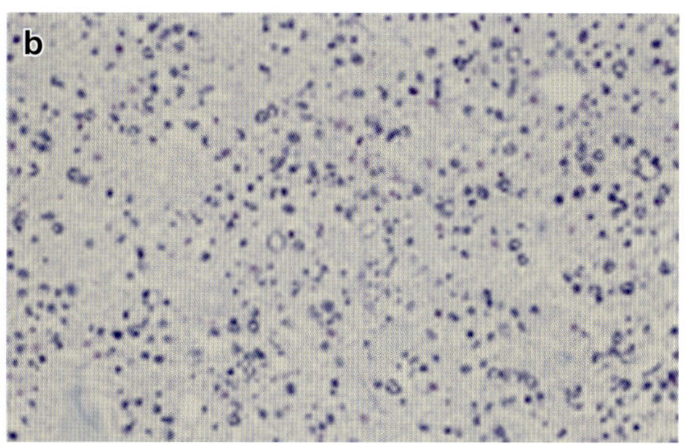

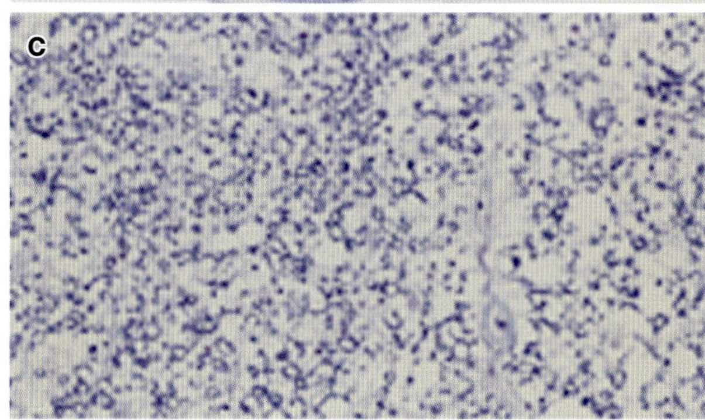

図 1　脊髄病理所見
a　後索の髄鞘淡明化．
b　後索の有髄神経線維の減少．
c　側索の有髄神経線維は良く保たれている．
Klüver-Barrera 染色．
（神奈川県総合リハビリテーションセンター病理　柳下三郎先生提供）

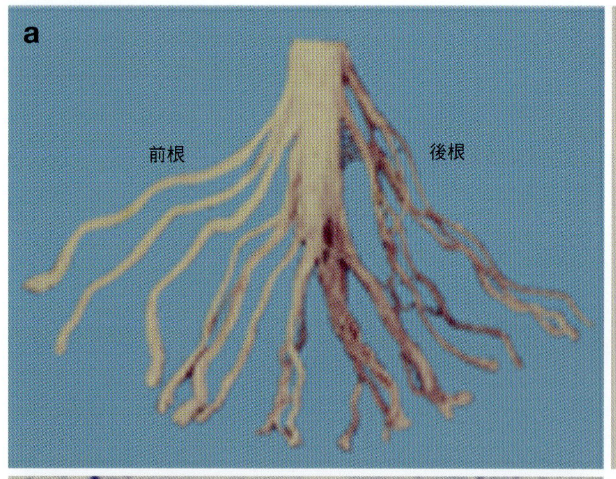

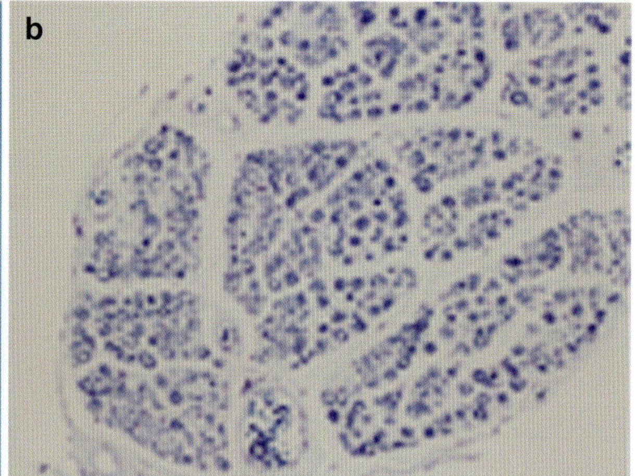

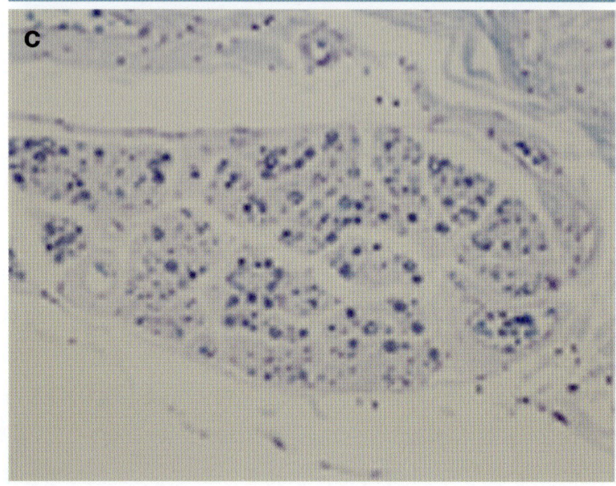

図2 後根の病理所見
a 後根は萎縮し褐色調である.
b 前根は正常である. Klüver-Barrera 染色.
c 後根は有髄神経線維が減少している. Klüver-Barrera 染色.
(神奈川県総合リハビリテーションセンター病理 柳下三郎先生提供)

おわりに

ペニシリン使用により，脊髄癆の患者は日本ではまれとなり，剖検で検索する機会はほとんどなくなった. *Treponema pallidum* の感染の十数年後に後根，後索が選択的に障害される機序は現在なお明らかではない. HIV 感染による合併症として神経梅毒が増加しており，今後，脊髄癆患者の増加する可能性もある. 過去の病気とせず，神経変性の機序解明にも重要な疾患として注目していく必要がある.

文献 Reference

1) 原口 俊，寺田整司，忠田正樹：MRI で後索病変を認めた脊髄癆. 神経内科 **47**：615-617, 1997
2) Hechst B：Beitrage zur Histopathologie der Tabes dorsalis. *Arch Psychiat Nervenkr* **95**：207-263, 1931
3) Hughes JT：Pathology of the spinal cord, 2nd edition, London, LLOYD-LUKE, 1978, pp114-121
4) 池口邦彦：スピロヘータ感染症，神経梅毒. 神経症候群 Ⅰ―その他の神経疾患を含めて，第 2 版. 別冊日本臨牀 新領域別症候群シリーズ (26)：847-851, 2013
5) 大浜栄作：梅毒とミエロパチー. 脊椎脊髄 **6**：737-744, 1993
6) Sanjay Pandey：Magnetic resonance imaging of the spinal cord in a man with tabes dorsalis. *J Spinal Cord Med* **34**：609-611, 2011
7) 柳下三郎：脊髄の炎症性疾患 脊髄癆. 脊椎脊髄 **20**：103-106, 2007

6 ポリオ（急性灰白脊髄炎）

先進国ではポリオは根絶されており，新鮮なポリオ患者を診察する機会はない．しかし幼乳児期にポリオに罹患し，いったん十分に機能回復して通常の生活を送っていた成人に現れる運動・感覚・呼吸などの機能障害をきたすポリオ後症候群（post-polio syndrome）が問題となっている．またポリオ後症候群との鑑別診断では合併してくる筋萎縮性側索硬化症などの脊髄疾患も重要であることが指摘されている．現在，日本では急性期のポリオの剖検例をみることはなく，病理解剖では過去にポリオに罹患した人が高齢期に入り何らかの合併症により死亡して脊髄が検索されることがある．本稿ではこのような慢性灰白髄炎の症例の脊髄病理所見を紹介する．

臨　床

経口的に侵入したポリオウイルスは咽頭，腸管の上皮細胞に感染し，局所リンパ節へと広がり，血液中に放出されて体内の感染組織に拡散し増殖する．中枢神経系では運動ニューロンに感染し細胞死による運動麻痺をもたらす．日本では1940～1960年代に大流行して多くの死者とまた生存者には各種の後遺症をもたらした．しかし1958年からのSalk vaccine，Sabin vaccineの投与により先進国での流行はほぼ終焉し，日本では新たな患者は発生していない．ポリオウイルスによる感染は，①不顕性感染，②発熱・倦怠感などの感冒様症状のみの不全型，③髄膜炎型，④四肢の弛緩性麻痺型に分けられ，小児麻痺と診断される麻痺型は全感染者の1～2%である．麻痺型の85%は脊髄型で，非対称性の四肢または体幹の運動麻痺を示し，残りの15%が球麻痺型で咽頭・声帯の麻痺などの脳神経麻痺を示す．後遺症として永続的な麻痺，筋萎縮と拘縮，四肢の変形を残す．慢性期のポリオのMRI所見では，脊髄前角にT2高信号病変を示し，腰髄の前根が左右差を示すことが指摘されている[2,5]．ポリオ後症候群とは，乳幼児期にポリオに罹患し，いったん十分に機能回復して通常の社会生活を送っていた成人に現れる機能障害で，運動機能のみならず，感覚障害，発声・言語障害，易疲労性，息切れ，睡眠中の無呼吸，意欲低下や抑うつ状態など，多彩な病像を示し，広範な心身の機能障害を伴う複雑な病態と認識されている[7]．今後，ポリオ罹患者が高齢化してくることからこの問題に対する対策が必要とされる．

病　理[1)]

急性期には肉眼的に脊髄前角に小出血，壊死を認める．髄膜や脊髄実質に血管周囲性の炎症細胞浸潤，神経細胞脱落，神経食現象（neuronophagia）を認める．脳幹部の舌下神経核，顔面神経核などの運動性脳神経核や網様体も障害される．それ以外には，視床，中心前回，小脳歯状核にも病変を認める[6]．現在，われわれはこのような急性期所見を眼にすることはない．

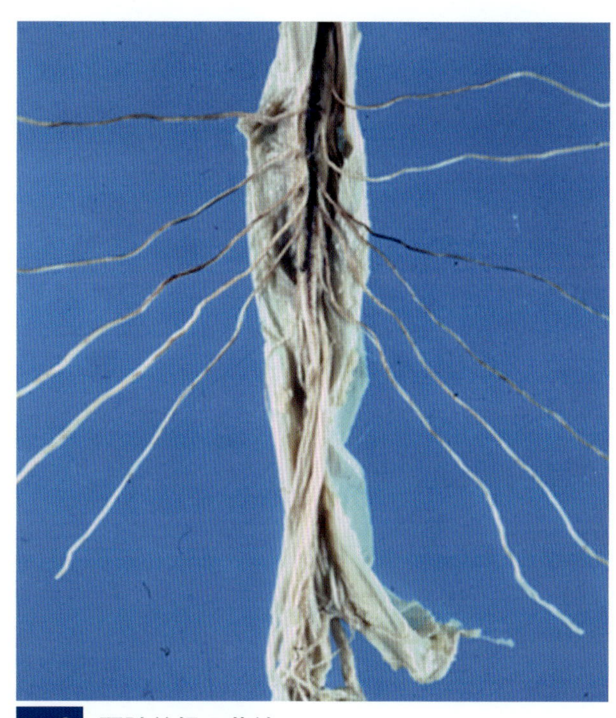

図1 腰髄前根の萎縮

慢性期例では肉眼的に前根の萎縮を認める（**図1**）．ALSではほぼ左右対称的にまたどの髄節でも神経根の萎縮を認めるが，ポリオでは病変に左右差があり，また障害される髄節も限局性であるためにALSとは異なる．脊髄前角は障害の程度が強いと萎縮し，左右差が認められる．髄鞘染色では，神経細胞脱落と灰白質内の有髄神経線維の斑状脱落を示し，周囲の組織より淡明化してみえる（**図2**）．神経細胞脱落は高度であるが，脊髄前角内の一部が限局性に傷害され，その隣接する部位のニューロンが保たれるという特徴をもつ（**図3，図4**）．Holzer染色では線維性グリオーシスを認める（**図5**）．しかしactiveな炎症細胞浸潤は認められない．前根は左右差を示して著明な有髄神経線維の脱落を示し（**図6**），多数の神経膠束（glial bundle）を認める（**図7**）．髄節によって障害の差があり，腰髄と頸髄は障害されやすく，仙髄はOnuf核が保たれる[3]．ポリオ後症候群の剖検例として，Kosakaら[4]はポリオに罹患した約50年後に四肢筋力低下が進行

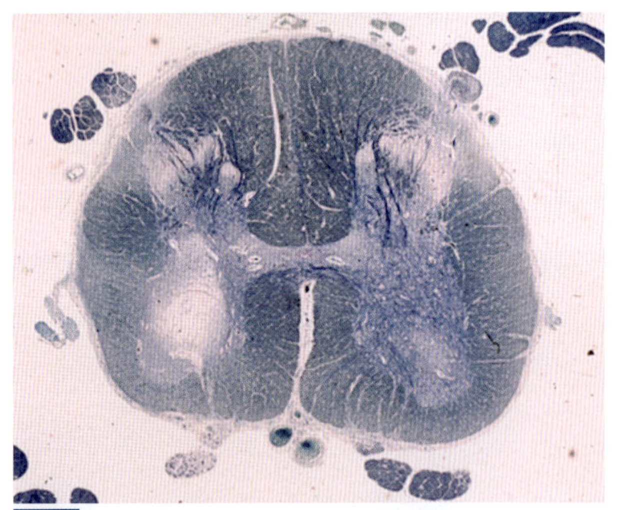

図2 第3腰髄前角の萎縮と髄鞘脱落
Klüver-Barrera 染色.

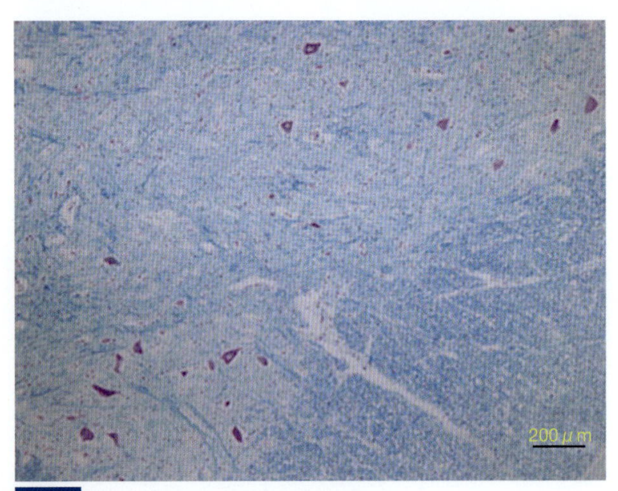

図4 反対側の前角の軽度変化
Klüver-Barrera 染色.

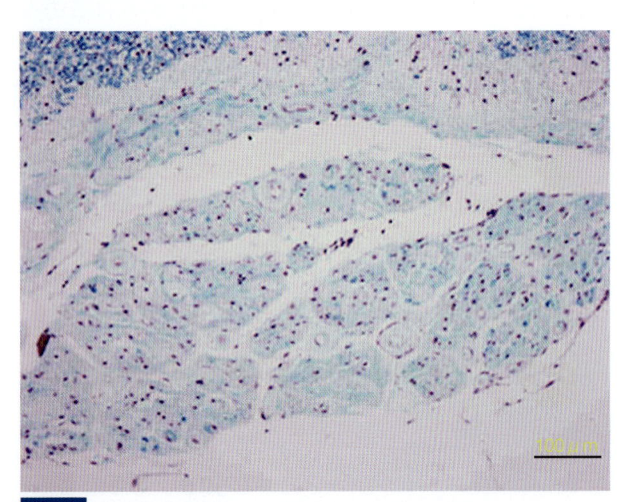

図6 前根の著明な有髄神経線維の脱落
Klüver-Barrera 染色.

し，死亡2年前から呼吸筋麻痺，嚥下障害が進行し，発症27年後に死亡した症例の病理所見を報告した．この症例では，特徴的なポリオの病理所見に加え，ポリオの病

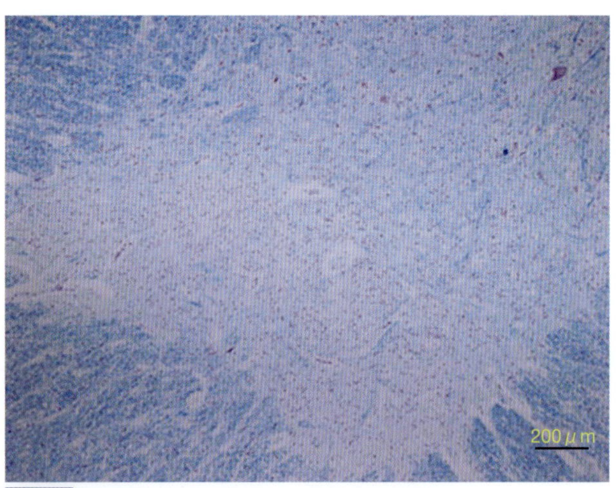

図3 腰髄前角の著明な神経細胞脱落
Klüver-Barrera 染色.

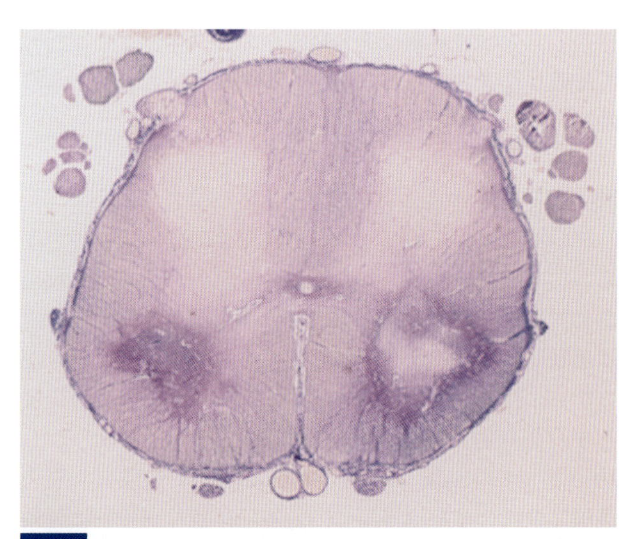

図5 両側前角の線維性グリオーシス
Holzer 染色.

変を超えて脊髄前角の広範な細胞脱落を認め，Bunina 小体や TDP-43 陽性細胞などは認められず，ALS の所見は確認されていない．最近，沖ら[8]も同様の症例を報告している．一方，ポリオ患者に ALS が合併した症例もあり，病理学的にもポリオの所見に加えて（**図8，図9，図10**），ALS としての Bunina 小体（**図11**）や macrophage の集合（**図12**）などの active な脊髄前角の病変が合併して認められる[9]．

おわりに

日本から野生株によるポリオ患者が撲滅されてから久しいが，現在ではワクチン投与後の発症，特に免疫機能低下児の発症が報告されている．一方，発展途上国ではまだ野生株によるポリオの発生があり，国際交流が進んでいる今日，野生株によるポリオの危険性は残っている．またポリオ罹患患者の高齢化に伴いポリオ後症候群の問題も重要である．ポリオを過去の病気と考えずにその病態を現在医学の視点から考えることも必要と思われる．

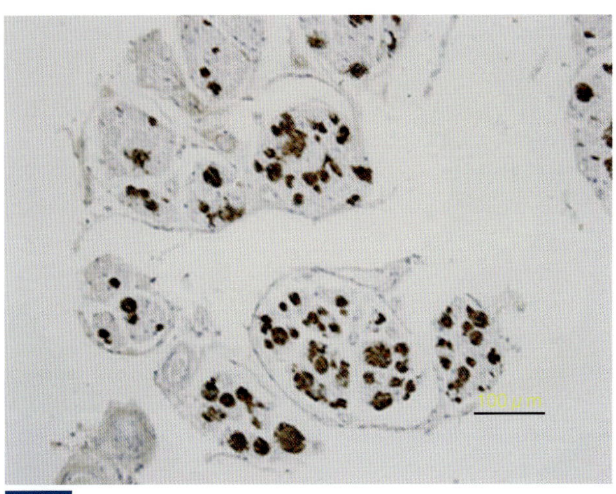

図 7 腰髄前根の神経膠束

GFAP による免疫染色.

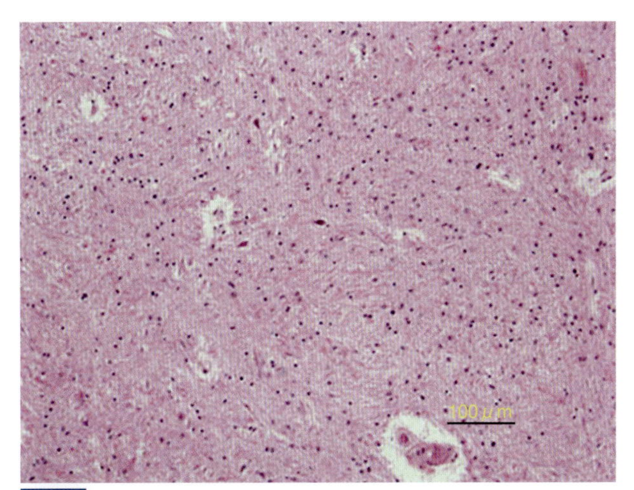

図 9 神経細胞脱落で著明な線維性グリオーシスを認める腰髄前角

H.E 染色.

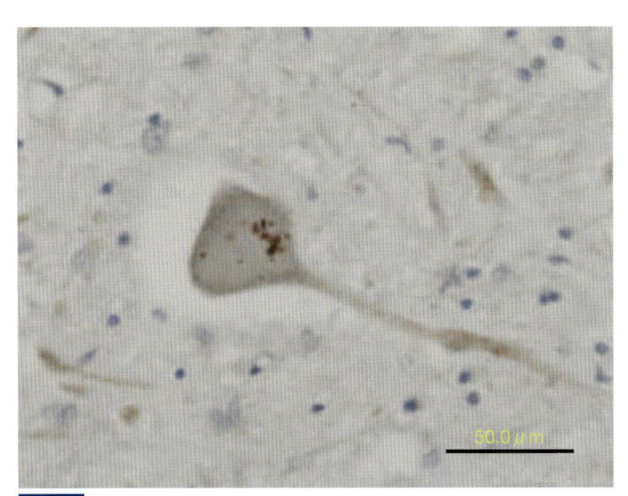

図 11 ALS の脊髄前角に出現する Bunina 小体

cystatin c による免疫染色.

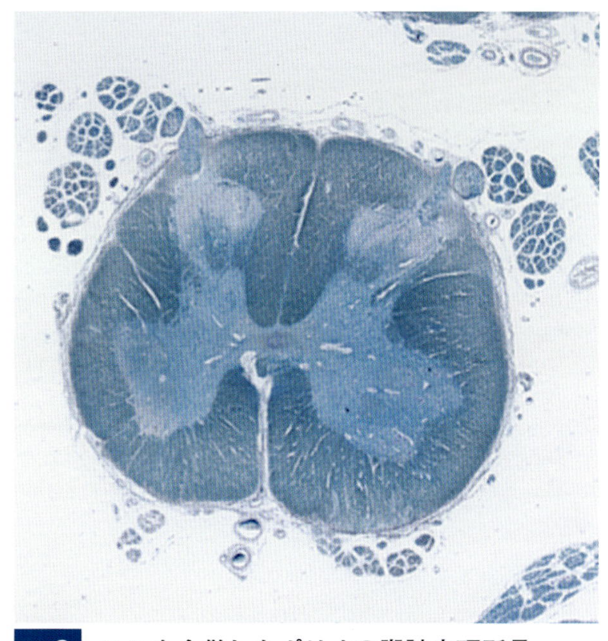

図 8 ALS を合併したポリオの脊髄病理所見

腰髄の前角には左右差があり，病変側が萎縮している．Klüver-Barrera 染色.

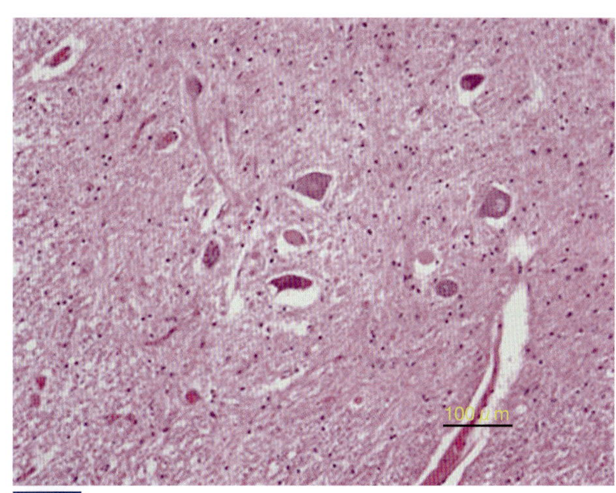

図 10 ニューロンが残存しているポリオの病変が軽い部位

H.E 染色.

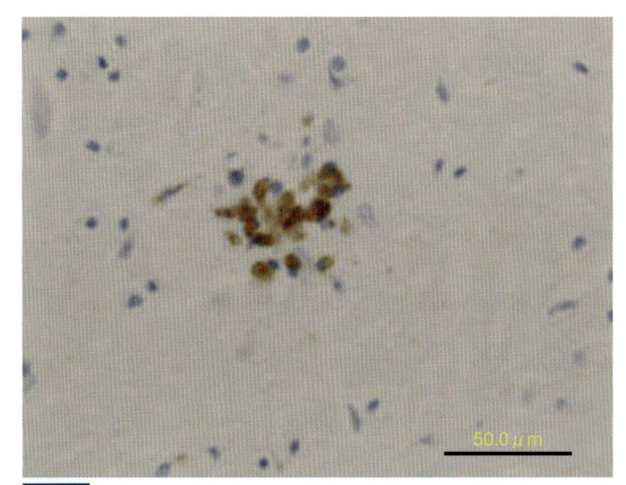

図 12 ALS の脊髄前角の神経細胞脱落を示唆する macrophage の集合

CD68 による免疫染色.

文献 | Reference

1）橋詰良夫，吉田眞理，三室マヤ：脊髄の炎症性疾患 ポリオ（急性脊髄前角炎）．脊椎脊髄 **19**：755-758，2006
2）井上聖啓：脊髄疾患の画像診断，神経内科の立場から．日獨医報 **46**：152-159，2001
3）岩田 誠，平野朝雄：慢性灰白脊髄前角炎の神経病理学的研究．神経内科 **8**：334-343，1978
4）Kosaka T, Kuroha Y, Tada M, et al：A fatal neuromuscular disease in an adult patient after poliomyelitis in early childhood：consideration of the pathology of post-polio syndrome. *Neuropathology* **33**：93-101, 2013
5）Kornreich L, Dagan O, Grunebaum M：MRI in acute poliomyelitis. *Neuroradiology* **36**：371-372, 1996
6）Love S, Wiley CA：Poliomyelitis and polioencephalitis. In Graham DI, Lantos PL（eds）：Greenfield's Neuropathology vol. 2. London, Arnold, 2002, pp10-15
7）長嶋淑子：Post-polio syndrome（ポリオ後症候群）．柳澤信夫（編）：Annual Review 神経 2001．中外医学社，2001，pp254-258
8）沖 良祐，内野彰子，和泉唯信，他：約 14 年の経過でポストポリオ症候群が広範に進行した 1 剖検例．臨床神経 **56**：12-16，2016
9）Terao S, Miura N, Noda A, et al：Respiratory failure in a patient with antecedent poliomyelitis：Amyotrophic lateral sclerosis or post-polio syndrome? *Clin Neurol Neurosurg* **108**：670-674, 2006

7 HTLV-1 関連脊髄症（HAM）

HTLV-1 関連脊髄症（HAM）は，1986 年に Osame ら[7]により新しい疾患単位として提唱された成人 T 細胞性白血病（ATL）の原因ウイルス human T-lymphotropic virus type 1（HTLV-1）の carrier の一群にみられる慢性の痙性脊髄麻痺である．HAM 発見後 30 年が経過し，この間に臨床像の確立，発症病態の解析と，さまざまな治療の試みが積極的になされているが，なお難治性の疾患である．本項では HAM による脊髄障害の病態について病理所見を中心に概説する．

脊髄障害の臨床と画像

患者は西日本を中心に広がっており特に九州，四国，沖縄に多く，全国的には 1,400 人を超す患者の存在が確認されており，ウイルスの carrier の 0.25％の割合で HAM 患者が存在すると報告されている．感染様式からは母子間の垂直感染，感染血液の輸血，性交などの水平感染によるものに分けられる．発症は中年以降の成人に多く，男女比は 1：2.3 程度で女性に多い．症状は緩徐進行性でかつ左右対称性の錐体路障害が前景にたつミエロパチーで，しばしば膀胱直腸障害を伴い，レベル伴う軽度の感覚障害を認める．重症例では下肢の脱力と筋萎縮を示す．運動失調，眼球運動障害，軽度の認知症を示す症例もある．多くは緩徐で慢性に経過するが，亜急性に進行し数週間で歩行不能になる例もみられる．診断には脳脊髄液ならびに血清の抗 HTLV-1 抗体の陽性が必須である．脳脊髄液は細胞増多がみられ核の分葉化したリンパ球がみられる症例がある．脳脊髄液の neopterin は細胞性免疫の活性化の指標として重要である．HAM では HTLV-1 carrier に比べて末梢血リンパ球中の HTLV-1 プロウイルス量が増加している．MRI では経過の長い症例において脊髄，特に胸髄の萎縮が認められる．症例によっては，両側錐体路に変性を認めるものもあるが特に異常を指摘できない症例も多い．また大脳白質の非特異的な高信号域や橋病変についても報告がある[2]．しかし画像所見は腫瘍性病変や脊髄圧迫性病変との鑑別にむしろ重要な意義をもつ．

病　理[1,3]

主病変は胸髄下部にある．胸髄は萎縮し髄膜が褐色調を示す（**図 1**）．組織学的には慢性髄膜脊髄炎の所見である．髄膜は線維性に肥厚し，T 細胞優位の炎症細胞浸潤を認める．脊髄実質でも灰白質，白質を問わず，主として血管周囲性リンパ球浸潤を認める（**図 2, 図 3**）．このリンパ球は CD4 陽性 T 細胞，CD8 陽性 T 細胞の両者が同

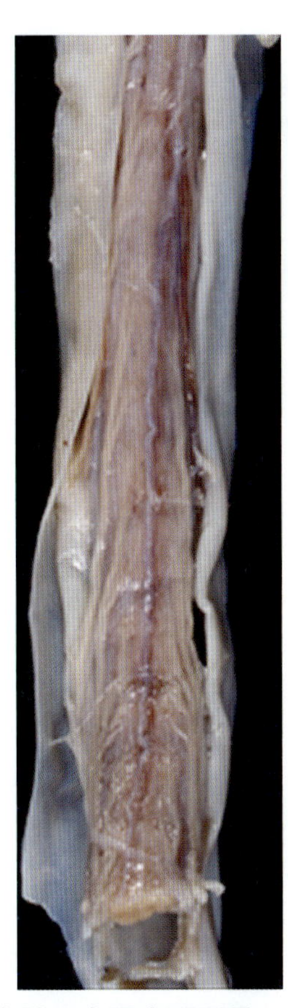

図 1　脊髄の肉眼病理所見
胸髄は著明な萎縮を示し，髄膜が褐色調を示す．

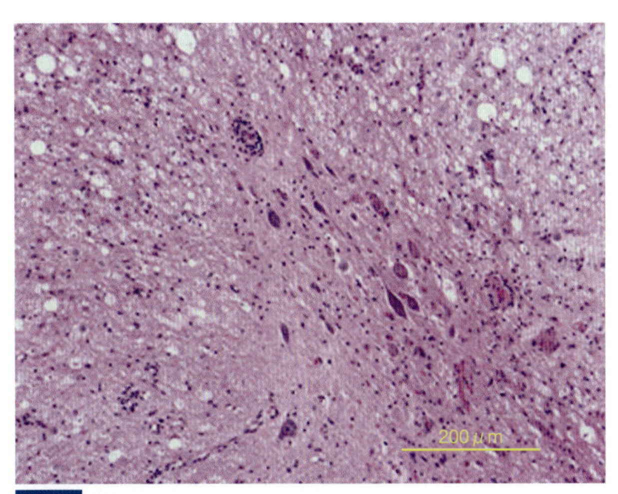

図 2　胸髄前角の血管周囲性リンパ球浸潤
前角神経細胞は比較的よく保たれている．H.E 染色．

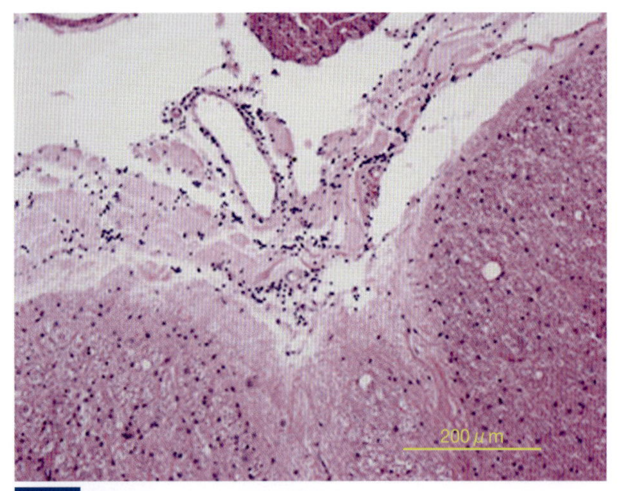

図3　髄膜のリンパ球浸潤
H.E 染色．

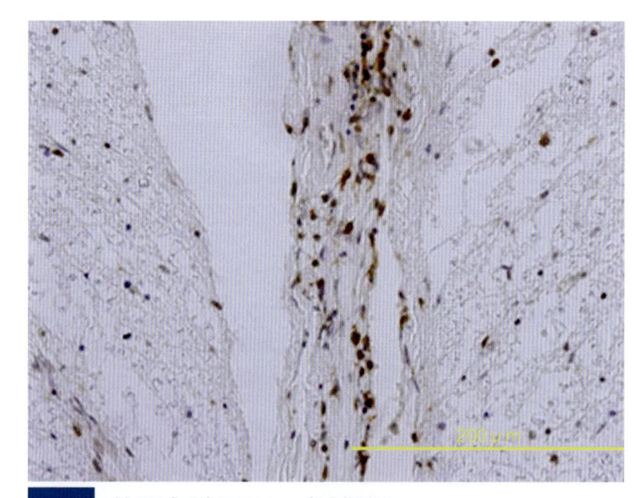

図4　前正中裂のリンパ球浸潤
UCHL-1 陽性の T 細胞が優位に浸潤している．

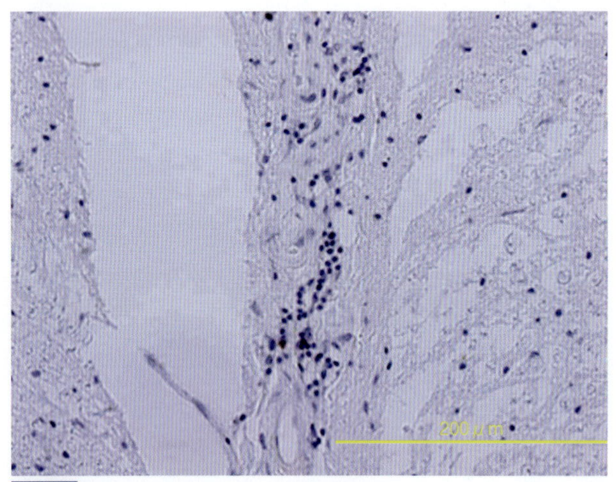

図5　前正中裂のリンパ球浸潤
SL-26 陽性の B 細胞は少ない．

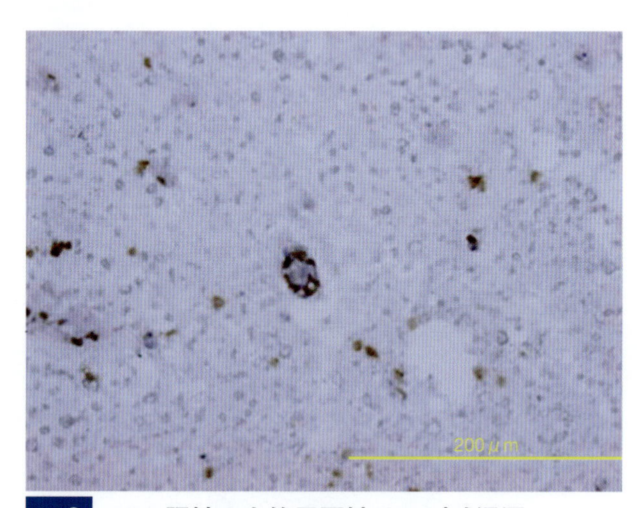

図6　CD8 陽性の血管周囲性リンパ球浸潤

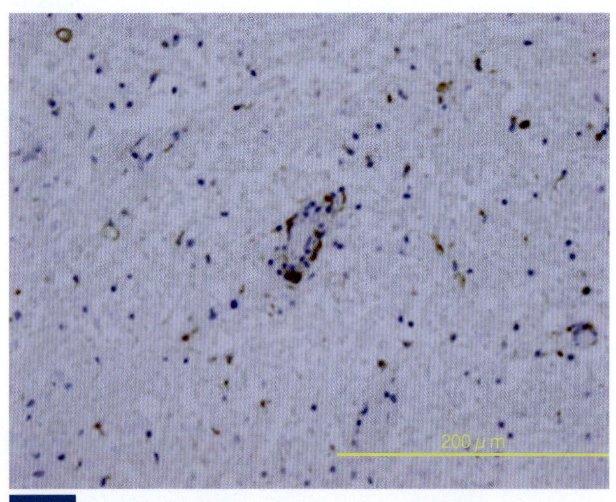

図7　CD68 陽性のミクログリアの浸潤

程度に認められ，CD8 陽性 T 細胞の主体は細胞障害性 T 細胞マーカーをもっている（**図4，図5，図6，図7**）．Izumo ら[5]は炎症細胞浸潤の分布はほぼ左右対称性で前脊髄動脈末梢領域の血流の停滞しやすい領域に一致すると報告している．リンパ球は脊髄全長にわたって，びまん性に認められ，症例によっては脳幹，小脳，大脳白質にも散在性に認められる．横断面では前索と側索が主として強い傷害を受け，軸索・髄鞘とも脱落を示しグリオーシスを認める（**図8**）．この変化は特に錐体側索路で強い．萎縮が強い例では脊髄の前面が陥凹する（**図9，図10**）．後索にも病変が認められる症例がある．灰白質にも炎症は広がっており，反応性 astrocyte を認めるが，ニューロンは比較的よく保たれており，封入体はない．血管の増殖はないが，障害が強い部位では血管周囲の線維性結合織の増殖を認める．髄膜の線維性肥厚も強い（**図11**）．10 年以上経過した症例では通常は活動性の炎症は認められないが，なかには長期にわたる炎症細胞浸潤の持続するものもある[4]．

病　態[6,8,9]

HTLV-1 のプロウイルスは，炎症細胞浸潤の程度に比例して病巣に存在し血管周囲に浸潤している T 細胞のみに局在している．ニューロンやグリアなどに感染はなく，感染した T 細胞が接着因子やメタプロテアーゼなど

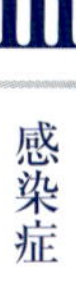

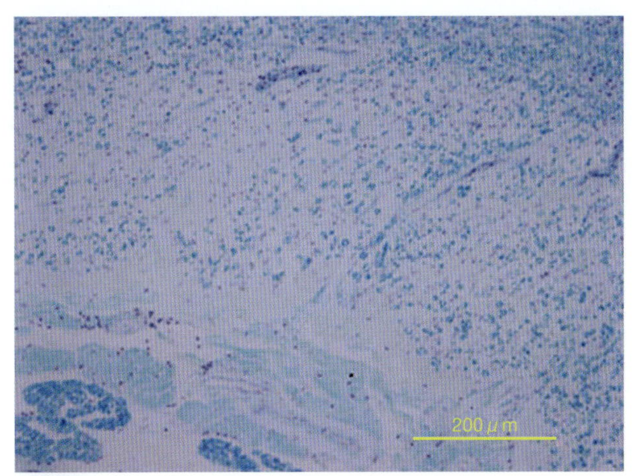

図8 **前索の有髄神経線維の著明な脱落**
Klüver-Barrera 染色.

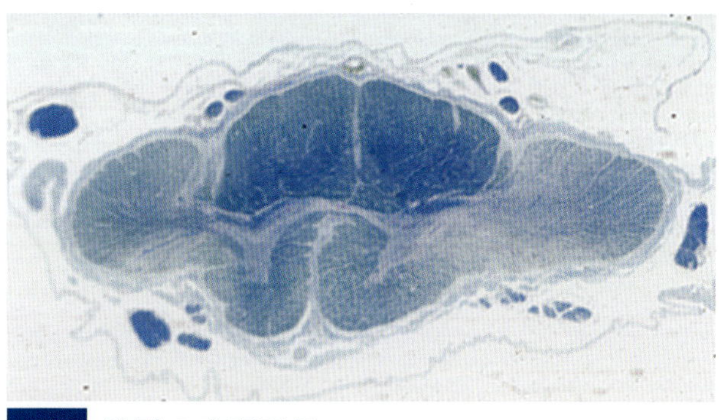

図9 **胸髄の病理所見**
脊髄は萎縮し，前索，側索の髄鞘脱落が著明である．Klüver-Barrera 染色．

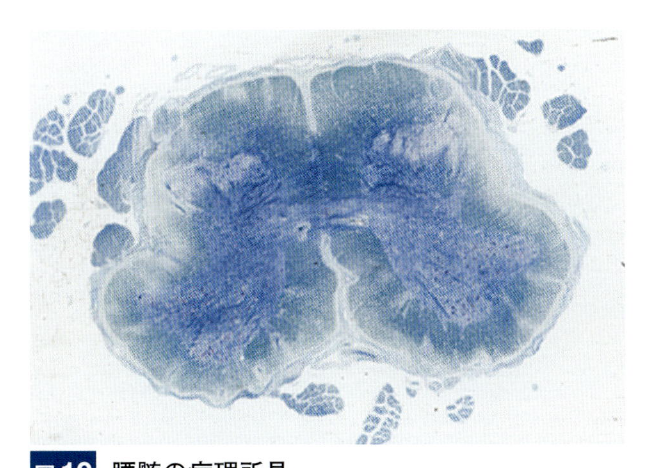

図10 **腰髄の病理所見**
萎縮が強く，錐体路変性を認める．Klüver-Barrera 染色．

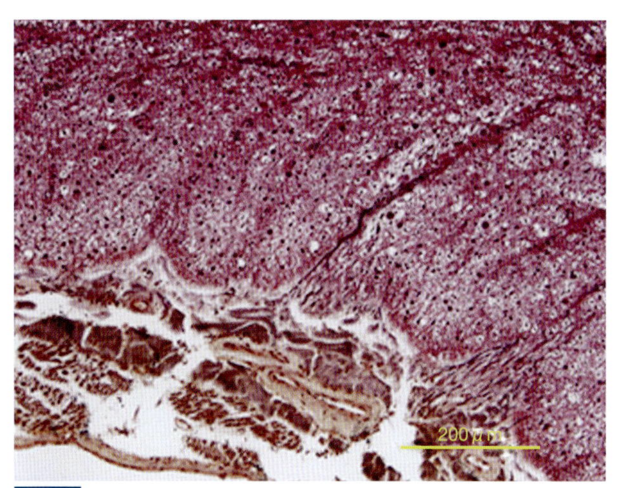

図11 **前索の軸索脱落と髄膜の線維性肥厚**
Bodian 染色.

を介して組織浸潤という形で脊髄に持ち込まれることが推定されている．感染細胞を排除しようとする細胞性免疫応答が年余にわたり持続性に生じており周囲の髄鞘・軸索の変性・脱落が起こるbystander機序が想定されている．発症を規定する内的外的因子についても解析が進められており，組織適合抗原（MHC）の型による発症の振り分け，ウイルス側要因としてHTLV-1tax領域での亜型が発症と関連していることが指摘されている．

おわりに

HAMは難治性，慢性の長期療養を強いる疾患であるが，生命予後としては良好である．最近ではステロイド療法，免疫調整療法に加えて，インターフェロンα療法，抗ウイルス療法が行われており，治療効果の報告がみられる．本症に対する治療は活動期にいかに組織障害を小さくとどめるかが重要であり，早期の診断が重要である．またHAMとの関連が指摘される気管支肺胞炎，ぶどう膜炎，多発性筋炎，関節炎など全身臓器の変化にも注目して病態の解明と効果的な治療法の開発が期待される．

文献 | Reference

1）橋詰良夫，吉田眞理，三室マヤ：脊髄の炎症性疾患 HTLV-I関連脊髄症（HAM）．脊椎脊髄 **19**：1105-1108, 2006
2）古川良尚，宇根文穂，納　光弘：HTLV-1 associated myelopathyにおけるMagnetic Resonance Imaging．臨床神経 **29**：154-158，1989
3）Iwasaki Y：Neuropathology of HAM/TSP in Japan. Proceedings of the first workshop on neuropathology of retrovirus infections. 1989, Tokyo.
4）岩崎　靖，澤田浩一，饗場郁子，他：痙性四肢麻痺を呈したHTLV-1関連脊髄症（HAM）の長期経過例．脊椎脊髄 **17**：613-617，2004
5）Izumo S, Umehara F, Osame M：HTLV-1 associated myelopathy. *Neuropathology* **20**：65-68, 2000

6）中川正法，出雲周二：新興・再興感染症，輸入感染症の病理と臨床，HTLV-1 associated myelopathy（HAM）ほか．病理と臨床（臨時増刊号） **21**：121-126，2003
7）Osame M, Usuku K, Izumo S, et al：HTLV-1 associated myelopathy, a new clinical entity. *Lancet* **1**：1031-1032, 1986
8）梅原藤雄，納　光弘：HAM．高橋　徹，設楽信行，清水輝夫（編）：最新脳と神経科学シリーズ，第3巻遅発ウイルス感染症とその類縁疾患．メジカルビュー社，1996，pp24-39
9）山野嘉久：HTLV-1関連脊髄症（HAM）．神経症候群Ⅴ—その他の神経疾患を含めて，第2版．別冊日本臨牀新領域別症候群シリーズ　(30)：153-156，2014

8 進行性多巣性白質脳症(PML)

進行性多巣性白質脳症(PML)は，ポリオーマウイルス属二本鎖閉環状DNAウイルスであるJCウイルスによる中枢神経脱髄性炎症である．大脳半球白質に斑状の小さな限局性脱髄巣が多発性に形成され，進行すると広範な融合した病変を形成する．脳幹，小脳に広がるが，脊髄病変は通常認められず，脊髄病変の記載は乏しい．しかし最近，多発性硬化症の治療薬として使用されるナタリズマブではPMLを発症することが知られており，脊髄病変の検討が重要な意味をもってきている[4,5]．

臨　床

亜急性の進行性の神経症状を示して発症する．症状は病巣の広がりと部位により異なるが，しばしば片麻痺，視野障害，失語症などの巣症状や認知機能障害で発症する．これまでのPMLの症状として脊髄症状は注目されていない．画像所見では，脱髄巣はMRI T1強調画像で低信号，T2強調画像やFLAIR(fluid attenuated inversion recovery)画像で高信号を示す．大脳皮質下白質から皮質に広がり，小脳半球や脳幹部にも病変は広がる．脊髄の画像所見についての詳細は明らかではない．

病　理

PMLにおける脊髄病変の記載は少ないが，Takedaら[7]は64歳の男性で経過中脊髄症状は指摘されていなかった症例の病理学的検索で，著明な脊髄病変を示した症例を報告した．本例では脱髄性の病変が特に頸髄，腰髄，仙髄レベルで，広範に認められた(**図1**)．病変は前側索から脊髄前角に広がる広範な病変であった．文献でみると，PMLで脊髄が障害された報告はTakedaら[7]の症例を含めて5例ある[1,2,3,6]．このようにPMLで脊髄が著明に障害される症例が一つの亜群を有するかどうかは今後の症例の蓄積が必要である．

組織学的には大脳白質に限局性小脱髄巣が多発性に形成され，脱髄巣には本症に特徴的な核が腫大し濃染する乏突起膠細胞(oligodendroglia)が認められ(**図2**)，核内に封入体が形成され，免疫組織学的にJCウイルスのVP1抗体で陽性となる(**図3**)．脱髄巣には胞体が広く核が大型で異型を示す奇怪な形態を示すastrocyteを認めることも本症の特徴である(**図4**)．活動性に強い病変では多数のmacrophageの浸潤を認める(**図5**)．核内封入体の電顕像では，ポリオーマウイルスが密に集簇しているのが確認される(**図6**)．

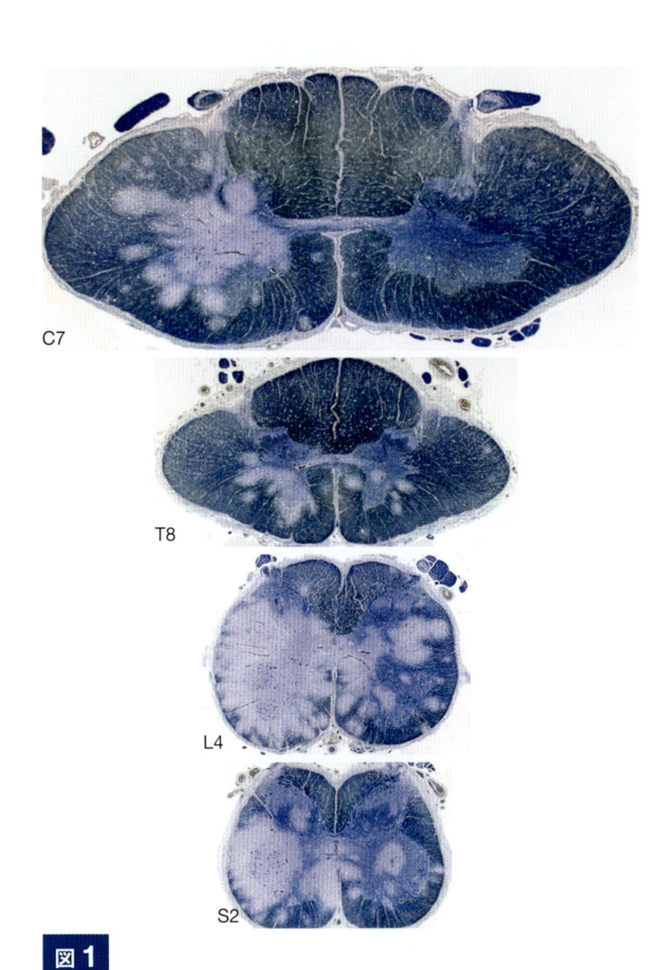

図1
頸髄から腰仙髄まで多発性，斑状に融合した脱髄巣を主として白質，特に側索から前索に目立ち，灰白質にも及んでいる．Klüver-Barrera染色．
(新潟脳外科病院病理部　武田茂樹先生提供)

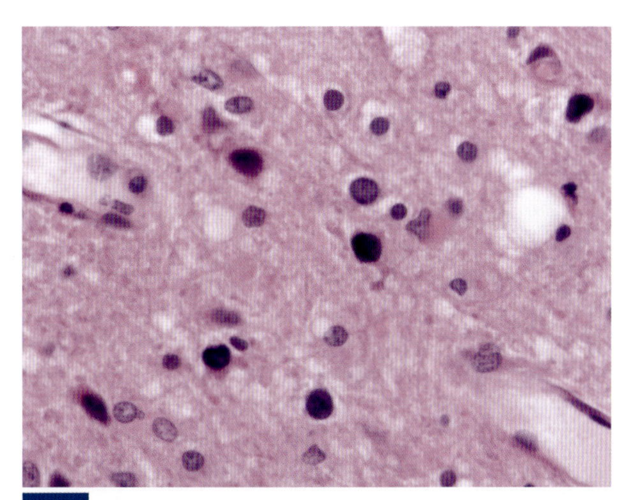

図2 脱髄巣内の腫大して核が濃染する乏突起膠細胞
H.E染色．

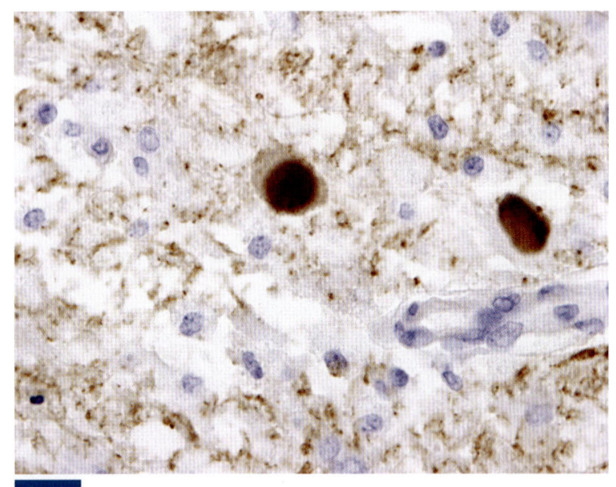

図3
JCウイルスのVP1抗体による免疫染色で乏突起膠細胞の核が陽性に染色される.

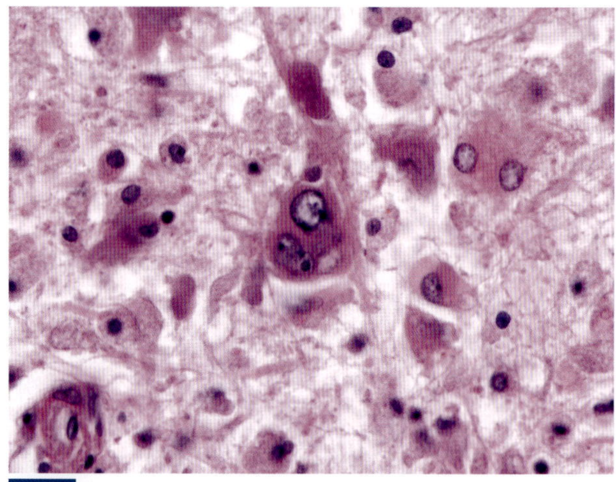

図4
異型の強い大型の核をもつastrocyteが病巣に認められる.H.E染色.

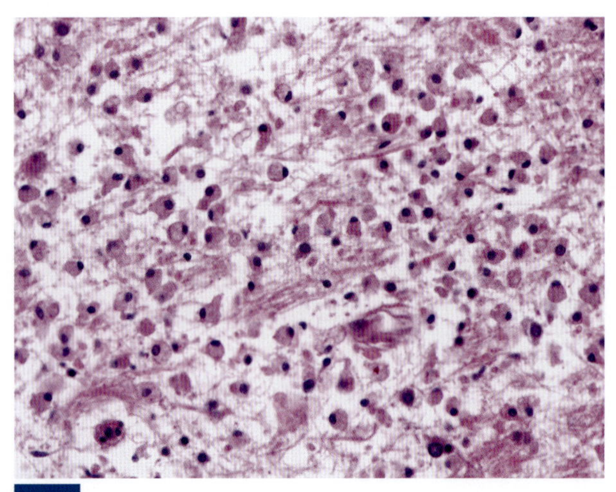

図5
病巣内には多数のmacrophageの浸潤を認める.H.E染色.

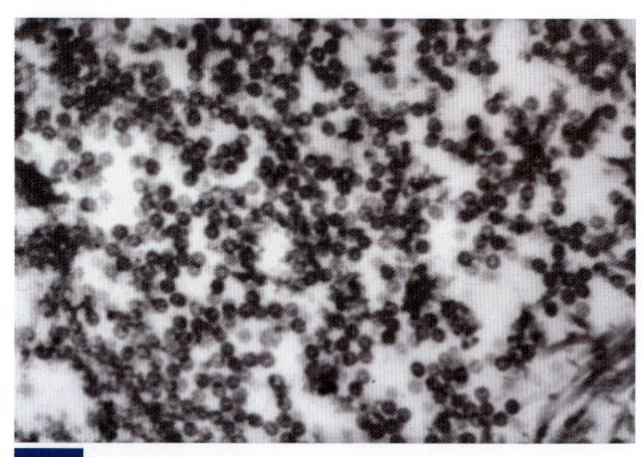

図6
電子顕微鏡では乏突起膠細胞の核内にJCウイルスのウイルス粒子を多数認める.

おわりに

PMLの病態は,AIDS患者におけるPMLの発症,そして多発性硬化症の治療としてナタリズマブの使用後のPMLの発症により,従来まで考えられてきたものから変化してきている.今後ともPMLにおける脊髄症状,画像所見,病理所見について注目していく必要がある.

文献 Reference

1) Bauer W, Chamberlin W, Horenstein S：Spinal demyelination in progressive multifocal leukoencephalopathy. *Neurology* **19**：287, 1969
2) Bernal-Cano F1, Joseph JT, Koralnik IJ：Spinal cord lesions of progressive multifocal leukoencephalopathy in an acquired immunodeficiency syndrome patient. *J Neurovirol* **13**：474-6, 2007
3) Headington JT, Umiker WO：Progressive multifocal leukoencephalopathy, A case report. *Neurology* **12**：434-439, 1962
4) Kleinschmidt-DeMasters BK, Miravalle A, Schowinsky J, et al：Update on PML and PML-IRIS occurring in multiple sclerosis patients treated with natalizumab. *J Neuropathol Exp Neurol* **71**：604-17, 2012
5) 岸田修二：進行性多巣性白質脳症(PML).神経症候群Ⅰ―その他の神経疾患を含めて,第2版.別冊日本臨牀新領域別症候群シリーズ (26)：661-665, 2013
6) Shintaku M, Matsumoto R, Sawa H, et al：Infection with JC virus and possible dysplastic ganglion-like transformation of the cerebral cortical neurons in a case of progressive multifocal leukoencephalopathy. *J Neuropathol Exp Neurol* **59**：921-929, 2000
7) Takeda S, Yamazaki K, Miyakawa T, et al：Progressive multifocal leukoencephalopathy showing extensive spinal cord involvement in a patient with lymphocytopenia. *Neuropathology* **29**：485-93, 2009

9 水痘・帯状疱疹ウイルスによる脊髄炎

水痘・帯状疱疹ウイルス（varicella zoster virus；VZV）は皮膚と神経系に親和性をもつウイルスで小児期に水痘を発症して，その後後根神経節，三叉神経節，自律神経節に潜伏する．加齢や免役能の低下により細胞性免疫の低下によりウイルスは再活性化され感覚神経を下行し帯状疱疹を発症する．そして帯状疱疹後神経痛，帯状疱疹性麻痺，脊髄炎，髄膜脳炎，Ramsay Hunt 症候群など多彩な神経合併症を引き起こす[4]．

臨　床

水痘・帯状疱疹ウイルスによる脊髄炎では，高齢者や免疫不全患者に帯状疱疹発症後数日から数週間後に帯状疱疹出現側の運動麻痺（髄節性運動麻痺），対麻痺を示し，感覚障害，膀胱直腸障害を伴うこともある．症状は進行性であり 2 週間以内に症状がピークに達し，3 週間以上にわたり症状が進行することが多い[6]．脳脊髄液は軽度の単核球優位の細胞増加，蛋白の上昇を示す．PCR による VZV DNA の証明，VZV IgG/IgM 抗体陽性を示す．脊髄 MRI では，T2 強調画像で高信号の局所病変を示し，数髄節に及ぶ．gadolinium enhancement がみられることもある．治療は抗ウイルス薬（acyclovir），ステロイド投与が行われる．機能的予後は悪く，免疫不全患者では時に死の転帰をとる．脊髄炎は帯状疱疹との因果関係が明らかであれば診断に問題はないが，皮疹出現後から時間が経過している場合や皮疹が明らかでない場合は診断が困難である[2,3]．

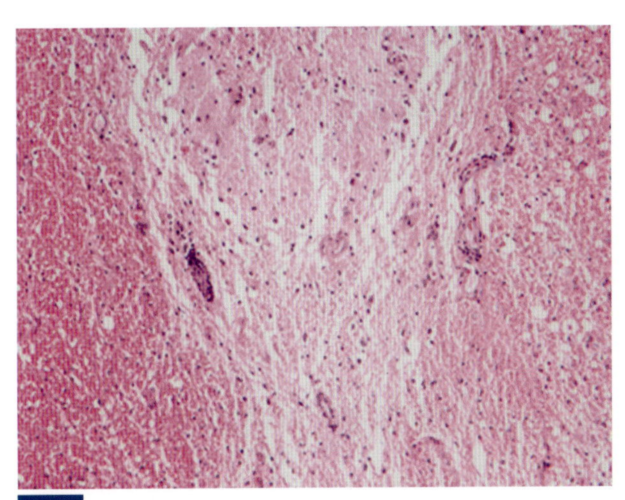

図 1　後角の血管周囲のリンパ球浸潤
H.E 染色．

病　理

帯状疱疹に罹患した患者の脊髄を検索すると，特に臨床的に脊髄症状が認められていなかった症例でも帯状疱疹が出現した部位の後根神経節，後根，後角にリンパ球浸潤を主体とする炎症細胞浸潤が認められる（**図 1，図 2，図 3，図 4**）．そしてその変化は後根，後角のみならず，前根，前角にも広がっていることがある．炎症細胞浸潤は T 細胞が優位である（**図 5**）．脊髄横断面の変化は後角が最も強く，組織の壊死や陳旧性になると嚢胞腔（cystic cavity）を形成する（**図 6，図 7，図 8**）．髄節レベルでは 2〜3 髄節で病変は広がっているが症例によってはそれ以上の広がりを示すこともある．神経根は炎症細胞浸潤のみでなく，髄鞘が選択的に脱落する脱髄性の変

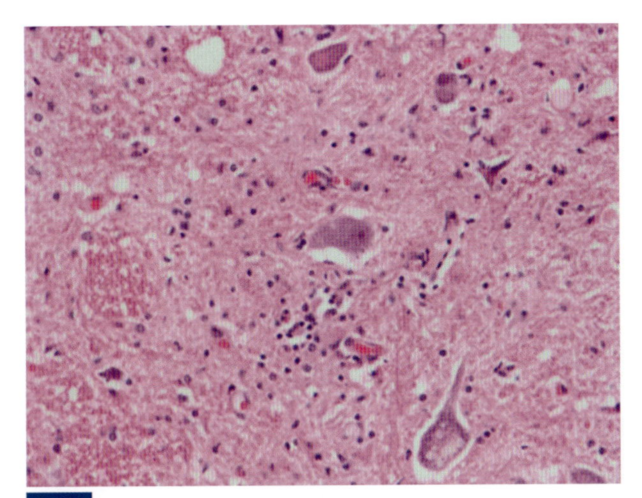

図 2　前角の炎症細胞浸潤
H.E 染色．

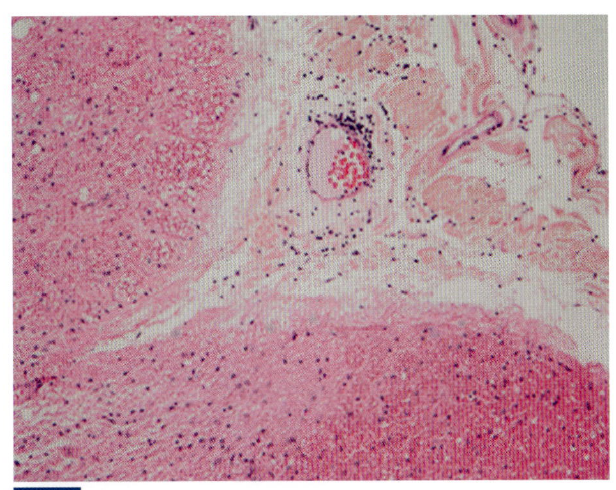

図 3　髄膜のリンパ球浸潤
H.E 染色．

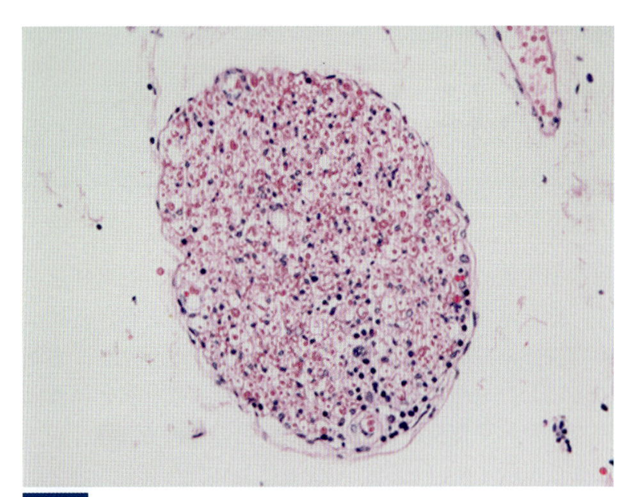

図4 後根のリンパ球浸潤
H.E 染色.

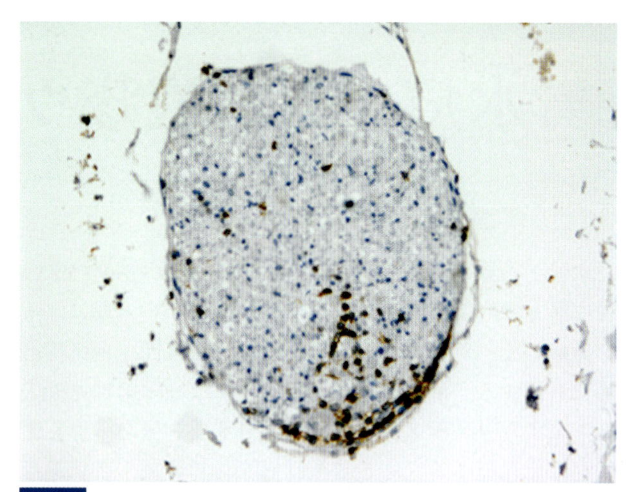

図5 T 細胞優位のリンパ球浸潤
CD3 による免疫染色.

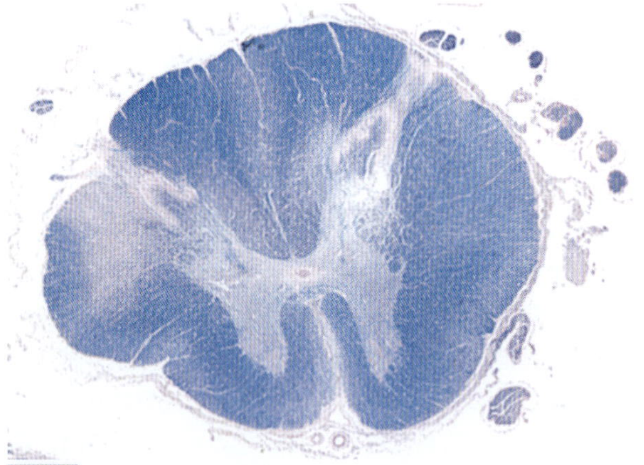

図6 第 2 頸髄の後角から側索の炎症細胞浸潤と脱髄巣
Klüver-Barrera 染色.

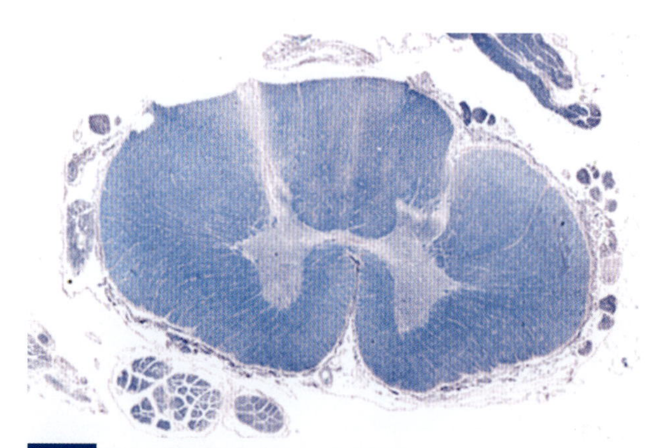

図7 第 2 胸髄の後角の囊胞腔
Klüver-Barrera 染色.

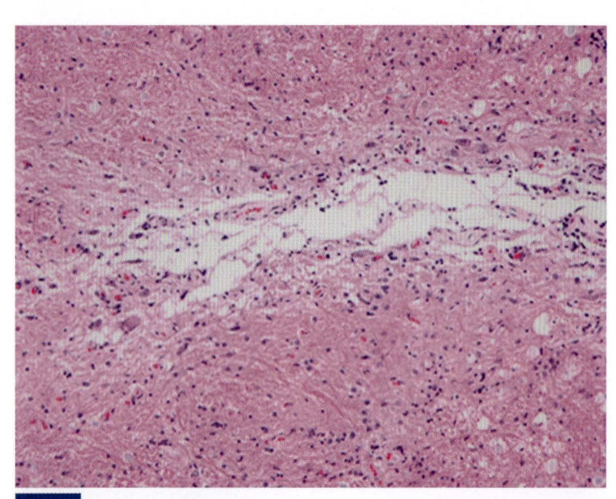

図8 後角の囊胞腔
H.E 染色.

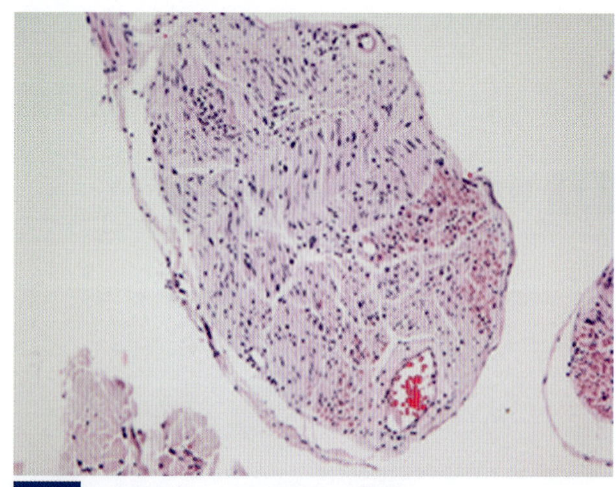

図9 後根のリンパ球浸潤と脱髄
H.E 染色.

化を示すこともある（**図 9, 図 10**）．これはウイルスによる直接の変化ではなく二次的免疫反応が関与していると考えられる．脊髄の壊死の原因として，Nagel ら[5]は血管炎を主張しており，VZV 血管症（vasculopathy）の重要性を指摘している．帯状疱疹後長期経過をした脊髄に炎症細胞浸潤が認められており，Watson ら[7]も 2 年間持続した帯状疱疹後神経痛の患者の剖検例の病理所見で後根神経節の炎症性反応を認めたことを証明しており遷延したウイルス感染が考えられる．後根神経節では核内封入

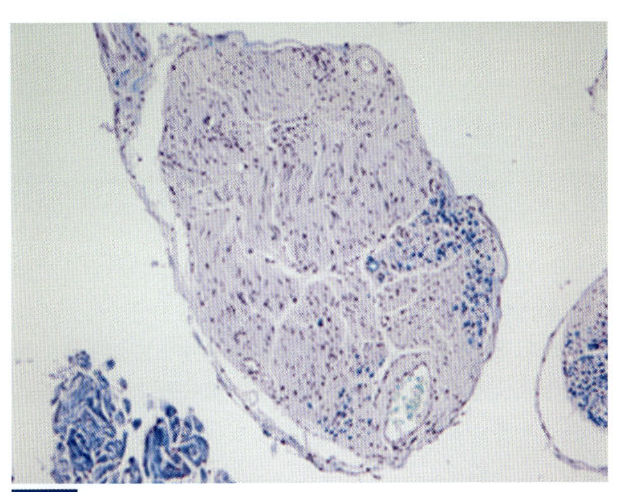

図10 後根の髄鞘脱落
Klüver-Barrera 染色.

体やウイルス抗原の免疫染色による証明，電子顕微鏡によるウイルス粒子の確認などが報告されている[1]．

おわりに

水痘・帯状疱疹ウイルスによる脊髄炎の機序は直接のウイルス感染に加えて，免疫介在性，血管炎によるものが想定され，臨床所見や病理所見も症例により複雑で多彩である．今後とも帯状疱疹に罹患した患者の剖検例による脊髄の詳細な検索が必要である．

III 感染症

文献 | Reference

1) Devinsky O, Cho ES, Petito CK, et al：Herpes zoster myelitis. *Brain* **114**：1181-1196, 1991
2) 福武敏夫：水痘-帯状疱疹ウイルス脊髄炎．神経内科 **66**：422-430，2007
3) Hung CH, Chang KH, Kuo HC：Features of varicella zoster virus myelitis and dependence on immune status. *J Neurol Sci* **318**：19-24, 2012
4) 加藤秀紀，湯浅浩之，三竹重久：水痘・帯状疱疹ウイルス．神経症候群 I ―その他の神経疾患を含めて，第2版．別冊日本臨牀新領域別症候群シリーズ (26)：541-544, 2013
5) Nagel MA, Cohrs RJ, Mahalingam R：The varicella zoster virus vasculopathies：clinical, CSF, imaging, and virologic features. *Neurology* **70**：853-860, 2008
6) 中里良彦：帯状疱疹性脊髄炎．脊椎脊髄 **20**：1077-1081, 2007
7) Watson CP1, Deck JH, Morshead C, et al：Post-herpetic neuralgia：further post-mortem studies of cases with and without pain. *Pain* **44**：105-17, 1991

10 癒着性くも膜炎

癒着性くも膜炎は種々の原因による脊柱管内のくも膜下腔，軟膜組織の慢性炎症性変化により硬膜から脊髄表面までの空間が癒着し，脳脊髄液循環障害を引き起こし，くも膜下腔の血管，神経根の障害のみならず脊髄実質の壊死，続発性空洞症の合併を伴う重篤な疾患である．近年，MRI などの画像診断の発達によりその病態の理解が進んでいるが，なお難治性の疾患である．本項では癒着性くも膜炎による脊髄障害の病態について病理所見を中心に概説する．

脊髄障害の臨床と画像

癒着性くも膜炎の原因は不明のものも多いが，結核または細菌性髄膜炎後，造影剤や抗生物質の脳脊髄液内注入に加えて，外傷・手術後・くも膜下出血後によるものなど，原因はさまざまである．椎体レベルでは腰仙椎レベルのものと頸胸椎レベルに生じるものがあり，臨床的には持続性の根性疼痛，徐々に出現する下肢の麻痺，膀胱直腸障害，下肢の感覚障害，しびれ感を呈する．治療としては各種の薬物療法，理学療法に加えて除圧術，馬尾剝離術，空洞症の合併に対して髄液短絡術などが施行されているが難治性で確立された有効な治療法はない．癒着性くも膜炎には高率に脊髄空洞症が合併することが多く脊髄障害は重篤である[1,5,7]．

脊髄造影では，くも膜下腔の線状あるいは斑状の充満欠損，嚢状の造影剤貯留とそれによる脊髄の圧迫とブロックを認める．CT myelography では馬尾の配列・走行の乱れ，神経根の硬膜嚢への癒着，delayed CT myelography でくも膜嚢胞内の造影剤の排出遅延が観察される．MRI では，神経根の癒着・集合，硬膜内の中央部に神経根がみえなくなる empty sac appearance とともに，T1 強調画像で脊髄と脳脊髄液の境界が不鮮明化し，くも膜嚢胞の形成と空洞の形成を認める[6]（**図 1，図 2**）．

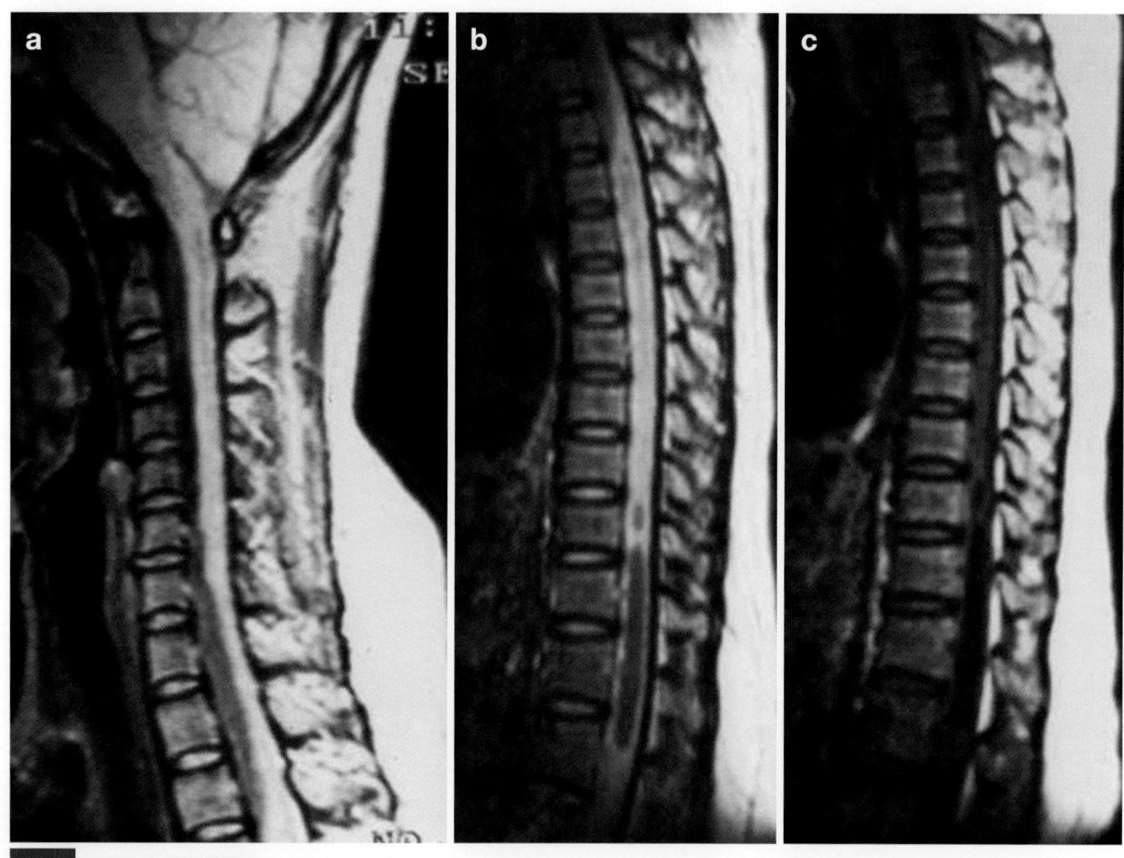

図 1　MRI 矢状断像

a　頸椎 MRI proton 強調画像．C6～T3 椎体レベルの脊髄前方に硬膜内くも膜嚢胞を認める．
b　胸椎 MRI proton 強調画像．**c**　胸椎 MRI T1 強調画像．T10～L1 椎体レベルで脊髄内嚢胞を認める．T4-7 椎体レベルの脊髄は腫張しており，proton 強調画像，T1 強調画像ともにやや低信号であり，presyrinx state と考えられる．

（安城更生病院脳神経内科　安藤哲朗先生提供）

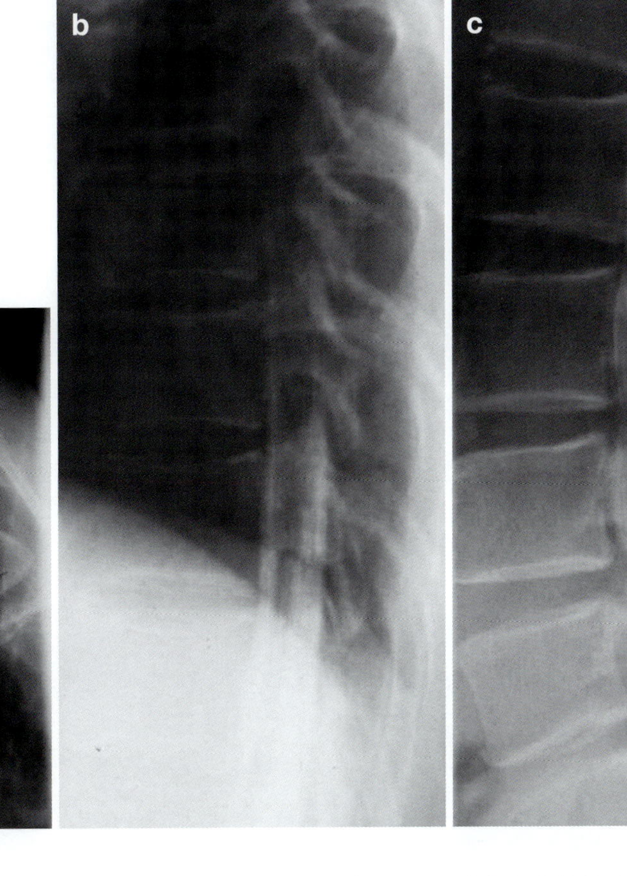

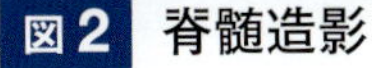

図2　脊髄造影

a　後頭下穿刺による下降性脊髄造影の頸胸椎移行部斜位像．脊髄前方のくも膜嚢胞が造影され，それより下には造影剤が流れなかった．

b　CT myelography（C7 椎体レベル）．脊髄前方のくも膜嚢胞が造影され，脊髄は後方に圧迫されている．

c，**d**　腰椎穿刺による上行性脊髄造影．癒着のため，くも膜下腔が十分に造影されていない．T10 椎体レベルでブロックを認める．

（安城更生病院脳神経内科　安藤哲朗先生提供）

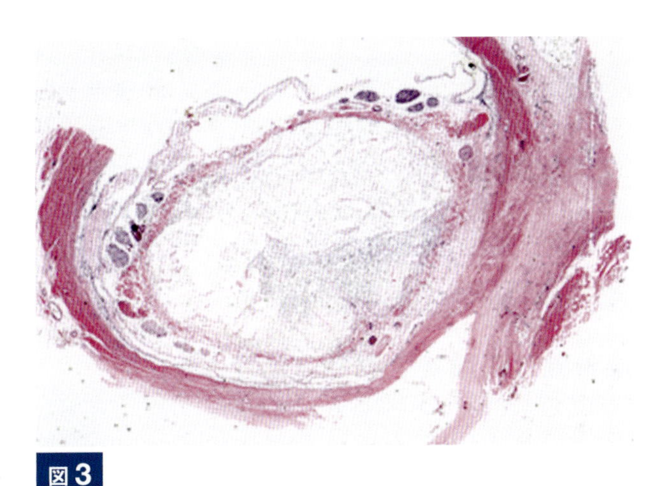

図3

硬膜とくも膜，軟膜は癒着と線維性肥厚を示し，脊髄は横断性壊死を示す．H.E 染色．

病　理[3)]

癒着性くも膜炎を引き起こした原因により病理所見も異なるが，多くの場合は脊柱管を構成する椎体，椎間板，硬膜外にも病変があり，脊髄を剖検において採取する場合に硬膜外組織でも癒着が認められる．このような病変は1椎体レベルではなく，数椎体にわたって認められ，脊髄採取に際して困難を伴うことが多い．正常では硬膜とくも膜は容易に剝離ができ，脊髄の表面の肉眼所見が観察されるが，癒着性くも膜炎の場合は硬膜とくも膜は強固に癒着し厚い線維性結合織が脊髄周囲を取り巻いており髄膜は白濁している．したがってくも膜下腔の血管，神経根も一塊となって線維性結合織内に埋没している．脊髄は周囲組織により圧迫を受け，変形し，実質が壊死に陥り（**図3，図4**），慢性期には萎縮を示す．また続発性の空洞形成が上下の髄節レベルに広がってしばしば認められる（**図5，図6**）．

組織学的には硬膜下組織は線維性結合織が増殖し，くも膜と癒着を示す．硬膜外にも炎症が及んでいる場合には硬膜外にも線維性結合織の増殖を認める．硬膜と癒着したくも膜は線維性結合織が増殖して血管，神経根を取り囲むように肥厚している（**図7，図8**）．病変の活動性が持続している場合にはリンパ球などの炎症細胞浸潤を認める．くも膜下腔の動脈には著変がない場合が多いが，静脈は外膜の線維性肥厚が目立ち，またうっ血が強く内腔が拡張する．神経根はくも膜下腔で病変に巻き込

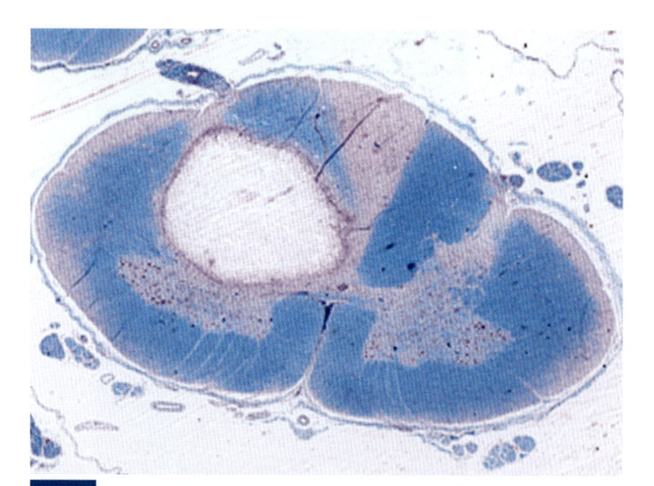

図4　横断性壊死の髄節レベルから連続して形成された後角壊死
Klüver-Barrera 染色.

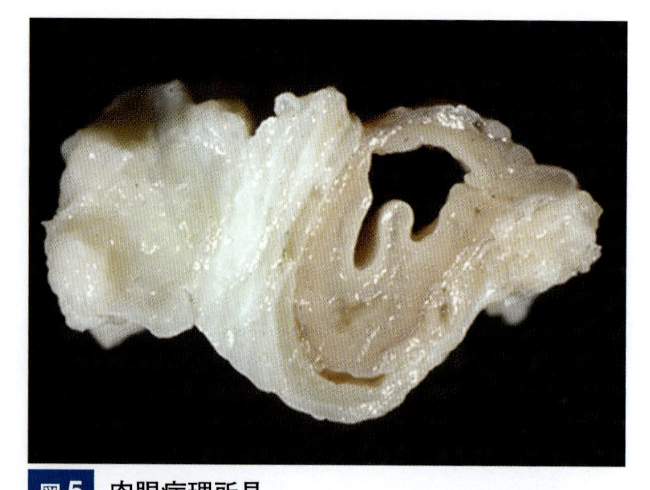

図5　肉眼病理所見
硬膜と脊髄は癒着し，脊髄には著明な空洞形成を認める.

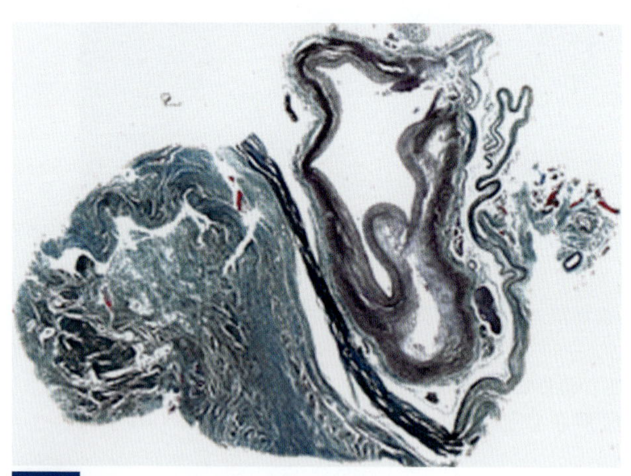

図6　図5の部位の Azan 染色
著明な空洞形成を認める.

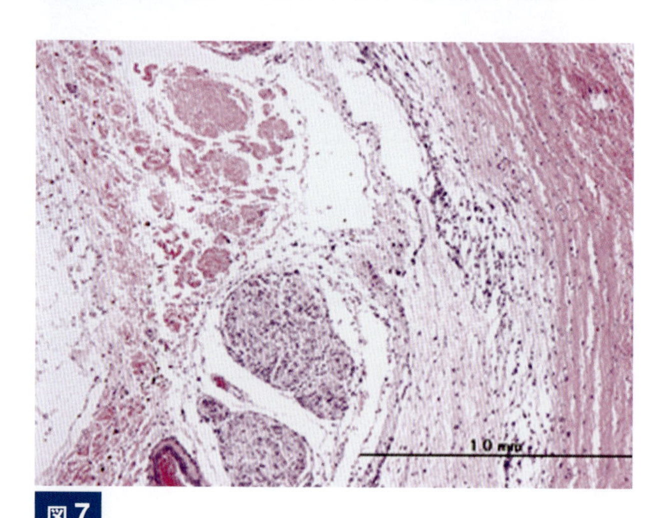

図7
硬膜下からくも膜下腔に線維性結合織の増殖を認め，神経根は神経線維の脱落を認める．H.E 染色.

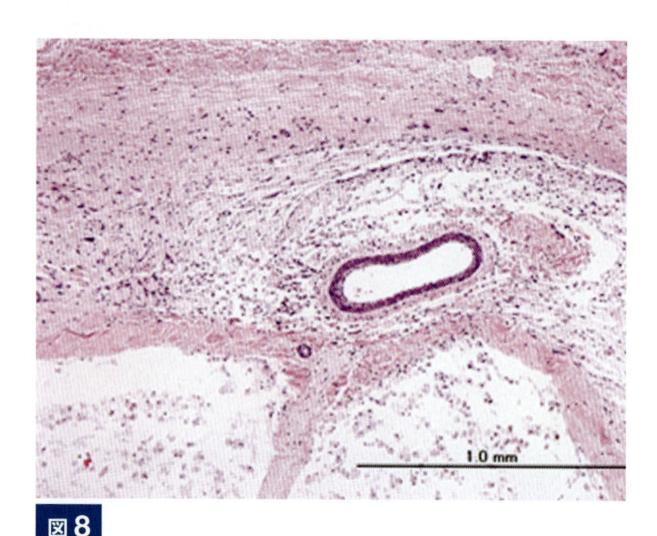

図8
くも膜下腔は癒着を示し線維性結合織の増殖を認める．軽度のリンパ球浸潤を認める．中央部は前脊髄動脈．H.E 染色.

まれ前根も後根も有髄神経線維の脱落を示す．軟膜も線維性肥厚を示しくも膜と癒着を示す．このように硬膜から軟膜まで癒着し線維性肥厚を示す結合織により脊髄は取り囲まれるが，所々でくも膜下腔が限局性に囊胞状拡張を示す．脊髄は限局性の海綿状壊死から横断性壊死を示すものまでその程度は種々である．この脊髄壊死は癒着によるくも膜下腔の血管の血流障害によることも多いが（**図9**），癒着性くも膜炎の原因となる硬膜外組織による圧迫によることも多い[2,4]．

癒着性くも膜炎と脊髄空洞症[1,5]

癒着性くも膜炎の合併症として重要なのは脊髄空洞症である．空洞は癒着部位の上下髄節レベルに広がり，横断面では主として後索から後角に空洞形成が生じやすく，空洞が大きくなると前角まで広がる（**図5，図6**）．この空洞はくも膜下腔と交通をもたず，また中心管とは関連を示さない．空洞壁は線維性グリオーシスからなる（**図10**）．癒着による二次的な循環障害により後角から後索に生じた壊死巣から上下髄節レベルへ空洞が伸展，拡大していくことが考えられる．この空洞の伸展，拡大機序については脊髄実質の循環障害による壊死巣からの液状成分の流入，癒着性くも膜炎によって生じた脳脊髄液

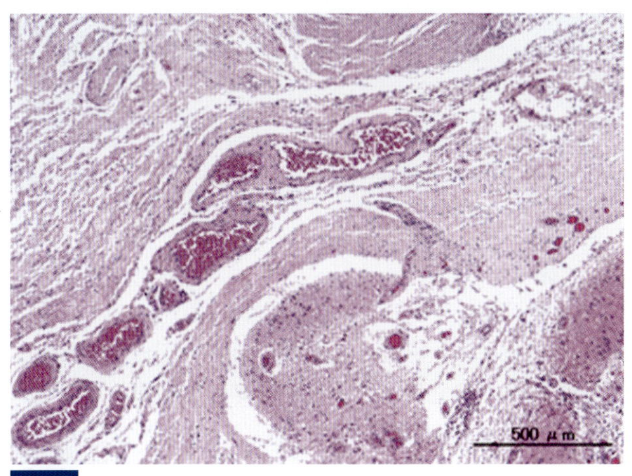

図9
癒着を示すくも膜下腔には，うっ血が強く，拡張した静脈を認める．H.E 染色．

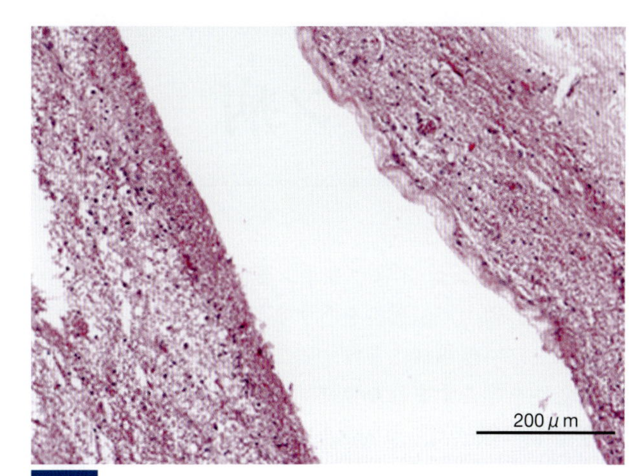

図10 グリア組織によって囲まれている空洞壁
H.E 染色．

循環障害により生じる脳脊髄液圧の変化により，くも膜下腔から血管周囲腔に沿って脳脊髄液が浸入することが推察されている．

おわりに

癒着性くも膜炎は，その原因が多彩であり，神経症状も慢性から亜急性・急性のものまであり，variation が大きい．脊髄造影，CT myelography，MRI の所見から，正確な診断と病態の把握がなされるようになってきたが，その治療効果はまだ十分なものがない．重篤な脊髄障害の予防のために早期の臨床診断と適切な治療法の開発が必要である．また本症は続発性の脊髄空洞症発生の機序を考える上でも重要な疾患であり，今後の研究の発展が期待される．

文献 Reference

1）阿部俊昭：クモ膜炎を伴った脊髄空洞症．脊椎脊髄 **7**：497-502，1994
2）橋詰良夫：髄膜炎による脊髄障害の病理．日独医報 **41**：216-223，1996
3）橋詰良夫，安藤哲朗，吉田眞理：脊髄の炎症性疾患　癒着性くも膜炎．脊椎脊髄 **19**：1023-1026，2006
4）Kim RC：Spinal cord pathology. In：Nelson JS, Parisi JE, Schochet SS（eds）：Principles and Practice of Neuropathology. Mosby, St Louis, 1993, pp398-435
5）小柳　泉，岩崎喜信，飛騨一利，他：脊髄癒着性クモ膜炎の病態と治療．脊髄外科 **11**：169-174，1997
6）柳下　章：癒着性くも膜炎，柳下　章（編）：エキスパートのための脊椎脊髄疾患の MRI，第 3 版．三輪書店，2015，pp531-537
7）米　和徳，長友淑美，山元拓哉，他：腰仙椎部癒着性くも膜炎とその治療．脊椎脊髄 **19**：953-955，2006

11 プリオン病

プリオン病とは，正常プリオン蛋白(prion protein；PrP)が何らかの理由で伝播性を有する異常プリオン蛋白に変化し，主に中枢神経に蓄積することにより，急速に神経細胞変性を起こすまれな致死性疾患である．プリオン病の分類は，①特発性（Creutzfeldt-Jakob 病；CJD），②プリオン蛋白遺伝子変異による遺伝性，③獲得性〔クールー，医原性，変異型 CJD（vCJD）〕に分けられる．孤発性 CJD は，プリオン病のほぼ 8 割を占め，*PrP* 遺伝子の変異がなく，代表的な病型である孤発性古典型と呼ばれている病型（Parchi 分類の MM1 型や MV1 型など）では急速に進行する認知症症状とミオクローヌスを特徴としている[3]．CJD の主病変は大脳皮質の海綿状態，神経細胞脱落とグリオーシス，プリオン蛋白の沈着が主病変であり[1,5]，脊髄の病理所見についての記載は少ないが，本項では自験例での検討結果を主体にして概説する．

臨　床

罹患率は 100 万人に 1 人で，平均年齢が 68.7±9.8 歳である．発症は倦怠感，ふらつき，めまい，日常生活の活動性の低下，視覚異常，失調症状等の非特異的症状で，認知症が急速に顕著となり，意思の疎通ができなくなり，ミオクローヌスが出現する．歩行は徐々に困難となり寝たきりとなる．無動無言状態からさらに除皮質硬直や屈曲拘縮に進展し，肺炎などの感染症で 1～2 年程度で死亡するという経過を示す．脊髄症状については大脳，小脳病変により詳細な検討は不可能である．CJD の初期から主要な臨床症候として筋萎縮を示す症例があることが指摘されており，amyotrophic type として記載されている[6]．しかし愛知医科大学加齢医科学研究所の 100 例を超える CJD の剖検例にはこのような症例はない．

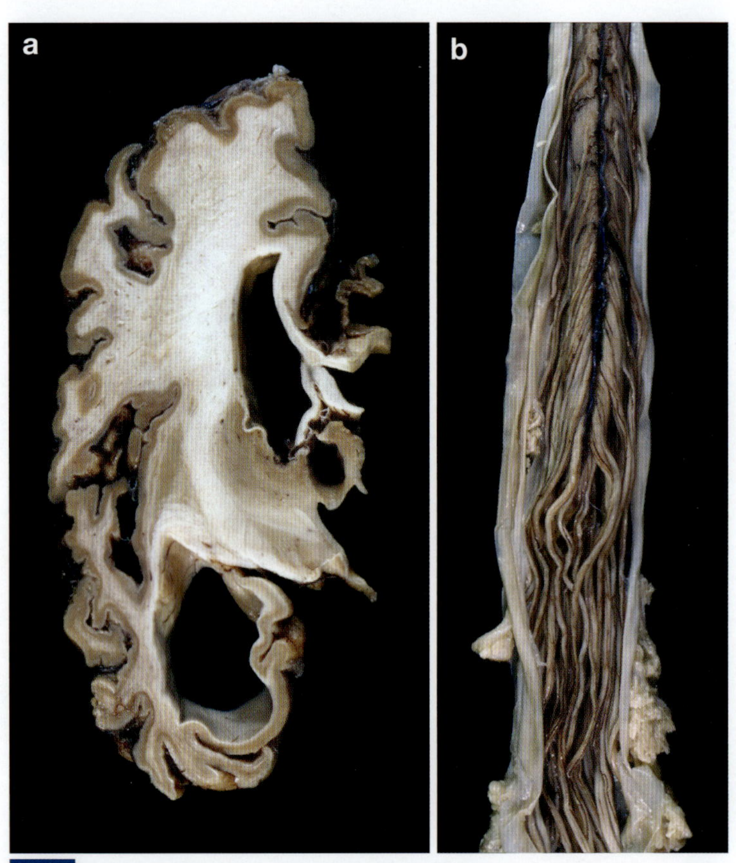

図 1　肉眼病理所見

a　大脳半球の割面像．皮質と白質は萎縮が極めて強く，脳室も拡大している．（全脳型，全経過 20 ヵ月，脳重 700 g）．

b　脊髄は大脳に比べて肉眼的によく保たれ，前根や後根なども異常を認めない．

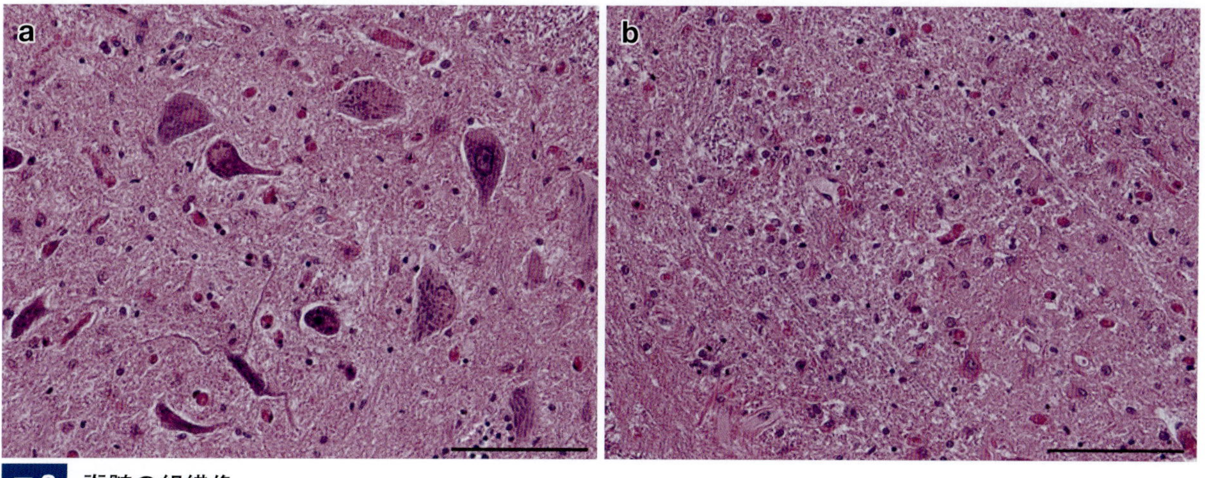

図2 脊髄の組織像

a 頸髄前角所見．グリオーシスはみられるが，海綿状変化は目立たない．長期経過にもかかわらず，前角の大型神経細胞はよく保たれている．（全脳型，全経過 20 ヵ月，脳重 700 g）．

b a と同一症例の頸髄後角所見．軽度のグリオーシスを認め，肥胖性 astrocyte が増生している．神経細胞脱落や海綿状変化は目立たない．

H.E 染色，Scale bar：100 μm.

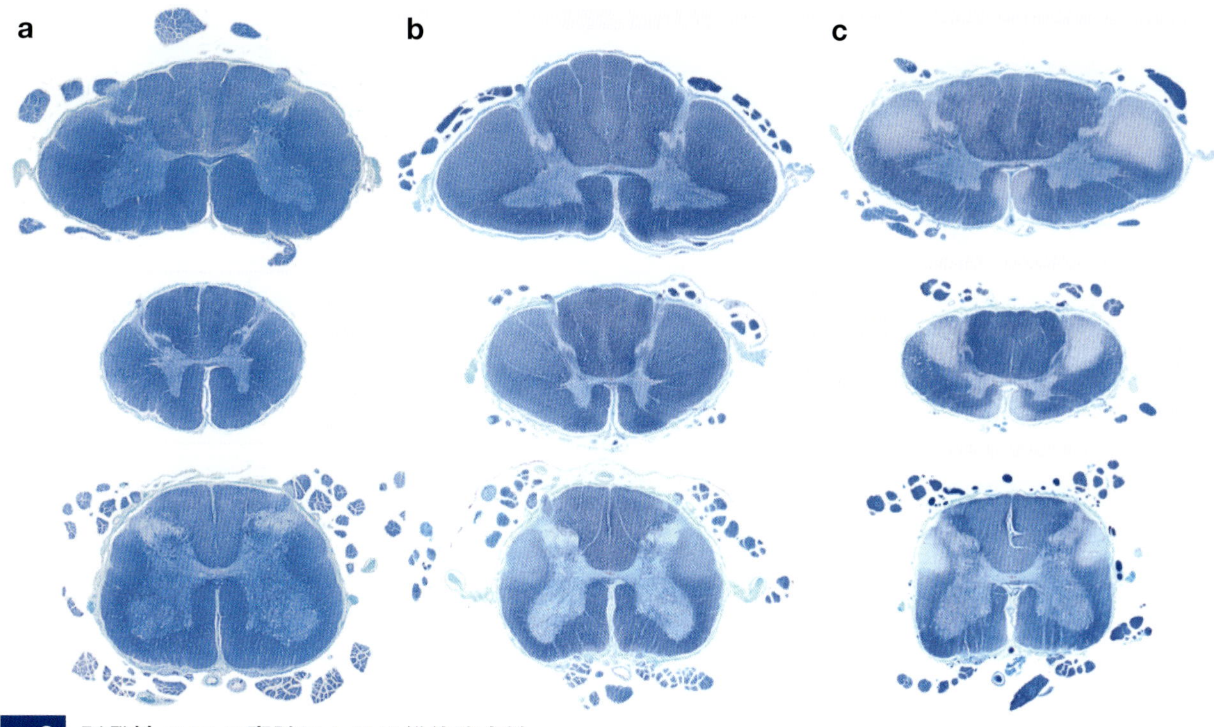

図3 孤発性 CJD の脊髄における錐体路変性

a 錐体路変性がみられない経過が短い症例（亜急性海綿状脳症，全経過 4 ヵ月，脳重 1,210 g）．

b 遠位部優位の錐体路変性がみられる症例（全脳型，全経過 14 ヵ月，脳重 840 g）．

c 頸髄から腰髄まで全体の錐体路変性がみられる長期経過例．頸髄，胸髄では錐体前索路の変性も明らかである．（全脳型，全経過 20 ヵ月，脳重 700 g）．

Klüver-Barrera 染色.

（愛知医科大学加齢医科学研究所　岩崎　靖先生提供）

病　理[2)]

肉眼的には**図 1a** のように大脳半球が著明な萎縮を示した症例においても脊髄萎縮は明らかではなく，前根，後根にも萎縮を指摘できない（**図 1b**）．組織学的には明らかな前角や Clarke 核，中間質外側核の神経細胞脱落は認められない．軽度のグリオーシスを認めるが，脊髄灰白質のグリオーシスは加齢により出現するので本症に特異的かどうかの判定は難しい．大脳皮質に認められるような海綿状態は脊髄では生じない．プリオン蛋白の沈着する後角には軽度のグリオーシスを認めることがある

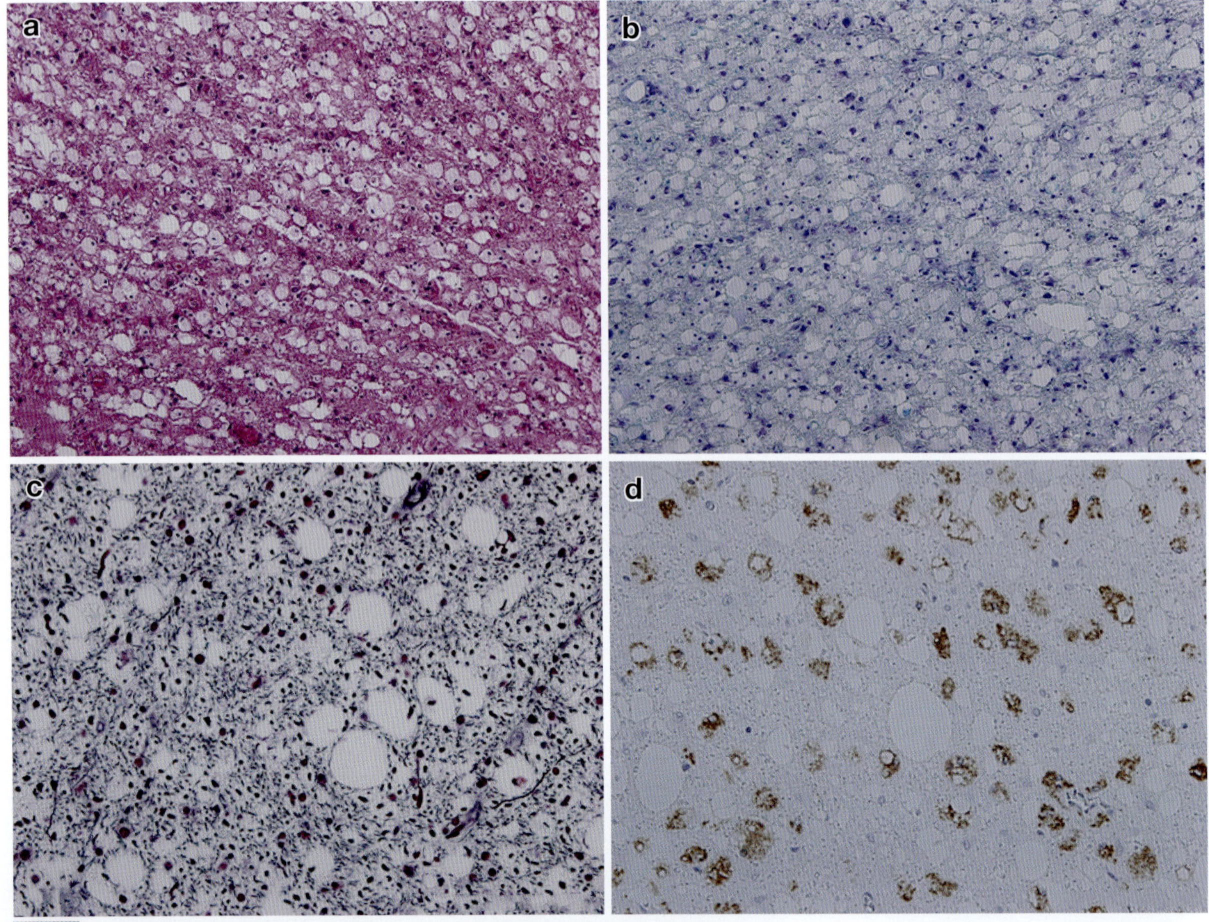

図4　孤発性CJDにおける頸髄の錐体側索路の病理学的所見

a　変性した錐体路では肥胖性astrocyteとmacrophageの増生が強い．H.E染色．(全脳型，全経過28ヵ月，脳重690 g)．
b　髄鞘染色ではミエリンの脱落のために組織が淡明化している．Klüver-Barrera染色．(aと同一症例)．
c　軸索染色では小径神経線維，大径神経線維ともに脱落している．Bodian染色．(全脳型，全経過18ヵ月，脳重710 g)．
d　免疫染色では多数のmacrophageがみられる．抗CD68抗体を用いた免疫染色．(全脳型，全経過23ヵ月，脳重1,050 g)．
(愛知医科大学加齢医科学研究所　岩崎　靖先生提供)

(**図2**)．以上のように脊髄はCJDの変化は大脳半球に比べて極めて軽いことが特徴である．これは経過の長い症例でも同様である．

錐体路変性はIwasakiら[4]により詳細に調べられている．13ヵ月以上の長期生存例で錐体路変性が認められ，短期例では認められていない．ほぼ左右対称的に錐体前索路，側索路が髄鞘染色で淡明化し，macrophageの浸潤とグリオーシスを認める(**図3**，**図4**)．多くの症例では延髄錐体も明らかな変性を示しており大脳半球皮質，白質が広範に障害されたことによる下行性二次変性で説明可能であるが，一部の例では延髄錐体の変性が明らかではなく，また脊髄の髄節レベルでの変性も頸髄よりは腰髄レベルで強く，二次変性では説明がつかず，神経線維の遠位部からの逆行変性の可能性が指摘されている．

プリオン蛋白の沈着はほぼ全例に認められ，最も強く沈着が認められるのは後角，特に膠様質である．次いでClarke核に強く，前角や中間灰白質は軽度である．白質には沈着は認められない(**図5**，**図6**)．左右差はなく経過の長短とも関係がなく短期間で死亡された症例の後角にもすでに沈着が認められる．CJDの亜型による違いは指摘されていない．

amyotrophic typeとして脊髄前角の神経細胞脱落や末梢神経障害が指摘されており，今後の詳細な検索が待たれる．自験例では脊髄の前角に軽度のグリオーシスとプリオン蛋白の沈着を認めるが，前述したように明らかな前角神経細胞脱落を認めた症例はない．

おわりに

CJDの症状は大脳，小脳が強く障害されることにより生じるので脊髄の症状についての検索は難しいが，今後はプリオン蛋白の沈着の強い脊髄後角障害による感覚障害について検討が必要とされる．また本項で述べた所見は，日本で多いMM1型のCJDの脊髄病変が主体であり，欧米に多いVV型などの他の遺伝子型との比較が必要である．脊髄はCJDでは障害されにくい組織であり，プリオン病における病変選択性を考慮するのに重要な点である．また錐体路変性についても，単なる下行性二次変性では説明がつかない症例もあり，今後の検討課題である．

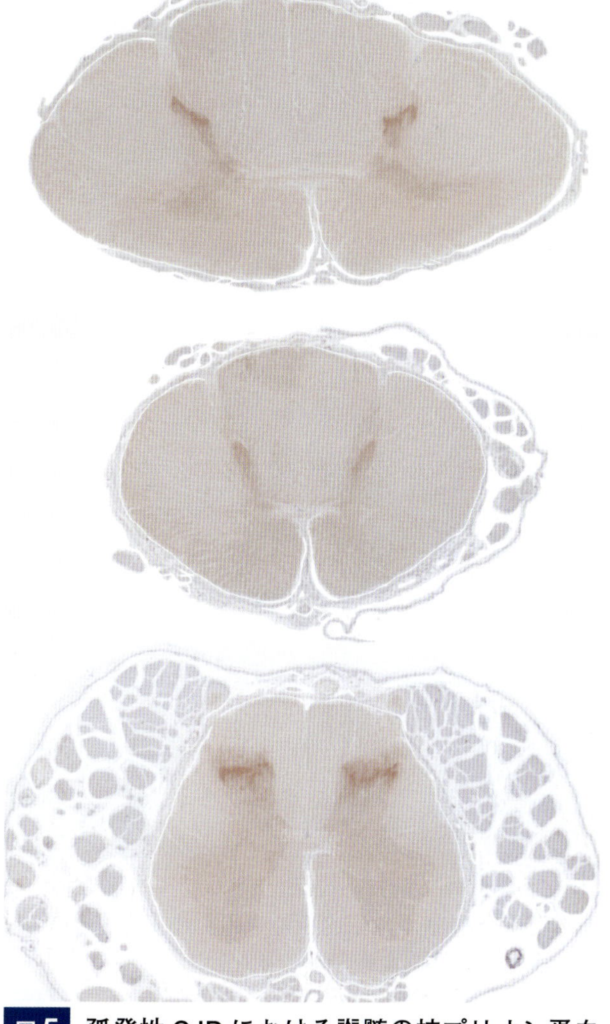

図5 孤発性CJDにおける脊髄の抗プリオン蛋白抗体を用いた免疫染色所見

後角に強いプリオン蛋白の沈着がみられ，前角や中間質などにも淡いプリオン蛋白の沈着がみられる（プリオン蛋白をDABで茶褐色に発色してある）.（全脳型，全経過14ヵ月，脳重840 g）.

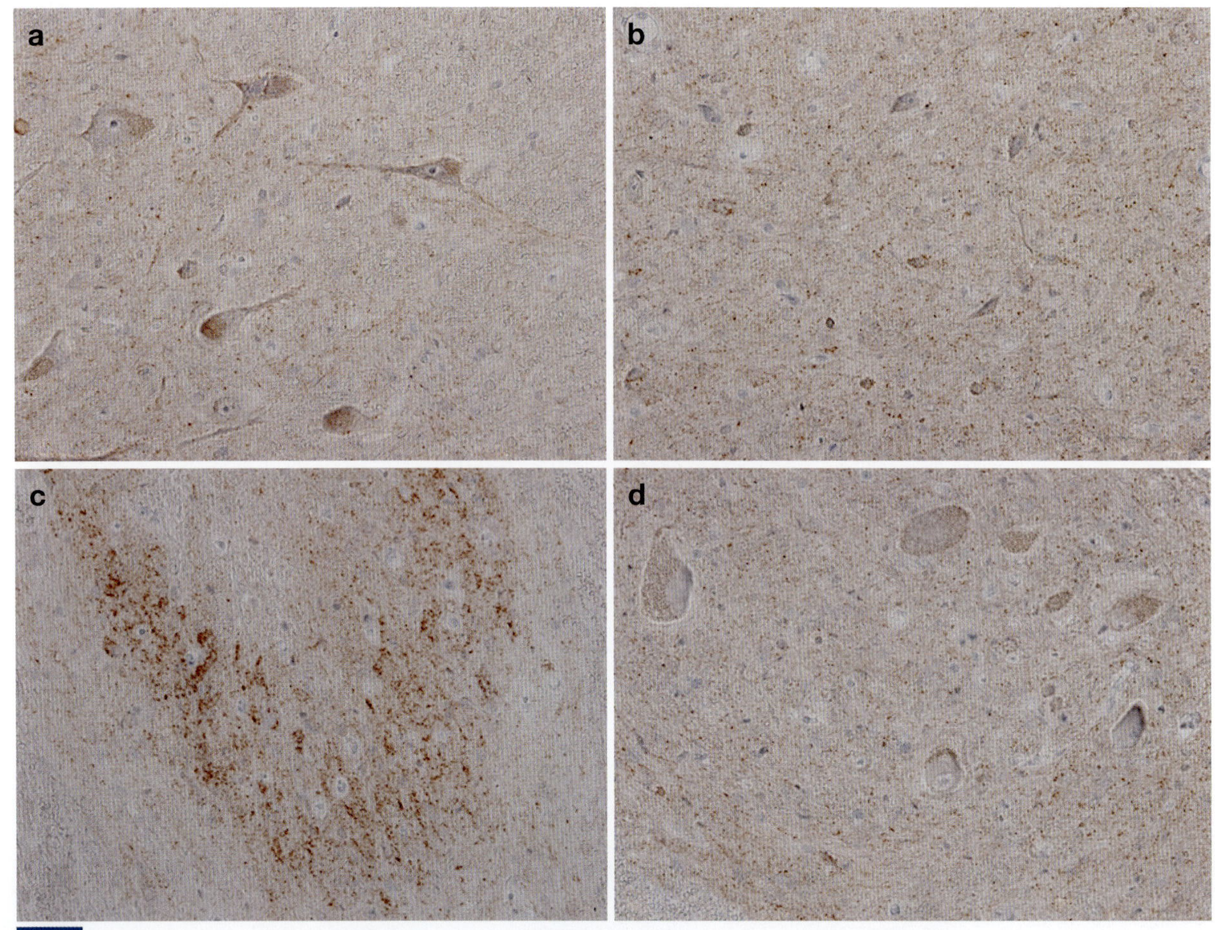

図6 孤発性CJDにおける脊髄の抗プリオン蛋白抗体を用いた免疫染色の拡大像
a 頸髄前角．**b** 頸髄中間質．**c** 腰髄後角．**d** 胸髄Clarke核．
微細顆粒状のシナプス型と呼ばれるプリオン蛋白の沈着が灰白質にみられる．後角（特に膠様質）に強いプリオン蛋白の沈着がみられ，前角や中間質，Clarke核などの沈着は軽度である．
（愛知医科大学加齢医科学研究所　岩崎　靖先生提供）

文献 | Reference

1）DeArmond SJ, Kretzschmar HA, Prusiner SB：Prion disease. In：Greenfield JG, Graham DI, Lantos PL（eds）：Greenfield's neuropathology, vol 2, 7th edn. London, Arnold, 2002, pp273-323
2）岩崎　靖，橋詰良夫，吉田眞理，他：孤発性Creutzfeldt-Jakob病の脊髄病変．脊椎脊髄　**19**：827-830，2006
3）岩崎　靖：MV2型，VV1型，VV2型．神経症候群Ⅰ―その他の神経疾患を含めて，第2版．別冊日本臨牀新領域別症候群シリーズ　(26)：677-680，2013
4）Iwasaki Y, Yoshida M, Hashizume Y, et al：Neuropathologic characteristics of spinal cord lesions in sporadic Creutzfeldt-Jakob disease. *Acta Neuropathol*（*Berl*）　**110**：490-500, 2005
5）Mizutani T, Okumura A, Oda M, et al：Panencephalopathic type of Creutzfeldt-Jakob disease：primary involvement of the cerebral white matter. *J Neurol Neurosurg Psychiatry*　**44**：pp103-115, 1981
6）Worrall BB, Rowland LP, Chin SS, et al：Amyotrophy in prion diseases. *Arch Neurol*　**57**：33-38, 2000

第 IV 章　変性疾患

1 筋萎縮性側索硬化症

筋萎縮性側索硬化症（amyotrophic lateral sclerosis；ALS）は代表的な神経変性疾患であり，その多くは孤発性であり，原因が不明で，有効な治療法がない難病である．しかし2006年に本疾患の病態に深く関連すると考えられる蛋白（TDP-43）が発見され，その病態についての理解が進んでいる[1,13]．本項では通常のALSの脊髄の病理所見を概説するとともに，TDP-43による免疫染色の病理所見，さらに認知症を伴うALS，原発性側索硬化症，広範型ALS，下位運動ニューロン優位型ALS，家族性ALSについても述べる．

臨　床

ALSは大きく孤発性と家族性に分けられる．孤発性ALSは中年男性に頻度が高く，上肢の筋萎縮，筋力低下で発症することが多い．下肢にも筋力低下が出現し，歩行障害をきたす．腱反射亢進，病的反射，構音障害・嚥下障害を示し，呼吸筋麻痺による二酸化炭素ナルコーシスにより全経過2～4年で死亡する．孤発性の中には上位運動ニューロンの障害が目立たないものや，呼吸筋麻痺が優位のもの，10年以上の長期経過をとるもの，人工呼吸器使用により，通常出現しない眼球運動障害や膀胱直腸障害などをきたす広範型，認知症を示すALS，若年性ALS，などその臨床は極めて多彩である．

家族性ALSは，約5～10％程度を占め，代表的なのはCu/Zn superoxide dismutase（*SOD1*）遺伝子異常である．しかし最近ではこれ以外に種々の遺伝子異常が報告されており，後述するように*TDP-43*遺伝子異常が発見されており注目される．

病　理

脊髄では頸髄と馬尾の前根の萎縮が最も明瞭な肉眼所見である．頸髄の前根の萎縮は正常対照例と比較しないとわからないことが多いが，下肢の症状が明瞭であった症例の馬尾の前根萎縮は明瞭で有髄神経線維の脱落により正常の白色調が失われ，後根に比べて褐色調になる（**図1，図2**）．脊髄の割面では，上位運動ニューロンの障害が強い場合には錐体側索が褐色調に萎縮するが，macrophageの多数出現する活動性の時期には錐体側索が

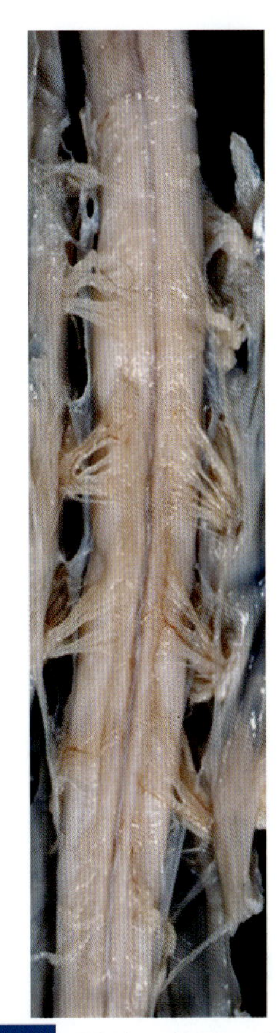

図1 頸髄の前根の萎縮

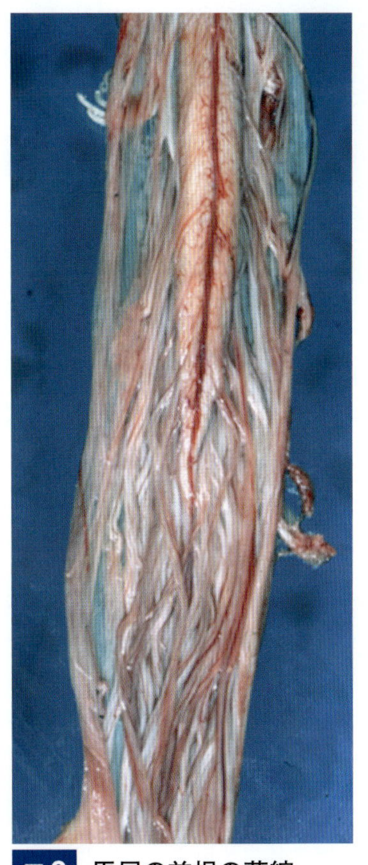

図2 馬尾の前根の萎縮

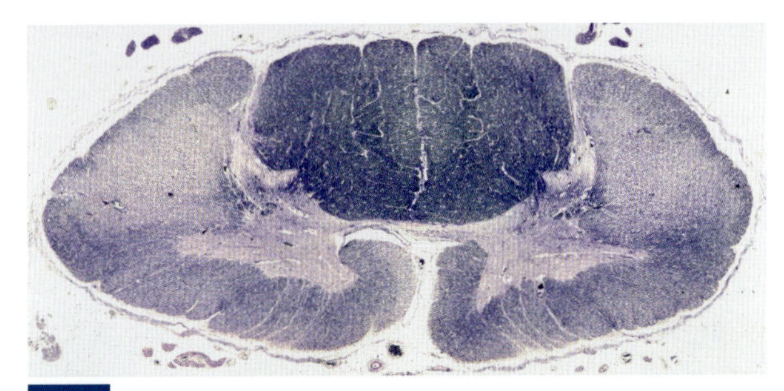

図3　頸髄の横断面
錐体路変性と脊髄前角の萎縮を認める．Klüver-Barrera 染色．

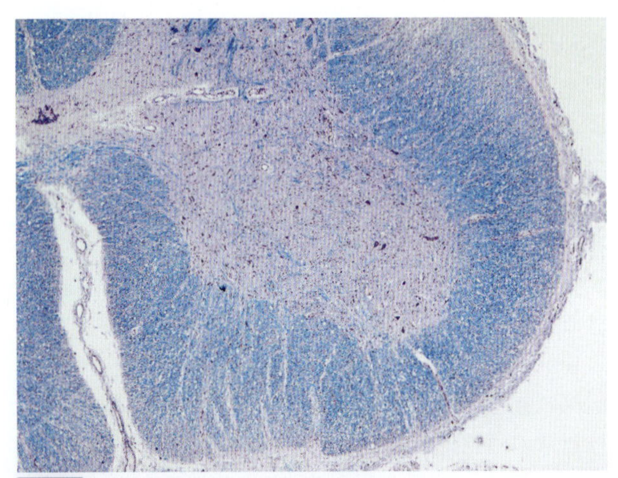

図5　腰髄前角の神経細胞脱落
Klüver-Barrera 染色．

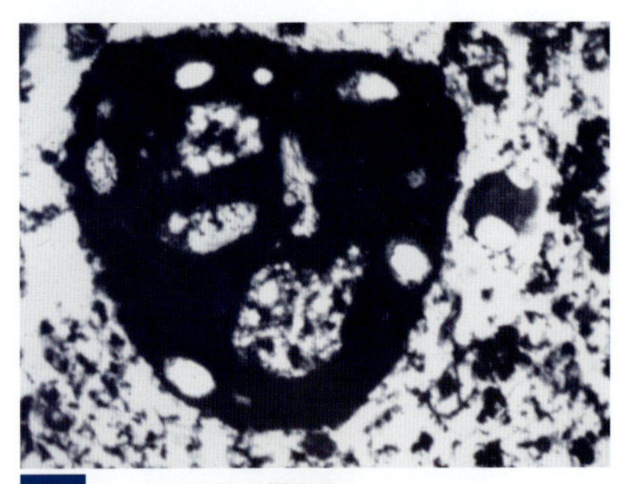

図7　Bunina 小体の電顕像

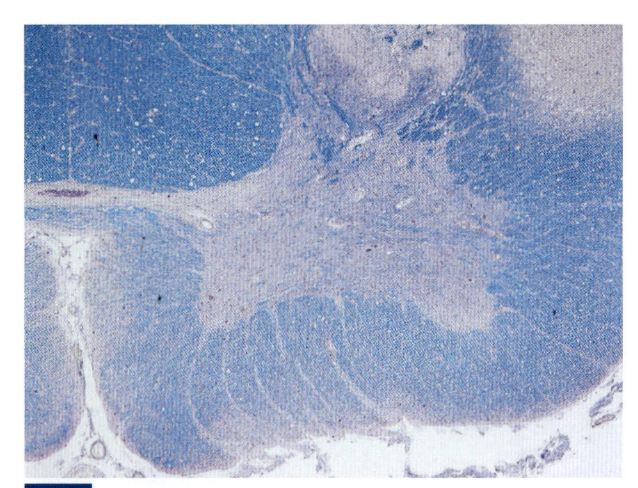

図4　頸髄前角の高度の神経細胞脱落
Klüver-Barrera 染色．

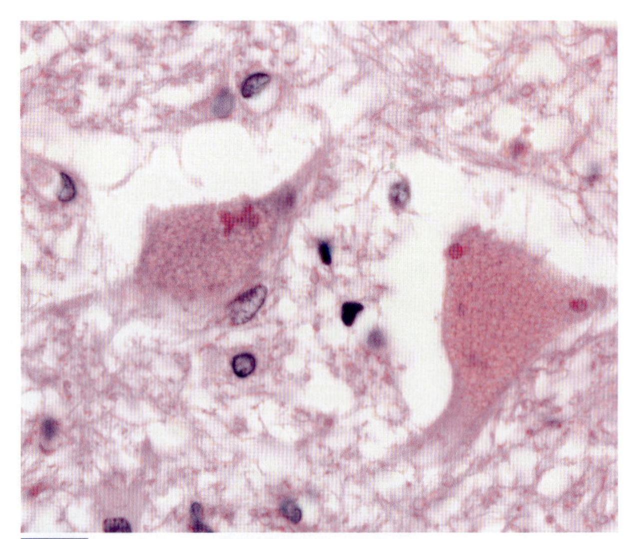

図6　脊髄前角神経細胞の胞体内の Bunina 小体
H.E 染色．

チョーク状の白色を示す．しかし大部分の ALS では，錐体路変性を肉眼的に指摘できないことが多い．

髄鞘染色では脊髄前角は有髄神経線維の消失により淡明化し，神経細胞脱落が強い症例では，前角が萎縮し特に頸髄では前角の前後径が短縮する．脊髄の白質は後索以外の前側索が淡明化し，特に錐体側索・前索は有髄神経線維の脱落により変性が明らかである（**図3**）．

前角神経細胞は通常頸髄レベルで最も強く脱落し（**図4，図5**），反応性 astrocyte が目立つ．ニューロンは萎縮し，胞体が円形化し，ニッスル顆粒が消失し，リポフスチンのみを含むようになり，細胞脱落部位には褐色顆粒を貪食した macrophage の集合を認める．残存ニューロンには ALS に特異的に出現する Bunina 小体が認められる（**図6**）．Bunina 小体は数 μm の類円形の好酸性封入体であり，リポフスチン内に数珠状につながって見えることがある．電子顕微鏡では，高電子密度の無構造様物質から成り，ニューロフィラメントを含む島状空隙を認める（**図7**）．また ubiquitin 免疫染色では糸かせ様封入体（skein like inclusion）などの種々の封入体が出現する．この ubiquitin 陽性の封入体の構成蛋白が TDP-43 であることが明らかにされた．これについては後述する．前根の有髄神経線維の脱落を認める（**図8**）[4]．

TDP-43 の病理

2006 年，Neumann ら[13]，Arai ら[1]により，ubiquitin 陽性封入体を伴う前頭側頭葉変性症（FTLD）と ALS に蓄

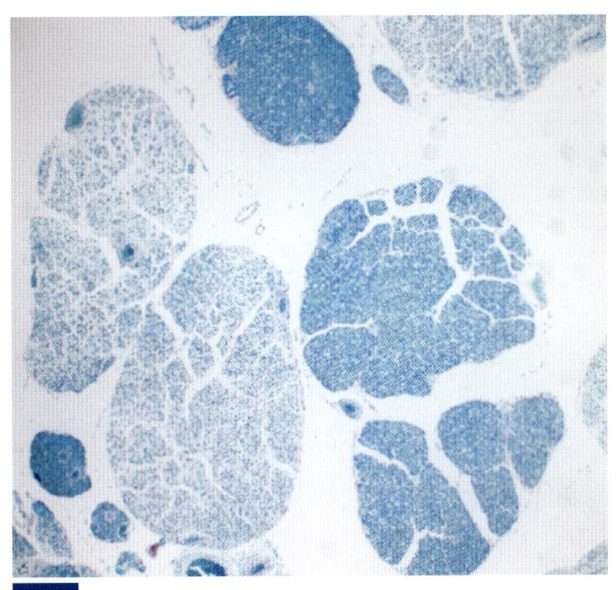

図8 馬尾の髄鞘染色
左が前根，右が後根．前根の有髄神経線維の減少を認める．
Klüver-Barrera 染色．

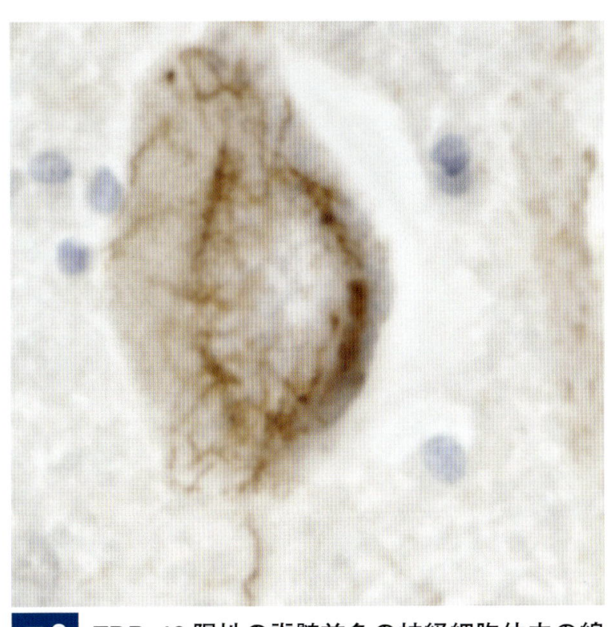

図9 TDP-43 陽性の脊髄前角の神経細胞体内の線維状構造を示す skein like inclusion

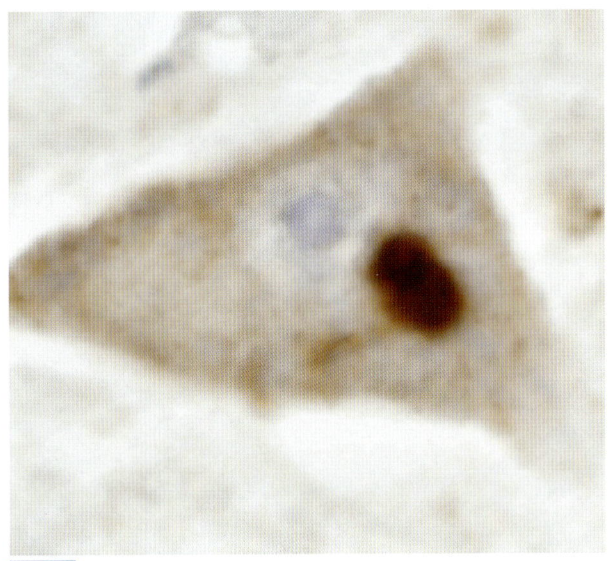

図10 TDP-43 陽性の脊髄前角の神経細胞体内の球状構造物

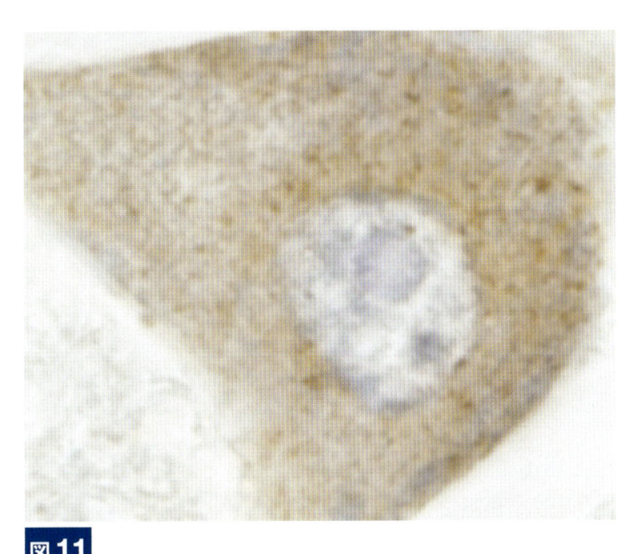

図11
核の染色性が低下し，胞体内に微細顆粒状に TDP-43 陽性構造物を認める．

積する ubiquitin 陽性封入体の主要構成成分としてとして核蛋白の一種である TDP-43（TAR DNA-binding protein 43）が同定され，これらの疾患は TDP-43 proteinopathy と呼称されるようになった．

さらに家族性および孤発性の ALS 患者に TDP-43 の遺伝子にミスセンス変異が報告され，この蛋白が発症の原因，病態と密接に関係していると考えられるようになった．

TDP-43 の免疫染色では脊髄前角神経細胞の skein like inclusion が線維状に，また球状構造物が陽性に染色される（**図 9，図 10**）．正常ニューロンは TDP-43 抗体では核が陽性に染色されるが，病的なニューロンは核の染色性が消失して細胞胞体内に微細顆粒状の染色性を示す（**図 11**）．またニューロンだけでなく，乏突起膠細胞（oligodendroglia）には，コイル状構造物様に染色される TDP-43 陽性構造物を認める[24,25]．なお広範型 ALS，認知症を伴う ALS，紀伊半島 ALS やグアム島の ALS では TDP-43 異常構造物は確認されているが，*SOD1* 遺伝子異常を伴う家族性 ALS における TDP-43 の免疫染色では孤発性 ALS と異なり陽性構造物は指摘されておらず，分子病態機序が異なることが考えられている[17]．

認知症を伴う ALS

本来，筋萎縮性側索硬化症は認知機能障害を示さないと考えられてきたが，本症の中には認知機能障害を示す症例が主として脳神経内科領域から「認知症を伴う筋萎縮性側索硬化症」として報告され，また精神科領域から

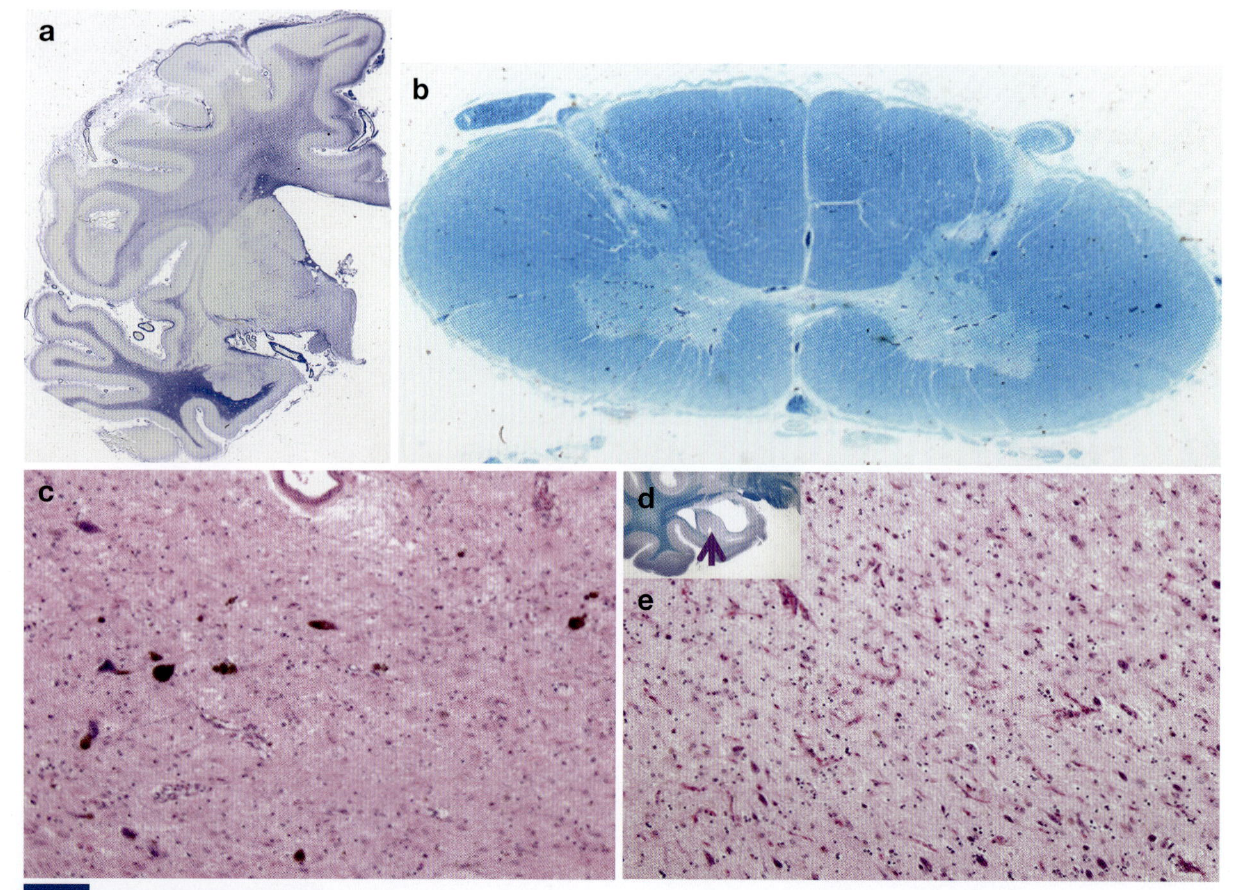

図 12 認知症を伴う ALS
a　前頭葉，側頭葉の皮質下白質の線維性グリオーシス．Holzer 染色．
b　脊髄の錐体路変性は軽い．Klüver-Barrera 染色．
c　黒質の神経細胞脱落が強い．H.E 染色．
d　海馬支脚．Klüver-Barrera 染色．
e　海馬支脚の限局性の神経細胞脱落とグリオーシス．H.E 染色．

は「筋萎縮を示す初老期認知症」として報告されてきた[12,21,27]．最近では，FTLD の中の一群として運動ニューロン系の変化を伴う FTLD-MND として分類される．すでに述べたように本症は TDP-43 proteinopathy であり，FTLD と ALS が同一蛋白異常により引き起こされることが明らかにされた点で重要な意義をもつ[24]．

1. 臨床

多くは初老期に発症し，運動ニューロン症状が先行する症例と，認知症が先行する症例がある．認知症の症状は，緩徐進行性で，人格水準の低下，多幸・無関心などの感情障害，無責任な行動異常，自発言語の減少を特徴とする．運動ニューロン徴候としては球麻痺で発症する例が多く，構音障害，嚥下障害，舌萎縮と筋線維束性収縮を示す．錐体路徴候よりも下位運動ニューロン徴候が目立ち，上肢遠位筋の脱力，筋萎縮を認める．下肢の症状は比較的軽く，末期まで歩行は可能である例が多い．画像では CT や MRI などにより前頭葉，側頭葉の萎縮，SPECT（single photon emission computed tomography）や PET（positron emission tomography）などで前頭側頭葉に血流・代謝の低下を認める．

2. 病理

肉眼的には前頭葉，側頭葉の前方優位の軽度から中等度の萎縮を認め，組織学的には前頭葉，側頭葉の皮質第Ⅱ～Ⅲ層の軽度の神経細胞脱落と表層の海綿状態を認め，白質の線維性グリオーシスを認める（**図 12a**）．側頭葉極，迂回回，海馬傍回，島葉，扁桃核，海馬歯状回などの辺縁系のニューロンには ubiquitin 陽性，TDP-43 陽性の神経細胞体内封入体や変性神経突起を認める．海馬支脚の限局的な神経細胞脱落とグリオーシスを認める（**図 12d, e**）．黒質は強い神経細胞脱落を示す（**図 12c**）．脊髄では頸髄前根の萎縮を認める．頸髄や胸髄の運動ニューロンの細胞脱落が腰髄に比して強い．錐体路変性は軽度の場合が多い（**図 12b**）．組織学的には通常の筋萎縮性側索硬化症の所見と変わらず，Bunina 小体，skein like inclusion が認められる[23]．

原発性側索硬化症

原発性側索硬化症（primary lateral sclerosis；PLS）は，上位運動ニューロン（UMN）系が選択的に障害され，下位運動ニューロン（LMN）系が保たれる神経変性疾患で

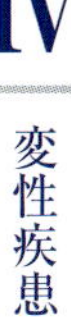

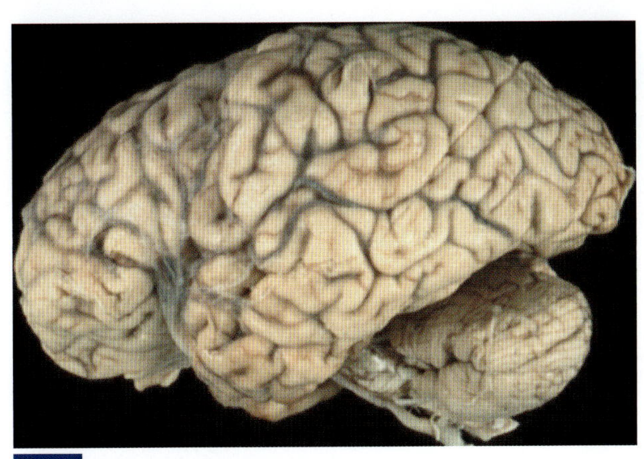

図 13 原発性側索硬化症
中心前回には段をつけたような高度な萎縮を認める．

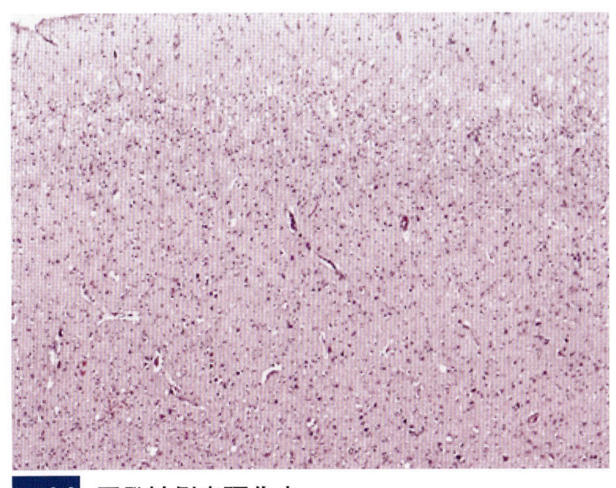

図 14 原発性側索硬化症
中心前回皮質の高度な神経細胞脱落とグリオーシス，皮質表層の海綿状態を認める．H.E 染色．

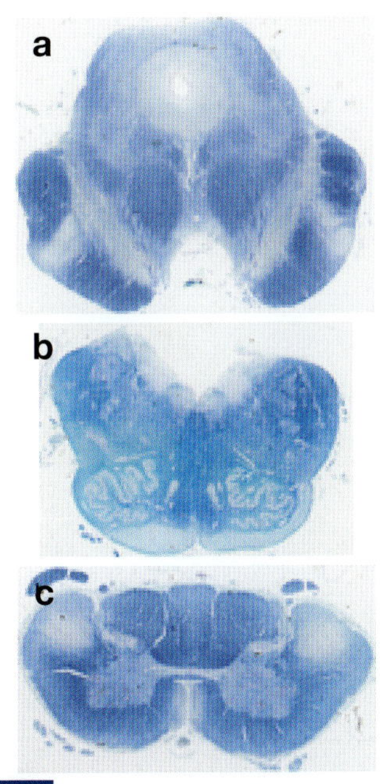

図 15 原発性側索硬化症
大脳脚（**a**），延髄錐体（**b**），脊髄錐体側索路・前索路（**c**）は高度な淡明化を示す．Klüver-Barrera 染色．

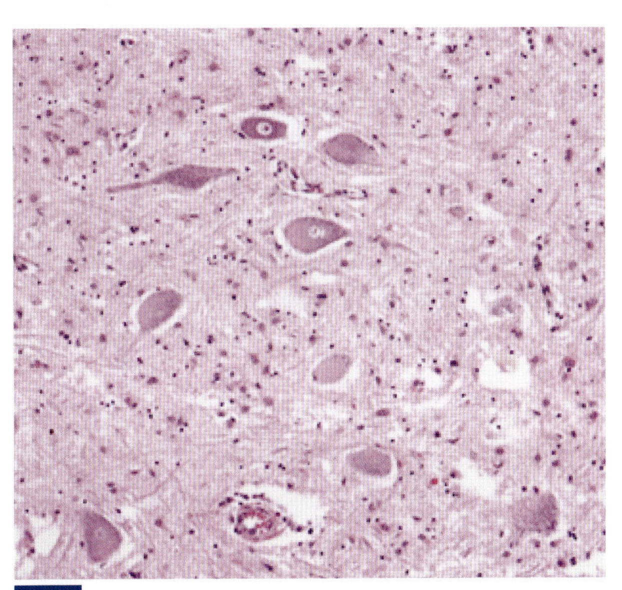

図 16 原発性側索硬化症
腰髄前角神経細胞はかなりよく残存しているが，軽度のグリオーシスを認める．H.E 染色．

あり，運動ニューロン疾患の一型として位置づけられることが多いが，疾患の独立性や特に ALS との異同に関しては議論が多い．また中心前回の萎縮は運動前野を含むより広い領域に及び，FTLD との関連性も問題となる．ここでは Konagaya ら[9]の報告例を示す．76 歳時に構音障害と性格変化で発症し，神経学的に強剛痙縮（rigospasticity）を伴う四肢麻痺から除脳強直肢位を呈し，末期にはごく軽度の下位運動ニューロン徴候が観察され，全経過 2 年 8 ヵ月で亡くなった．病理学的には，中心前回は肉眼的に強い萎縮を示し，運動前野を含めた前頭葉後半部の萎縮，側頭葉の萎縮を認めた（**図 13**）．組織学的には中心前回皮質は萎縮し，Betz 巨細胞を含めた神経細胞脱落とグリオーシスを全層に認め，皮質表層は海綿状態を示した（**図 14**）．錐体路は中心前回皮質下白質から macrophage が出現し，内包，大脳脚，延髄錐体，脊髄錐体路の変性と有髄神経線維の高度脱落を認めた（**図 15**）．脊髄前角，舌下神経核の細胞はかなりよく残存しているが，macrophage の出現とグリオーシス，Bunina 小体の出現を認めた（**図 16**）．TDP-43 免疫染色では，中心前回には皮質表層と深層に球状の神経細胞内封入体（neuronal cytoplasmic inclusion；NCI），短い変性神経突起（dystrophic neurites；DN）を多数認め（**図 17**），海馬歯状回顆粒細胞，被殻に NCI を認めた．脊髄前角には ALS にみられる skein like inclusion や DN を認めた（**図 18**）．本例は臨床病理学的に高度の UMN の変性を認め，病理学的に LMN の細胞脱落が軽度であるものの，ALS と同質の変性を認めた．

PLS の臨床病理学的問題は，LMN が無傷であるか，あるいは ALS の病理像が潜在しているか，そして UMN の

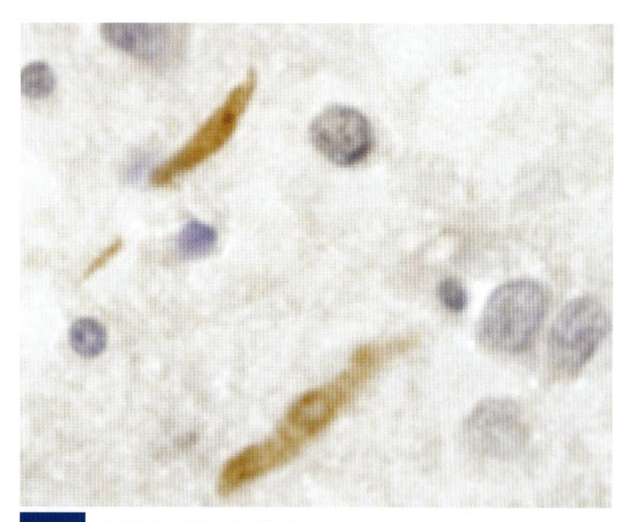

図17 原発性側索硬化症
短い変性神経突起．抗 TDP-43 抗体免疫染色．

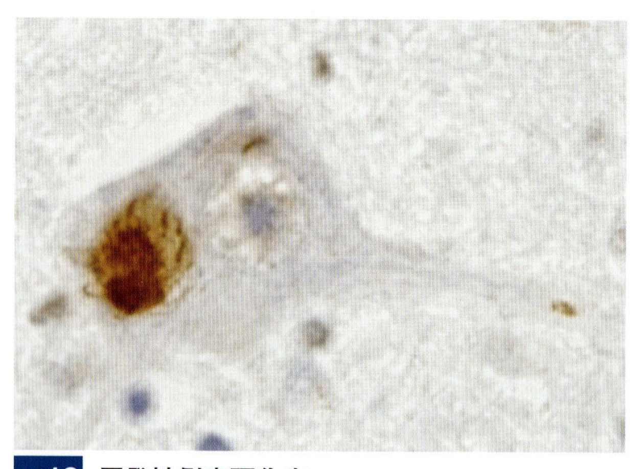

図18 原発性側索硬化症
脊髄前角神経細胞の胞体内 TDP-43 陽性封入体．

変化は中心前回だけにとどまるか，中心前回を含む前頭側頭葉を広く障害して ALS よりむしろ FTLD に近い病理像を示すかという点である．PLS として報告されている症例の LMN の障害程度，前頭側頭葉の変性程度にはさまざまな組み合わせがあり，LMN が極めて軽い例から ALS 的なもの，中心前回に限局した変性から運動前野を含む前頭葉に広い変性を示し FTLD 的なものまでみられ[16,23]，TDP-proteinopathy における位置づけを含めた検証と解析が必要である[26]．

下位運動ニューロン優位の ALS

ALS の中には臨床的に LMN 障害が優位で球麻痺や UMN 障害が乏しく，厳密に ALS の定義に当てはまらず診断や治療に苦慮する例が存在する[15]．病理学的に LMN 障害が極めて優位な「下位運動ニューロン疾患」の自験例を紹介する．死亡時に 68 歳の男性で，61 歳時に右手の筋力低下で発症し，その後に左上肢・下肢の近位筋の筋力低下へ進展した．臨床上，錐体路徴候が乏しく，球麻痺も不明瞭で弛緩性四肢麻痺の状態となり，全経過 7 年で死亡した．病理学的には脊髄前角の神経細胞脱落が著明であったが，舌下神経核の変性は軽度であった．脊髄錐体路は髄鞘染色では明瞭な淡明化を認めず（**図19a**），LMN には高度な細胞脱落と Bunina 小体を認め（**図19b，c**），TDP-43 免疫染色では skein like inclusion，hyaline inclusion を認めた．中心前回の Betz 巨細胞の脱落は極めて軽度であり，macrophage の集簇像を少数認めたが（**図19d**），TDP-43 免疫染色でも封入体を確認できなかった．Bodian 染色やリン酸化ニューロフィラメント免疫染色では大径軸索の減少は軽度であった．本例の病理所見から，ALS の中には長期経過を経ても UMN の変化が軽い一群が存在していること，この中には TDP-43 proteinopathy の群が確かに存在していることが示された．

広汎型 ALS

孤発性 ALS は UMN 系および LMN 系が選択的に障害される疾患であり，いわゆる 4 大陰性徴候である感覚障害，褥瘡，眼球運動障害，膀胱直腸障害は通常みられない．しかし人工呼吸器を長期間装着した症例の中には，ALS の陰性徴候とされる系統へも障害が波及し，病理学的にも運動系を超えた変性所見が確認されている[5]．これらの病変の広がりは，長期間の人工呼吸器管理にまつわる低酸素や循環障害，栄養障害などによる二次的な障害であるとする明確な根拠が確認できず，ALS に内在する病態が本質的に運動系を超えて広がる可能性を示唆してきた．

広汎型 ALS として報告されている症例の大部分は孤発性であるが，家族性あるいは若年発症例もみられる．臨床的には，早期に呼吸筋麻痺をきたして人工呼吸器装着となる例が多いが，通常の孤発性 ALS と同じような経過をとる例もあり広汎化の予測は現時点では困難である．UMN 系および LMN 系の障害に加えて眼球運動障害，失禁などの膀胱直腸障害，褥瘡，さらに反応性・自発性の低下，感覚障害や自律神経障害などがみられる．陰性徴候の中では眼球運動障害が最も早期に観察される．

病理学的には運動ニューロン系を超えた広い系統に変性を認める．脊髄横断面では前及び外側皮質脊髄路を含む前側索の高度な変性に加えて，家族性 ALS にみられる後索中間根帯，Clarke 核，脊髄小脳路の変性がみられる（**図20**）．脊髄前角神経細胞は高度に脱落し，さらに中間質外側核や第 2 仙髄 Onuf 核などの自律神経系にも変性を認める．孤発性 ALS の LMN にみられる Bunina 小体や skein like inclusion は細胞脱落が高度になっているために確認しづらいが，少数の残存ニューロンでは確認されている．有髄神経線維の脱落は脊髄前側索から延髄網様体，橋被蓋，中脳にまで広がる．小脳歯状核・上小脳脚・赤核，黒質，淡蒼球・視床下核の変性を認める．動眼神経核，外転神経核，滑車神経核などの眼球運動諸核は変性が強い例では脱落がみられる．被殻，尾状核，視床に

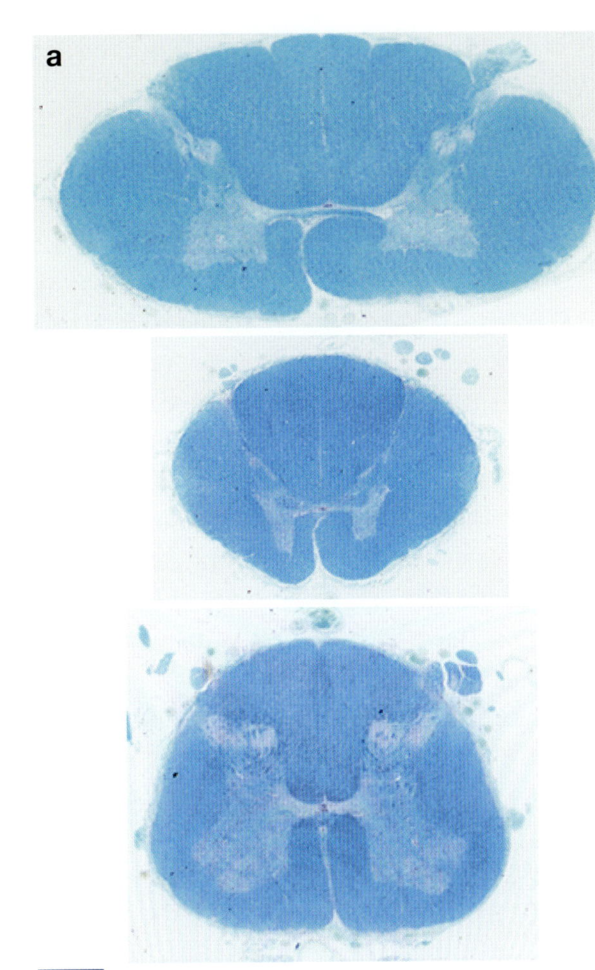
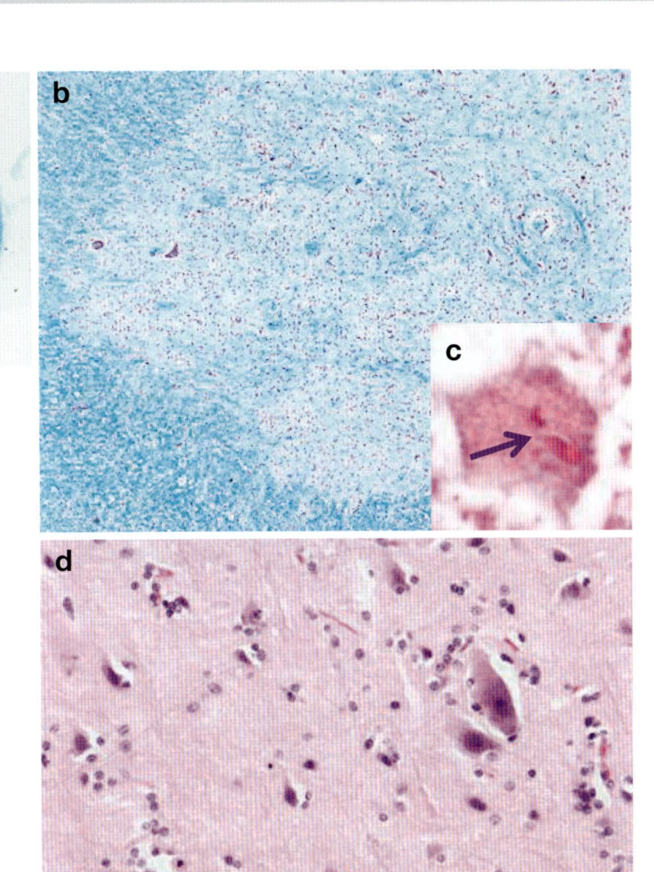

図19 下位運動ニューロン優位の ALS
a 頸髄，胸髄，腰髄の髄鞘染色．横断面では明瞭な錐体路変性はみられない．Klüver-Barrera 染色．
b 腰髄前角神経細胞は高度な脱落を示し，残存する細胞内に Bunina 小体（c の矢印．H.E 染色）を認める．Klüver-Barrera 染色．
d 中心前回には少数の macrophage 集簇像を認める．H.E 染色．

も変性を認める場合がある．さらに変性が広がると大脳皮質の変性と白質の線維性グリオーシスを認める．一方このような広汎な病変は人工呼吸器装着例全例にみられるわけではなく，10 年以上人工呼吸器を装着しても変性が運動ニューロン系に限局している症例も存在する[20]．

家族性筋萎縮性側索硬化症（家族性 ALS）

ALS 全体の約 90〜95％が孤発性であるが，5〜10％が家族性である．1993 年に最初に原因遺伝子 *SOD1* が同定され，その後 ALS1 から ALS19 までの 19 の遺伝子座が知られている．

ここでは代表的な家族性 ALS として ALS1，ALS6，ALS10 をとりあげて概説する[3]．

1. ALS1（SOD1）

家族性筋萎縮性側索硬化症の中で一番最初に遺伝子異常が確定されたのが Cu/Zn superoxide dismutase（SOD1）をコードする *SOD1* 遺伝子である．ヒト 21 番染色体長腕上に位置する *SOD1* 遺伝子変異であり，家族性 ALS の中では最も頻度が高い．家族性 ALS では古典的 ALS と同一病理像を示す群（古典型）と，運動ニューロン系病変に加えて後索中間質，Clarke 核，脊髄小脳路の変性を示す群（後索型）の 2 亜型に分けられる（**図 21, 図 22**）[22]．

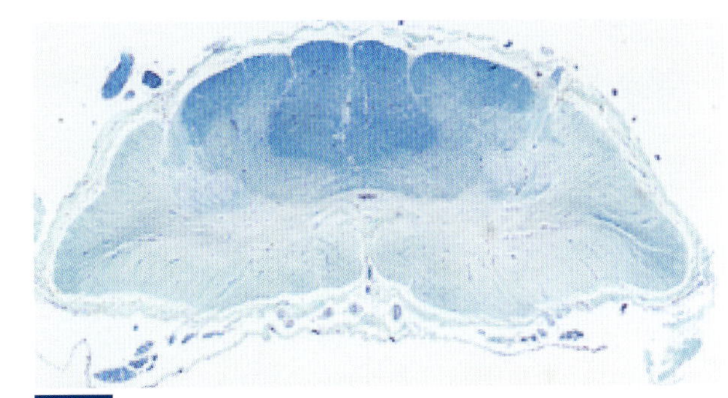

図20 広範型 ALS
脊髄前側索の高度な淡明化，Goll 索，後索中間根帯の変性．Klüver-Barrera 染色．

SOD1 遺伝子異常をもつ家族性 ALS は，多くは後索型を示し，上位運動ニューロンの変性は軽度であるが下位運動ニューロンの変性が高度である特徴を示す．本症の神経病理所見については，加藤ら[7,8]のすぐれた総説があるので，それを参照されたい．Lewy 小体様硝子様封入体（LBHI）は，*SOD1* 遺伝子異常をもつ家族性 ALS に特異的

に認められる細胞内封入体である．Lewy 小体に似た，好酸性の硝子様中心部（core）と淡い周辺部（halo）から成る（**図 23**）．この封入体の最も特徴的な点は，免疫染色上，SOD1 に陽性を呈する点である．astrocyte 内硝子様封入体は 1996 年に Kato ら[6]によって報告された．光学顕微鏡的にも電子顕微鏡的にも，ニューロン内 LBHI と同一構造物であり，LBHI が astrocyte の胞体内に生じた構造物である．Bunina 小体が *SOD1* 遺伝子異常を伴う家族性 ALS で認められたという報告はない．

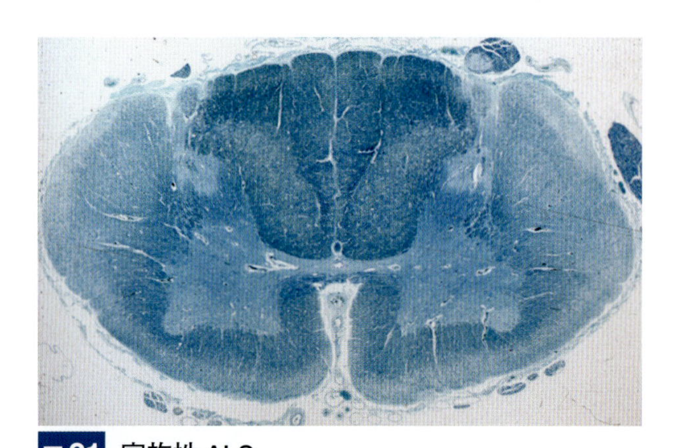

図 21　家族性 ALS
後索型家族性 ALS の頸髄髄鞘染色．錐体路変性に加えて後索中間根帯に変性を認める．Klüver-Barrera 染色．

2. ALS10（*TARDBP* 遺伝子異常による ALS）

2006 年に孤発性 ALS と ubiquitin 陽性封入体を示す前頭側頭葉変性症において，封入体を構成する蛋白の TDP-43 が同定され，さらに 2008 年には TDP-43 をコードする *TARDBP* 遺伝子変異を示す ALS が報告され ALS10 と呼称されることになった[18]．ALS10 の病理像は孤発性 ALS と同一であるとされている．Yokoseki ら[19]は Gln343Arg TDP-43 変異を示した家族性 ALS の病理所見を報告しており，Bunina 小体の出現と TDP-43 陽性に封入体の出現，skein like inclusion を認め，孤発性 ALS のそれと区別が困難であるとしている．Fujita ら[2]の A315E TARDBP 変異の剖検例では孤発性 ALS の所見に加えて，後索，脊髄小脳路，Clarke 核，黒質変性を認めている．

3. ALS6（fused in sarcoma/translocated in liposarcoma；FUS/TLS）

ALS の中には好塩基性封入体を伴う一群が以前から報告されていた[10,14]．好塩基性封入体を伴う ALS は，10〜30 歳代に若年発症し，急速に進行する特異な臨床経過をたどり，病理学的には運動系を超えて広範に中枢神経系に好塩基性封入体がみられることが特徴である．2009 年

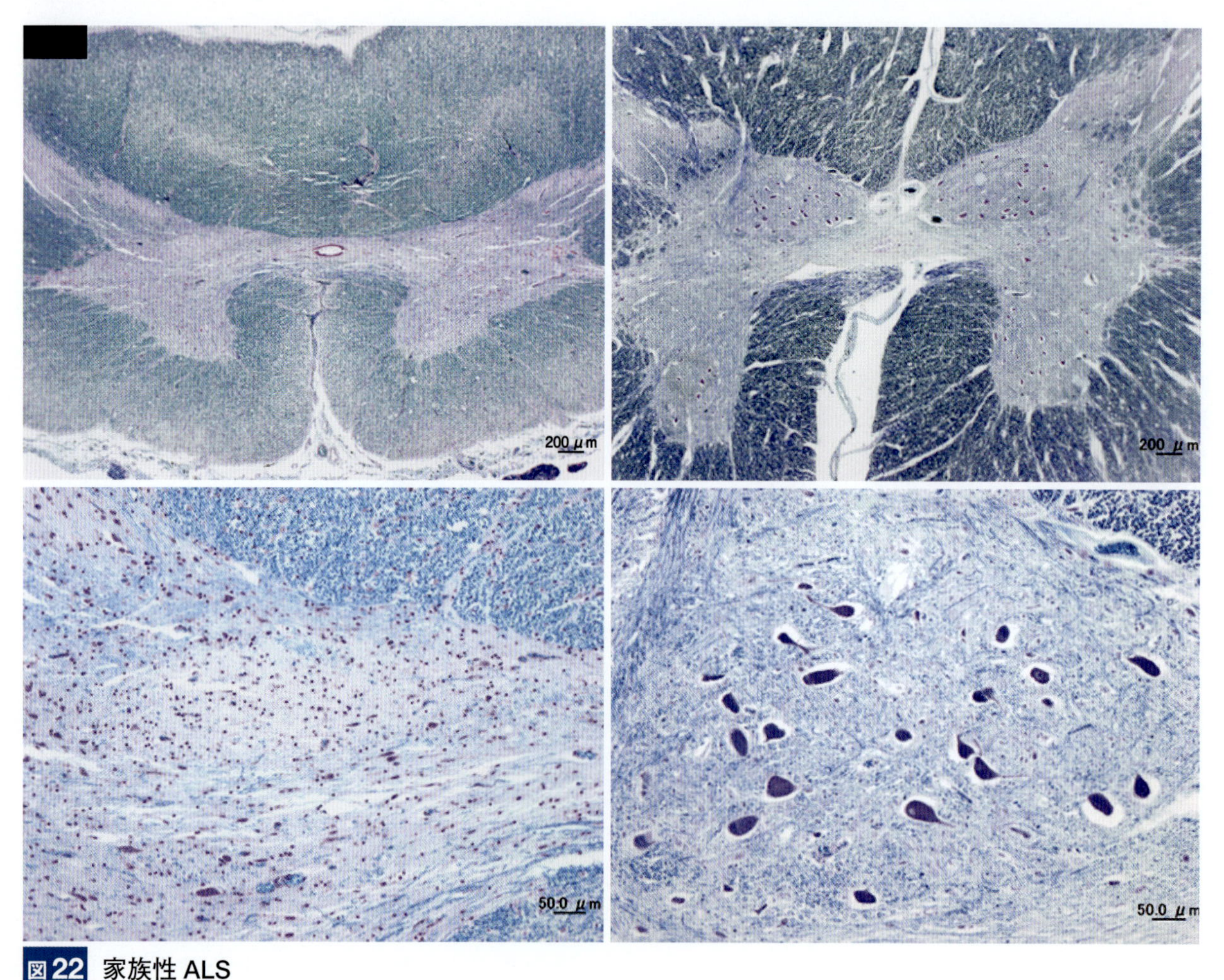

図 22　家族性 ALS
Clarke 核の神経細胞脱落（右が正常対照）．Klüver-Barrera 染色．

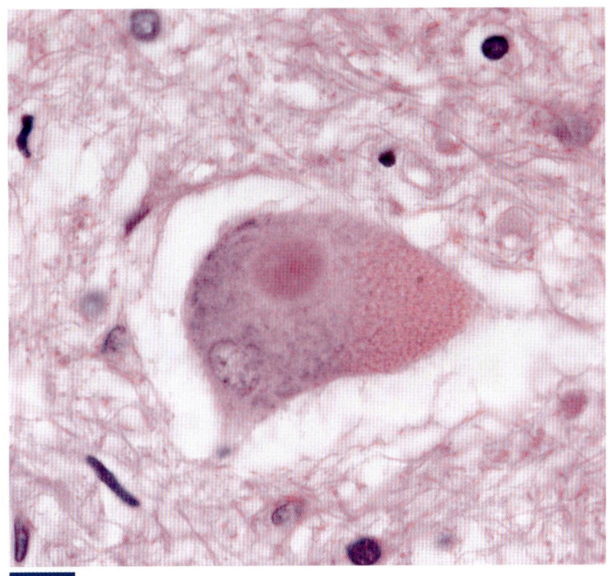

図23 Lewy 小体様硝子様封入体（LBHI）
H.E 染色.

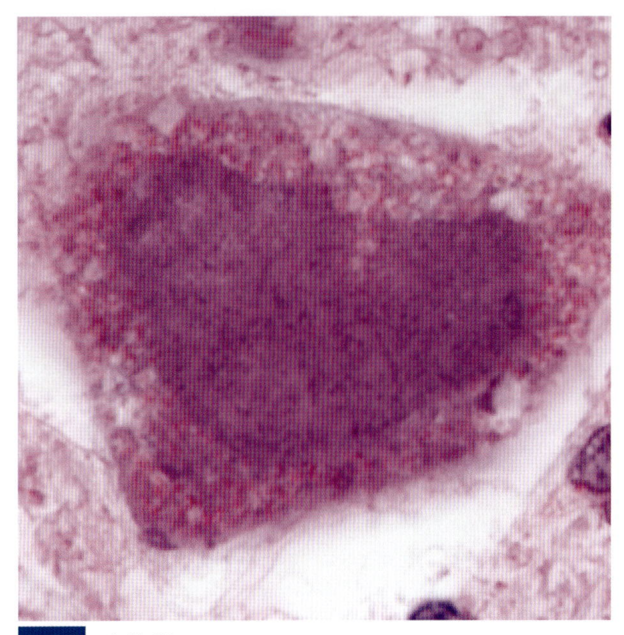

図24 家族性 ALS
好塩基性封入体．H.E 染色.

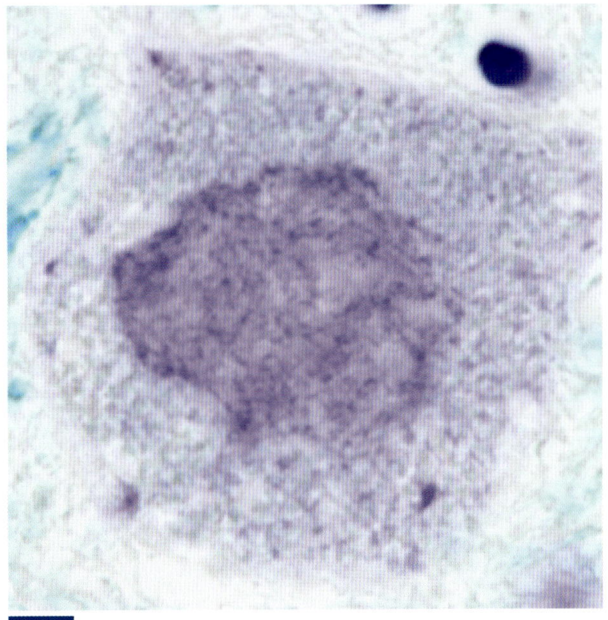

図25 家族性 ALS
神経細胞内好塩基性封入体は Klüver-Barrera 染色では網状の線維構造を示す.

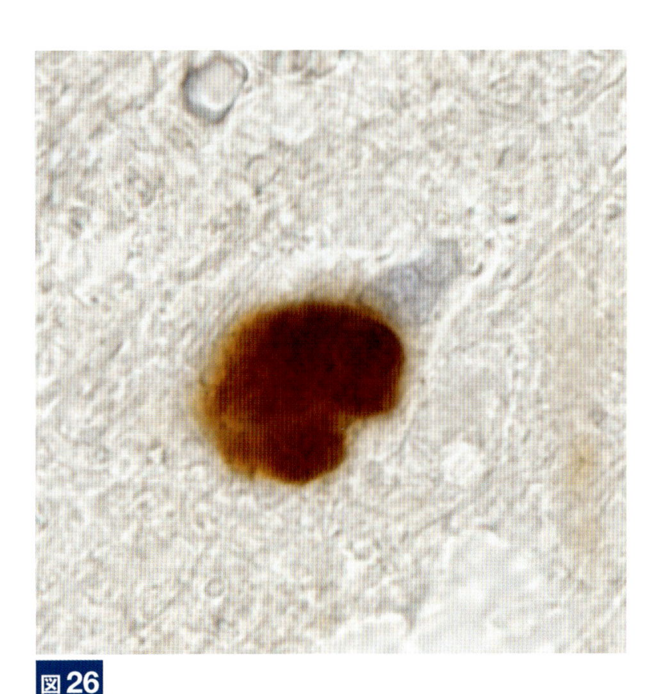

図26
FUS 免疫染色では，好塩基性封入体が陽性を示す.

に fused in sarcoma/translated in liposarcoma（*FUS/TLS*）が家族性 ALS の責任遺伝子（ALS6）であることが報告された[11,28]．FUS/TLS は，RNA 結合蛋白で，核と細胞質の両方に局在をもち，細胞増殖，転写制御，RNA およびマイクロ RNA のプロセッシングなどの細胞内プロセッシングにかかわると考えられている．FUS/TLS は FTLD の原因となる点でも TDP-43 proteinopathy と共通点がある．*FUS/TLS* 遺伝子変異を伴う家族性 ALS では，多系統にわたり好塩基性封入体，FUS 陽性封入体を認める（**図 24，図 25，図 26**）.

おわりに

ALS における TDP-43 のミスセンス変異，TDP-43 のリン酸化と断片化，TDP-43 の胞体内異常蓄積が脊髄前角の神経細胞死にどのような関連をしているかという問題の解明は，難病の治療にかかわる重要な鍵と考えられる．また TDP-43 は認知症の中で重要な疾患である前頭側頭葉変性症と ALS の病態への関連をより明確に示したものとしても，極めて重要である．今後の研究の発展により効果的な治療法の開発が急がれる.

文献 | Reference

1）Arai T, Hasegawa M, Akiyama H, et al：TDP-43 is a component of ubiquitin-positive tau-negative inclusions in frontotemporal lobar degeneration and amytrophic lateral sclerosis. *Biochem Biophys Res Commun* **351**：602-611, 2006

2）Fujita Y, Ikeda M, Yanagisawa T, et al：Different clinical and neuropathologic phenotypes of familial ALS with A315E TARDBP mutation. *Neurology* **77**：1427-1431, 2011

3）後藤　順：遺伝性（家族性）筋萎縮性側索硬化症概論．神経症候群Ⅱ—その他の神経疾患を含めて，第2版．別冊日本臨牀新領域別症候群シリーズ（27）：465-472, 2014

4）橋詰良夫，吉田眞理，三室マヤ：筋萎縮性側索硬化症における脊髄の病理．脊椎脊髄 **22**：131-134，2009

5）Kato S, Hayashi H, Oda M, et al：Neuropathology in sporadic ALS patients on respirators. In Nakano I, Hirano A（eds）：Amyotrophic lateral sclerosis progress and perspectives in brain research and clinical application. Amsterdam, Elsevier Science, 1996, pp66-77

6）Kato S, Shimoda M, Watanabe Y, et al：Familial amyotrophic lateral sclerosis with a two base pair deletion in superoxide dismutase1 gene：multisystem degeneration with intracytoplasmic hyaline inclusions in astrocytes. *J Neuropathol Exp Neurol* **55**：1089-1101, 1996

7）Kato S, Shaw P, Wood-Allum C, et al：Amyotrophic lateral sclerosis. In Dickson D（ed）：Neurodegeneration：The Molecular Pathology of Dementia and Movement Disorders. ISN Neuropath Press, Basel, 2003, pp350-368

8）加藤信介，加藤雅子，大浜栄作：ALS運動ニューロンの細胞病理．神経進歩 **48**：357-368，2004

9）Konagaya M, Sakai M, Matsuoka Y, et al：Upper motor neuron predominant degeneration with frontal and temporal lobe atrophy. *Acta Neuropathol* **96**：532-536, 1998

10）Kusaka H, Matsumoto S, Imai T：An adult-onset case of sporadic motor neuron disease with basophilic inclusions. *Acta Neuropathol* **80**：660-665, 1990

11）Kwiatkowski TJ, Bosco DA, Leclerc AL, et al：Mutations in the FUS/TLS gene on chromosome 16 cause familial amyotrophic lateral sclerosis. *Science* **323**：1205-1208, 2009

12）Mituyama Y, Takamiya S：Presenile dementia with motor neuron disease in Japan. A new entity? *Arch Neurol* **36**：592-593, 1979

13）Neumann M, Sampathu DM, Kwong LK, et al：Ubiquitinated TDP-43 in frontotemporal lobar degeneration and amyotrophic lateral sclerosis. *Science* **314**：130-133, 2006

14）Oda M, Akagawa N, Tabuchi Y, et al：A sporadic Juvenile case of the amyotrophic lateral sclerosis with neuronal intracytoplasmic inclusions. *Acta Neuropathol* **44**：211-216, 1978

15）祖父江　元，熱田直樹，渡辺宏久，他：上位運動ニューロン症候を呈さないALSの臨床病理学的検討．厚生労働科学研究費補助金（難治性疾患克服研究事業）神経変性疾患に関する調査研究班平成21（2009）年度総括・分担研究報告書．2010，pp66-69

16）Tan CF, Kakita A, Piao YS, et al：Primary lateral sclerosis：a rare upper-motor-predominant form of amyotrophic lateral sclerosis often accompanied by frontotemporal lobar degeneration with ubiquitinated neuronal inclusions? Report of an autopsy case and a review of the literature. *Acta Neuropathol* **105**：615-620, 2003

17）Tan CF, Eguchi H, Tagawa A, et al：TDP-43 immunoreactivity in neuronal inclusions in familial amyotrophic lateral sclerosis with or without SOD1 gene mutation. *Acta Neuropathol* **113**：535-542, 2007

18）Van Deerlin VM, Leverenz JB, Bekris LM, et al：TARDBP mutations in amyotrophic lateral sclerosis with TDP-43 neuropathology：a genetic and histopathological analysis. *Lancet Neurol* **7**：409-416, 2008

19）Yokoseki A, Shiga A, Tan CF, et al：TDP-43 mutation in familial amyotrophic lateral sclerosis. *Ann Neurol* **63**：538-542, 2008

20）吉田眞理，村上信之，橋詰良夫，他：人工呼吸器装着により長期生存した筋萎縮性側索硬化症2例の臨床病理学的検討．臨床神経 **32**：259-265，1992

21）吉田眞理，村上信之，橋詰良夫，他：痴呆を伴う筋萎縮性側索硬化症13例の臨床病理学的検討．臨床神経 **32**：1193-1202，1992

22）吉田眞理，奥田　聡，村上信之，他：後索中間根帯・Clarke柱・脊髄小脳路変性の軽微さが特徴である多系統変性型家族性筋萎縮性側索硬化症の兄弟例．臨床神経 **35**：589-599，1995

23）Yoshida M：Amyotrophic lateral sclerosis with dementia：the clinicopathological spectrum. *Neuropathology* **24**：87-102, 2004

24）吉田眞理：ALS/FTLDのTDP-43による再評価．神経内科 **68**：548-557，2008

25）吉田眞理：ユビキチン陽性封入体を伴う前頭側頭葉変性症と筋萎縮性側索硬化症の病理　TDP-43 proteinopathyの視点から．老年期認知症研究会誌 **18**：111-114，2011

26）吉田眞理：ALSの広がり　原発性側索硬化症，下位運動ニューロン病，広汎型ALS．*Clin Neurosci* **29**：991-994, 2011

27）湯浅亮一：痴呆を伴う筋萎縮性側索硬化症．臨床神経 **10**：569-577，1970

28）Vance C, Rogelj B, Hortobágyi T, et al：Mutations in FUS, an RNA processing protein, cause familial amyotrophic lateral sclerosis type 6. *Science* **323**：1208-1211, 2009

2 球脊髄性筋萎縮症

球脊髄性筋萎縮症（spinal and bulbar muscular atrophy；SBMA）は下位運動ニューロンである脳神経運動核，脊髄前角神経細胞の変性，脱落に伴い筋萎縮・筋力低下が生じる疾患であり，X 染色体長腕上のアンドロゲン受容体（AR）の CAG 繰り返し配列の異常延長により生じるポリグルタミン病の一つである．神経変性疾患の多くは難治性で，根本的な治療がないが，本疾患は病態解明が分子レベルで進み，神経変性を阻止する分子標的治療法の開発が注目されている[2,10]．本項では SBMA の脊髄の病理所見を中心に臨床・病理像を概説する．

臨　床

SBMA は成人発症の下位運動ニューロン疾患であり，男性のみが発症し，女性は遺伝子がホモ接合体であっても症状はほとんど認められない．主症状は緩徐進行性の四肢筋力低下，筋萎縮，球麻痺であり，筋力低下の発症は 30〜60 歳頃である．腱反射は全身で低下し，Babinski 徴候は陰性である．感覚障害として振動感覚の低下を認めることがあるが，下肢遠位部に限局している．随伴症状として女性化乳房，発毛の減少，皮膚の女性化，睾丸萎縮などのアンドロゲン不応症状がみられる．血液検査では血清クレアチンキナーゼ（CK）が異常高値を示すことが多く，肝機能障害，耐糖能異常，高脂血症なども認められる．脊髄の MRI では軽度の萎縮を認め，筋肉の MRI では筋萎縮による脂肪組織の浸潤を T1 強調画像で高信号域としてとらえることができる．

SBMA の原因はアンドロゲン受容体第 1 エクソン内の CAG 繰り返し配列の異常延長で，正常では 11〜36 であるが，SBMA 患者では 38〜62 に延長している．CAG 繰り返し数が長いほど発症年齢が若年となり，重症度と CAG

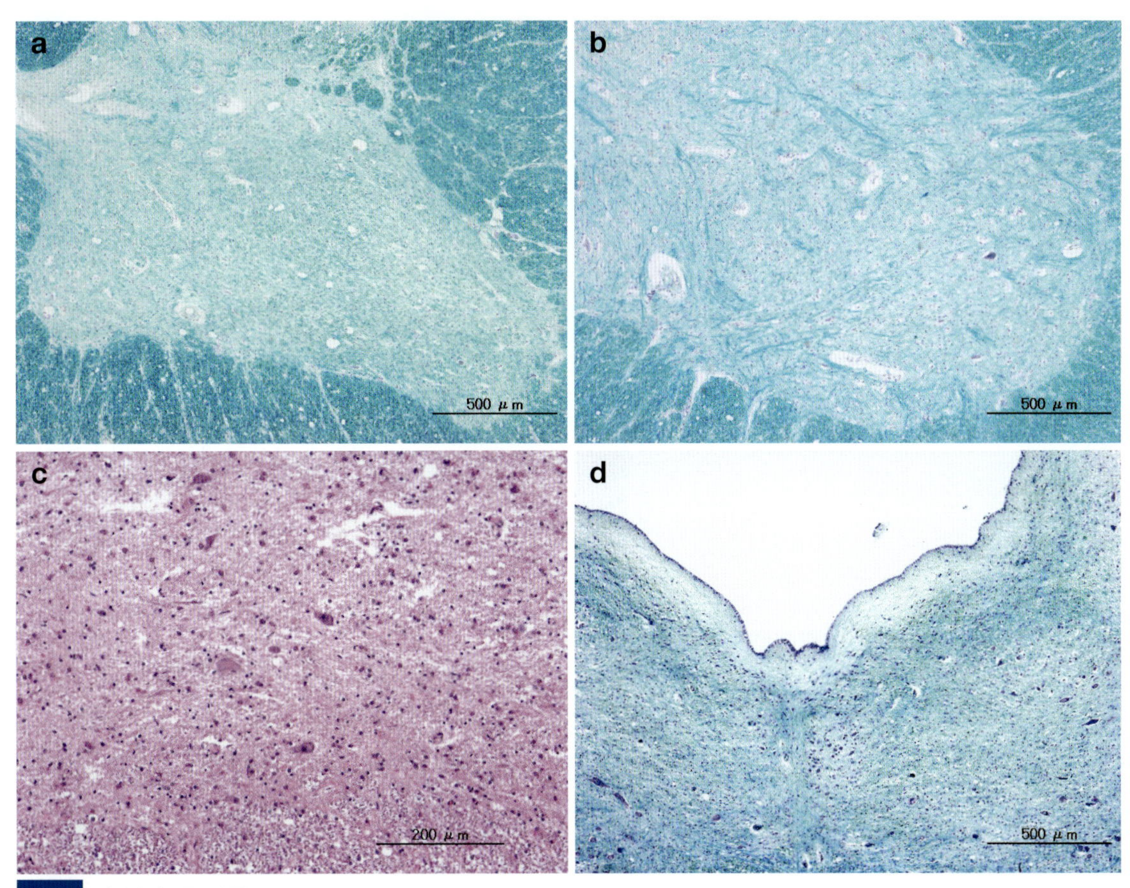

図 1　脊髄病理所見

a　頸髄前角の神経細胞脱落．Klüver-Barrera 染色．
b　腰髄前角の神経細胞脱落．Klüver-Barrera 染色．
c　前角の残存ニューロンは萎縮を示す．活動性の変化は乏しい．H.E 染色．
d　舌下神経核の神経細胞脱落．Klüver-Barrera 染色．

の数は正の相関を示す[5].

病　理

脊髄は肉眼的には全体に細く，前根は頸髄，馬尾のレベルで萎縮を示し褐色調で細い．錐体路には著変ない．大脳，小脳，脳幹部には特記すべき異常所見はない．組織学的には下位運動ニューロンの選択的な変性を示すことが特徴で，脊髄前角の神経細胞脱落が頸髄から腰仙髄まで広範囲に脱落を示す[8]（**図 1a，b**）．筋萎縮性側索硬化症（ALS）に比べて active な変化に乏しく，反応性 astrocyte は目立たず，macrophage の浸潤もない（**図 1c**）．大型の運動ニューロンのみならず小型のニューロンの脱落も強い[9]．残存ニューロンは神経細胞体が萎縮を示す．Clarke 核，中間質外側核，Onuf 核はよく保たれる．ALS と異なり，錐体路変性はない．横断面でみると後索，特には薄束が髄鞘染色で淡明化を示し，有髄神経線維の脱落を認める．この変化は腰髄レベルでは不明瞭であるが，頸髄へ上行するにつれて明瞭となる[4]（**図 2**）．軸索の脱落も認められる（**図 3a**）．脊髄の前根では著明な萎縮と神経線維の脱落を認めるが，後根には明らかな所見は認められない．後根神経節はわずかに Nageotte 残存結節を認めるが，明らかな細胞脱落はない．坐骨神経，脛骨神経，腓腹神経などの末梢神経では有髄神経線維の脱落を認める．組織学的にも大脳半球，基底核，小脳には著変を認めない．脳幹部では三叉神経運動核，顔面神経核，舌下神経核の神経細胞脱落が強い（**図 1d**）．しかし眼球運動に関する脳神経核はよく保たれている．舌筋，全身の骨格筋には著明な神経原性筋萎縮を認め（**図 3c**），さらに中心核の増加や再生線維を認め，間質には脂肪組織の浸潤が強い（**図 3d**）[3].

ポリグルタミンを認識する 1C2 による免疫染色では，脊髄前角神経細胞や下位脳神経運動核の核内にびまん性顆粒状構造物が出現し，一部に核内封入体の形成を認める（**図 3b**）．これらの陽性構造物は神経系のみならず非神経系の組織にも認められる[1,7].

病　態

本疾患は下位運動ニューロンが主病変であるが，後索，腓腹神経などの感覚系の障害も軽度であるが認められ，頸髄に強い薄束変性は遠位部優位の神経変性を示している．ALS とは脳幹部の眼球運動に関する脳神経運動核は保たれている点は類似しているが，上位運動ニューロンの障害はなく，脊髄前角の病変も本疾患の長期にわたる緩徐進行性の経過を反映して ALS に認められる active な変化に乏しい．

SBMA と同様に CAG の異常延長を原因とする疾患として Huntington 病や遺伝性脊髄小脳変性症が知られており，これらの疾患はポリグルタミン病と総称されており，ポリグルタミン病では変異蛋白がニューロンの核内

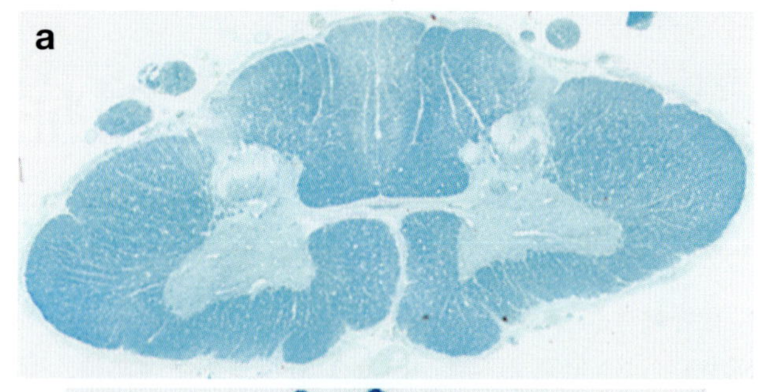

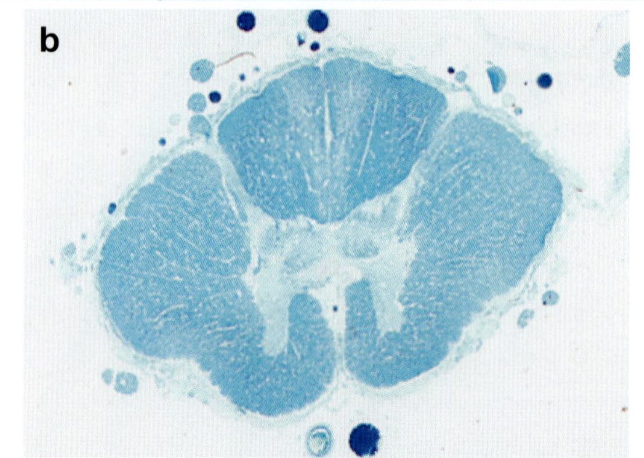

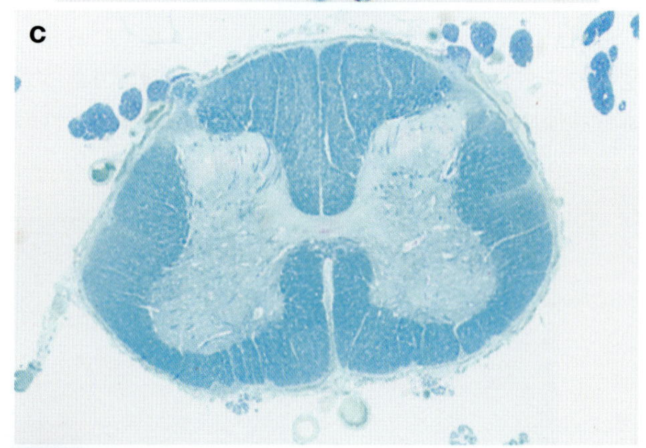

図 2　脊髄ルーペ像
a　頸髄，**b**　胸髄，**c**　腰髄．
薄束の変性は頸髄で明瞭となる．Klüver-Barrera 染色（×8.0）．

に集積することが神経変性機序として注目されている．本疾患では変異アンドロゲン受容体の核内びまん性集積は核内封入体よりもはるかに高頻度，広範囲に認められており，SBMA の主要な変性機序であると考えられている[1].

おわりに

SBMA に対する治療法の開発は，名古屋大学脳神経内科のグループによる精力的な研究で，黄体形成ホルモン刺激ホルモン（LHRH）アナログであるリュープロレリンによる臨床試験が行われている[6]．免疫染色による陰嚢皮膚の変異アンドロゲン受容体核内蓄積の程度は，臨床試験を行う際のマーカーとなりうると考えられており，今後の成果が期待される[2,9].

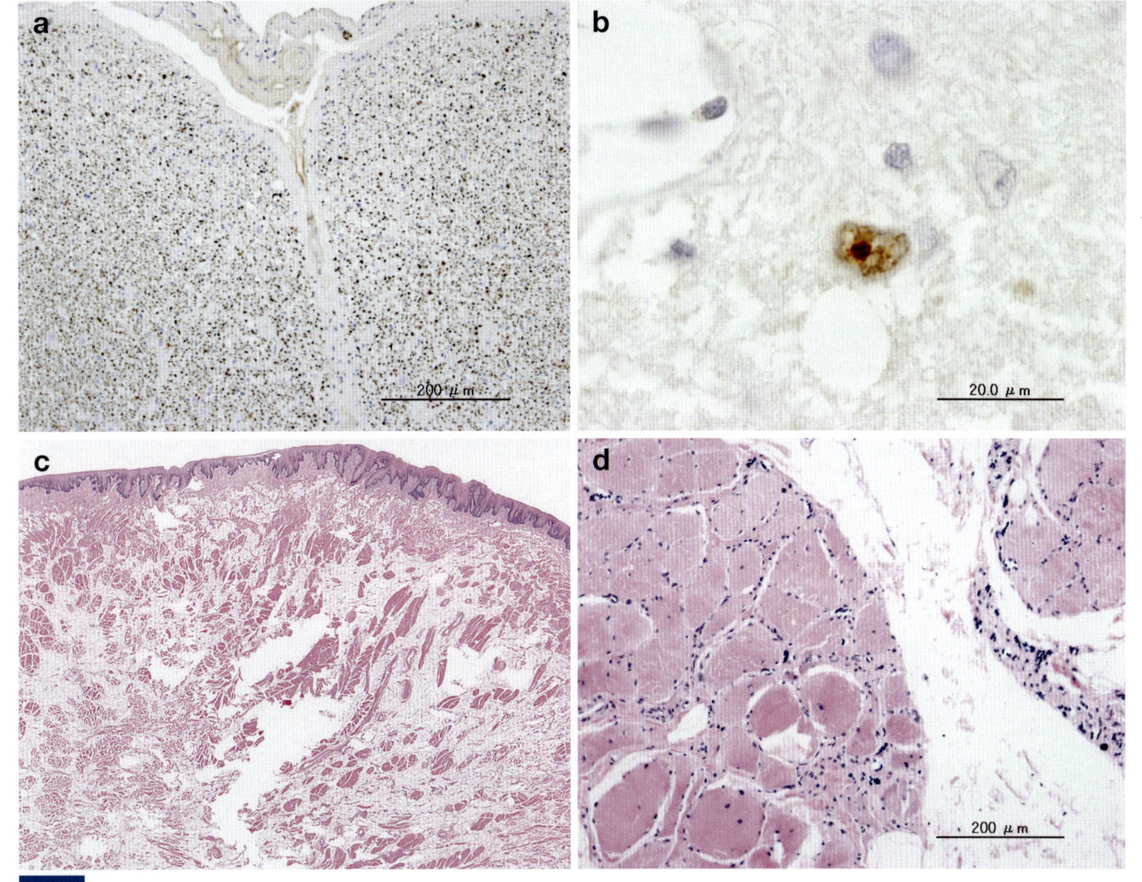

図3 病理所見

a neurofilament 抗体による免疫染色．頸髄薄束の神経線維の脱落を認める．
b 1C2 免疫染色．核内封入体と核内のびまん性顆粒状構造物を認める．
c 舌筋は萎縮し，脂肪組織に置換されている．H.E 染色．
d 骨格筋は神経原性筋萎縮を示し，中心核も目立つ．H.E 染色．

文献 | Reference

1）Adachi H, Katsuno M, Minamiyama M, et al：Widespread nuclear and cytoplasmic accumulation of mutant androgen receptor in SBMA patients. *Brain* **128**：659-670, 2005
2）坂野晴彦，勝野雅央，鈴木啓介，他：ポリグルタミン病の病態抑止療法―球脊髄性筋萎縮症を中心に．神経治療 **25**：11-17，2008
3）橋詰良夫，吉田眞理，三室マヤ：球脊髄性筋萎縮症における脊髄の病理．脊椎脊髄 **22**：341-344，2009
4）平山正昭，橋詰良夫，高木維治，他：球脊髄性筋萎縮症の1剖検例 特に薄束変性との関連に関して．臨床神経 **28**：1131-1136，1988
5）勝野雅央，足立弘明，祖父江 元：球脊髄性筋萎縮症の治療展望．鈴木則宏，祖父江 元，荒木信夫，他（編）：Annual Review 神経 2005．中外医学社，2005，pp29-37
6）Katsuno M, Banno H, Suzuki K, et al：Efficacy and safety of leuprorelin in patients with spinal and bulbar muscular atrophy（JASMITT study）：a multicentre, randomised, double-blind, placebo-controlled trial. *Lancet Neurol* **9**：875-884, 2010
7）Li M, Miwa S, Kobayashi Y, et al：Nuclear inclusions of the androgen receptor protein in spinal and bulbar muscular atrophy. *Ann Neurol* **44**：249-254, 1998
8）Sobue G, Hashizume Y, Mukai E, et al：X-linked recessive bulbospinal neuronopathy. A clinicopathological study. *Brain* **112**：209-232, 1989
9）Terao S, Sobue G, Hashizume Y, et al：Disease-specific patterns of neuronal loss in the spinal ventral horn in amyotrophic lateral sclerosis, multiple system atrophy and X-linked recessive bulbospinal neuronopathy, with special reference to the loss of small neurons in the intermediate zone. *J Neurol* **241**：196-203, 1994
10）和座雅浩，足立弘明，勝野雅央，他：動物モデルからみた球脊髄性筋萎縮症 病態モデルに基づいた分子標的治療法の開発．神経内科 **68**：147-154，2008

3 脊髄性筋萎縮症

脊髄性筋萎縮症（spinal muscular atrophy；SMA）は，前角神経細胞の変性，脱落に伴い全身の運動機能障害が生じる変性疾患である．小児期発症の常染色体劣性のSMAは，Ⅰ型（乳児型，Werdnig-Hoffmann病，SMA type 1），Ⅱ型（中間型，Dubowitz病，SMA type 2），Ⅲ型（若年型，Kugelberg-Welander病，SMA type 3）の3病型に分けられる．本項ではSMAの脊髄病理所見を中心に臨床・病理像を概説する．

臨　床

SMA type 1（Werdnig-Hoffmann病）は胎生期から生後3ヵ月にかけて発病し，全身の筋力，筋萎縮が高度に低下するfloppy infantで，頸定，寝返りや座位を獲得できず，嚥下，構音障害，哺乳力低下を示し，呼吸障害を合併し，1〜2歳で死亡することが多い．

SMA type 2（中間型）はⅠ型に比較すると発症も遅く臨床経過も緩徐で，生後6ヵ月以後，遅くとも1歳6ヵ月までに筋力低下，筋緊張低下で気づかれる．自立座位は可能であるが，起立・歩行は獲得できない．筋力低下はゆっくり進行し通常10歳代まで生存可能である．

SMA type 3（Kugelberg-Welander病）の発病年齢は1歳6ヵ月前後から成人まで多岐にわたり，処女歩行後に歩行障害，近位筋優位の筋力低下を示し，緩徐に進行し，筋の線維束攣縮，筋電図で神経原性変化を示す．通常は40〜50歳代まで生存可能である[3]．

SMAの原因遺伝子は，*SMN1*（survival motor neuron）遺伝子であり，第5染色体長腕5q13に存在し，両親から欠失を受け継ぎ，ホモ接合性の欠失により発症する．臨床的に軽症のⅡ型とⅢ型の患者の一部においては，*SMN1*遺伝子の配列がセントロメア側の*SMN2*遺伝子の配列に変わる遺伝子転換が生じていることが明らかになっている．*SMN*遺伝子の下流には*NAIP*（neuronal apoptosis inhibitory protein）遺伝子，上流には*H4F5*遺伝子が存在し，修飾遺伝子として働いている可能性が指摘されている[10,11]．

SMA type 1 の病理

図1に示すように脊髄の横断面では，錐体路変性が認められず，後索変性が軽度に認められる．主病変は脊髄前角の神経細胞脱落で，外側の大型運動ニューロンの脱落が強く，グリオーシスを示す（**図2a**）．神経細胞脱落後の細胞空床（empty cell beds）が認められ，残存ニューロンには，中心染色質融解（central chromatolysis），神経食現象（neuronophagia）を認める．本症では四肢および躯幹の筋が著明に侵されるが，横隔膜は末期まで正常に保たれることが知られており，これは横隔膜を支配する第3〜第5頸髄の前角内側部のニューロンがよく保たれていることと相関している[8]．第2仙髄のOnuf核は筋萎縮性側索硬化症と同じくよく保たれるが，中心染色質融解の出現が指摘されている[4,5,6]．一部の症例ではClarke核の神経細胞脱落や，後根神経節，後索の変性が指摘されている．前根の有髄神経線維は特に大径神経線維が著

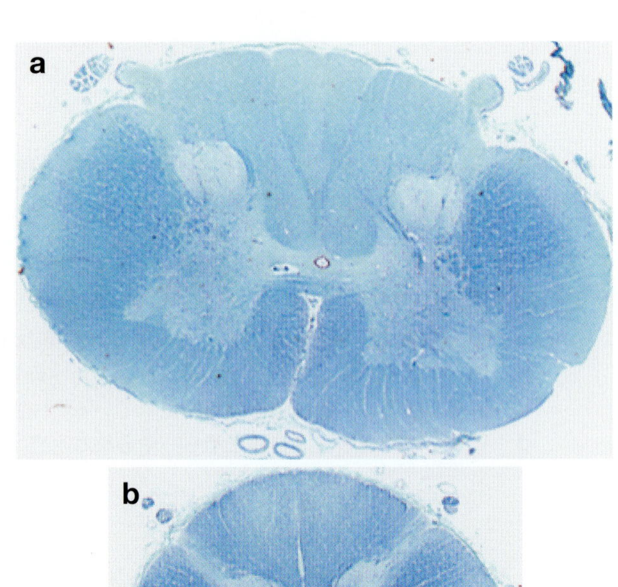

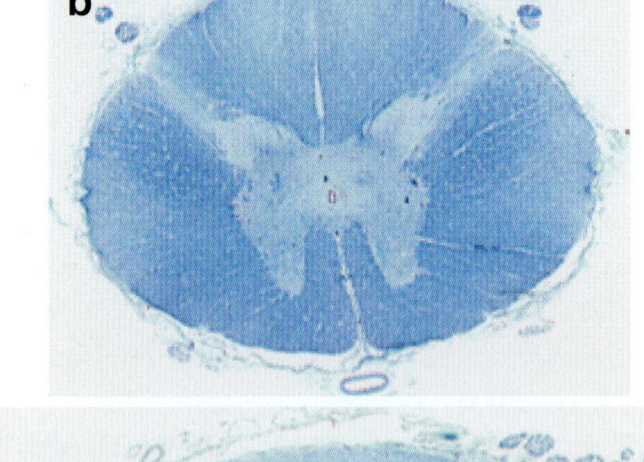

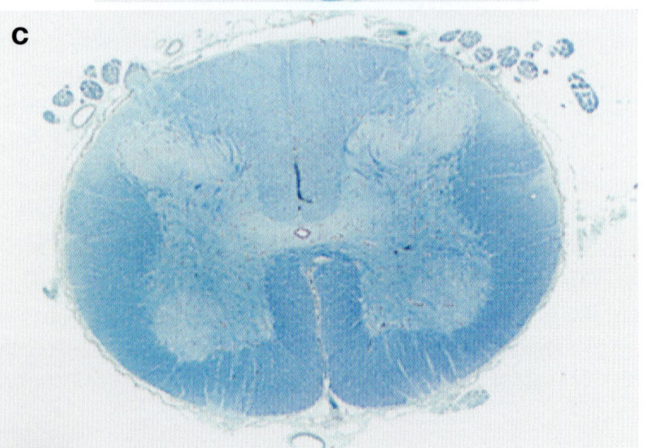

図1 SMA type 1の脊髄病理所見
a 第7頸髄，**b** 第9胸髄，**c** 第3腰髄．
後索の髄鞘の淡明化を認める．錐体路変性はない．
Klüver-Barrera染色．

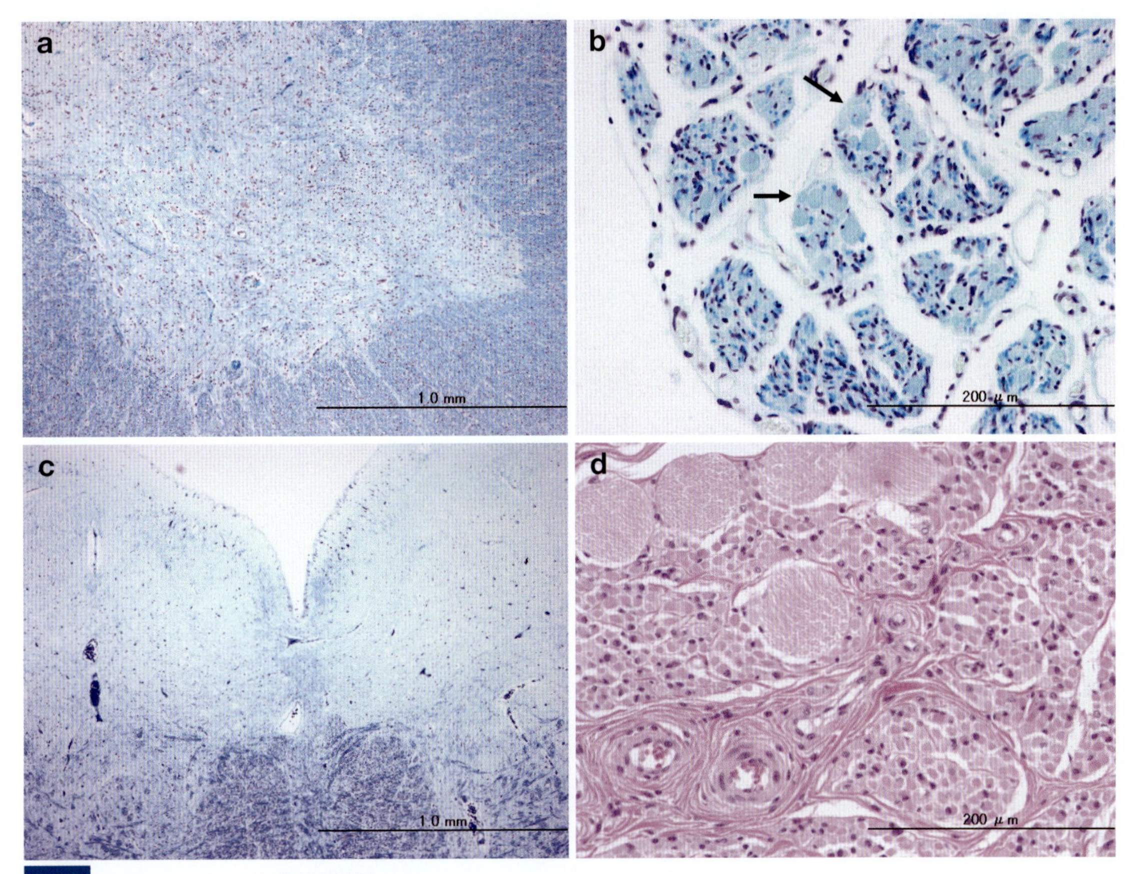

図2 SMA type 1 の病理所見

a 第7頸髄の前角．著明な神経細胞脱落．Klüver-Barrera 染色．
b 腰髄前根の神経膠束（矢印）．Klüver-Barrera 染色．
c 舌下神経核の神経細胞脱落．Klüver-Barrera 染色．
d 大腰筋の小径萎縮筋群と大径肥大線維．H.E 染色．

明に脱落し，多数の神経膠束（glial bundle）が認められることが特徴で，PTAH 染色や glial fibrillary acidic protein（GFAP）による免疫染色で明瞭に観察される．わずかではあるが神経膠束は後根にも出現する（**図 2b**）．神経膠束は陳旧性灰白脊髄前角炎や筋萎縮性側索硬化症でも認められ，疾患特異性はない[9,12]．末梢神経の検索では，大径神経線維の減少，無髄神経の増加，軸索変性・再生，無髄神経の変性が指摘されているが，これが一次的なものか，神経細胞変性による二次的なものかについては，結論が出ていない[13]．脳神経核では顔面神経核，舌下神経核の神経細胞脱落（**図 2c**），さらに視床では，中心染色質融解，神経食現象の出現が指摘されている[5]．筋肉では著明な神経原性筋萎縮とともに肥大した大径筋線維の出現が特徴的である（**図 2d**）．

SMA type 2，type 3 の病理

SMA type 2，SMA type 3 の剖検例の報告は極めて少ない[1,7]．基本的には脊髄前角，顔面神経核，舌下神経核などの運動ニューロンの変性と脱落，前根の萎縮と神経膠束の出現という SMA type 1 で認められる変化と同一である．本稿では Kuru ら[7]が報告した SMA type 3 の病理所見を紹介する[2]．この症例では**図 3** に示したように後索変性を認めた．脊髄前角の神経細胞脱落は高度で（**図 4a**），Holzer 染色では前角の線維性グリオーシスを明瞭に認めた（**図 4b**）．前根には GFAP による免疫染色で神経膠束の出現も極めて明瞭に認められた（**図 4c**）．後根神経節には多数の Nageotte 残存結節の出現を認め（**図 4d**），運動ニューロンの変性に比べて軽度ではあるが，本疾患では感覚系にも病変が認められる．

おわりに

SMN は細胞の核の中で RNA のスプライシングの過程に関わっていることが明らかにされており，SMN 蛋白の量と SMA の臨床像の間に強い関連があることが指摘されている．SMA 患者では，運動ニューロンにおける SMN レベルの現象がどのような分子的結果をもたらし，神経細胞変性を引き起こすかがまだ不明であるが，今後の研究により，変性機序の解明と治療法の開発が期待される．

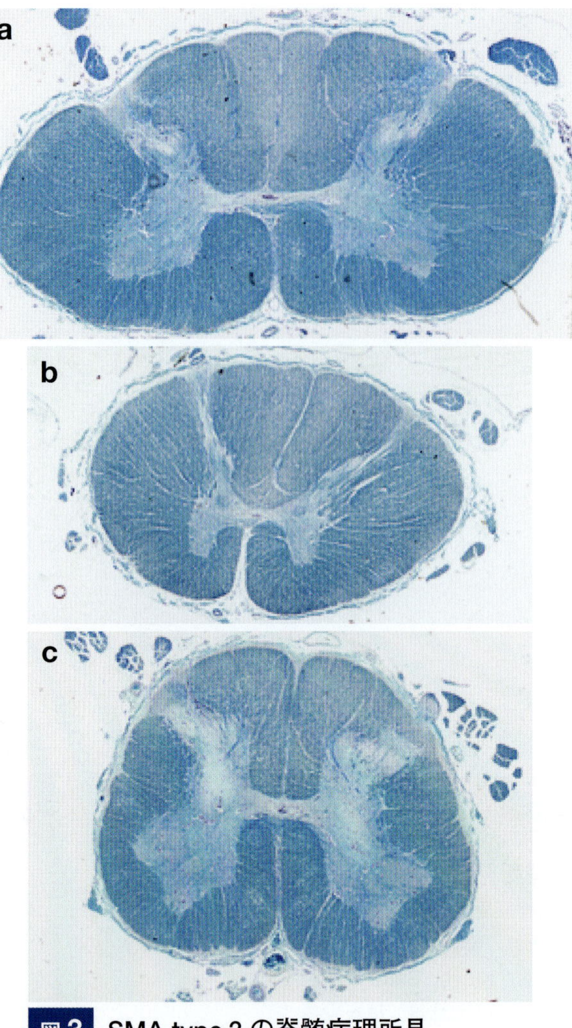

図3 SMA type 3 の脊髄病理所見

a 第7頸髄．**b** 第6胸髄．**c** 第4腰髄．
後索には軽度の髄鞘淡明化を認める．錐体路変性はない．Klüver-Barrera 染色．

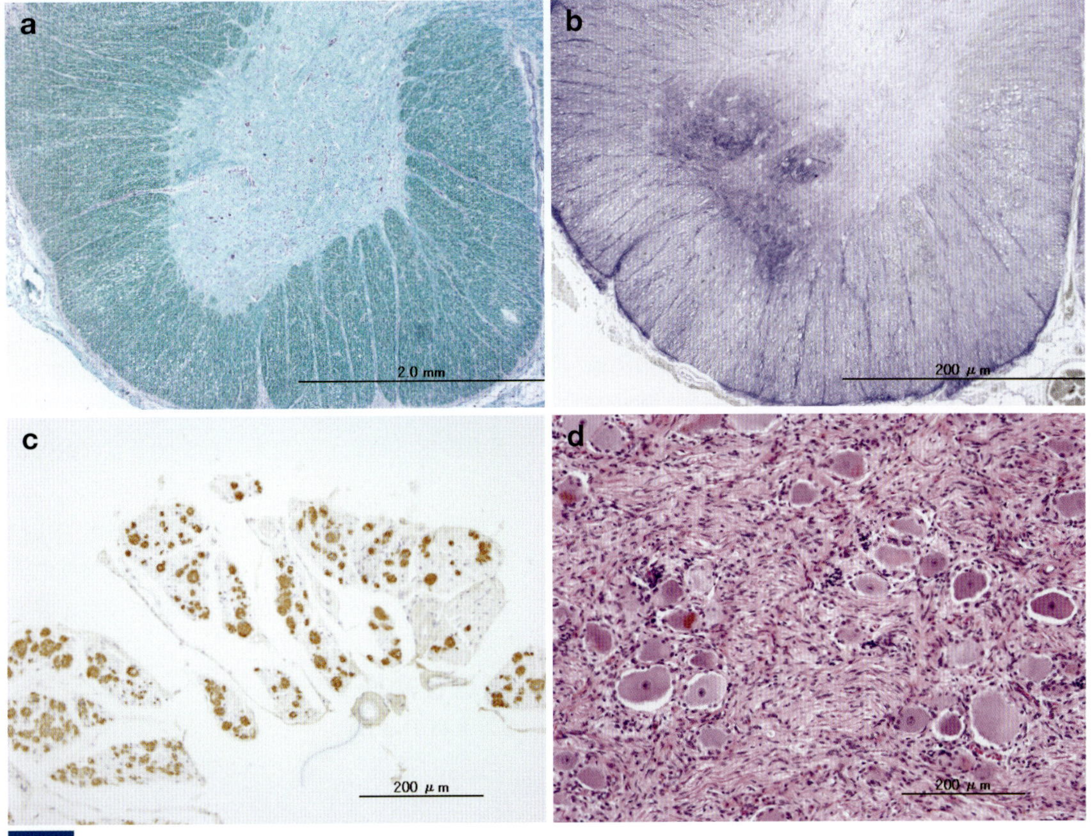

図4 SMA type 3 の病理所見

a 第 3 腰髄の前角．著明な神経細胞脱落．Klüver-Barrera 染色．
b 第 4 腰髄の前角の線維性グリオーシス．Holzer 染色．
c 腰髄前根の神経膠束．GFAP による免疫染色．
d 後根神経節には多数の Nageotte 残存結節を認める．H.E 染色．

文献 Reference

1）Araki S, Hayashi M, Tamagawa K, et al：Neuropathlogical analysis in spinal muscular atrophy type Ⅱ. *Acta Neuropathol* **106**：441-448, 2003
2）橋詰良夫，久留　聡，酒井素子：脊髄性筋萎縮症（SMA）における脊髄の病理．脊椎脊髄　**22**：7-10，2009
3）林　雅晴：脊髄性筋萎縮症，Werdnig-Hoffmann 病と Kugelberg-Welander 病をめぐって．*Clin Neurosci*　**17**：277-280，1999
4）岩田　誠，平野朝雄：Werdnig-Hoffmann 病の神経病理学的研究．神経内科　**8**：40-53，1978
5）Kumagai T, Hashizume Y：Morphological and morphometric studies on the spinal cord lesion in Werdnig-Hoffmann disease. *Brain Dev*　**4**：87-96, 1982
6）熊谷俊幸，橋詰良夫：Werdnig-Hoffmann 病の脊髄および前根病変について．小児科臨床　**35**：2340-2346，1982
7）Kuru S, Sakai M, Konagaya M, et al：An autopsy case of spinal muscular atrophy type Ⅲ（Kugelberg-Welander disease）. *Neuropathology*　**29**：63-67，2009
8）Kuzuhara S, Chou SM：Preservation of the phrenic motoneurons in Werdnig-Hoffmann disease. *Ann Neurol*　**9**：506-510, 1981
9）大浜栄作，生田房弘：脊髄の炎症・脱髄・変性疾患，Werdnig-Hoffmann 病．脊椎脊髄　**2**：479-482，1989
10）齋藤加代子：神経筋疾患，疾患原因遺伝子の解明．医学のあゆみ　**206**：555-559，2003
11）齋藤加代子：脊髄性筋萎縮症の分子遺伝学の進歩．Annual Review 神経 2004，中外医学社，2004，pp260-268
12）宍倉啓子，福山幸夫：Werdnig-Hoffman 病，疾患概念および病理学的所見の多様性について．脊椎脊髄　**2**：107-115，1989
13）宍倉啓子：Werdnig-Hoffmann 病の末梢神経病変．*Neuropathology*　**5**：325-336，1984

4 前頭側頭葉変性症

Alzheimer 病と並んで重要な認知症をきたす疾患として従来 Pick 病と呼称されてきた疾患群は，最近では新しい前頭側頭葉変性症という概念でまとめられ，その症状の特異性と病理所見との関連，基礎となる変性蛋白の病態が次々に明らかにされ，その疾患概念は大きく変化してきている．特に TDP-43（TAR DNA-binding protein 43）の発見により従来から別の疾患として捉えられきた筋萎縮性側索硬化症と前頭側頭葉変性症が同一の蛋白異常から生じることが明らかとなり，神経変性疾患の病態解明に大きな進展が認められており，その脊髄病変についても注目されてきている．

分　類

Arnold Pick が 1892 年から 1906 年にかけて，前頭葉と側頭葉の著明な萎縮を示し，言語障害と特異な精神症状を呈する疾患を報告し，病理所見で 1911 年に Alois Alzheimer が Pick 球と呼ばれる嗜銀性神経細胞内封入体を記載し，1926 年に Onari と Spatz がこのような症例を Pick 病と命名した．それ以来，長い間 Pick 病は，Alzheimer 病と並んで重要な神経変性疾患として考えられてきた．1994 年にスウェーデンの Lund と英国の Manchester のグループは Pick 病類似の症候を示し，病理学的には前頭葉と側頭葉の萎縮を示す疾患グループを前頭側頭型認知症と呼ぶことを提唱した．これをきっかけに，本疾患の病態，病理所見の解明が大きく前進することになった．さらに 1996 年に Manchester のグループは前頭側頭型認知症に進行性非流暢性失語と意味性認知症を加えて前頭側頭葉変性症（frontotemporal lobar degeneration；FTLD）という概念を提唱した[6]．FTLD は病理診断を基盤としない臨床症候学的分類であり病理学的には複数の疾患単位から構成される．FTLD には病理学的には従来から Pick 病とまとめられてきた疾患に加えて，*tau* 遺伝子異常による FTLD など FTLD-tau としてまとめられるものと，後述するように TDP-43 や FUS 蛋白の発見により FTLD-TDP，FTLD-FUS と呼ばれる疾患など各種のものが含まれる[5,12]．

臨　床

FTLD は各種の疾患を含んだ疾患群であり，その臨床は一様ではない．FTLD の中核をなす行動障害型前頭側頭葉変性症の症状は，潜行性の発症と緩徐の進行性を示し，脱抑制的行動，無関心や不活発，同情や思いやりの欠如，保続的・常同的な行動，過剰摂取や食事嗜好の変化などを特徴とする．FTLD の亜型である進行性非流暢性失語と意味性認知症の診断には特有の失語症状を正確に捉えることが重要である．運動ニューロン系の変化を示す FTLD-TDP では嚥下障害などの球麻痺，上肢の筋萎縮，筋線維束収縮を示し，下肢の筋力は保たれ，歩行可能であることが多い．FTLD の臨床では運動ニューロン系の障害についての臨床神経学的所見の把握が重要である．

画像上では，脳の前方部の限局性萎縮，MRI T2 強調画像での前頭側頭部における白質の信号強度の増加，機能画像での血流低下，代謝低下が診断には重要である．

病理と病態

1. FTLD-TDP

本症は湯浅らにより「認知症を伴う筋萎縮性側索硬化症」，三山らにより「運動ニュ―ロン疾患を伴う前頭側頭型認知症」として，日本で多く報告されてきた疾患である．この疾患では前頭側頭葉の皮質や海馬歯状回顆粒細胞，脊髄前角などにタウ蛋白陰性で ubiquitin 陽性の封入体が指摘されており，その構成蛋白が 2006 年に TDP-43 であることが明らかにされ，FTLD-TDP と呼称されるようになった．TDP-43 は孤発性の筋萎縮性側索硬化症の脊髄前角神経細胞にも出現し，前頭側頭葉変性症と筋萎縮性側索硬化症の発症に重要な役割を有していることが明らかとなった[11,12]．

病理学的には前頭側頭葉の萎縮，側脳室の拡大を認め，白質は萎縮して線維性グリオーシスを示す（**図 1**）．皮質神経細胞や海馬歯状回顆粒細胞には TDP-43 陽性の神経細胞内封入体（neuronal cytoplasmic inclusion；NCI）を認める（**図 2**，**図 3**）．筋萎縮性側索硬化症で記述したのと同様に，脊髄前角には線維状 skein like inclusion（SLI）あるいは球状の round inclusions（RI）の形態を示す NCI や，変性神経突起（dystrophic neurites；DN）と呼ばれる構造物が出現し（**図 4**），ubiquitin と TDP-43 に陽性である．また乏突起膠細胞には TDP-43 陽性のコイル状構造物がみられ，ニューロンのみならずグリアにも封入体が形成される．皮質や海馬歯状回顆粒細胞などには，NCI，DN に加えて種々の程度に，神経細胞核内封入体（neuronal intranuclear inclusion；NII）が観察される（**図 5**）．これらの構造物の出現頻度は症例によりことなり，Mackenzie ら[3]は 2011 年に新しく 4 つの型に分けることを提唱した．それらによると，type A は多数の NCI と短い DN が皮質 2 層に認められ，type B では中等量の NCI とごく少数の DN がほぼ全層性に認められ，type C では

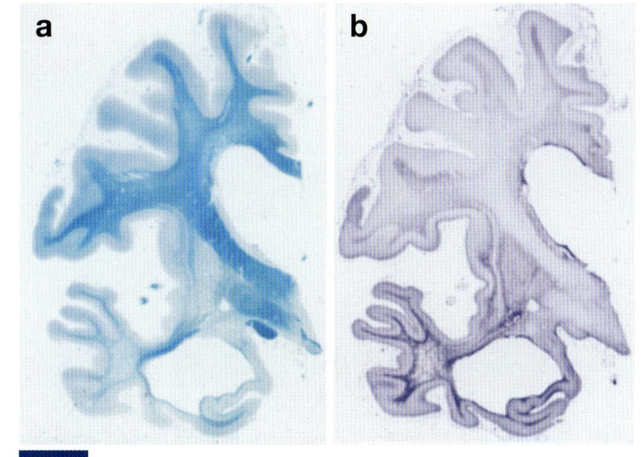

図1
a Klüver-Barrera 染色. **b** Holzer 染色.
前頭側頭葉の萎縮, 側脳室の拡大と尾状核の扁平化を認め, 白質は萎縮して線維性グリオーシスを示す.

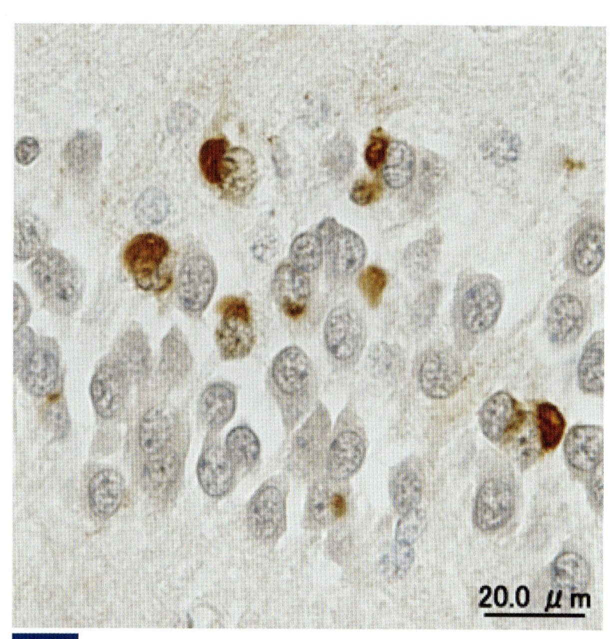

図2 海馬歯状回顆粒細胞の神経細胞内封入体
抗リン酸化 TDP-43 抗体免疫染色.

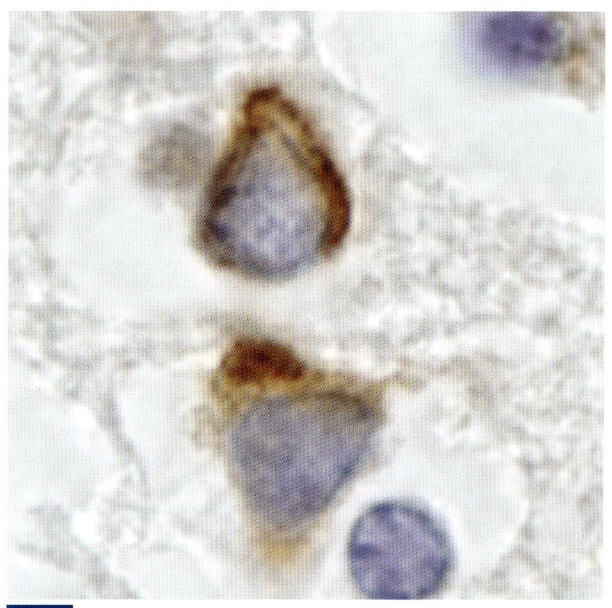

図3 海馬歯状回顆粒細胞の神経細胞内封入体
抗リン酸化 TDP-43 抗体免疫染色.

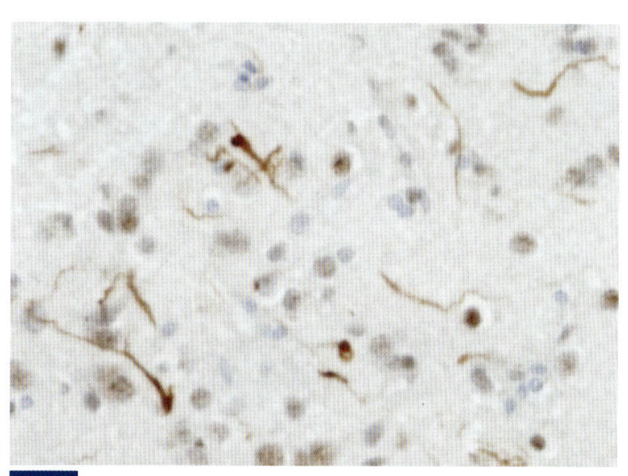

図4 抗リン酸化 TDP-43 抗体免疫染色陽性の変性神経突起（dystrophic neurites）

長い DN が多数出現し, type D では多数の NII が出現するとされている. 運動ニューロン疾患を伴う症例ではほとんどが type B である.

筋萎縮性側索硬化症の項でも記述したように, ALS, ALS-D（認知症を伴う ALS）, 原発性側索硬化症, 非定型 Pick 病, 前頭側頭葉変性症（FTLD-TDP）は TDP-43 の変性と封入体形成を共通項とする広い疾患のスペクトラムとしてとらえることが可能である（**図6**）.

2. FTLD-FUS

FTLD-TDP の概念が明らかにされ, さらに ubiquitin 陽性封入体を有する前頭側頭葉変性症（FTLD-U）の症例で TDP-43 陰性の中から fused in sarcoma（*FUS*）遺伝子異常が明らかにされた疾患を FTLD-FUS と呼称するようになった[2,10]. *FUS* 遺伝子は染色体 16q11.2 上に存在し 15 個のエクソンからなり, アミノ酸 526 残基の蛋白をコードする. そして従来から好塩基性封入体病（basophilic inclusion body disease；BIBD）, 神経細胞性中間径フィラメント封入体病（neuronal intermediate filament inclusion disease；NIFID）として報告されてきた疾患の封入体も FUS 陽性であることが指摘された. 臨床的には behavioral variant of FTD（bvFTD）の症候（脱抑制, アパシー・無気力, 感情移入欠如, 保続的行動, 食行動変化など）を示すことが多いとされる. 病理学的には FUS 陽性の NCI, dystrophic neurite, NII, グリア細胞質封入体（glial cytoplasmic inclusion）の形態を示し, 前頭葉側頭葉皮質, 海馬歯状回, 線条体, 脊髄の下位運動ニューロンに出現する. Kobayashi ら[1]は, 日本の FTLD-FUS の症例を検討し, ヨーロッパと異なり, BIBD の症例が多いことを報告している.

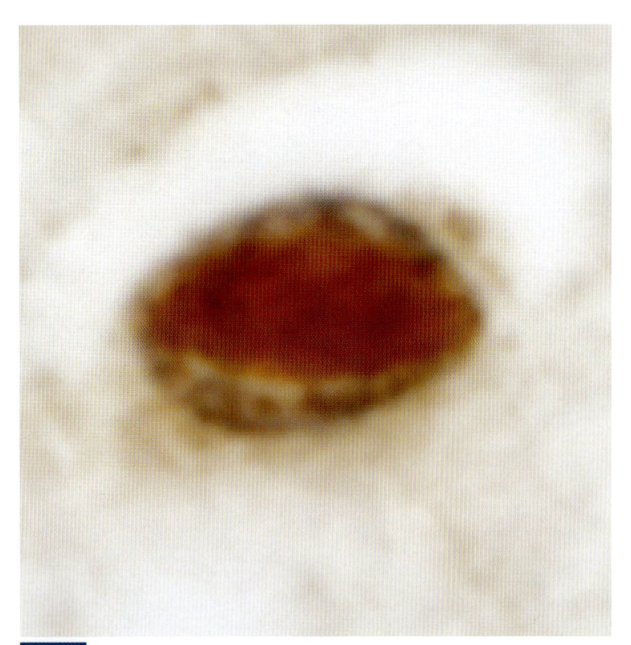

図5 神経細胞核内封入体
抗リン酸化 TDP-43 抗体免疫染色.

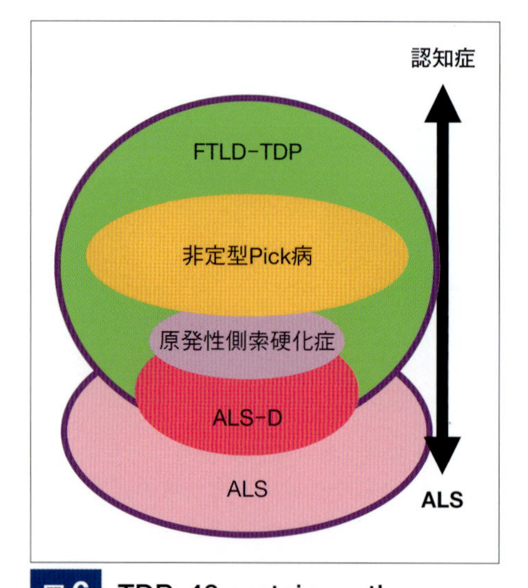

図6 TDP-43 proteinopathy
ALS, ALS-D（認知症を伴う ALS), 原発性側索硬化症, 非定型 Pick 病, 前頭側頭葉変性症（FTLD-TDP）は TDP-43 の変性と封入体形成を共通項とする広い疾患のスペクトラムとしてとらえることが可能である.

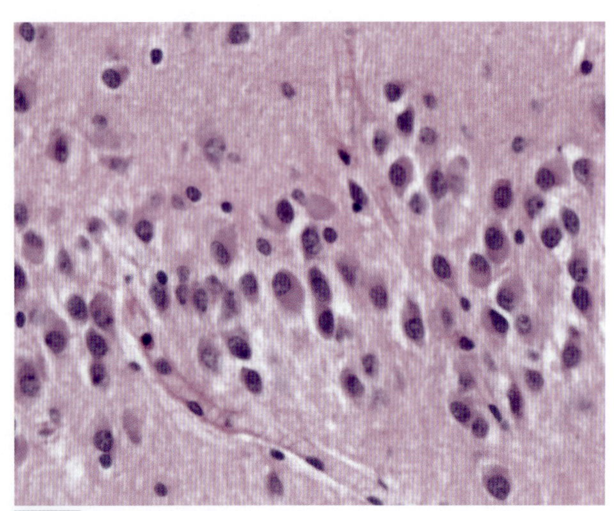

図7 Pick 嗜銀球
H.E 染色.

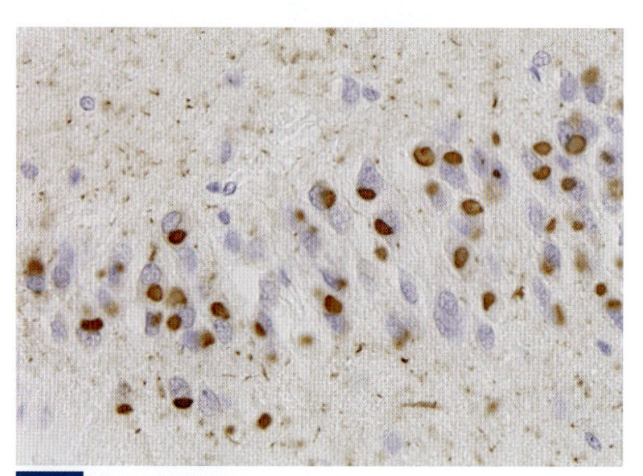

図8 Pick 嗜銀球
AT8 免疫染色.

3. FTLD-tau

タウ蛋白は中枢神経系に多く発現する微小管結合蛋白の一種で，ニューロンの機能発現に重要な役割を果たす微小管の重合および安定化に働く蛋白である．タウ蛋白が異常にリン酸化され，重合して oligomer を形成して毒性を示し，また微小管が不安定となりニューロンやグリアなどの変性をきたし，各種の神経変性疾患の原因となり，タウ蛋白症（tauopathy）と呼称されている．FTLD-tau に入る疾患は多岐にわたるが，その代表的な疾患は Pick 病と MAPT-17 である[13]．

Pick 病

孤発性の FTLD-tau の疾患の代表が Pick 病である．前頭葉側頭葉の限局性萎縮を示し，組織学的には皮質の神経細胞脱落とグリオーシス，皮質下白質のグリオーシスを示し，Pick 嗜銀球（**図 7**，**図 8**）と腫脹神経細胞（Pick 細胞）の出現を特徴とする．従来 Pick 病として報告された症例はタウ蛋白や TDP-43 の異常について検索されておらず，前頭葉や側頭葉の萎縮を示す雑多な症例が含まれており，また Pick 嗜銀球の有無についての区別がなされていないので，現在の分類に基づいた Pick 病における脊髄病変については正確な記述が少ない．Tsuchiya ら[9]は Pick 嗜銀球をもつ Pick 病の神経病理学的検索で，中心前回では Betz 巨細胞の脱落やグリオーシスが高頻度に認められ，延髄レベルの錐体路変性を認めており，Pick 病では臨床的な錐体路障害の所見に留意すべきであると

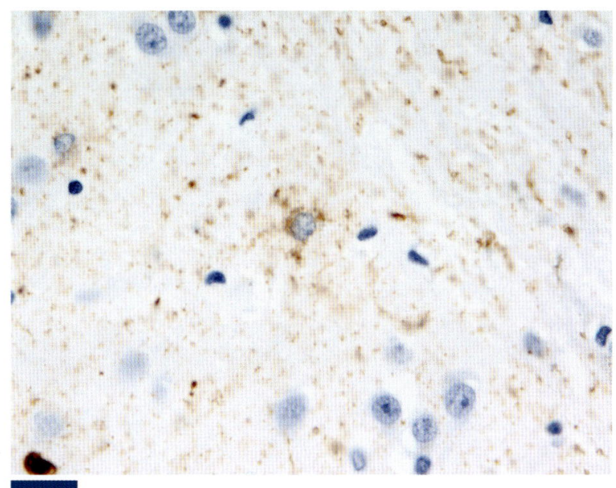

図9 MAPT-17
astrocyte の突起のタウ蛋白陽性構造物．AT8 免疫染色．

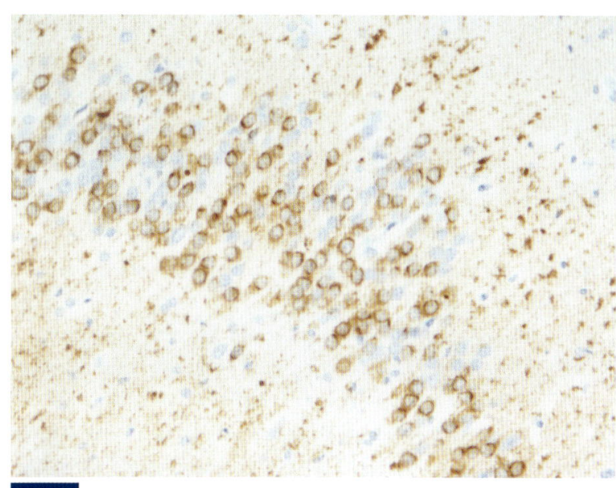

図10 MAPT-17
海馬歯状回顆粒細胞の核周囲にリング状のタウ蛋白陽性構造物を認める．AT8 免疫染色．

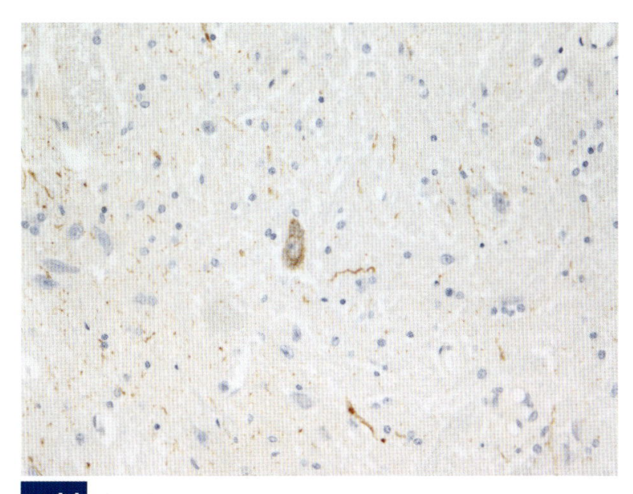

図11 MAPT-17
脊髄前角の中間質の小型神経細胞体内顆粒状陽性構造物と dystrophic neurites．AT8 免疫染色．

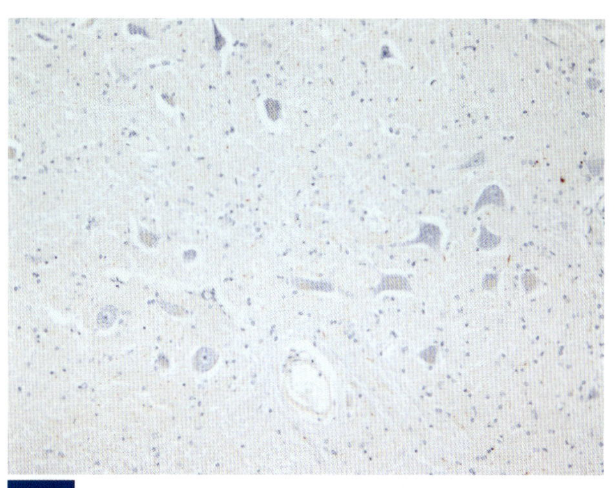

図12 MAPT-17
脊髄前角の大型神経細胞はよく保たれており，タウ蛋白陽性構造物は認めない．AT8 免疫染色．

報告している．Oda ら[4)]の症例は非定型 Pick 病として報告されたものであるが，Pick 嗜銀球は脊髄にまで観察されている．

MAPT-17

1998 年，第 17 番染色体に連鎖しパーキンソニズムを伴う家族性前頭側頭型認知症（frontotemporal dementia and parkinsonism linked to chromosome 17；FTDP-17）において *MAPT*（microtubule-associated protein tau）遺伝子の変異が同定された．*MAPT* 遺伝子変異による遺伝性 FTLD の蓄積物質はリン酸化タウ蛋白で，臨床型は bvFTLD である．しかし最近では 35 以上の遺伝子変異が発表されており，臨床・病理所見も多彩であり，進行性核上性麻痺や大脳皮質基底核変性症などに類似の症状を示すものも記載されている[7,8)]．病理学的にも変性部位やタウ蛋白蓄積形態も神経細胞体，突起，グリアなど広範で多彩である．しかし脊髄に特化した形での記載は乏しく今後とも症例の蓄積を行い脊髄の病理所見の把握が必要である．

P301L 変異はタウ蛋白の中では最も頻度の高い変異であり，発症年齢も若い人から高齢者まで幅広く分布している．病理学的には astrocyte の突起にリン酸化タウ蛋白の沈着を認め（**図 9**），海馬歯状回顆粒細胞の核周囲にリング状のタウ蛋白陽性の沈着物を認めることが特徴とされている（**図 10**）．脊髄病変の詳細については十分な記載が少ないが，自験例では頸髄から腰仙髄まで灰白質，特に前角中間質の小型神経細胞体内に顆粒状の陽性構造物や dystrophic neurites の形態を示す多数のタウ蛋白陽性像を認めた（**図 11**）．脊髄前角の大型運動ニューロンは良く保たれており，タウ蛋白陽性構造物は認められなかった（**図 12**）．

おわりに

前頭側頭葉変性症の疾患概念は大きく変化し，その病態に関連する蛋白，遺伝子変化などに極めて重要な研究の進展があり，症候，病変分布，蓄積蛋白のニューロン，グリアの変化も極めて多彩であることがわかってきた．脳病変のみならず脊髄にも重要な変化が生じており，精神神経症状のみならず，脊髄症状の観察も重要で，剖検でも脊髄検索の重要性が増している．

文献 | Reference

1）Kobayashi Z, Kawakami I, Arai T, et al：Pathological features of FTLD-FUS in a Japanese population：analyses of nine cases. *J Neurol Sci* **335**：89-95, 2013

2）Kwiatkowski TJ Jr, Bosco DA, Leclerc AL, et al：Mutations in the FUS/TLS gene on chromosome 16 cause familial amyotrophic lateral sclerosis. *Science* **323**：1205-1208, 2009

3）Mackenzie IR, Neumann M, Baborie A, et al：A harmonized classification system for FTLD-TDP pathology. *Acta Neuropathol* **122**：111-113, 2011

4）Oda T, Tsuchiya K, Arai T, et al：Pick's disease with Pick bodies：an unusual autopsy case showing degeneration of the pontine nucleus, dentate nucleus, Clarke's column, and lower motor neuron. *Neuropathology* **27**：81-89, 2007

5）岡本幸市，高玉真光：前頭側頭葉変性症（FTLD）概論．神経症候群Ⅱ―その他の神経疾患を含めて，第2版．別冊日本臨牀新領域別症候群シリーズ（27）：21-26，2014

6）Snowden JS, Neary D, Mann DMA：Frontotemporal Lobar Degeneraton：Fronto-temporal Dementia, Progressive Aphasia, Semantic Dementia. New York, Churchill Livingstone 1996.（Clinical neurology and neurosurgery monographs）

7）田平　武：タウ遺伝子（MAPT）の変異によるFTLD．神経症候群Ⅱ―その他の神経疾患を含めて，第2版．別冊日本臨牀新領域別症候群シリーズ（27）：27-31，2014

8）高尾昌樹：FTDP-17の神経病理．老年期認知症研究会誌 **16**：135-139，2010

9）Tsuchiya K, Piao YS, Oda T, et al：Pathological heterogeneity of the precentral gyrus in Pick's disease：a study of 16 autopsy cases. *Acta Neuropathol* **112**：29-42, 2006

10）Vance C, Rogelj B, Hortobágyi T, et al：Mutations in FUS, an RNA processing protein, cause familial amyotrophic lateral sclerosis type 6. *Science* **323**：1208-1211, 2009

11）吉田眞理：ALS/FTLDのTDP-43による再評価．神経内科 **68**：548-557，2008

12）吉田眞理：FTLD-Uの病理．*Brain Nerve* **61**：1308-1318，2009

13）吉田眞理：タウオパチーの神経病理学．*Brain Nerve* **65**：1445-1458，2013

5 多系統萎縮症

多系統萎縮症（multiple system atrophy；MSA）は Shy-Drager 症候群（SDS），線条体黒質変性症（striatonigral degeneration；SND），オリーブ橋小脳萎縮症（olivopontocerebellar atrophy；OPCA）を包括する概念であり，病理学的には黒質線条体系，オリーブ橋小脳系，脳幹・脊髄の自律神経系諸核などに神経細胞脱落とグリオーシスおよび乏突起膠細胞（oligodendroglia）の胞体内に嗜銀性封入体（glial cytoplasmic inclusion；GCI）の出現を特徴とする，弧発性脊髄小脳変性症の代表的な疾患である．GCI の主要な構成蛋白は α-synuclein であり，Parkinson 病，Lewy 小体型認知症（dementia with Lewy bodies）と合わせて synucleinopathy としてまとめられている[9,11]．多系統萎縮症では病理学的に脳幹・小脳・基底核に主要な病理所見が認められるが，脊髄にも重要な所見が認められる．本項では臨床所見との関連において脊髄に認められる病理所見について概説する．

臨床と脊髄障害

Shy-Drager 症候群では，膀胱直腸障害，起立性低血圧，陰萎などの自律神経障害が主徴であるが，その責任病巣としては，迷走神経背側核や胸髄～仙髄の中間質外側核などの変性による自律神経系の病変に加えて，外肛門括約筋を支配する Onuf 核の神経細胞脱落が認められ，運動ニューロンの関与も指摘されている[2,3]．

多系統萎縮症の中には臨床的に小脳失調，パーキンソニズム，自律神経障害に加えて，錐体路徴候として腱反射の亢進，足底反射異常を認めることは多い．多系統萎縮症では運動野を含む大脳皮質に障害があり，錐体路にも変性を認めることと関連することが考えられる[7]．筋萎縮，筋力低下が前面に立つことは通常はないが，中には，筋萎縮，筋力低下を示す患者があり，その責任病巣として後述するように脊髄前角の神経細胞脱落と骨格筋の神経原性筋萎縮が認められる[5]．

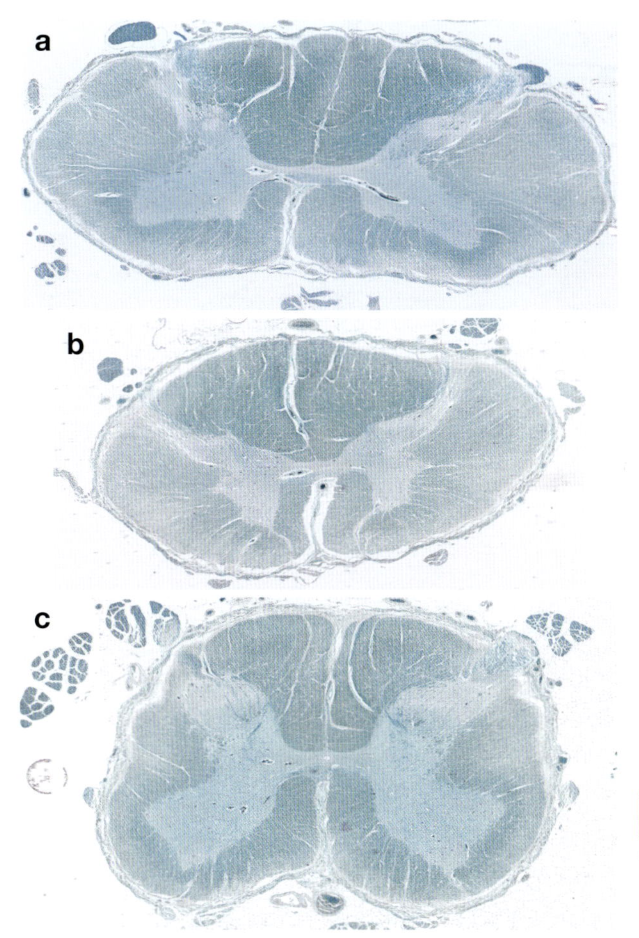

図1 脊髄病理所見
a 頸髄，**b** 胸髄，**c** 腰髄．
前索，側索が軽度に萎縮し，髄鞘染色で淡明化を認める．
Klüver-Barrera 染色．

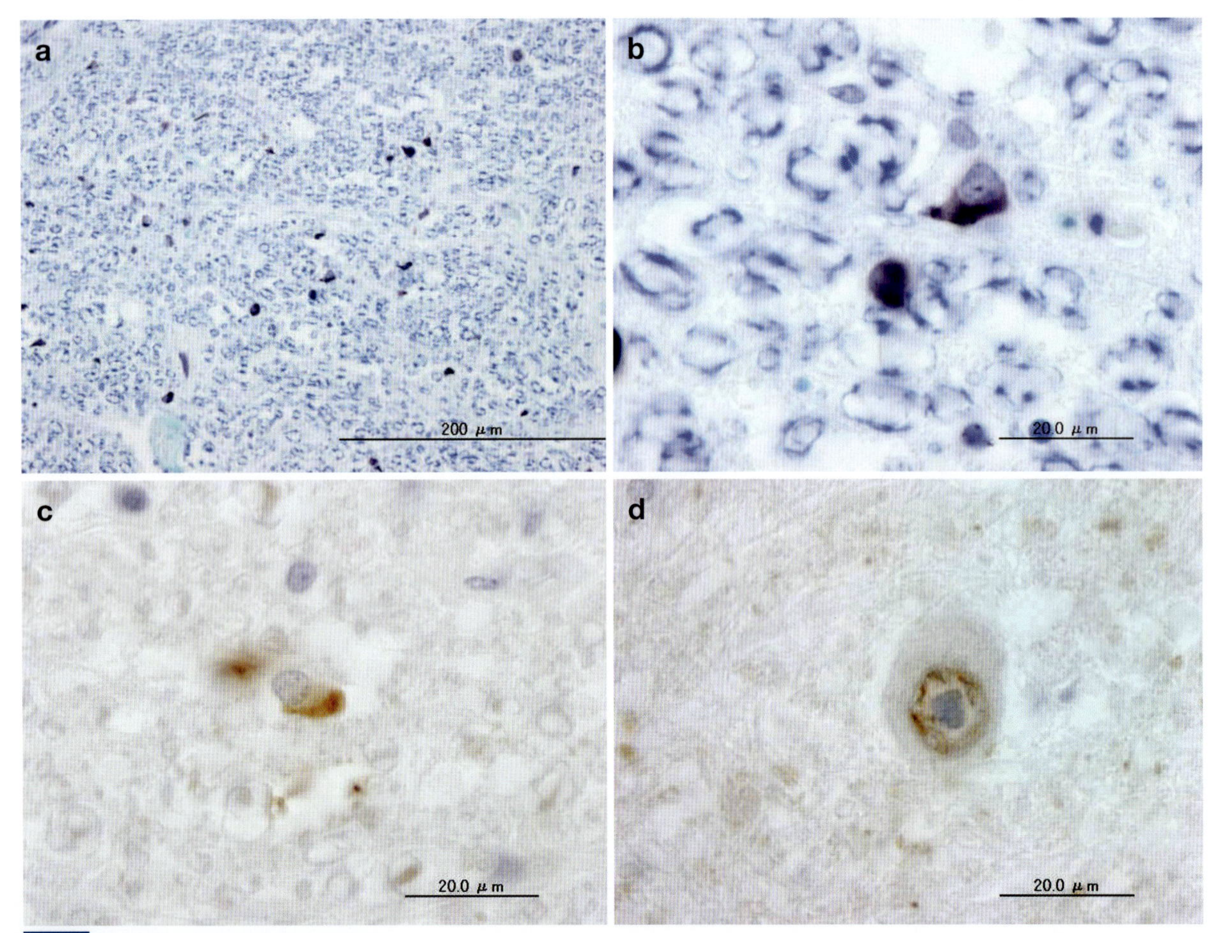

図2　脊髄に認められる封入体

a　側索に多数出現する GCI．Gallyas-Braak 染色．
b　GCI の強拡大．Gallyas-Braak 染色．
c　α-synuclein による免疫染色で GCI は陽性である．
d　脊髄前角の神経細胞核内封入体．α-synuclein による免疫染色．

脊髄の病理

脊髄は肉眼的に軽度の萎縮を示すが，遺伝性脊髄小脳変性症に認められるような強い萎縮は認められない．組織学的には**図1**のように髄鞘染色を行うと後索を除いて前索・側索が淡明化を示し，前・側索が軽度の萎縮を示す．症例によっては錐体側索路の変性が明瞭な場合もある[3]．多系統萎縮症の病理学的マーカーであるGCIはH.E染色で見いだすのは慣れないと困難であるが，**図2a**のようにGallyas-Braak染色を行うことにより極めて容易に多数のGCIが脊髄の灰白質，白質に認められる．GCIは頸髄から仙髄まで広範囲にわたり認められるが，後索での出現頻度は明らかに他の白質に比べて少ない．また神経根にGCIの出現はない．GCIは**図2b**のように乏突起膠細胞の胞体内の核周囲に出現する半月様，帽子様と形容される嗜銀性封入体であり，α-synucleinによる免疫染色で陽性である（**図2c**）．多系統萎縮症では，グリアのみならず，神経細胞体内，核内にも，特に線条体，橋核，下オリーブ核などに封入体が多数出現するが，脊髄の前角や中間質外側核のニューロンにも，まれながら認められる（**図2d**）[1,9,11]．

多系統萎縮症の脊髄において神経細胞脱落が明瞭に認められる部位は，中間質外側核とOnuf核である．中間質外側核は，C8～L3髄節に認められる交感神経の節前ニューロンであり，通常の切片では一側に数個認められるが，多系統萎縮症では1～2個程度まで減少する（**図3a，b**）[10]．第2仙髄前角にある神経細胞核であるOnuf核は外肛門括約筋，外尿道括約筋を支配していると考えられ，筋萎縮性側索硬化症では選択的によく保たれているが，Shy-Drager症候群では神経細胞変性と脱落が指摘されている（**図3c，d**）[2,3]．前角神経細胞では小型神経細胞脱落が優位であるとされており，通常の多系統萎縮症では，大型の運動ニューロンが比較的保たれているが，症例によっては臨床的に筋萎縮が観察され，大型の運動ニューロンを含めた前角神経細胞脱落が認められることもある（**図3e，f**）[5]．

脊髄白質では，前述したように前索・側索変性が認められる．寺尾ら[6,7]による脊髄錐体路の有髄神経線維密度，直径の形態計測的検討では，多系統萎縮症は，小径神経線維密度が低下し，これは大径神経線維が優位に傷害される筋萎縮性側索硬化症と対照的なことが報告され

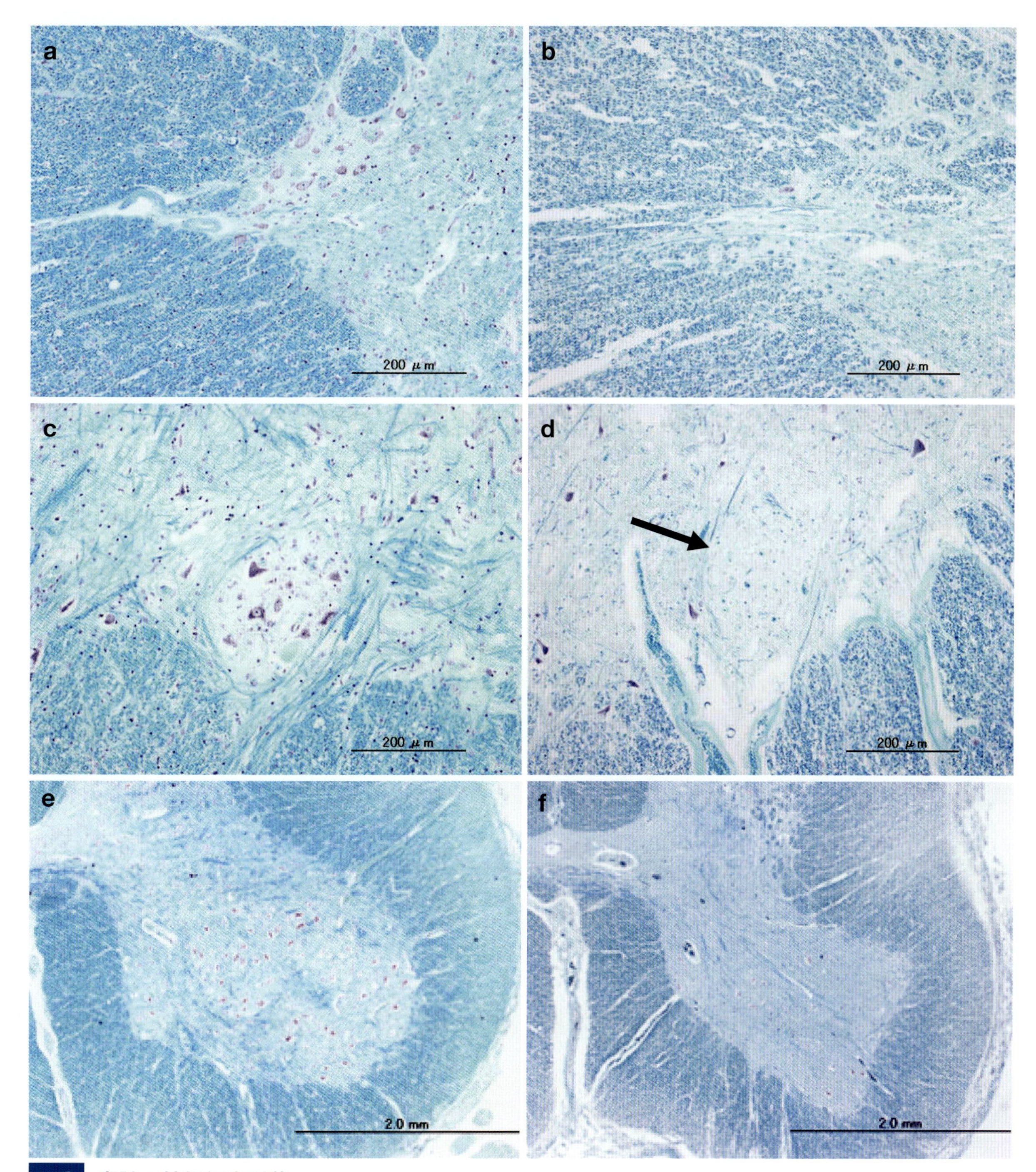

図3　脊髄の神経細胞脱落

a　正常対照の胸髄中間質外側核.
b　多系統萎縮症の胸髄中間質外側核．神経細胞脱落を認める.
c　正常対照の Onuf 核.
d　多系統萎縮症の Onuf 核．神経細胞脱落を認める（矢印）.
e　正常対照の腰髄前角.
f　多系統萎縮症の腰髄前角．神経細胞脱落を認める.
Klüver-Barrera 染色.

ている（**図4**）．従来から多系統萎縮症の α-synuclein の沈着は乏突起膠細胞とニューロンに認められると考えられてきたが，最近，Nakamura ら[4]は多系統萎縮症の 14 例中 12 例の症例で Schwann 細胞の胞体にも認められることを報告した．特に仙髄レベルの前根に多く認められ，頻度は少ないが，脳神経根，脊髄後根神経節，交感神経節にも認められた．多系統萎縮症では病変が Schwann 細胞にも広がっていることを明らかにした貴重な報告である．

おわりに

1900 年に Dejerine，Thomas らがオリーブ橋小脳萎縮症を記載してから 100 年以上経過し，その概念は大きく変

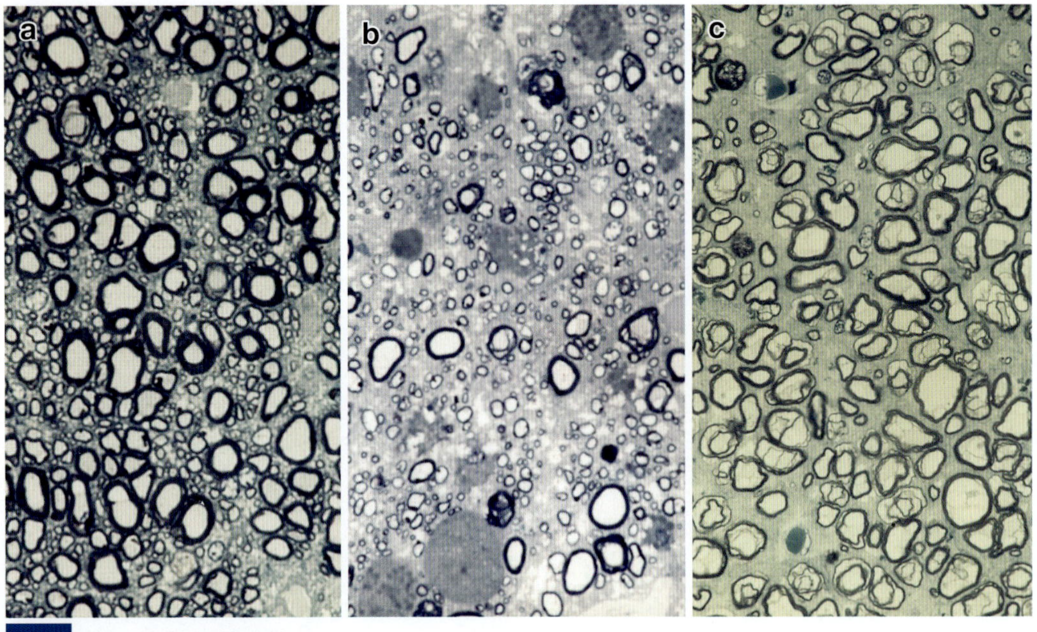

図4 第7胸髄の錐体路

a 正常対照. **b** 筋萎縮性側索硬化症. **c** 多系統萎縮症.
多系統萎縮症では小径神経線維の脱落が明瞭である. エポン包埋トルイジンブルー染色（×222).
（春日井市民病院脳神経内科 寺尾心一先生提供）

化し，蛋白レベルでその病態が解析できるようになったが，まだその有効な治療法はない．脊髄においても，なぜ中間質外側核やOnuf核などが選択的に障害されるか，後索になぜGCIの出現が少ないかという疑問は，解決されていない．多方面からの精力的な研究成果が期待される．

文献 | Reference

1）橋詰良夫，吉田眞理，三室マヤ：多系統萎縮症における脊髄の病理．脊椎脊髄 **21**：965-969，2008

2）Mannen T, Iwata M, Toyokura Y, et al：Preservation of a certain motoneuron group of sacral cord in amyotrophic lateral sclerosis；its clinical significance. *J Neurol Neurosurg Psychiatry* **40**：464-469, 1977

3）万年 徹：Onuf 核の病理と臨床．臨床神経 **31**：1281-1285，1991

4）Nakamura K, Mori F, Kon T, et al：Filamentous aggregations of phosphorylated α-synuclein in Schwann cells（Schwann cell cytoplasmic inclusions）in multiple system atrophy. *Acta Neuropathologica Communications* **3**：29.2015

5）陸 重雄，橋詰良夫：Multiple system atrophy の臨床病理学的研究，線条体・黒質病変の特徴と錐体路・前角障害の分析．臨床神経 **24**：552-561，1984

6）Terao S, Sobue G, Hashizume Y, et al：Disease-specific patterns of neuronal loss in the spinal ventral horn in amyotrophic lateral sclerosis, multiple system atrophy and X-linked recessive bulbospinal neuronopathy, with special reference to the loss of small neurons in the intermediate zone. *J Neurol* **241**：196-203. 1994

7）寺尾心一，祖父江 元，橋詰良夫，他：筋萎縮性側索硬化症と Shy-Drager 症候群における脊髄錐体路，前角細胞および前根の形態計測的検討 運動系遠心路の病変の選択性について．臨床神経 **28**：158-166，1988

8）Tsuchiya K, Ozawa E, Haga C, et al：Constant involvement of the Betz cells and pyramidal tract in multiple system atrophy：a clinicopathological study of seven autopsy cases. *Acta Neuropathol* **99**：628-36, 2000

9）Wakabayashi K, Takahashi H.：Cellular pathology in multiple system atrophy. *Neuropathology* **26**：338-45, 2006

10）山村安弘，大浜栄作，吉村教暤，他：Striato-nigral Degeneration の神経病理．神経進歩 **18**：89-105，1974

11）Yoshida M：Multiple system atrophy：alpha-synuclein and neuronal degeneration. *Neuropathology* **27**：484-93, 2007

6 遺伝性脊髄小脳変性症

脊髄小脳変性症は，遺伝性のものと弧発性のものに大別され，日本では遺伝性のものが約30%といわれている．遺伝性のものは常染色体優性遺伝と常染色体劣性遺伝の2つに分けられるが，日本では前者が圧倒的に多い．近年，分子生物学の進歩とともに多くの遺伝性脊髄小脳変性症の原因遺伝子が判明し，これをもとに分類されるようになってきた[12]．

遺伝性脊髄小脳変性症では病理学的に脳幹・小脳・基底核に主要な病理所見が認められるが，脊髄にも重要な所見が認められる．本項では臨床所見との関連において，脊髄小脳失調症1型（spinocerebellar ataxia type 1；SCA1），脊髄小脳失調症2型（SCA2），Machado-Joseph病〔MJD，脊髄小脳失調症3型（SCA3）〕，歯状核赤核淡蒼球ルイ体萎縮症（dentatorubropallidoluysian atrophy；DRPLA）の脊髄病理所見について概説する．

SCA1とSCA2の臨床

SCA1は世界で初めて原因遺伝子の判明した脊髄小脳変性症である．日本では北海道，東北に多く，常染色体優性遺伝性脊髄小脳変性症の3.8%を占め，発病年齢は若年～中年と幅が広い．小脳失調で発症し，腱反射亢進，注視眼振，外眼筋麻痺，嚥下障害などが認められる．進行期には筋萎縮，外眼筋麻痺，腱反射減弱を伴うことが多い．頭部のCTやMRIなどで小脳萎縮，脳幹萎縮を認める．第6染色体短腕に遺伝子座をもつ*SCA1*遺伝子内のCAGリピートに異常伸長を認める（40リピート以上）[1,6,12]．

SCA2は日本での頻度は比較的少なく，常染色体優性遺伝性脊髄小脳変性症の3.0%で，特定の地域への偏りもない．発病年齢は，若年～中年と幅が広い．小脳失調で発症することが多い．発症早期から，緩徐眼球運動，

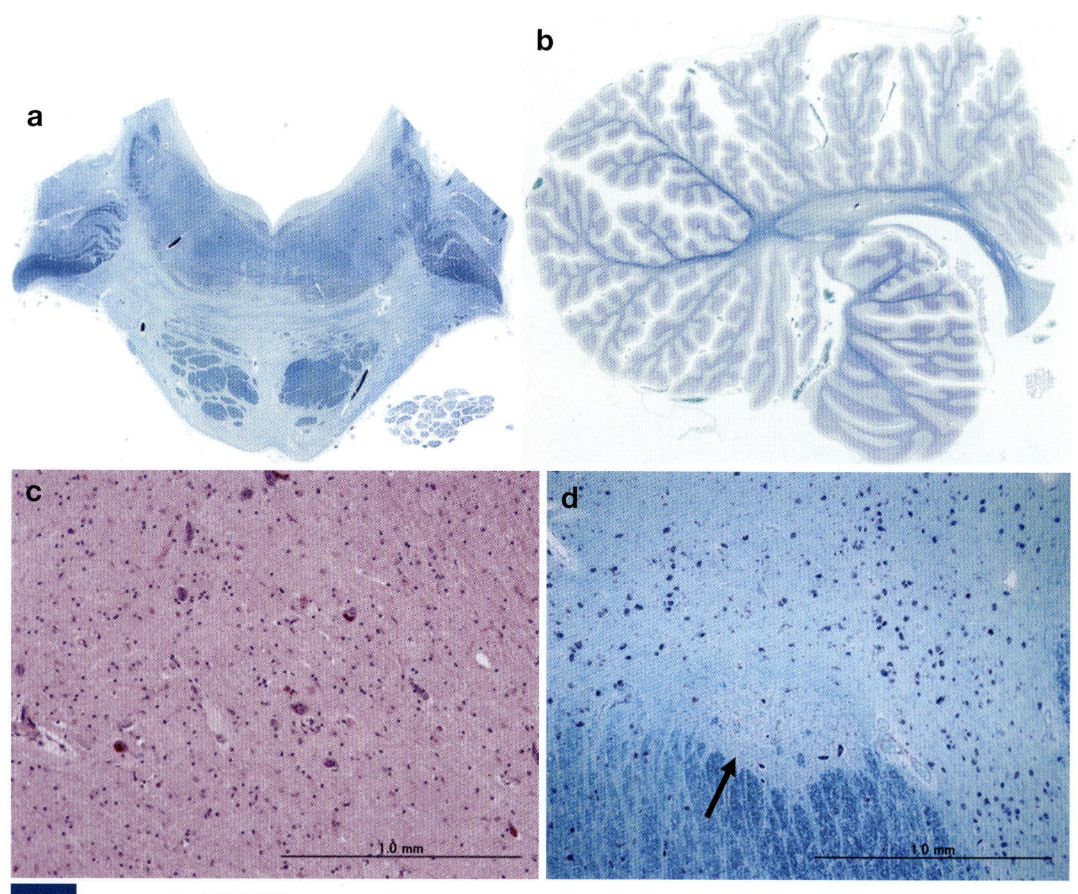

図1 SCA1の病理所見

a 橋底部の萎縮，横橋線維の脱落が強い．Klüver-Barrera染色．
b 小脳の萎縮．歯状核の萎縮も強い．Klüver-Barrera染色．
c 黒質の神経細胞脱落とグリオーシス．H.E染色．
d 滑車神経核の神経細胞脱落（矢印）．Klüver-Barrera染色．

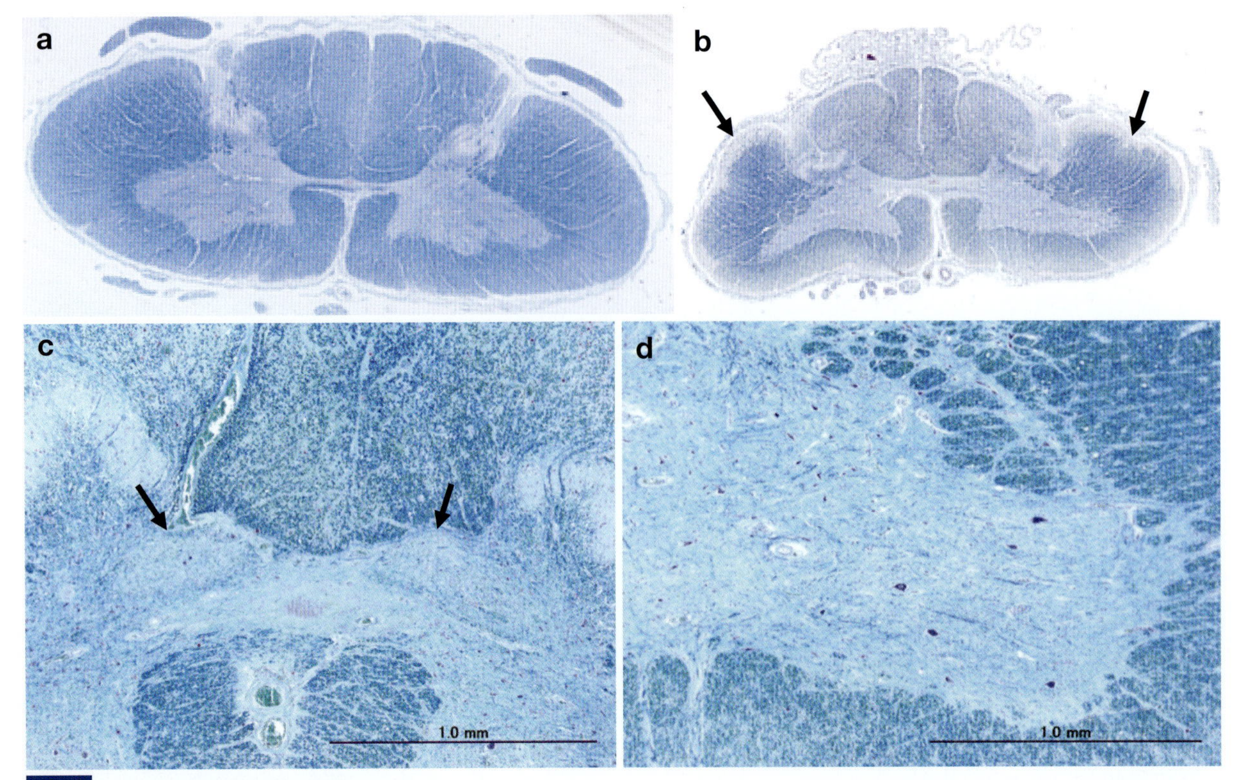

図2　SCA1 の脊髄病理所見

a　正常頸髄.
b　SCA1 の頸髄．脊髄は正常に比べて小さく，後索，脊髄小脳路（矢印）の変性を認める.
c　Clarke 核の神経細胞脱落（矢印）.
d　脊髄前角の神経細胞脱落.
Klüver-Barrera 染色.

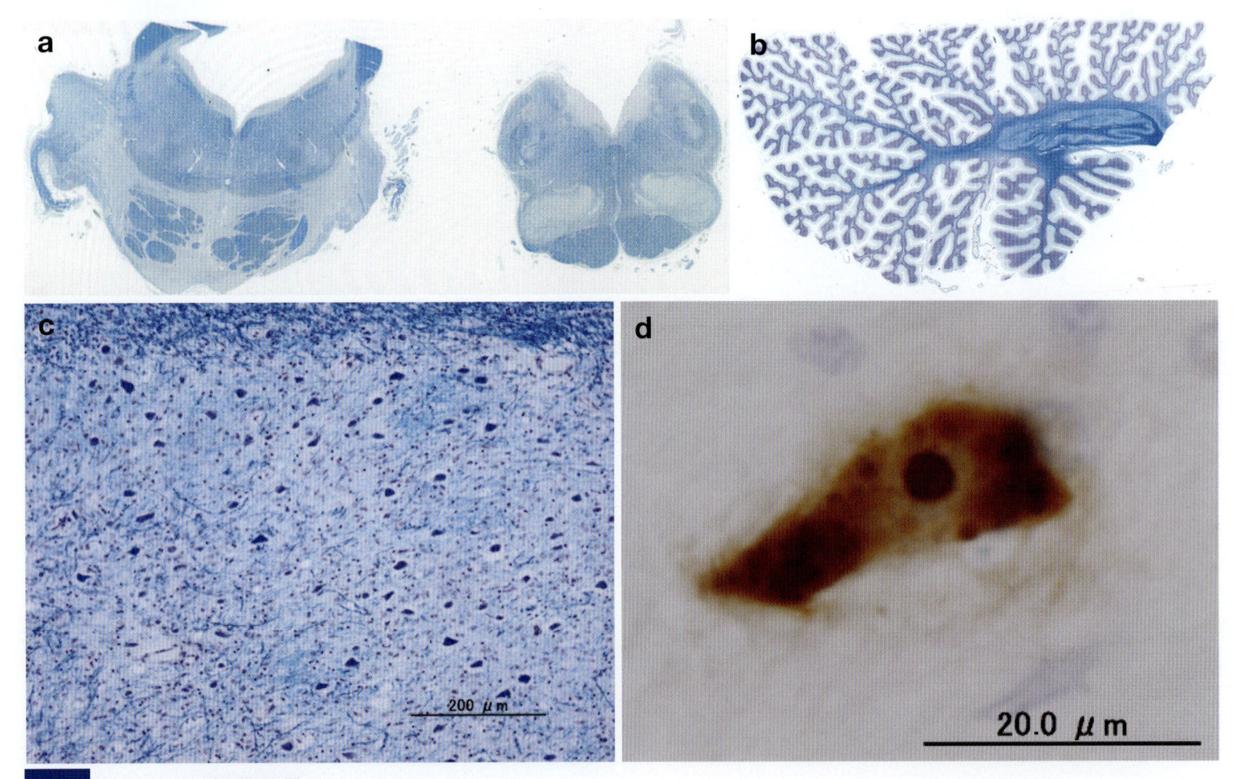

図3　SCA2 の病理所見

a　橋底部と下オリーブ核の萎縮が強い．Klüver-Barrera 染色.
b　小脳白質の萎縮．Klüver-Barrera 染色.
c　小脳歯状核は SCA1 に比してよく保たれている．Klüver-Barrera 染色.
d　核内封入体．細胞質にも陽性構造物を認める．1C2 免疫染色.

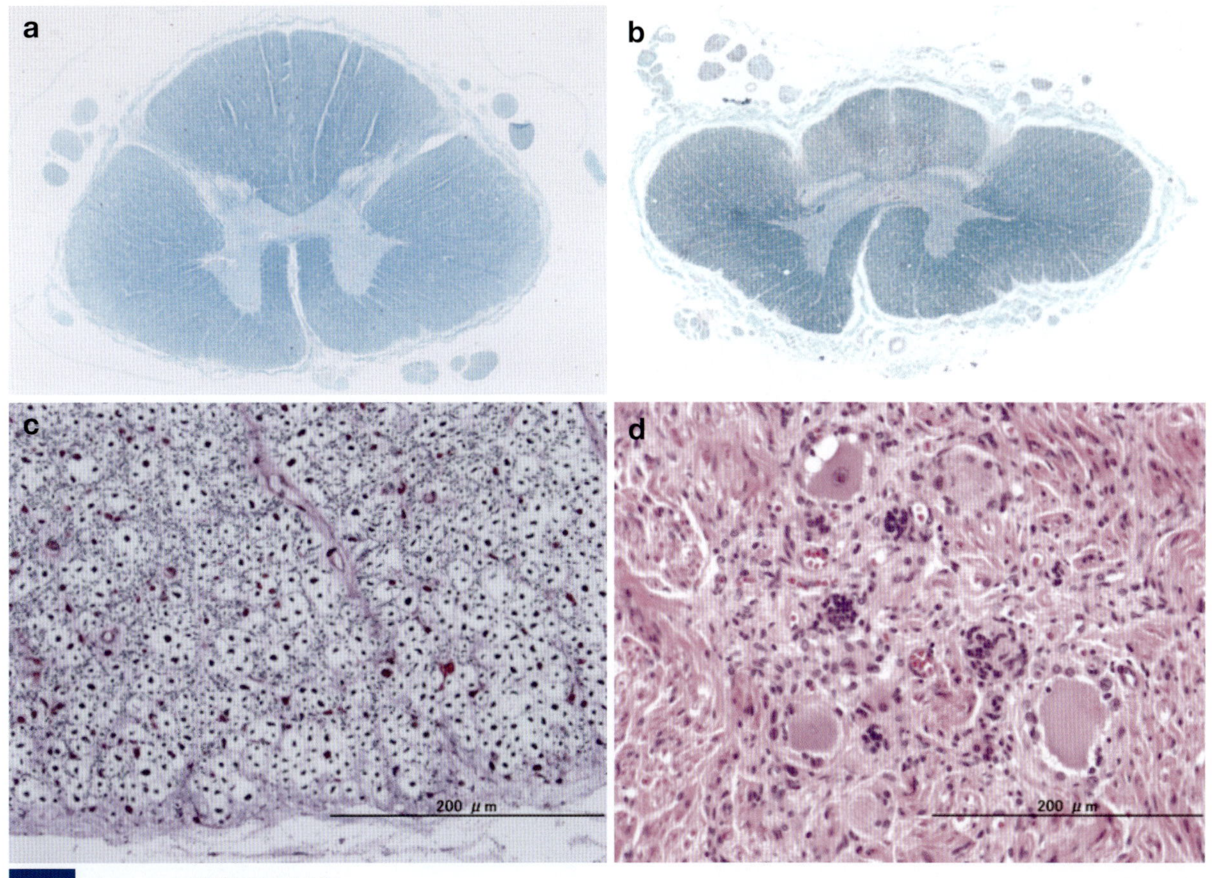

図4 SCA2 の脊髄病理所見

a 正常対照の胸髄．Klüver-Barrera 染色．
b SCA2 の胸髄．正常胸髄に比して細い．後索の萎縮と変性が目立つ．Klüver-Barrera 染色．
c 脊髄小脳路は SCA1 に比してよく保たれている．Bodian 染色．
d 後根神経節には多数の Nageotte 残存結節を認める．H.E 染色．

腱反射減弱がみられることが多く，痙性はまれで，むしろ筋緊張は経過とともに低下する．発動性低下や人格低下も病期後半に現れる．進行性外眼筋麻痺はまれで，眼振も少ない．頭部などの遅い振戦（3 Hz くらい），舞踏病様運動，斜頸，ジストニーなどを伴う不随意運動なども記載されている．頭部の CT や MRI などで小脳萎縮，脳幹萎縮を認める．第 12 染色体長腕に遺伝子座をもつ SCA2 遺伝子内の CAG リピートに異常伸長を認める（33 リピート以上）．脊髄に関連した SCA1 の臨床では筋萎縮が認められ，脊髄運動ニューロンの障害による神経原性筋萎縮が考えられており，腱反射亢進は錐体路変性に伴うものと考えられる．SCA2 でも筋萎縮が認められるが，痙縮が認められず，腱反射が減弱する症例が多い．振動感覚の低下，感覚優位の末梢神経障害を認める[6,12,13,19]．

SCA1 の病理

オリーブ・橋・小脳の萎縮は弧発性の OPCA に比べて軽度である．小脳皮質病変は Purkinje 細胞層に強調され，橋核・下オリーブ核の変化は SCA2 より軽度である（**図 1a, b**）．グルモース変性を伴う歯状核の変性を認める．黒質の神経細胞脱落（**図 1c**）と淡蒼球外節，視床下核に変化を認めるが，その程度は軽い．眼球運動核系（**図 1d**），脳幹運動神経核には強い細胞脱落を認める．

脊髄の萎縮が目立つ（**図 2a, b**）．錐体路では大径神経線維の脱落が指摘されている．脊髄小脳路の変性（**図 2b**），Clarke 核の変性（**図 2c**）を認める．脊髄前角の神経細胞脱落を認める（**図 2d**）．後索変性は SCA2 に比べて軽い．中間質外側核，Onuf 核の障害はない[3,4,6,8,10,17]．

SCA2 の病理

オリーブ・橋・小脳の萎縮は強く，小脳皮質 3 層にわたる変性，橋核の神経細胞脱落，下オリーブ核の変性，横走線維，下小脳脚の変性を認める（**図 3a, b**）．それに比べて歯状核の変化は軽い（**図 3c**）．黒質は軽度から高度の変性を示すものまで variation があるとされるが，SCA1 より高度である．淡蒼球外節の変性を認める．眼球運動諸核は保たれている．

脊髄は著しく小さく，脊髄 Goll 索優位の後索変性 SCA1 より高度である（**図 4a, b**）．Clarke 核の神経細胞脱落を軽度に認めるが，脊髄小脳路の変性は明らかでないことが多い（**図 4c**）．脊髄前角の細胞脱落はないという報告と高度の脱落を認めるという報告がある．自験例

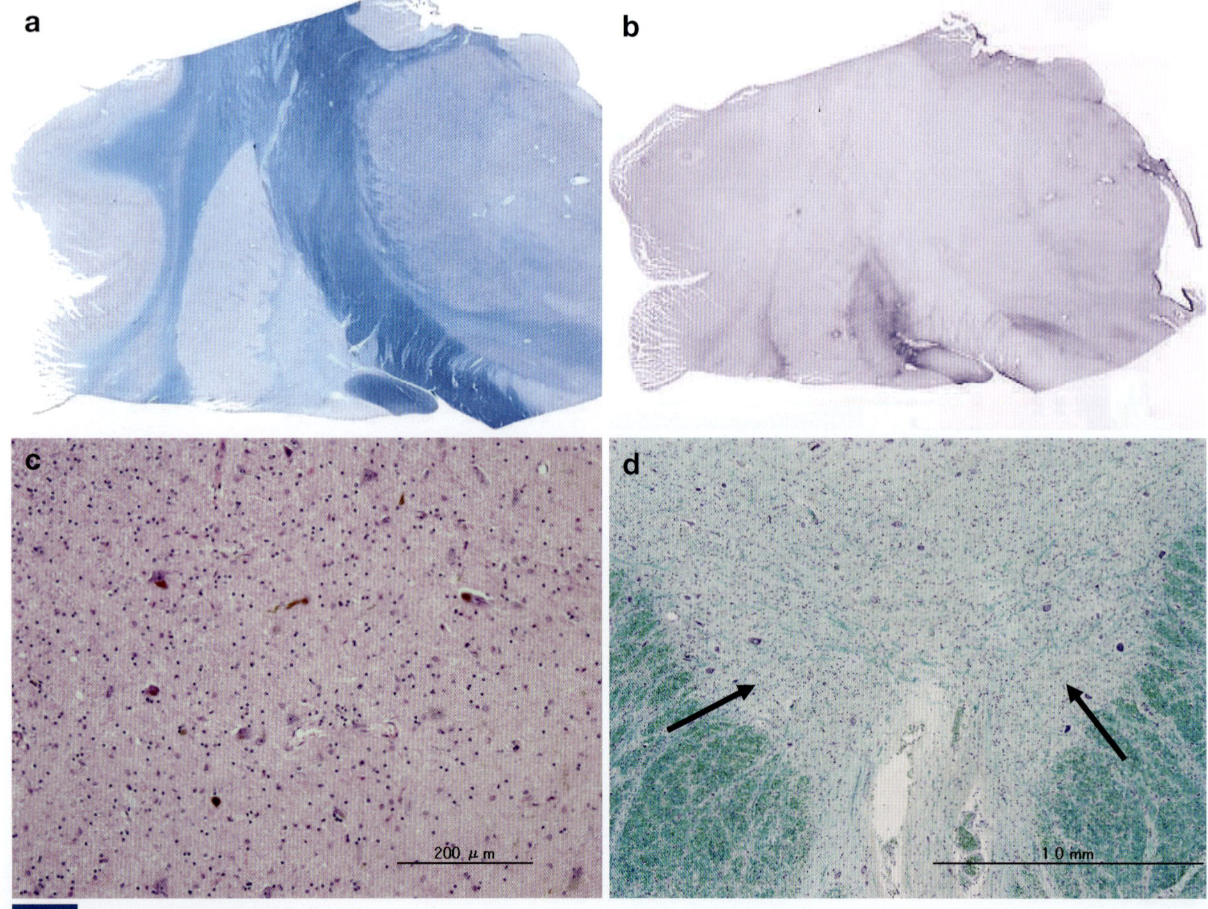

図 5　SCA3 の病理所見

a　基底核の髄鞘染色．淡蒼球と視床下核の萎縮を認める．Klüver-Barrera 染色．
b　淡蒼球と視床下核の線維性グリオーシス．Holzer 染色．
c　黒質の神経細胞脱落とグリオーシス．H.E 染色．
d　滑車神経核の細胞脱落（矢印）．Klüver-Barrera 染色．

では中等度の脱落を認めた．後根神経節の変化は強く（**図 4d**），後根の有髄神経線維密度の低下を認める．SCA1，SCA2 とも多系統萎縮症で認められるグリア細胞質封入体（glial cytoplasmic inclusion）は認められず，また線条体黒質変性症に認められる被殻の病変はない[2,4,6,16,19]．

SCA3 の臨床

SCA3 は最初にポルトガル系白人に報告されたが[11]，今日では，米国，カナダ，インド，中国，日本などの世界各国に分布する．厚生労働省の運動失調研究班によると，本疾患の臨床特徴は次のようにまとめられる．常染色体優性遺伝を示し表現促進現象がある．若年～中年，ときに老年に小脳性運動失調を初発する．眼振，錐体路徴候（痙性を示すことが多い）がほぼ共通にみられ，アテトーシス，ジストニア，眼球突出，顔面ミオキミア，眼球運動障害，筋萎縮などもある．晩期には感覚障害，自律神経症状(特に排尿障害)も認められることがある．頭部の CT や MRI などで小脳萎縮，脳幹（特に被蓋部）萎縮を認める．第 14 染色体長腕に遺伝子座をもつ *MJD1* 遺伝子内の CAG リピートに異常伸長（55 リピート以上）を認める．地域によって頻度分布は異なるが，日本全体でみると，遺伝性脊髄小脳変性症の中で，最も頻度が高い病型である．

SCA3 の病理

主病変は淡蒼球視床下核系，歯状核赤核系，黒質，橋核，脳神経諸核，後索核，脊髄，末梢神経系，筋肉と広範にわたる．淡蒼球病変は内節の変化が強く，視床下核の変化が強い（**図 5a，b**）．**図 5c，d** のように黒質，滑車神経核のような脳幹諸核の神経細胞脱落を認める．しかし大脳皮質，視床，線条体，下オリーブ核，小脳皮質などはほぼ例外なく病変を免れる．基本的な神経病理所見は，神経細胞脱落とグリオーシスとその神経核を結ぶ神経路の萎縮であり，特異的所見がないが，後述するように免疫組織学的には，トリプレットリピート病に共通する核内封入体を形成する（**図 6a**）．

脊髄では前角，Clarke 核，前後脊髄小脳路，後索が侵される．前角は神経細胞脱落が明らかで，グリオーシスを伴っている．後索とともに後根神経節のニューロンの減少と Nageotte 残存結節が多数認められる．この他に胸

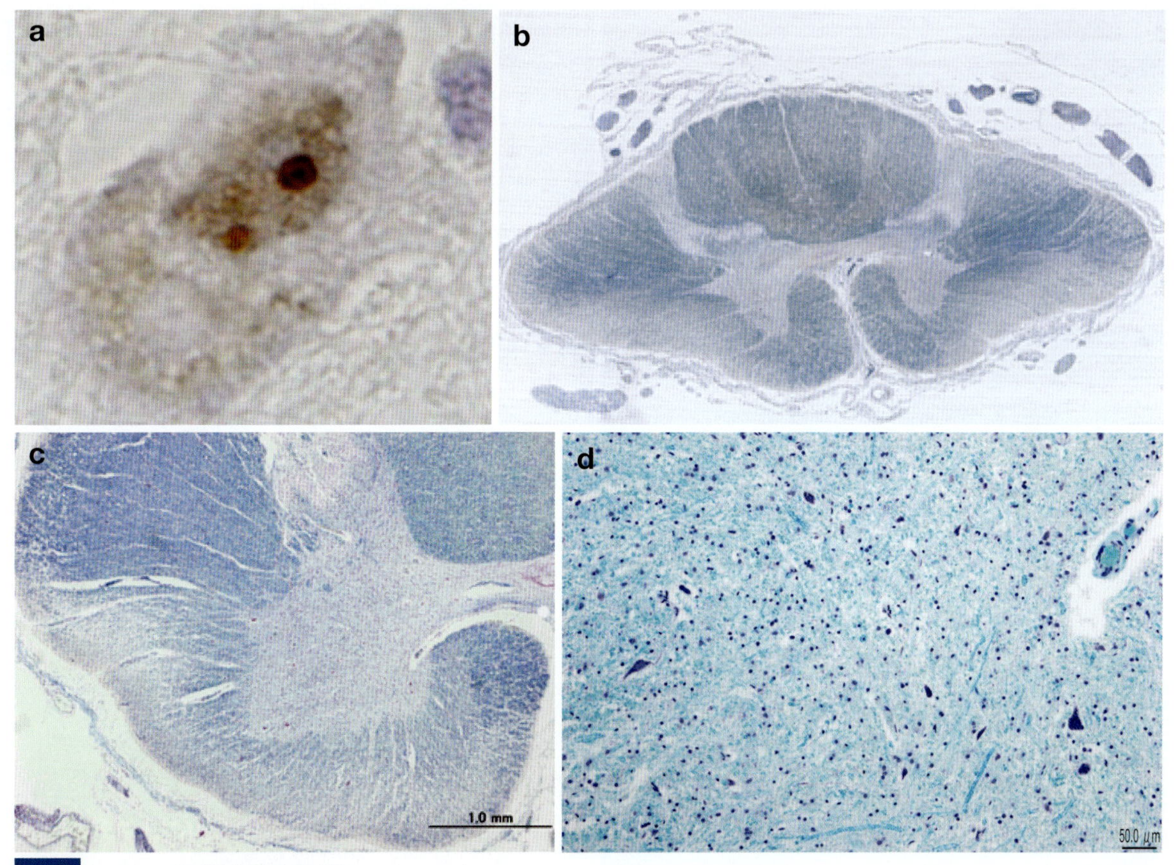

図6 SCA3の脊髄病理所見

a　核内封入体．細胞質にも陽性構造物を認める．1C2免疫染色．
b　胸髄の横断面．脊髄の腹側前面が陥凹し，有髄神経線維の脱落を認める．Klüver-Barrera染色．
c　頸髄の前角の神経細胞脱落と前索・側索の淡明化を認める．Klüver-Barrera染色．
d　脊髄前角の神経細胞脱落．Klüver-Barrera染色．

髄の中間質外側核，Onuf核，仙髄の中間質外側核などにも種々の程度の変性が認められる．脊髄の横断面の形態では，前索・側索が陥凹し，有髄神経線維密度の高度な低下を認める（**図6b，c**）．脊髄前角神経細胞は**図6d**のように高度の脱落を示すものがあり，臨床的な筋萎縮・脱力の原因となる．これらの病変の選択性は他の遺伝性脊髄小脳変性症とは異なっており，遺伝子診断が確定していない症例でも病理学的に診断が可能である[5,14]．

DRPLAの臨床

本疾患は1970～1980年代にNaitoら[8]，小柳ら[9]により，疾患概念が確立された疾患である．常染色体優性遺伝を示す．顕著な表現促進現象（世代を経るに従い発症年齢が若年化する現象）が認められる．発病年齢は小児から中年まで幅広く，発病年齢によって症状が異なる．20歳以下の若年発病では，ミオクローヌス，てんかん，精神発達遅滞または認知症，小脳性運動失調が主症状である．40歳以上の発病では小脳性運動失調，舞踏アテトーシス，性格変化，認知症などが主症状である．20～40歳では上記の移行型を示す．眼振や錐体路徴候を呈することがあるが，外眼筋麻痺，筋萎縮，感覚障害などはほとんどない．頭部のCTやMRIなどで小脳萎縮，脳幹萎縮を認める．また経過が長い症例，高齢発症者にはMRI T2強調画像で大脳白質にびまん性の高信号域を認める症例がある．なお，尾状核の萎縮は認めない．第12染色体短腕に座をもつ遺伝子内のCAGリピートに異常伸長を認める（49リピート以上）．発病年齢によって症状が異なることが重要で，てんかん発作を示す脊髄小脳変性症の場合にはこの病型をまず疑う．Huntington舞踏病と鑑別する必要がある[2,3]．

DRPLAの病理

淡蒼球視床下核系と歯状核赤核系に神経細胞脱落と反応性グリオーシスが認められる．淡蒼球では外節がより高度に変性する（**図7a**）．小脳は萎縮し（**図7b**），歯状核にはグルモース変性（grumose degeneration）が認められる．グルモース変性は，歯状核のニューロン周囲，樹状突起周囲に嗜銀性顆粒状構造物が沈着するもので，Purkinje細胞の軸索終末の特異な変化であると考えられている[5,8,9,14]（**図7c**）．赤核の変化は比較的軽いことが多い．脊髄病変は他の遺伝性脊髄小脳変性症に比べて軽く，一部の症例で後索変性と錐体路変性が指摘されている．Tsuchiyaら[15]は，DRPLAの脊髄錐体路を検索し，8例中3例に変性を認め，DRPLAでは臨床的に錐体路徴候

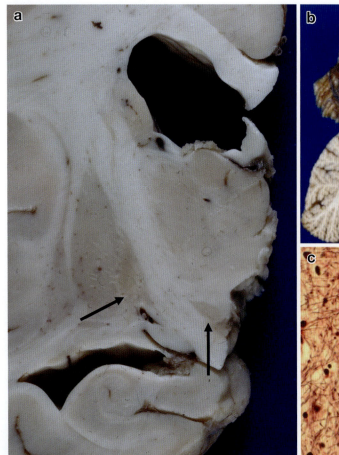

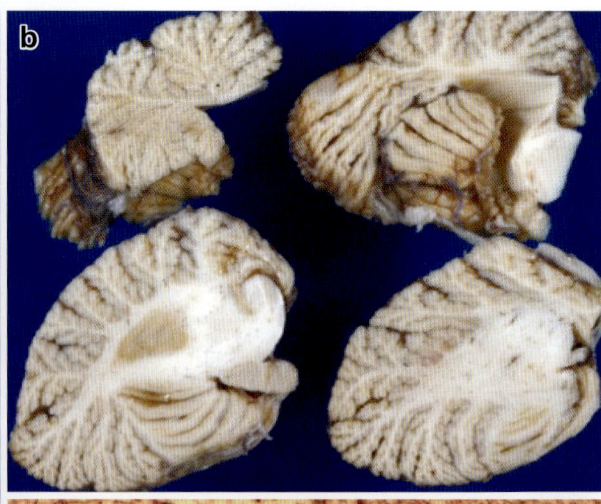

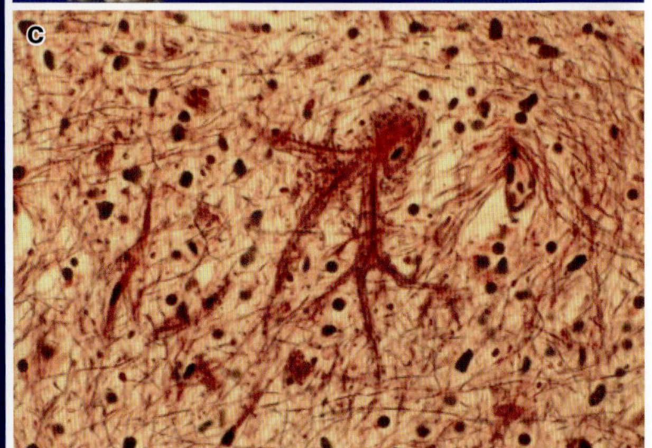

図7 DRPLA の病理所見
a 淡蒼球と視床下核（矢印）の萎縮を認める．
b 小脳の萎縮．
c 小脳歯状核のグルモース変性．Bodian 染色．

が見逃されていることを指摘している．しかし脳幹，脊髄で最も目立つ変化は後述するいわゆる“小造り”と表現される萎縮である（**図8**）．ニューロンは萎縮性で，神経線維網（neuropil）も狭小化し，ニューロンの密度が増加してみえる（**図8g，h**）．

小造り

遺伝性脊髄小脳変性症では神経細胞脱落や後索，錐体路，脊髄小脳路の変性に加えて，正常脊髄に比べて極めて脊髄が細く（**図2b**，**図4b**），神経細胞脱落，変性所見のみでは説明できず，“小造り”と表現されてきた現象が特異的である．ニューロンは，密度が高く，小型であることが指摘されている．これが遺伝子異常に基づく発達障害の要素をもっているか，ニューロンの機能の異常に基づく変性によるかは，まだ解明されていない．画像では進行性の萎縮が指摘されており，この病態の解明は今後の重要な課題である[12]．錐体路の有髄神経線維のオスミウム固定標本での形態計測では有髄神経線維が萎縮し，軸索の萎縮が指摘されている．通常の Klüver-Barrera 染色では確認しにくい脊髄の変性が，検索方法を変えることにより明瞭になることが指摘されており，このことは“小造り”の本質を考えるうえで重要である[7]．

核内封入体

CAG repeat の延長が遺伝性脊髄小脳変性症の臨床・病理所見に関連しており，その遺伝子産物が延長したポリグルタミン鎖として沈着し核内封入体を形成するという共通の病態と考えられている．病理学的には，伸長ポリグルタミンを認識するモノクローナル抗体（1C2）で明瞭に確認できる．1C2 免疫染色では，核内封入体のみならず，細胞内にも陽性構造物を認める（**図3d，図6a**）．培養細胞やモデルマウスでは，ポリグルタミン鎖が長いことで細胞死や機能障害が出現しやすいことが知られており，核内封入体が転写因子や他の蛋白と相互作用をきたして神経細胞変性に関連するという考え方が主流である．一方，核内封入体の形成は神経細胞保護的に作用するという考え方もある．核内封入体の分布は神経変性所見の部位を越えて広範囲に出現している[18]．

おわりに

遺伝性脊髄小脳変性症は，症状が家系により，また同一家系でも発症年齢により違いがあり，診断確定には遺

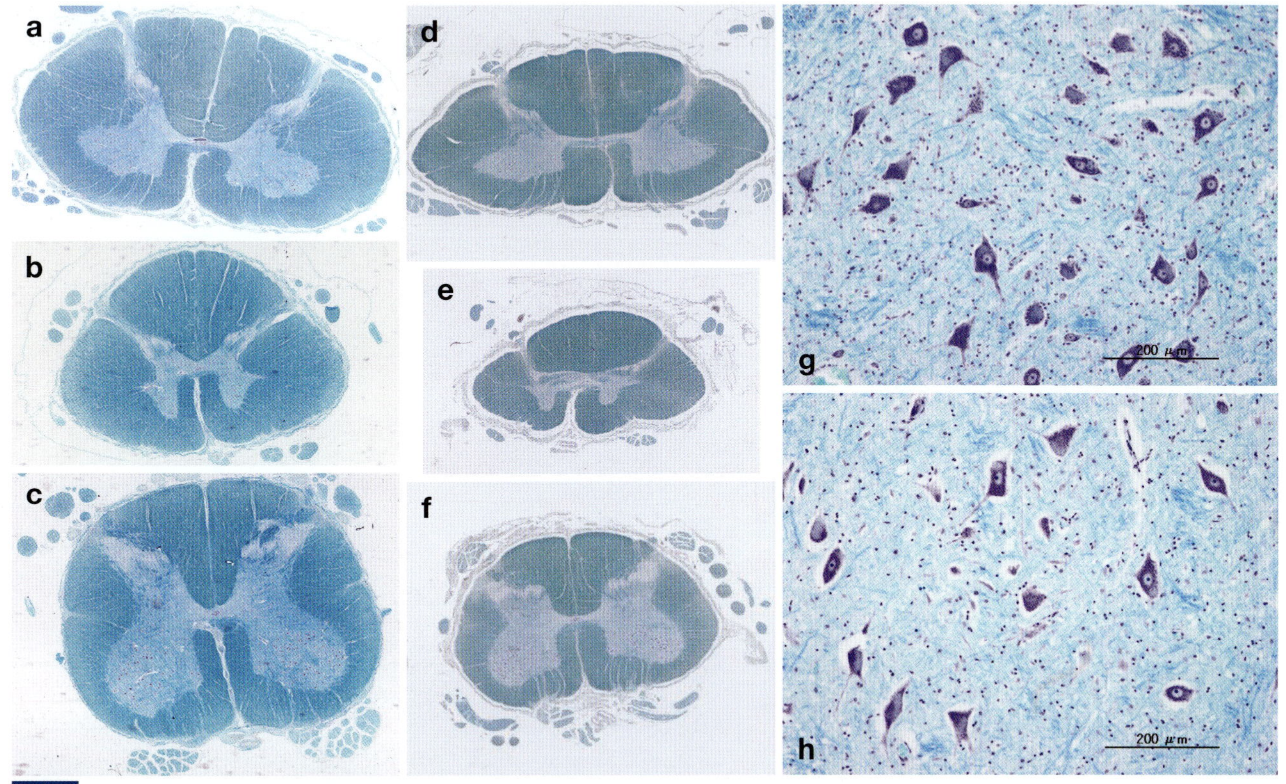

図8　DRPLA の脊髄病理所見

a，b，c　正常対照の上から頸髄，胸髄，腰髄．
d，e，f　DRPLA の上から頸髄，胸髄，腰髄．正常脊髄に比べて細い．
g　DRPLA の脊髄前角．ニューロンの密度が高い．
h　正常対照の脊髄前角．DRPLA に比べてニューロンの密度が低い．
Klüver-Barrera 染色．

伝子検索が必須であるが，病理学的にもそれぞれの特徴的な病理所見から診断が可能である．遺伝性脊髄小脳変性症の脊髄病理所見における最大の特徴は，核内封入体の出現と，他の疾患では認められない著明な萎縮（小造り）である．この病態の解明にはさらなる詳細な神経病理学的検討が必須である．他の脊髄萎縮をきたす疾患との病態の相違を考えるうえでも重要である．

文献 | Reference

1）阿部康二：遺伝性脊髄小脳変性症の遺伝子と臨床像，Spinocerebellar ataxia type 1（SCA1）．神経内科 **49**：211-215，1998
2）Estrada R, Galarraga J, Orozco G, et al：Spinocerebellar ataxia 2（SCA2）：morphometric analyses in 11 autopsies. *Acta Neuropathologica* **97**：306-310, 1999
3）濱田幸治，深澤俊行，柳原哲郎，他：第 6 染色体短腕に遺伝子座を有する遺伝性脊髄小脳変性症（SCA1）の神経病理学的検討．脳神経 **45**：1045-1049，1993
4）橋詰良夫，吉田眞理，三室マヤ：遺伝性脊髄小脳変性症（SCA1，2）における脊髄の病理．脊椎脊髄 **21**：1077-1081，2008
5）橋詰良夫，吉田眞理，三室マヤ：遺伝性脊髄小脳変性症（SCA3，DRPLA）における脊髄の病理．脊椎脊髄 **21**：1183-1187，2008
6）岩淵　潔，柳下三郎，高橋竜哉，他：SCA1 と SCA2，Menzel 型遺伝性運動失調症の疾患分類．神経内科 **39**：599-615，1993
7）岩淵　潔，長友秀樹，埴原秋児，他：常染色体優性遺伝性痙性運動失調症（Greenfield）に関する臨床病理学的研究．神経進歩 **39**：164-185，1995
8）Naito H, Oyanagi S：Familial myoclonus epilepsy and choreoathetosis：Hereditary dentatorubral-pallidoluysian atrophy. *Neurology* **32**：798-807, 1982.
9）小柳新策，田中政春，内藤明彦，他：変性型ミオクローヌスてんかんの 8 剖検例―特に淡蒼球-視床下核系の変性の合併について―．神経進歩 **20**：410-424，1976
10）Robitaille Y, Schut L, Kish SJ：Structural and immunocytochemical features of olivopontocerebellar atrophy caused by the spinocerebellar ataxia type 1（SCA-1）mutation define a unique phenotype. *Acta Neuropathol* **90**：572-581, 1995
11）Romanul FCA, Fowler HL, Radvany J, et al：Azorean disease of the nervous system. *N Eng J Med* **296**：1505-1508, 1977
12）坂本昌己，水澤英洋：優性遺伝性脊髄小脳変性症．*Clin Neurosci* **23**：1430-1432，2005
13）三瓶一弘，辻　省次：遺伝性脊髄小脳変性症の遺伝子と臨床像，Spinocerebellar ataxia type 2（SCA2）．神経内科 **49**：216-220，1998

14）高橋　均，山田光則，武田茂樹：歯状核赤核淡蒼球ルイ体萎縮症と Machado-Joseph 病の病理．脳神経　**47**：947-953，1995
15）Tsuchiya K, Oyanagi S, Ikeda K, et al：Dentatorubropallidoluysian atrophy：Clinicopathological study of eight autopsy cases with special reference to the clinicopathological correlation between pyramidal sign and involvement of the pyramidal tract. *Neuropathology*　**15**：145-153, 1995
16）土谷邦秋：SCA2．臨床医のための神経病理．*Clin Neurosci* **25**：622-623，2007
17）内原俊記：SCA1．臨床医のための神経病理．*Clin Neurosci* **24**：264-265，2006
18）山田光則，高橋　均：ポリグルタミン病の分子病態機序．神経進歩　**50**：439-448，2006
19）矢野　繁，岩淵　潔：SCA2 の臨床症状および病理所見と CAG リピート数の相関．日本臨牀　**57**：805-810，1999

7 遺伝性痙性対麻痺

臨　床

遺伝性痙性対麻痺は臨床的に緩徐進行性の下肢痙縮と筋力低下を主徴とし，痙性対麻痺を示す純粋型と，ニューロパチー，小脳失調，脳梁菲薄化，精神運動発達遅滞など多彩な症状を示す複合型に分けられている．最近の遺伝子異常の検索から，常染色体優性遺伝と常染色体劣性遺伝，X 染色体連鎖遺伝，ミトコンドリア遺伝子の異常を示すものに分けられ，多数の遺伝子座と原因遺伝子が同定されている[12]．本症の日本での頻度は，2008 年に Tsuji ら[13]による特定疾患の臨床調査個人票の解析から 10,487 人の脊髄小脳変性症患者の 4.7%を占めるとされている．発症年齢は同一の病型でもさまざまであり，病気の進行速度も一定しない．各病型でも症状は純粋型，複合型のいずれの所見も示すことがあり，臨床像からの病型診断は困難であり，遺伝子診断は必須である．常染色体優性遺伝では SPG4 の頻度が高く，SPG3A，SPG31 がそれに次ぐ．常染色体劣性遺伝では SPG11 の頻度が高い．X 染色体連鎖遺伝では SPG1，SPG2 が多いとされる[12]．

病　理

遺伝性痙性対麻痺の病理は剖検例が少なく，確定した遺伝子異常に基づいた病理所見は十分に確立されていない．日本では岩淵ら[2,3,4]の精力的な検索が行われてきており，「菲薄した脳梁を伴う常染色体劣性遺伝性複合型痙性対麻痺」として病理所見の報告が行われ，その後，2000 年に Shibasaki ら[9]がこれらの症例の遺伝子座を解析し，ほとんどの症例が，前年に Martinez Murillo ら[6]が SPG11 として報告した 15q13-q15 領域に連鎖していることが確認された．最近，Fink[1]は遺伝性痙性対麻痺に関する優れた総説を記載している．本項では彼らの記載に従い本症の病理所見を述べる．病理所見の特徴は，錐体路変性で軸索の脱落が主体で，胸髄で最も強く認められ，遠位型軸索障害（distal axonopathy）の所見を示す．さらに後索変性，特に頸髄に強い薄束の変性を認める．錐体路，後索の変性により脊髄は肉眼的にも萎縮を示す．このように本症の病理所見の主体は遠位部優位の錐体路変性と後索変性であるが，それ以外にも複雑な病理所見を示すので，その所見をどのように解釈するかが問題となる．臨床的な筋萎縮や筋力低下と関連して脊髄の運動ニューロンの脱落の所見や，基底核，視床，小脳，黒質，Clarke 核の変性所見，末梢神経障害の記載もある．剖検例の報告では Parkinson 病や Alzheimer 病の合併所見の記載もされているが，これらの所見は遺伝性痙性対麻痺に本質的に関連した所見ではなく，加齢に伴う変化であり，合併症の所見である．本項では酒井[7,8]，Kuru ら[5]により記載されている日本において遺伝子異常が確定された SPG4 と SPG11 の病理所見を紹介する．症例 1 は 41 歳時，下肢の痙性で発症し 67 歳で歩行不能になった症例で，長男の遺伝子検索で *spastin* 遺伝子の異常から SPG4 と診断された症例である．SPG4 の臨床像はほとんどの症例が純粋型であるが，一部は認知障害などを合併する複合型である．spastin は，AAA（ATPase associated with diverse cellular activities）蛋白の一つで，微小管の切断などに関与し，spastin 変異によりその機能が障害され，軸索変性をきたす可能性などが示唆されている．遠位部優位の錐体側索路，錐体前索路の変性に加えて，軽度の薄束の変性を認めた（**図 1**）．症例 2 は 51 歳男性で，複合型遺伝性痙性対麻痺の症例で，14 歳から痙性歩行，20 歳から歩行不能，認知症が出現した．発症している家族の遺伝子検索で *spatacsin* 遺伝子変異を認め，SPG11 と診断された．脳重量が 760 g で，大脳から脊髄まで高度の萎縮を示した．脊髄の錐体路変性，後索変性，脊髄小脳路の変性と前角の神経細胞脱落を認め，大脳，小脳白質の萎縮，グリオーシス，脳梁萎縮，黒質や視床，青斑核の神経細胞脱落などを認めた（**図 2**）．

おわりに

遺伝性痙性対麻痺の病態機序はまだ不明な点が多いが，spastin 変異や spatacsin 変異により，軸策輸送，細胞骨格制御，ミトコンドリア機能，ミエリンの維持や構築，神経突起形成などの障害の可能性が考えられている[10]．遺伝性痙性対麻痺の研究は厚生労働省研究班により全国多施設共同研究体制である Japan Spastic Paraplegia Research Consortium（JASPAC）が立ち上げられ，網羅的な遺伝子診断サービスを提供している[11]．JASPAC により，今後，日本の遺伝性痙性対麻痺の分子疫学と分子病態が明らかにされ，治療法開発へと向かうことが期待される．同時に遺伝子異常が確認された症例の病理解剖による神経病理所見の詳細が明らかになることを期待したい．

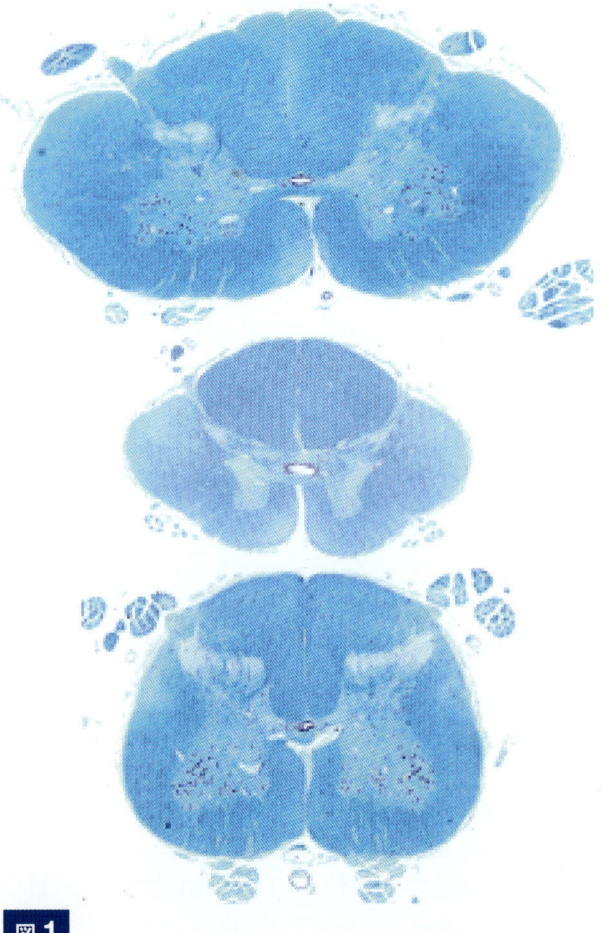

図 1

脊髄の錐体側索路，錐体前索路の変性が遠位部優位にみられ，髄鞘の軽度淡明化を認める．Klüver-Barrera 染色．
（国立病院機構鈴鹿病院脳神経内科　酒井素子先生提供）

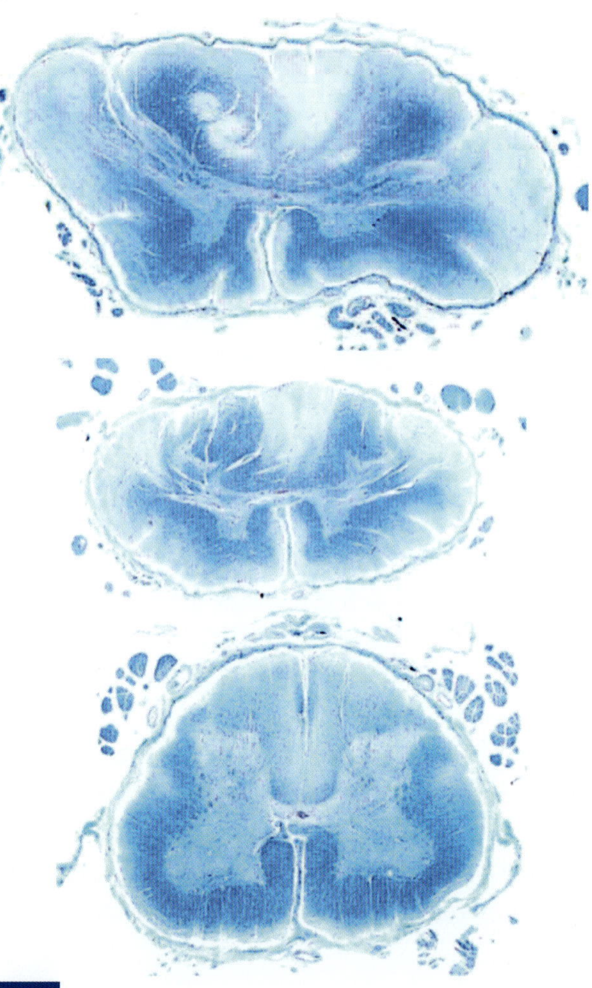

図 2

脊髄割面の髄鞘染色では，全長にわたる錐体路変性と，頸髄薄束に強調される遠位部優位の後索変性を認める．Klüver-Barrera 染色．
（国立病院機構鈴鹿病院脳神経内科　酒井素子先生提供）

文献 | Reference

1）Fink JK：Hereditary spastic paraplegia：clinico-pathologic features and emerging molecular mechanisms. *Acta Neuropathol* **126**：307-328, 2013
2）岩淵　潔，柳下三郎，天野直二，他：特異な病態を呈する複合型痙性対麻痺の一剖検例―筋萎縮，知覚障害，痴呆，錐体外路症状を合併する一群について．脳神経 **42**：1075-1083，1990
3）岩淵　潔，小阪憲司，柳下三郎，他：視床を含む多系統の変性を示した遺伝性複合型痙性対麻痺の一家族例―痙性対麻痺と痴呆を主徴とし，筋萎縮，知覚障害，てんかん，錐体外路症状を複合する一群について．*Neuropathol* **11**：31-42，1991
4）岩淵　潔：遺伝性痙性対麻痺の病理：菲薄した脳梁を伴う遺伝性痙性対麻痺と SPG11 の問題点を中心に．脳神経 **55**：748-754，2003
5）Kuru S, Sakai M, Konagaya M, et al：Autopsy case of hereditary spastic paraplegia with thin corpus callosum showing severe gliosis in the cerebral white matter. *Neuorpathol* **25**：346-352, 200
6）Martinez Murillo F, Kobayashi H, Pegoraro E, et al：Genetic localization of a new locus for recessive familial spastic paraparesis to 15q13-15. *Neurology* **53**：50-56, 1999
7）酒井素子，久留　聡，小長谷正明：遺伝性痙性対麻痺の病理．神経症候群Ⅱ―その他の神経疾患を含めて，第 2 版．別冊日本臨牀新領域別症候群シリーズ（27）：423-426，2014
8）酒井素子，亀山　隆，久留　聡：遺伝性痙性対麻痺の病理．神経内科 **74**：152-161，2011
9）Shibasaki Y, Tanaka H, Iwabuchi K, et al. Linkage of autosomal recessive hereditary spastic paraplegia with mental impairment and thin corpus callosum to chromosome 15q13-15. *Ann Neurol* **48**：108-112, 2000
10）瀧山嘉久：遺伝性痙性対麻痺．山梨医科学誌 **24**：1-12，2009
11）瀧山嘉久：本邦の痙性対麻痺に関する全国多施設共同研究体制（JASPAC）．脊椎脊髄 **27**：737-745，2014
12）瀧山嘉久：遺伝性痙性対麻痺　遺伝性痙性対麻痺概論．神経症候群Ⅱ―その他の神経疾患を含めて，第 2 版．別冊日本臨牀新領域別症候群シリーズ（27）：417-422，2014
13）Tsuji S, Onodera O, Goto J, et al：Sporadic ataxias in Japan―a population-based epidemiological study. *Cerebellum* **7**：189-197, 2008

8 Parkinson 病

Parkinson 病の脊髄病変は，臨床的に自律神経障害と密接に関連していることから重要である．また脊髄のα-synuclein の沈着による病変が大脳半球，特に扁桃核，嗅球，さらに延髄や橋などの脳幹，心臓や腸管などの末梢臓器とどのような関連をもって生じるか，広がっていくかを検討するうえでも重要である．

臨　床

Parkinson 病では運動症状以外にもさまざまな非運動症状が出現し，特に自律神経症状は患者の QOL を大きく阻害する．便秘をはじめとする消化器症状，尿意切迫や頻尿，尿失禁などの排尿症状，性欲低下や勃起障害などの性的機能不全，循環器症状の起立性低血圧が Parkinson 病における代表的な自律神経症状である．これらの症状の責任病変は，脊髄，交感神経節，末梢神経，全身臓器などにおける Lewy 小体の出現，α-synuclein の沈着が重要と考えられている．以上のように，Parkinson 病では，剖検時に脳のみでなく，交感神経，副交感神経，末梢神経，全身臓器と脊髄の病変を検索することが臨床と病理の関連を理解するうえで重要である．

病理と病態

Parkinson 病，そして Lewy 小体型認知症では，脳幹から大脳皮質まで広範囲に Lewy 小体が出現し，α-synuclein による免疫染色で Lewy 小体のみならず，Lewy 神経突起（Lewy neurites），Lewy dots の形態を示して沈着することが知られている．そして中枢神経のみならず，末梢神経，消化管，副腎，心臓，皮膚などの全身臓器に病変が広がっていることが知られている[7]．α-synuclein の沈着は，迷走神経背側核などの脳幹から上方へ広がる経路と嗅球・扁桃核から広がる経路があることが指摘されている．脊髄では以前から胸髄や仙髄の中間質外側核に Lewy 小体が高頻度に出現し，自律神経症状の責任病変として捉えられてきた（**図 1，図 2**）．最近では，脊髄における病変の広がりが詳細に検索されるようになり，次第にその実態が明らかになってきた[2]．Tamura ら[5]は incidental Lewy body disease の 17 例の脊髄の検討から，83％の症例で α-synuclein の沈着を認め，特に中間質外側核の病変が強いことを示した．またその沈着程度は脳幹部のそれと比例していることを示し，病変が脳幹から脊髄へ進展することを示した．Bloch ら[1]も同様に生前にパーキンソニズムを示さなかった 17 例のすべてにおいて脊髄と末梢交感神経系にも α-synuclein の沈着を認めており（**図 3**），両者は早期から病変を示す部位であることを示している．Del Tredici ら[3]は脊髄の病変は Lewy 小体の形態よりも軸索に陽性の α-synuclein 構造物として生じ，脳幹部の青斑核や縫線核，網様体からの下行性の神経線維突起に関連して形成されるとしている．Sumikura ら[4]は高齢者の多数例の剖検例の脊髄，後根神経節，後根，交感神経節を検索し α-synuclein の免疫染色を行い，脊髄における α-synuclein の沈着は延髄や青斑核の脳幹部の病変と相関を示し，嗅球や扁桃核のそれとは関連を有していないこと，後角から後根を経由して後根神経節へ逆行性に広がり，自律神経系では交感神経節から逆行性に中間質外側核へ広がることを示した．さらに最近，VanderHorst ら[6]は第 2，3 仙髄の後角の外側に位置する lateral collateral

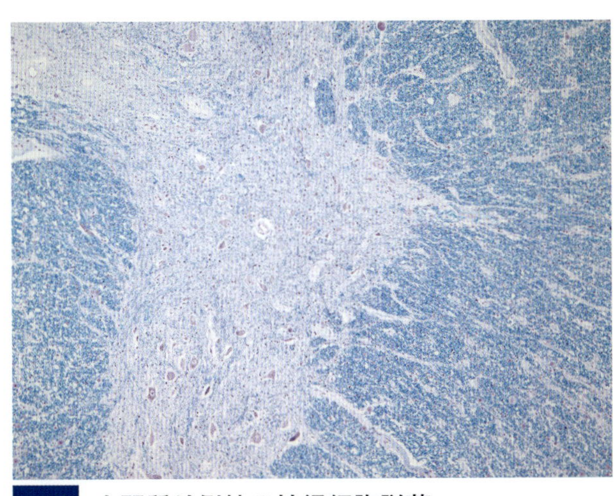

図 1　中間質外側核の神経細胞脱落
Klüver-Barrera 染色．

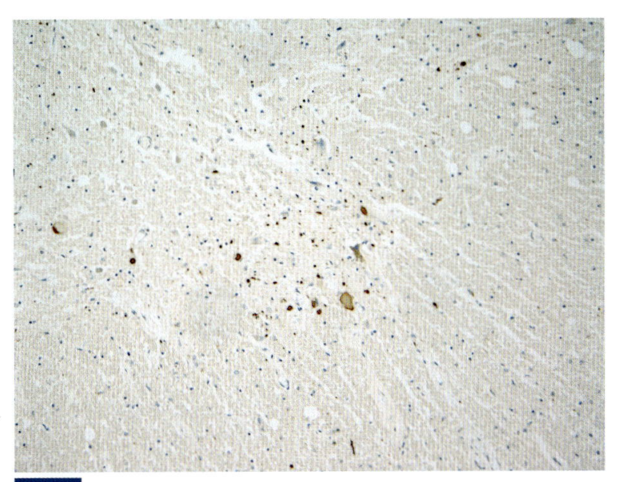

図 2　中間質外側核の α-synuclein による免疫染色

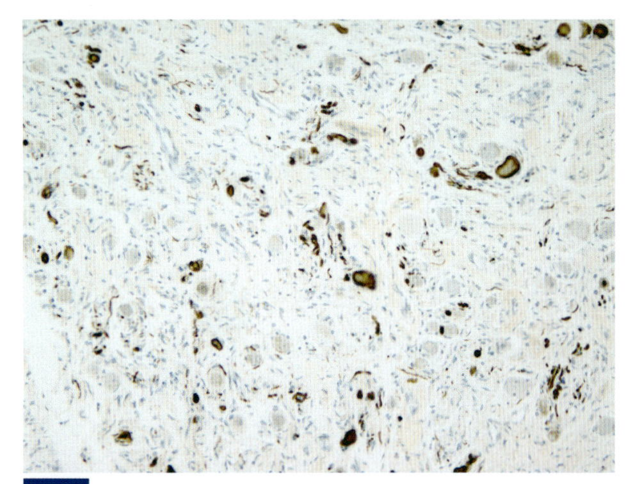

図3 交感神経節の α-synuclein による免疫染色

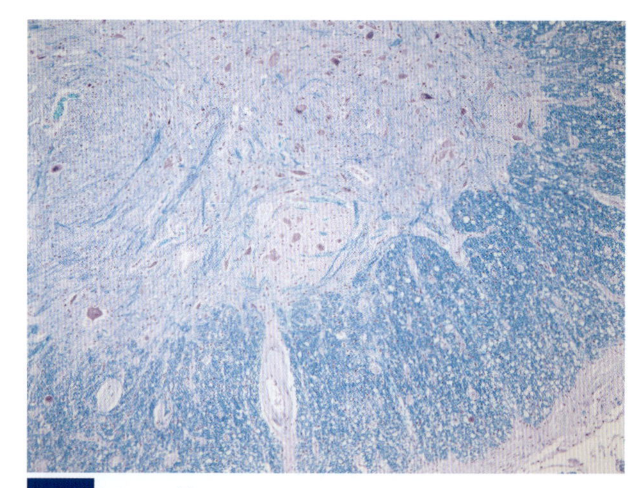

図4 Onuf 核
Klüver-Barrera 染色.

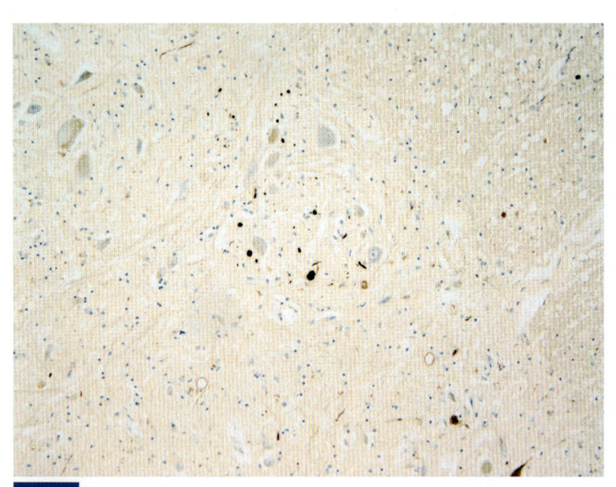

図5 Onuf 核の α-synuclein による免疫染色

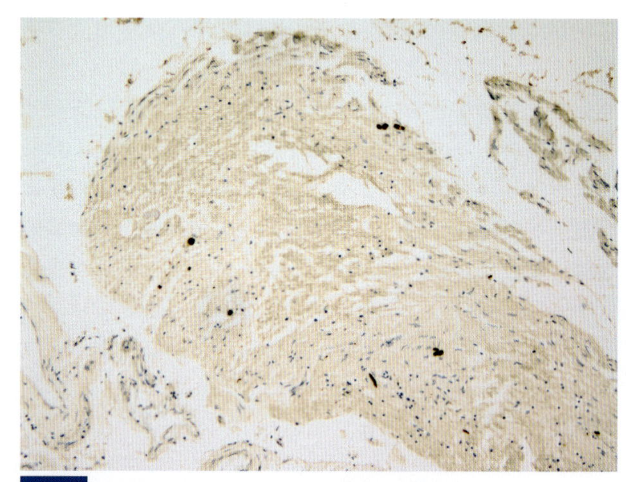

図6 後根の α-synuclein 陽性構造物

region（LCR）に α-synuclein の沈着が認められることを示した．LCR は膀胱と遠位部の大腸からの感覚神経の入力線維を受ける部位であり，仙髄の副交感神経核や Onuf 核の病変と合わせて排尿障害や便秘に関連していることを示した．**図4，図5**に示したように Onuf 核には α-synuclein 陽性構造物を認める．腰仙髄の後根には**図6**のように棍棒状，点状の陽性構造物を認める．以上のように，脊髄における α-synuclein の沈着は予想されていたよりもはるかに広範囲で，早期から生じる病変であることが示されている．

おわりに

Lewy 小体病の主症状はパーキンソニズム，認知症，自律神経障害からなり，パーキンソニズムは基底核，脳幹病変が，認知症では大脳皮質や扁桃核病変，そして自律神経症状には脊髄と末梢の交感・副交感神経病変が責任病変として重要である．いずれも患者の QOL や生命予後に関与する病変であり，発症の原因や病巣の進展を考えるうえで，今後とも詳細な神経病理学的検討が重要と考えられる．

文献 | Reference

1) Bloch A, Probst A, Bissig H, et al：Alpha-synuclein pathology of the spinal and peripheral autonomic nervous system in neurologically unimpaired elderly subjects. *Neuropathol Appl Neurobiol* **32**：284-295, 2006
2) Braak H, Sastre M, Bohl JR, et al：Parkinson's disease：lesions in dorsal horn layer I, involvement of parasympathetic and sympathetic pre- and postganglionic neurons. *Acta Neuropathol* **113**：421-429, 2007
3) Del Tredici K, Braak H：Spinal cord lesions in sporadic Parkinson's disease. *Acta Neuropathol* **124**：643-664, 2012
4) Sumikura H, Takao M, Hatsuta H, et al：Distribution of α-synuclein in the spinal cord and dorsal root ganglia in an autopsy cohort of elderly persons. *Acta Neuropathol Commun* **3**：57, 2015
5) Tamura T, Yoshida M, Hashizume Y, et al：Lewy body-related α-synucleinopathy in the spinal cord of cases with incidental Lewy body disease. *Neuropathology* **32**：13-22, 2012
6) VanderHorst VG, Samardzic T, Saper CB, et al：α-Synuclein pathology accumulates in sacral spinal visceral sensory pathways. *Ann Neurol* **78**：142-149, 2015
7) Wakabayashi K, Takahashi H：Neuropathology of autonomic nervous system in Parkinson's disease. *Eur Neurol* **38**：2-7, 1997

9 Alzheimer 病

神経変性疾患の中で，最も頻度の高い Alzheimer 病における脊髄の病理学的変化についての検索は，驚くほど少ない．これは Alzheimer 病において臨床的に脊髄に関連した症状がほとんど指摘されていないこと，剖検時に脊髄の検索がなされないことによると考えられる．しかし脊髄における病変の広がりとその程度を検索することは Alzheimer 病の病態を理解し，病変が進展していく過程を理解するうえでも重要なことである．

脊髄の病理

Wang ら[6]は 100 歳老人の脊髄 19 例を検索し，16 例に Gallyas 陽性の神経原性変化，神経突起（neurites）を認め，Alzheimer 病では全例に陽性構造物を認めている．特に下位頸髄の前角の中間質の小型神経細胞に頻度が高いことを示した（**図 1**）．しかし大脳半球に比べてその変化は軽度である．Saito ら[5]による 11 例の Alzheimer 病の脊髄での検索では，神経原線維変化は 7 例に認められ，age-matched の正常対照例に認められなかった．タウ蛋白による免疫染色では，11 例全例で前角神経細胞が陽性を示し，中間質と後角にも程度が低いながら認められたと報告している．2013 年になり，Alzheimer 病の脊髄の詳細な神経病理学的検索の結果が Dugger ら[1]により報告された．この報告では Alzheimer 病の 46 例と神経変性疾患をもたない 37 例の age-matched の脊髄におけるリン酸化タウ蛋白の沈着を免疫組織学的に検討している．髄節レベルでの頻度では頸髄が 95.6%，胸髄が 68.9%，腰髄が 65.2%，仙髄では 53.5% であり，脊髄の吻側により多い．灰白質の中では前角に最も頻度が高く，中間質や後角には少なかった．前角では lamina Ⅷ と Ⅸ で多かった．リン酸化タウ蛋白の沈着の形態は神経突起〔または神経間質糸（neuropil thread）〕の像を示し，神経細胞体では乏しく，pre-tangle の形態を示し神経原線維変化の形態を示すものは少なかった．脳内のブラーク病期（Braak stage）との関連では，stage Ⅰ 40%，stage Ⅱ 60%，stage Ⅲ 64%，stage Ⅳ 89%，stage Ⅴ 93%，stage Ⅵ 100% の脊髄に認められ，脳内病変の強さと広がりは，脊髄のそれとよく相関していた．Stage Ⅰ の時期にすでに 40% の脊髄でリン酸化タウ蛋白の沈着が認められることは Alzheimer 病の初期には脊髄に病変が進展していることを示している．

アミロイド血管症については，Wang ら[6]は 100 歳老人の脊髄 19 例中わずかに 1 例しか認めておらず，大脳に比べて極めて頻度が少ない（**図 2**）．岩瀬ら[3,4]はさらに症例を増やして検索しているが，100 歳老人脊髄 37 例中，3 例でいずれも大脳半球に高度のアミロイド血管症を示す Alzheimer 病の症例であった．老人斑に関する記載は少ないが，Ogomori ら[2]は Alzheimer 病 9 例のうち 3 例の脊髄に老人斑を認めている．しかしその頻度と程度は大脳に比べて極めて少ない．前述の岩瀬による 100 歳老人の頸髄の 37 例では老人斑は認められなかった．

おわりに

Alzheimer 病においては臨床的には ADL の低下は少なく，自立歩行が末期まで可能であり，早期から運動症状が出現する Lewy 小体病や血管性認知症と異なる．その基礎としては Alzheimer 病における脊髄病変は大脳半球に比べて極めて変化が乏しいことが一因と考えられる．脊髄のニューロンや血管はタウ蛋白や β アミロイド沈着

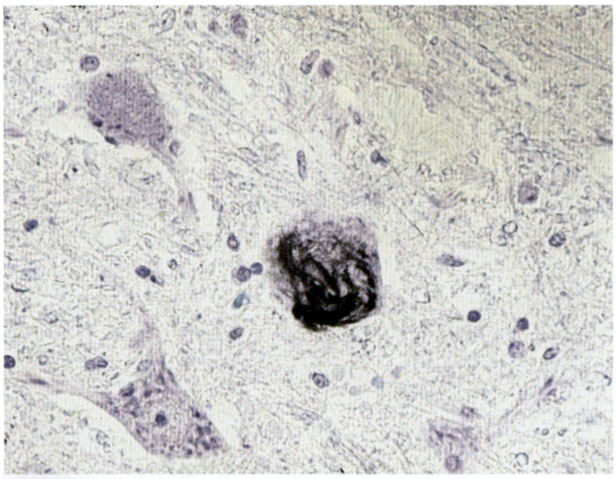

図 1 脊髄前角神経細胞の神経原線維変化
Gallyas 染色．

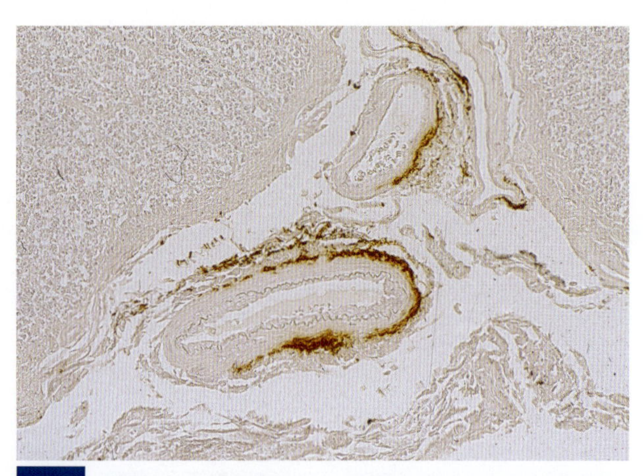

図 2 脊髄くも膜下腔の小血管のアミロイド血管症
β 蛋白による免疫染色．

に抵抗性がある考えられる部位であり，その理由の解明はAlzheimer病の病態を解明するのに重要なことと考えられる．

文献 | Reference

1）Dugger BN, Hidalgo JA, Chiarolanza G, et al：The Distribution of Phosphorylated Tau in Spinal Cords of Alzheimer's and Non-Demented Individuals. *J Alzheimers Dis* **34**：529-536, 2013
2）Ogomori K, Kitamoto T, Tateishi J, et al：Beta-protein amyloid is widely distributed in the central nervous system of patients with Alzheimer's disease. *Am J Pathol* **134**：243-251, 1989
3）岩瀬 環，橋詰良夫，吉田眞理：百歳老人の脊髄病変．臨床医のための神経病理．*Clin Neurosci* **29**：10-11, 2011
4）岩瀬 環，橋詰良夫：高齢者の“くび”—剖検からみた100歳の頸．脊椎脊髄 **21**：1248-1252，2008
5）Saito Y, Murayama S：Expression of tau immunoreactivity in the spinal motor neurons of Alzheimer's disease. *Neurology* **55**：1727-1729, 2000
6）Wang Y, Hashizume Y, Yoshida M, et al：Pathological changes of the spinal cord in centenarians. *Pathol Int* **49**：118-124, 1999

10 進行性核上性麻痺・大脳皮質基底核変性症

進行性核上性麻痺（PSP）は，核上性注視障害，姿勢反射障害による易転倒性が目立つパーキンソニズム，および認知症を主症状とする慢性進行性の神経変性疾患である．神経病理学的には，中脳と大脳基底核に萎縮，神経細胞脱落，神経原線維変化，グリア細胞質封入体が出現する．4R タウ蛋白症である．一方，大脳皮質基底核変性症（CBD）は，中年期以降に発症し，緩徐に進行する神経変性疾患である．大脳皮質徴候として肢節運動失行，観念運動失行，皮質性感覚障害，他人の手徴候などが出現する．病理学的には，大脳皮質と皮質下神経核（特に黒質と淡蒼球）の神経細胞脱落が生じ，ニューロンおよびグリアに異常リン酸化タウ蛋白が蓄積する 4R タウ蛋白症である．典型的な症例では臨床診断が可能であるが，PSP とはしばしば臨床的に区別の難しいことが多い．病理学的に両者は，進行性核上性麻痺では房状星細胞（tuft-shaped astrocyte），大脳皮質基底核変性症では星細胞斑（astrocytic plaque）の出現を特徴とすることにより区別される．

脊髄の病理

Iwasaki ら[2]の PSP 10 例の脊髄の検索では，8 例で頸髄と胸髄の前索と前側索は萎縮と髄鞘脱落が認められ，後索はよく保たれている（**図 1**）．この前索と前外束の変性は延髄の被蓋の病変と相関していた．また錐体路変性は 2 例に認められた．前角の周囲の白質には Gallyas 染色，AT8 陽性の神経間質糸（neuropil thread）の出現を認めるが，後索には認められなかった．灰白質では前角内側部や中間質に神経原線維変化や neuropil thread が認められ，小型神経細胞に陽性像が多い（**図 2**，**図 3**，**図 4**）．髄節レベルでは頸髄で変化が強かった．房状星細胞は頭蓋内に比べて少ないが，灰白質に少数が認められた．これらのタウ蛋白陽性構造物質の出現頻度は症例により異なり，脳幹，基底核病変の強さと相関をしていた．Clarke 核や中間質外側核のニューロンはよく保たれる．Kikuchi ら[3]は MAP2（microtubule-associated protein 2）の免疫染色で PSP の特に頸髄の中間質に強い染色性の低下を認め，また中間質において小型神経細胞の神経原線維変化やグリア細胞質封入体を認め，臨床的な項部ジストニー（nuchal dystonia）と関連しているのではないかと推察している．Vitaliani ら[6]は 5 例の PSP の脊髄の運動ニューロンの数の計測を行い，頸髄で 47%，胸髄で 52%，腰髄で 32% 中間質外側核で 39% の減少が認められると報告している．後根神経節の変化の記載は少ないが，Nishimura ら[4]は PSP の 5 例中 2 例に神経原線維変化の出現を報告している．PSP におけるタウ蛋白沈着は中枢神経のみでなく，末梢神経にも広がっていることを示している．交感神経節における変化の記載はなく，今後の検索が必要である．大脳皮質基底核変性症における脊髄病変の記載は少ないが，Iwasaki ら[1]は 8 例の CBD の病理所見を検討した．それによると白質では前索に neuropil thread が多く認められ，後索には少ない．灰白質では中間質の小型神経細胞体内に Gallyas 陽性，タウ蛋白陽性の封入体と neuropil thread が多く認められ，グリアではコイル状構造物を認めた．星細胞斑は認められない（**図 5**）．前角や中間質外側核，Clark 核の神経細胞脱落はない．髄節レベルでは頸髄に強く認められた．Tsuchiya ら[5]は CBD の 10 例の検索で中心前回の神経細胞脱落と錐体路変性を報告している．脊髄の病理所見は記載がないが，脊髄の錐体路変性が予想される．

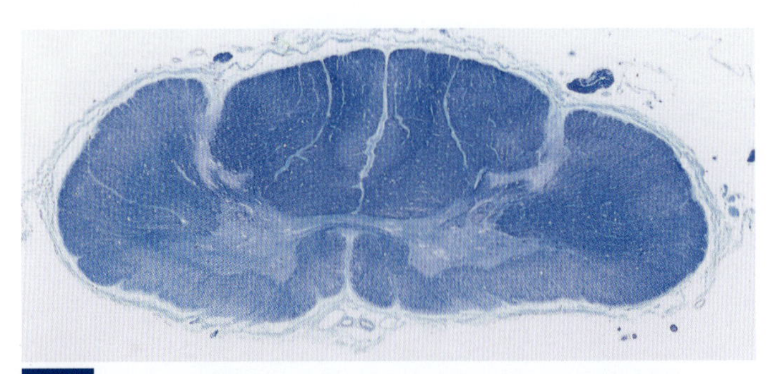

図 1　PSP の頸髄の前索と前側索の萎縮と髄鞘脱落
Klüver-Barrera 染色．
（愛知医科大学加齢医科学研究所　岩崎　靖先生提供）

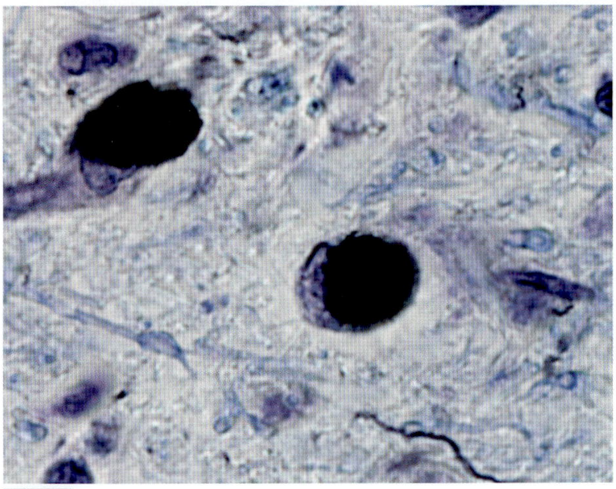

図2 PSPの脊髄灰白質中間質の神経細胞体内の神経原線維変化

Gallyas 染色.

（愛知医科大学加齢医科学研究所　岩崎　靖先生提供）

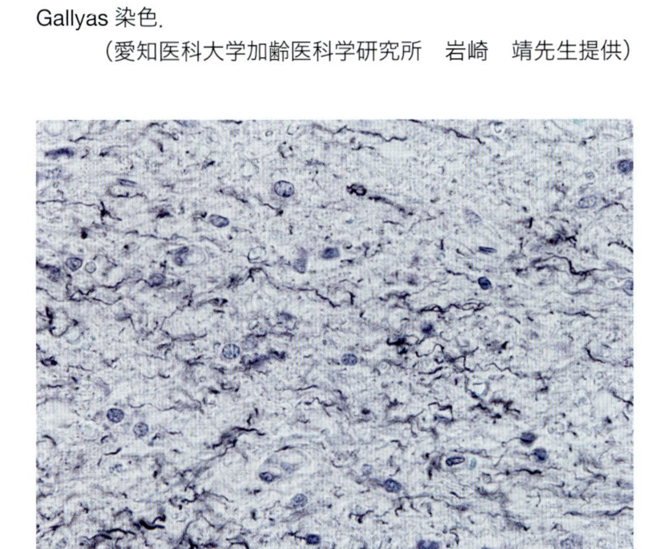

図4 PSPの脊髄灰白質中間質に目立つneuropil thread

Gallyas 染色.

（愛知医科大学加齢医科学研究所　岩崎　靖先生提供）

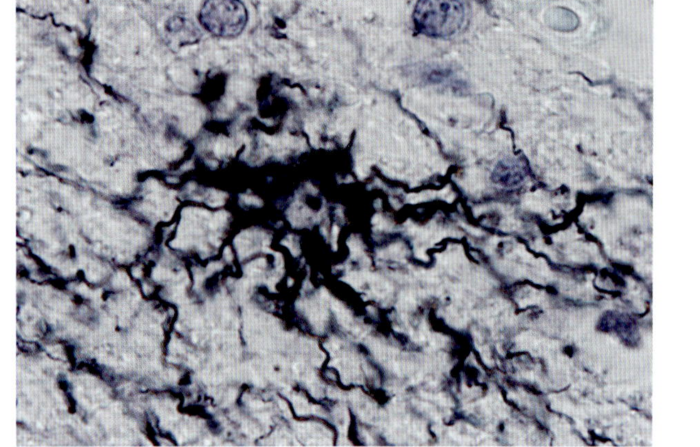

図3 PSPの脊髄灰白質の房状星細胞

Gallyas 染色.

（愛知医科大学加齢医科学研究所　岩崎　靖先生提供）

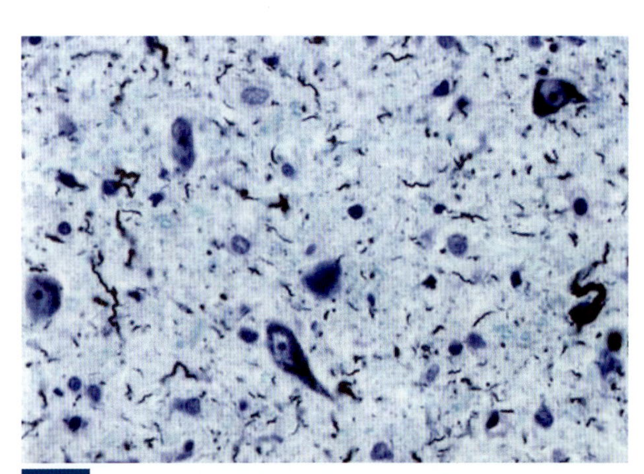

図5 CBDの灰白質中間質の小型神経細胞体内のGallyas陽性封入体と多数のneuropil thread

Gallyas 染色.

（愛知医科大学加齢医科学研究所　岩崎　靖先生提供）

おわりに

PSP, CBDでは，前述したようにタウ蛋白陽性，Gallyas陽性の構造物がAlzheimer病よりも高頻度で多数出現する．脊髄病変からは両者ともタウ蛋白症の一次性の変化が脊髄で生じていることが明らかである．そして脊髄の病変は両者においてかなり共通した点が多いことは注目に値する．今後は症候や電気生理学的な変化などとの関連性についての検討が必要とされる．

文献 | Reference

1）Iwasaki Y, Yoshida M, Hattori M, et al：Widespread spinal cord involvement in corticobasal degeneration. *Acta Neuropathol* **109**：632-638, 2005

2）Iwasaki Y, Yoshida M, Hashizume Y, et al：Widespread spinal cordcinvolvement in progressive supranuclear palsy. *Neuropathology* **27**：331-340, 2007

3）Kikuchi H, Doh-ura K, Kira J：Preferential neurodegeneration in the cervical spinal cord of progressive supranuclear palsy. *Acta Neuropathol* **97**：577-584, 1999

4）Nishimura M, Namba Y, Ikeda K, et al：Neurofibrillary tangles in the neurons of spinal dorsal root ganglia of patients with progressive supranuclear palsy. *Acta Neuropathol* **85**：453-457, 1993

5）Tsuchiya K, Murayama S, Mitani K, et al：Constant and severe involvement of Betz cells in corticobasal degeneration is not consistent with pyramidal signs：a clinicopathological study of ten autopsy cases. *Acta Neuropathol* **109**：353-366, 2005

6）Vitaliani R, Scaravilli T, Egarter-Vigl E, et al：The pathology of the spinal cord in progressive supranuclear palsy. *J Neuropathol Exp Neurol* **61**：268-274, 2002

11 神経核内封入体病

神経核内封入体病（neuronal intranuclear inclusion body disease；NIID）は，病理組織学的に H.E 染色でニューロンやグリアの核内にエオジン好性の封入体が出現することを特徴とするもので，以前は臨床診断が困難で剖検により診断されていた．しかし最近では皮膚生検で診断が可能となり，また特徴的な画像所見により生前診断が可能となり，特に認知症をきたす成人例の報告が増加している[5,7]．この疾患には筋力低下，筋萎縮を主症状とする症例があり，脊髄，末梢神経の病理所見も重要である．

臨床と画像

本症は Takahashi-Fujigasaki[6]により多数例の分析から発症年齢，遺伝性から小児群，若年発症群，成人発症群に分けられ，その臨床特徴が記載されている．最近は老年者で主症状が認知症である孤発性の症例の報告が増えてきている．症状は多岐にわたり，パーキンソニズム，記銘力障害，小脳症状，意識障害，筋力低下，自律神経障害を示すものがあり，緩徐進行性の経過を示す．特異的な症状ではないため，臨床診断が難しかったが，多数例が報告されるに従い，特徴的な MRI 所見が注目されるようになった．**図 1** に示すように MRI 拡散強調画像で大脳皮質直下の白質優位に弧状の不規則な高信号域を示す．この所見は本症に特異的な所見と考えられ，生前診断に結びつくようになった．Sone ら[3,4]は家族性と孤発性の NIID の症例の皮膚生検で本疾患の診断が可能であることを証明した．皮膚生検で脂肪細胞，線維芽細胞，汗腺細胞に ubiquitin 陽性の核内封入体の証明ができるようになり，近年の飛躍的な症例の増加となった．

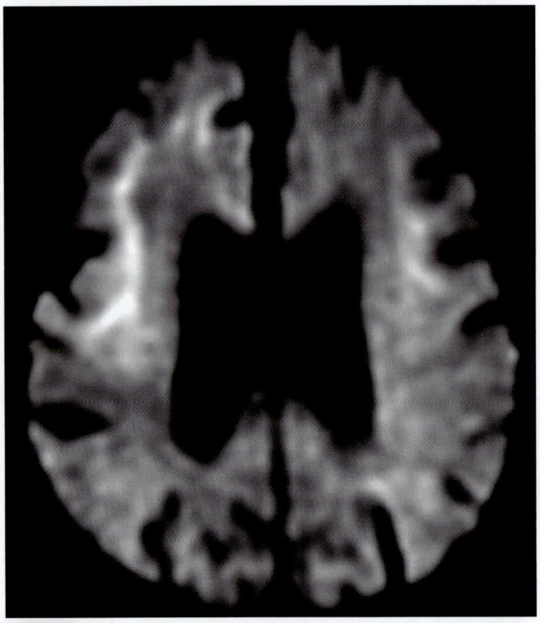

図 1
MRI 拡散強調画像で大脳皮質直下の白質優位に弧状の不規則な高信号域を認める．

病　理

成人発症の NIID の臨床病理像は大脳半球白質病変が主体で認知機能障害と反復性の意識障害を示すものと，遺伝性感覚運動ニューロパチーなどの末梢神経障害や脊髄性筋萎縮症を示すものがある[9]．認知症をきたす原因となる病変は画像所見からも明らかなように，大脳白質にある．**図 2** に前頭葉の白質を示す．白質が不規則な斑状の髄鞘脱落を示して海綿状態を認める．皮質や白質の astrocyte の核内に**図 3，図 4** に示すように好酸性の円形封入体が多数出現し，ubiquitin 免疫染色で陽性である．皮質のニューロンにも封入体は認められるが，astrocyte の封入体出現の頻度が高い．核内封入体は全身臓器の各種の細胞に出現する[1]．しかし現在までこの封入体が出現することによる全身臓器の変化や症状はなく，中枢神経，末梢神経，自律神経系に限られている．特に注目されるのは皮膚や，消化管の粘膜，末梢神経，筋肉にも認められ，前述したようにこの部位を生検することにより診断が確定される．本症は病理学的にはニューロンやグリアの核内封入体を示す脆弱 X 関連振戦/運動失調症候

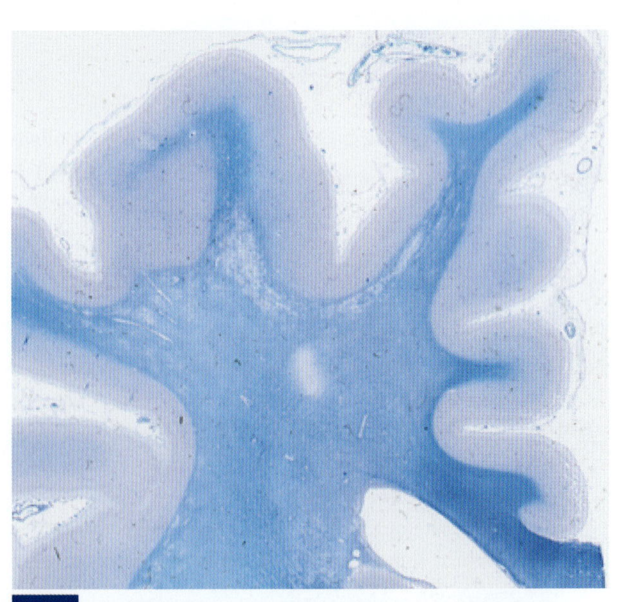

図 2　前頭葉白質の不規則な斑状の髄鞘脱落巣
Klüver-Barrera 染色．

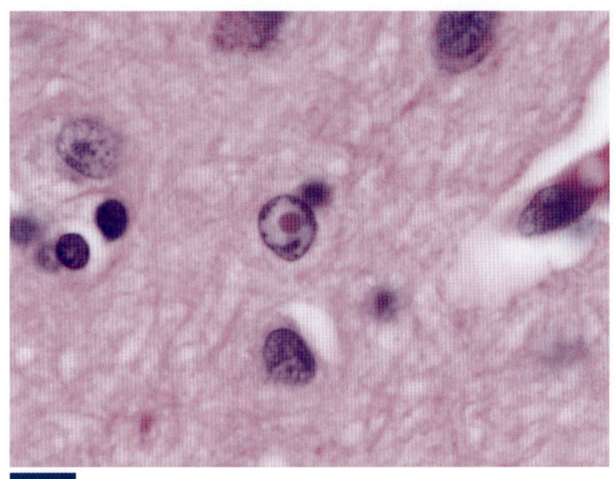

図3 astrocyte 核内の好酸性の円形封入体
H.E 染色.

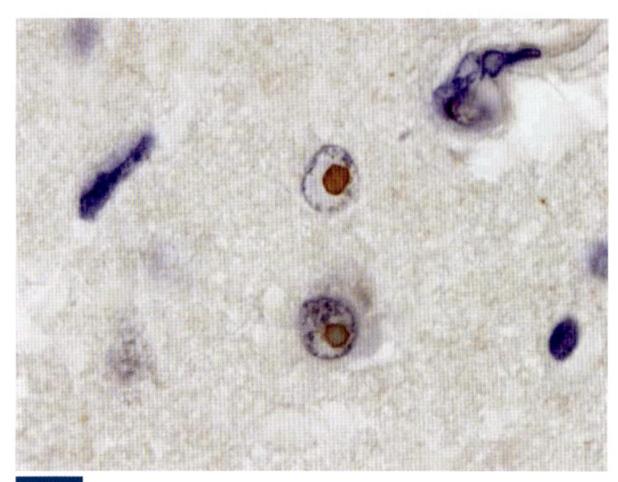

図4 ubiquitin 免疫染色陽性の核内封入体

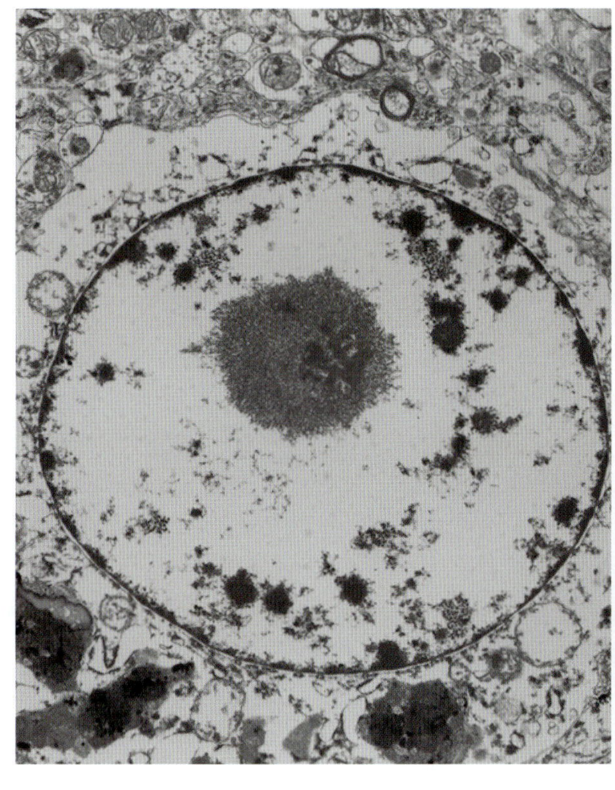

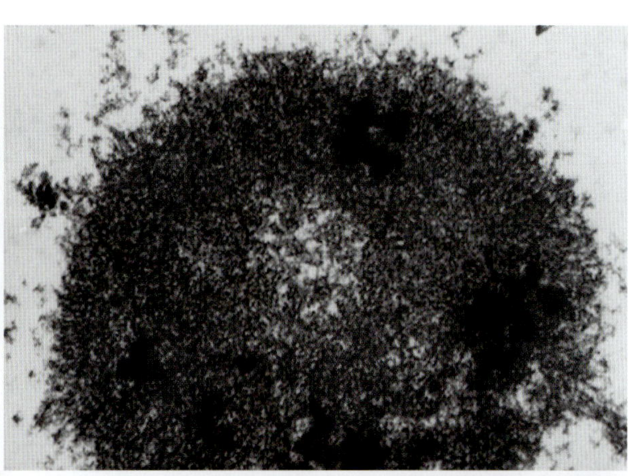

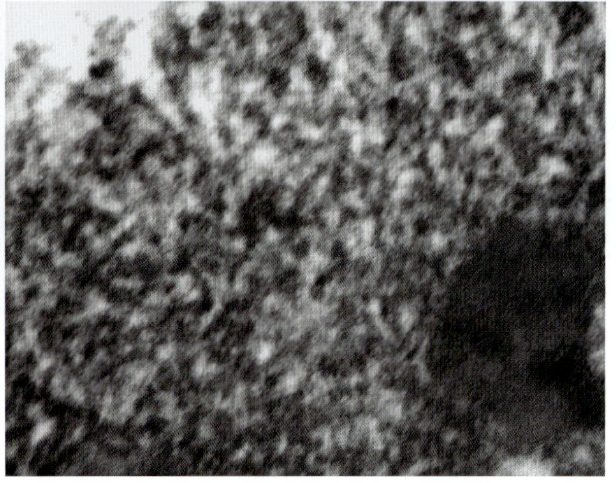

図5 核内封入体の電顕像
限界膜を有さず，10〜15 nm 径の線維の密な集合からなる.

群（FXTAS）と類似点を有しており，鑑別には fragile X mental retardation 1（*FMR1* 前変異）の有無と MRI における特徴的な両側中小脳脚の T2 強調画像高信号域の有無が重要である[8].

核内封入体の電顕像は，**図5** に示すように限界膜を有さず，10〜15 nm 径の線維の密な集合からなる.

本症は臨床的に遺伝性感覚運動神経ニューロパチーや脊髄性筋萎縮症の症状を示すものがある[2]．筋萎縮，筋力低下の責任病変としては，末梢神経の障害とともに，脊髄前角の神経細胞脱落が指摘されている（**図6，図7，図8**）．もちろん脊髄灰白質のニューロンのみならず，白質の astrocyte にも封入体が出現するが，神経細胞核内封入体が多い．感覚障害の責任病変としては，後根神経節の神経細胞脱落，後索変性が指摘されている．また自律

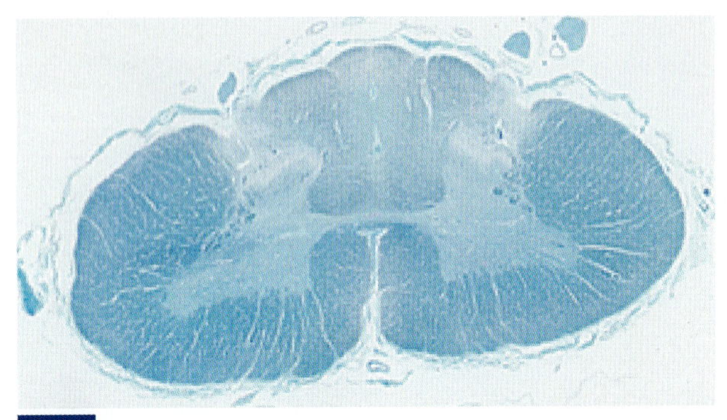

図6
頸髄では前角の萎縮と後索の淡明化を認める．Klüver-Barrera 染色.

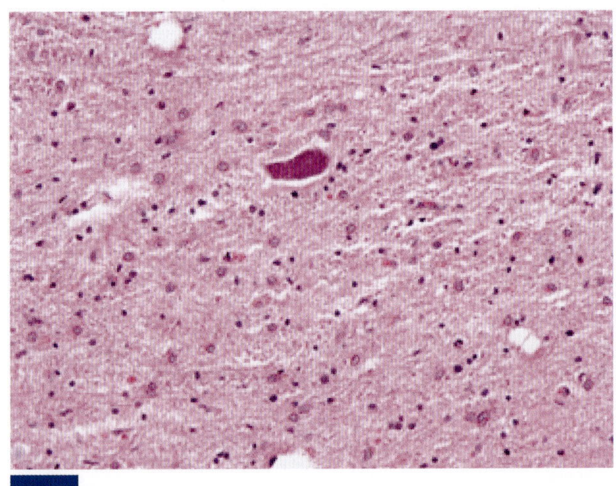

図7
高度な前角の神経細胞脱落を認める．H.E 染色.

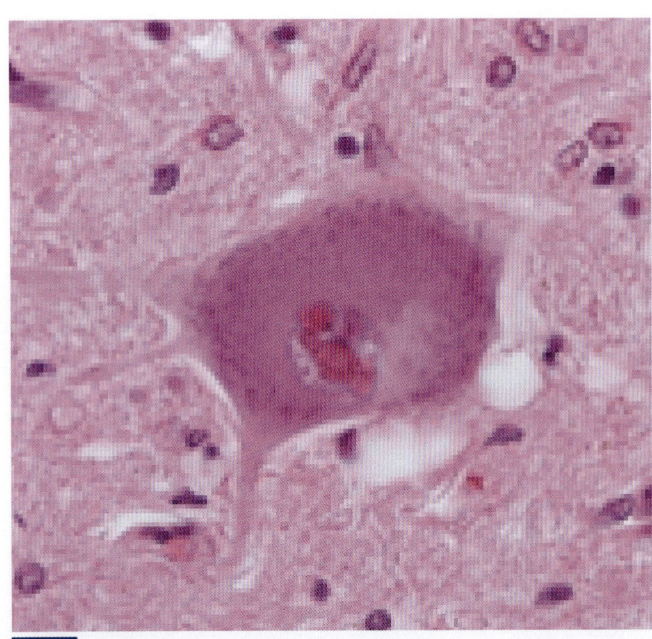

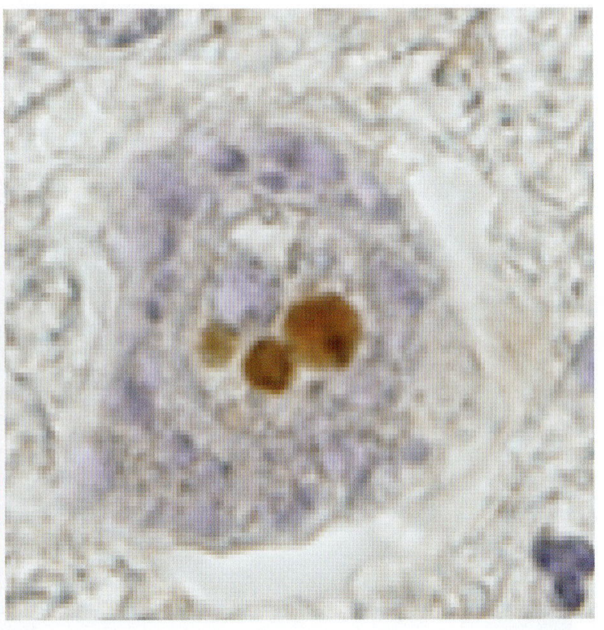

図8 脊髄前角神経細胞の核内封入体と ubiquitin 免疫染色

神経症状を示し，交感神経節の神経細胞脱落や消化管の自律神経節の核内封入体の出現の関与が指摘されている．このような症例では大脳白質の変化は軽度のことが多い．

おわりに

本症は従来剖検でのみ診断されてきたが，最近では特徴的な MRI や皮膚生検により生前診断がなされるようになり，高齢者の認知症をきたす疾患でも報告が相次いでおり，決してまれな病気ではない．核内封入体が症状や神経変性などとどのようなかかわりがあるか，封入体を構成する蛋白の特定と遺伝子異常の解明を目指す研究の発展により，治療法につながることが期待される．

文献 | Reference

1）Liu Y, Mimuro M, Yoshida M, et al：Inclusion-positive cell types in adult-onset intranuclear inclusion body disease：implications for clinical diagnosis. *Acta Neuropathol* **116**：615-623, 2008
2）Sone J, Hishikawa N, Koike H：Neuronal intranuclear hyaline inclusion disease showing motor-sensory and autonomic neuropathy. *Neurology* **65**：1538-1543, 2005
3）Sone J, Tanaka F, Koike H, et al：Skin biopsy is useful for the antemortem diagnosis of neuronal intranuclear inclusion disease. *Neurology* **76**：1372-1376, 2011
4）Sone J, Kitagawa N, Sugawara E, et al：Neuronal intranuclear inclusion disease cases with leukoencephalopathy diagnosed via skin biopsy. *J Neurol Neurosurg Psychiatry* **85**：354-356,

2014
5) 曽根　淳，祖父江　元：Neuronal Intranuclear Inclusion Disease（NIID）　エオジン好性核内封入体病．*Brain Nerve* **69**：5-16，2017
6) Takahashi-Fujigasaki J：Neuronal intranuclear hyaline inclusion disease. *Neuropathology* **23**：351-359, 2003
7) Takahashi-Fujigasaki J, Nakano Y, Uchino A, et al：Adult-onset neuronal intranuclear hyaline inclusion disease is not rare in older adults. *Geriatr Gerontol Int* **16**：51-56, 2016
8) Tassone F, Greco CM, Hunsaker MR, et al：Neuropathological, clinical and molecular pathology in female fragile X premutation carriers with and without FXTAS. *Genes Brain Behav* **11**：577-585, 2012
9) 吉田眞理：神経核内封入体病の病理所見．神経内科 **85**：614-623，2016

第 V 章　自己免疫性疾患

1 結節性多発動脈炎

自己免疫性疾患による中枢神経障害としては，全身性エリテマトーデスによるものの頻度が高いが，結節性多発動脈炎の20〜40%の患者でも中枢神経症状がみられる．しかし脊髄障害の頻度は低く，その病態は広くは知られていない．ここでは結節性多発動脈炎による脊髄障害について病理所見を中心に概説する．

病　理

結節性多発動脈炎による障害は主に中小の動脈が侵され，細動脈，毛細血管，静脈系は基本的に障害を受けない．内膜・中膜が壊死に陥り活動性の類線維素性壊死（fibrinoid necrosis）を示し，好中球浸潤が血管壁全層に及ぶ急性期の所見とともに，慢性化して線維性結合識が血管壁全体に増殖し炎症細胞浸潤が乏しい瘢痕様の所見を示す血管が同一症例で認められることを特徴とする．内腔には新旧の血栓形成を認めることが多い．多発動脈炎という名が示すように全身臓器，特に腎・心・肝・胃腸管などに高頻度で血管炎を認めるが，末梢神経では20%，中枢神経では8%にすぎない[2]．

神経障害

神経系の障害は末梢神経障害の頻度が高く，これは末梢神経の栄養血管の血管炎により血流障害が生じることによるもので，単神経障害（mononeuropathy）の像を示す．この単神経障害がいくつかの部位で同時に生じると多発性単神経障害（mononeuropathy multiplex）となる[6]．一方，結節性多発動脈炎による中枢神経症状はこの疾患の後期に出現してくる症状であることが多い．痙攣，卒中，くも膜下出血，記憶障害などの症状を呈する．病理学的には血管炎により閉塞を起こした血流障害による梗塞巣が主要なもので，まれではあるが，脳動脈瘤破裂による脳出血，くも膜下出血も生じる[5]．

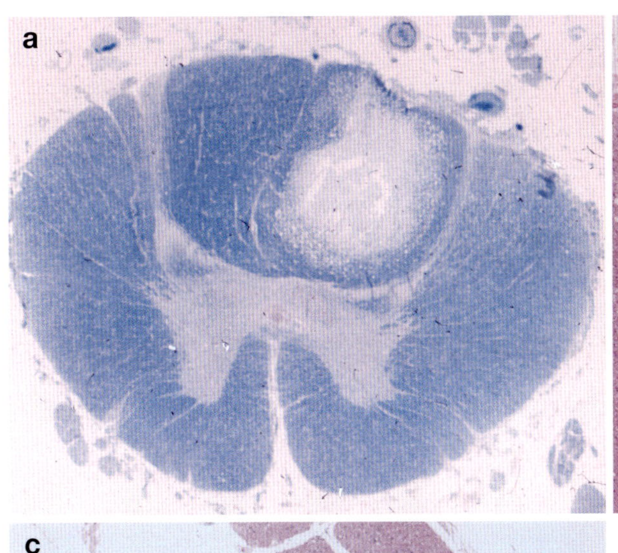

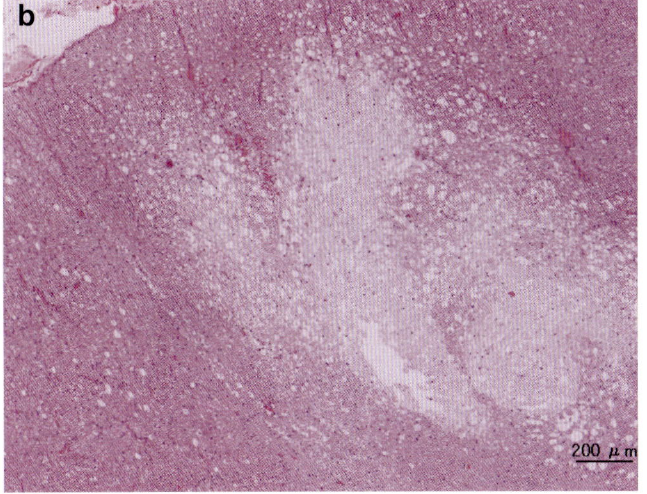

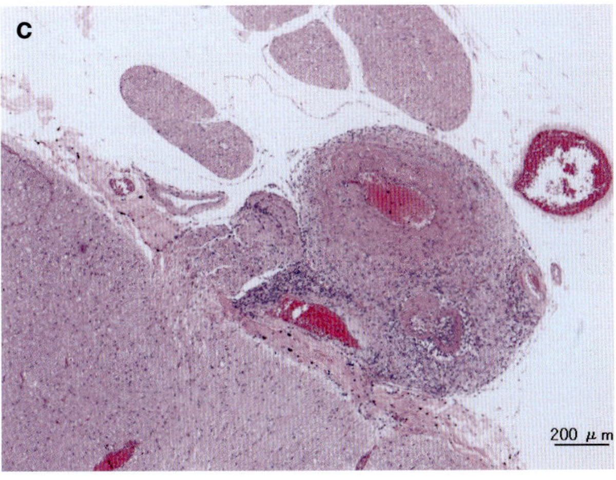

図1　脊髄梗塞

a　後索壊死．Klüver-Barrera 染色．

b　後索壊死巣の組織所見．macrophage の浸潤を認める．H.E 染色．

c　後脊髄動脈の血管炎．類線維素性壊死を示す活動性の高い血管炎．H.E 染色．

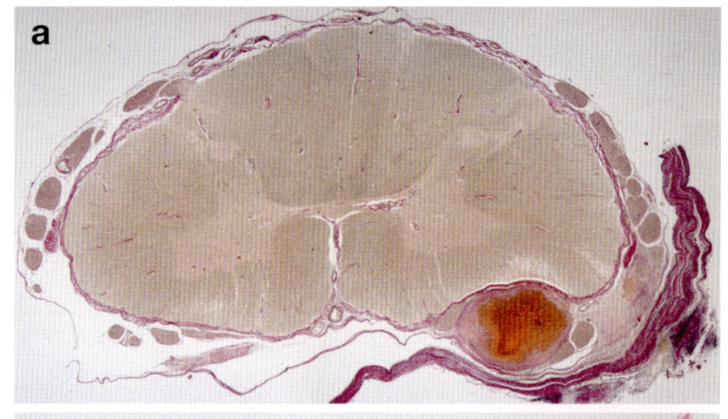

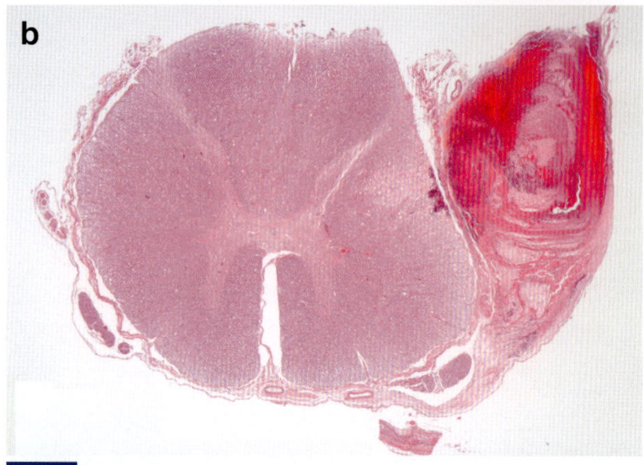

図2　脊髄血管の動脈瘤

a　第6頸髄レベルの前根動脈の結節性多発動脈炎による動脈瘤．Elastica van Gieson 染色．

b　第6胸髄レベルの後脊髄動脈の結節性多発動脈炎による動脈瘤．動脈瘤破裂によりくも膜下出血を認める．H.E 染色．

脊髄障害

結節性多発動脈炎による脊髄障害の頻度は低いが，くも膜下腔の小動脈の血管炎と血栓形成による脊髄実質の循環障害によるものと，くも膜下腔の血管の動脈瘤形成とその破裂によるくも膜下出血がある．くも膜下腔の血管炎による循環障害は主として周辺部の白質に生じ，その血管の支配域の不規則な壊死巣を示す．**図1**には後脊髄動脈に類線維素性壊死を示す活動性の全層性血管炎により内腔が閉塞し，後索壊死が認められた症例を示す．脊髄実質の血管が障害されることは少ない．くも膜下腔でも血管炎は多発性であり，そのため脊髄実質にも壊死巣は多発する．神経根を栄養する根動脈に血管炎が生じた場合には全身の末梢神経で認めるのと同様に神経根の神経線維の脱落を生じる．

図2は藤井ら[1]が報告した結節性多発動脈炎による脊髄くも膜下腔の血管の動脈瘤である．頸髄では破裂を示さず，動脈瘤により脊髄前面が軽度の圧迫を受けている．胸髄では動脈瘤破裂が認められ，くも膜下出血を示している．本例は臨床的にも項部硬直と血性髄液を認め，頭蓋内に出血を認めず，脊髄のくも膜下出血が確認されている症例である[4]．全身臓器に比して脊髄での動脈瘤形成はまれであるが，注目すべき所見と考えられる．Rodgers らは[7]急激な背部痛と対麻痺をきたした結節性多発動脈炎の剖検例でくも膜下出血と硬膜下出血による脊髄圧迫をきたした症例を報告している．同様の報告は Haft ら[3]によっても報告されており，脊髄圧迫をきたす原因の一つとして考慮すべき病態である．

おわりに

結節性多発動脈炎による脊髄障害は血管炎による血流障害が主であり，その治療はステロイドと免疫抑制薬に加えて血管の狭窄による虚血を防ぐ対策が必要となる．また動脈瘤破裂には高血圧が関与しているという報告もあり，脊髄障害の予防には早期の結節性多発動脈炎の診断と，その病態を正確に把握した的確な治療が重要と考えられる．

文献 | Reference

1）藤井丈士，斉藤　健，松岡秀洋，他：脊髄動脈瘤破裂による脊髄クモ膜下出血をきたした結節性動脈炎の1剖検例．病理と臨床　**9**：257-261，1991

2）船田信顕　小池盛雄：膠原病における中枢神経障害．病理と臨床　**8**：1006-1013，1990

3）Haft H, Finneson BE, Cramer H, et al：Polyarteritis nodosa as a source of subarachnoid hemorrhage and spinal cord compression；report of a case and review of the literature. *J Neurosurg* **14**：608-616, 1957

4）橋詰良夫，藤井丈士，吉田眞理：結節性多発動脈炎による脊髄障害．脊椎脊髄　**20**：693-695，2007

5）北川泰久：血管炎・線維筋形成不全．神経内科　**58**（Suppl 3）：379-390，2003

6）嚢田清次：結節性多発動脈炎と顕微鏡的多発血管炎．神経症候群Ⅳ．別冊日本臨牀領域別症候群シリーズ（29）：286-289，2000

7）Rodgers H, Veale D, Smith P, et al：Spinal cord compression in polyarteritis nodosa. *J Roy Soc Med* **85**：707-708, 1992

2 脊髄サルコイドーシス

サルコイドーシスはリンパ節，肺，眼，皮膚，心など多臓器を侵し，病巣部へ活性化T細胞の集積を伴い，非乾酪性類上皮細胞肉芽腫が出現する原因不明の全身性疾患である．まれではあるが脊髄にも病変を形成し，脊髄症の原因になる．最近では MRI所見により早期から本疾患が臨床診断される症例が増加してきており，注目される病態である．多発性硬化症，頸椎症性脊髄症や髄内腫瘍との鑑別が問題となるので，その臨床と画像の特徴を正しく認識することが正確な臨床診断に重要と考えられる[1]．ここでは臨床診断に役に立つと考えられる脊髄サルコイドーシスの病理所見について概説する．

臨　床

サルコイドーシスにおける神経病変は約5%とされ，おもに脳底部髄膜炎の型をとり，脳神経麻痺や視床下部・下垂体障害による尿崩症の頻度が高い．日本の全国サルコイドーシス実態調査成績では，中枢神経サルコイドーシス68例のうち脊髄障害は15例の頻度である．脊髄サルコイドーシスは，Nagaiら[4]の60例の統計によると，中下位頸髄と中下位胸髄に頻度が高く，罹患年齢が17〜68歳（平均36.4歳）で，性差がなく，発症様式が急性から緩徐進行性までさまざまで，多発性硬化症のように寛解・悪化を繰り返す症例もある．症状は病変レベルに相当する運動麻痺・感覚障害・膀胱直腸障害といった非特異的な脊髄症状で，重症例では完全横断性障害となる．脊髄サルコイドーシスでは約半分は肺の症状が出現する前に脊髄症状で初発するため，診断が困難な場合がある．検査所見では血清ACE，リゾチーム値の上昇，ツベルクリン反応の陰性化，γ-グロブリン値の上昇，脳脊髄液蛋白・細胞の軽度の増加を認める．本疾患が疑われたら，胸部X線，胸部CT，Gaシンチグラフィーにて肺門リンパ節腫脹の有無，眼科的診察によるぶどう膜炎の有無を検討し，経気管支肺生検，前斜角筋リンパ節生検，皮膚生検による組織所見による確定診断が重要である．MRIでは，罹患レベルは頸髄が多く，特徴的な変化はgadolinium造影所見で髄膜に沿った線状の造影と，脊髄実質に髄膜に接した多発性の斑状の造影病変が出現することである（**図1a**）．T2強調画像では，脊髄の腫大と造影病変を含む広範なびまん性の髄内高信号を呈する（**図1b**）[3]．

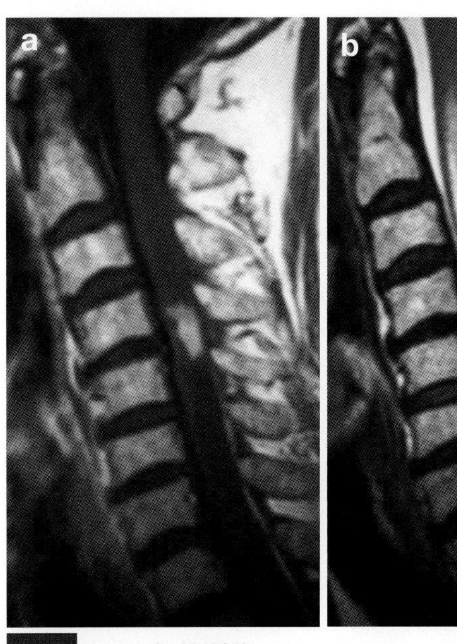

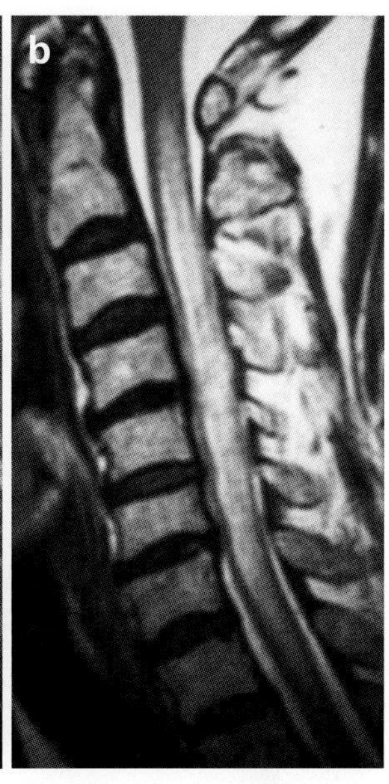

図1 MRI矢状断像

a gadolinium造影画像．C4/5椎体レベルの頸髄に斑状の造影病変を認める．

b T2強調画像．頸髄は腫大し，ほぼ全長にわたり高信号を示す．

病　理

肉眼的に髄膜は混濁し，脊髄は急性・亜急性期では脊髄腫瘍のように浮腫により腫大を示し軟らかい．慢性期になると脊髄実質の破壊により萎縮を示すようになる．病変はくも膜と脊髄実質，神経根に認められ，これらの部位に活動期ではリンパ球・macrophageを主体とする炎症細胞浸潤が強く，髄膜炎，脊髄炎，神経根炎の所見を示す（**図2a**）．Langhans型多核巨細胞の出現する非乾酪性類上皮肉芽腫が多発し，脊髄実質の破壊が生じる．類上皮肉芽腫は脊髄実質のみでなく，髄膜や前根・後根にも生じ（**図2b**），特殊な症例としては硬膜外にも生じ，脊髄圧迫を示すものもある．類上皮肉芽腫や炎症所見が強くない部位にも広範な浮腫が生じる．慢性期になると，浮腫は消失し，炎症細胞浸潤は乏しくなり，類上皮肉芽腫は萎縮して瘢痕化し，線維化巣を形成するようになる（**図2c**，**図3**）[6,7]．脊髄実質は二次的な循環障害や浮腫により破壊されて髄鞘・軸索の消失を示す範囲は画像で造影される範囲を越えて広がっている．病変が強いとほぼ横断性の脊髄障害を示す（**図4**）[2,5]．肺門リンパ節では**図2d**のように類上皮肉芽腫形成が認められる．

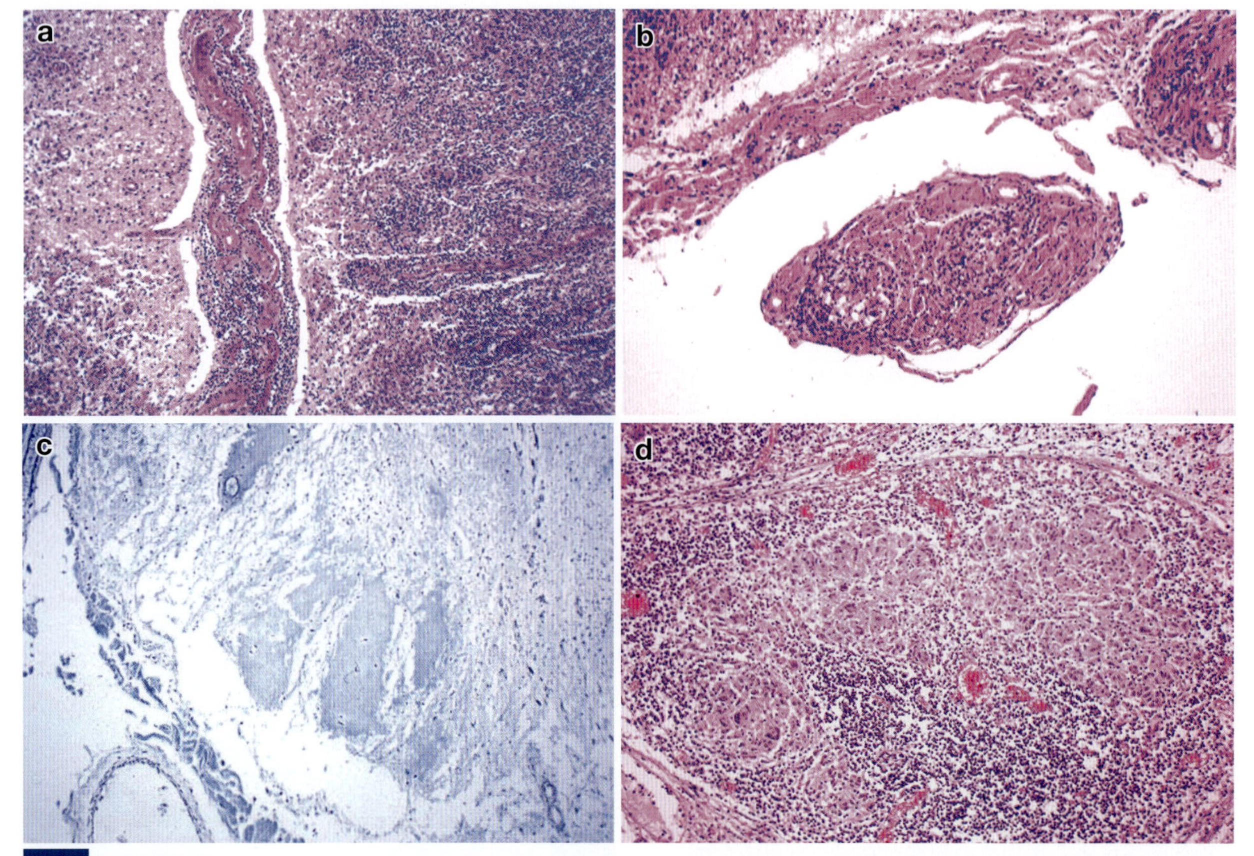

図2　病理所見

a　髄膜および脊髄実質にはリンパ球浸潤が強い．H.E 染色．
b　くも膜下腔の前根の類上皮肉芽腫．H.E 染色．
c　脊髄実質の陳旧性の線維化を示す類上皮肉芽腫．Klüver-Barrera 染色．
d　肺門リンパ節の非乾酪性類上皮肉芽腫．H.E 染色．

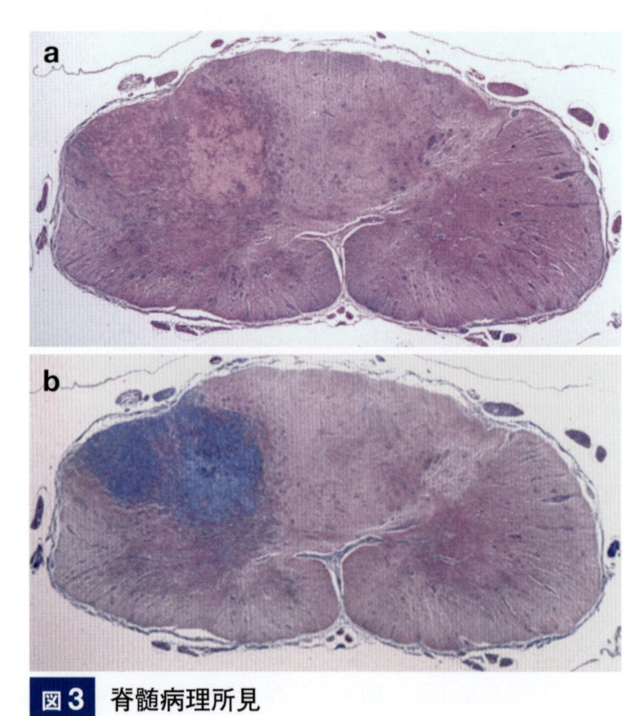

図3　脊髄病理所見

第 6 頸髄の横断面．H.E 染色（**a**），Azan 染色（**b**）．Azan 染色では陳旧性線維化巣が青く染色されている．

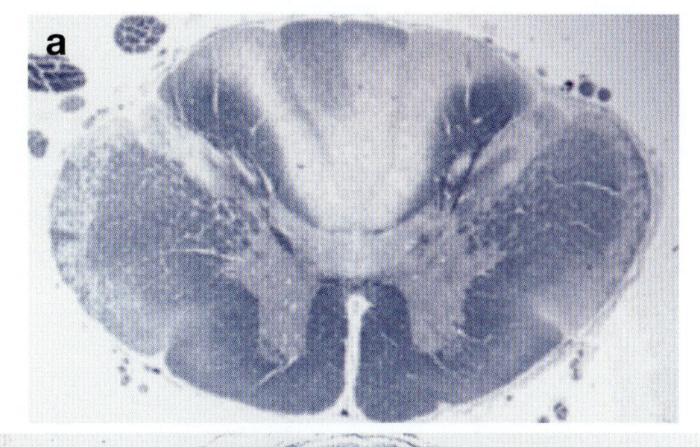

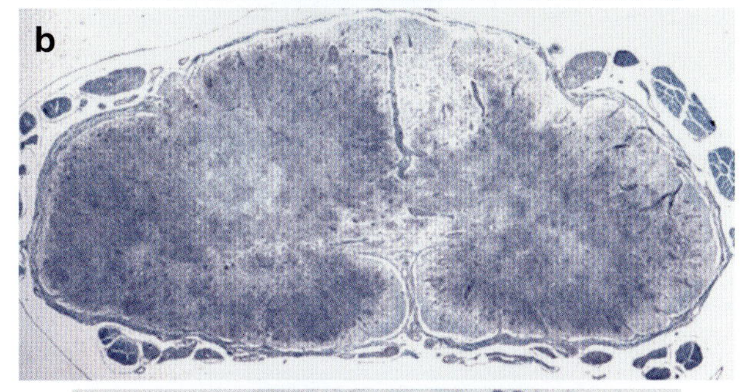

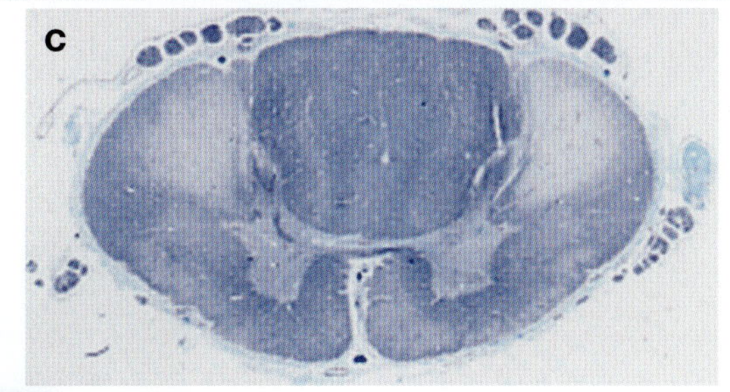

図4 脊髄病理所見

第3頸髄（**a**），第6頸髄（**b**），第2胸髄（**c**）の横断面．第6頸髄の実質にほぼ横断性の病変を認め，第3頸髄，第2胸髄には上行性二次変性，下行性二次変性を認める．Klüver-Barrera染色．

おわりに

脊髄サルコイドーシスは単独で症状が発現する場合もあるが，サルコイドーシスは全身性疾患であり，肺門リンパ節腫脹に加えて，腫瘤形成による症状や，中枢神経系病変のみならず，髄膜炎や筋サルコイドーシス，末梢神経障害を示すことも多いので，全身所見を総合的に把握し，早期発見，治療に結び付けることが重要である．

文献 | Reference

1）安藤哲朗，土方靖浩：脊髄サルコイドーシスの診療．神経内科　**77**：72-81，2012
2）橋詰良夫，安藤哲朗，安井敬三：免疫学的な脊髄疾患　脊髄サルコイドーシス．脊椎脊髄　**20**：769-772，2007
3）亀山　隆，安藤哲朗，高橋　昭：脊髄サルコイドーシス．脊椎脊髄　**5**：745-751，1992
4）Nagai H, Ohtsubo K, Shimada H：Sarcoidosis of the spinal cord. Report of an autopsy case and review of the literature. *Acta Pathologica Japonica*　**35**：1007-1022, 1985
5）鈴木康弘，澤田元子，大川議徳，他：脊髄サルコイドーシスの1剖検例．*Neuropathol*　**22**：194，2002
6）Yasui K, Ishigaki S, Koike H. et al：Correlation of magnetic resonance imaging findings and histopathology of lesion distribution of spinal sarcoidosis at post-mortem. Neuropathol Appl Neurobiol　**26**：481-487, 2000
7）安井敬三，柳　務：脊髄サルコイドーシス．*Clin Neurosci*　**19**：801-803，2001

3 傍腫瘍性感覚性ニューロパチー

傍腫瘍性感覚性ニューロパチー（paraneoplastic sensory neuropathy）とは腫瘍の“遠隔効果”により起こる感覚性ニューロパチーを意味し亜急性感覚性ニューロパチーとも呼ばれる．傍腫瘍性神経症候群には小脳変性症，辺縁系脳炎，脳幹脳炎，感覚性ニューロパチーなどの多彩な疾患があり，症例の多くではニューロンや末梢神経を構成する成分に対する特異抗体が認められその発生には共通の病態が存在すると考えられ，傍腫瘍性脳脊髄炎/感覚性ニューロパチー（paraneoplastic encephalomyelitis/sensory neuropathy；PEM/PSN）という概念で捉えられるようになった．傍腫瘍性感覚性ニューロパチーでは末梢神経障害で発症し，その後に悪性腫瘍が顕在化する症例が多く，早期の臨床診断の重要性が指摘されている．本項では傍腫瘍性感覚性ニューロパチーの臨床と画像，病理所見について概説する[2]．

臨　床

本症の発症年齢は原因となる肺小細胞癌の年齢を反映して60歳代であり，亜急性感覚性ニューロパチーの名前のように亜急性に発症し，進行する．深部感覚障害に伴う感覚性失調が症状の主体であるが，同時に四肢の疼痛やしびれ感を伴う．症状の進行に伴い自律神経症状，小脳症状，記憶障害などの大脳症状，脳幹障害などのPEMの症状を示してくる場合があり，また下位運動ニューロン症候を伴うこともある．神経症状の出現が悪性腫瘍に先行することも多い．電気生理学的検査では，感覚ニューロンの障害に伴い感覚神経活動電位の振幅低下を認めるが，伝導速度は比較的保たれており，軸索障害型の変化を示す．脳脊髄液では軽度の蛋白増加を示し，オリゴクローナルバンドが陽性になることがある．原因としては肺小細胞癌が最も多く，その多くでは抗Hu抗体が陽性である．頻度は低いが胃癌，乳癌，卵巣癌，膀胱癌などによるものある．

発症機序としては従来からHu抗体などの抗神経細胞抗体が関与していることが想定されているが，抗体の受身移入や能動免疫では実験動物で発症を認めず，患者の血液中に神経抗原特異的な細胞障害性T細胞が出現しており，神経症状発現には細胞性免疫を介した神経障害が重要であることが示唆されているが不明の点が多い[1,3,7]．

画　像

本症の画像所見の報告は少ないが，山本ら[11]は病初期には脊髄MRIで異常が認められない症例でも経過とともに後索変性が生じてT2強調画像で高信号を示した症例を報告している．自験例でも**図1**に示すように脊髄のMRI T2強調矢状断像では脊髄背側の高信号が，水平断像では後索の高信号が認められる．本症の診断，病態を考えるうえでMRI所見の検討は重要である．

病　理

本症の病理所見の主座は後根神経節にありganglioplathyである．神経節細胞は減少し，多数のNageotte残存結節（Nageotte residual nodule）を認める．血管周囲性にT細胞優位の炎症細胞浸潤を認める．後根は神経細胞脱落により神経線維の脱落を認める（**図2**）．脊髄では後索の

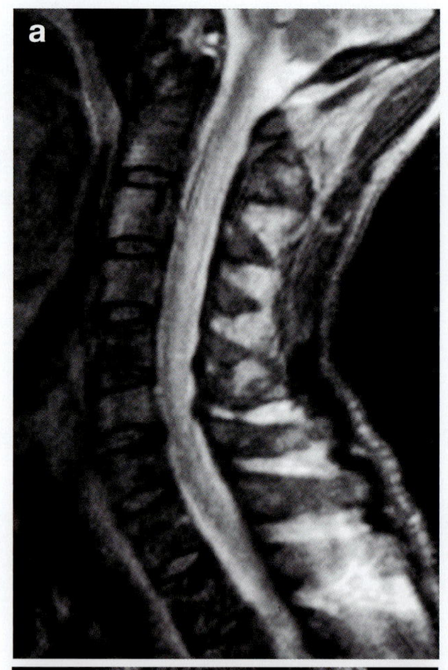

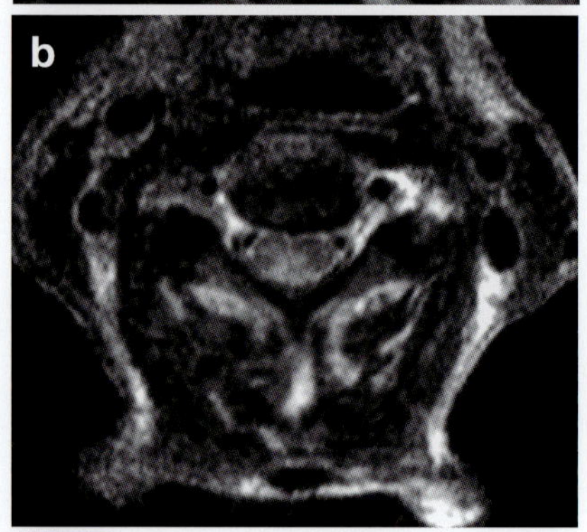

図1　MRI T2強調画像
a　矢状断像．胸髄～頸髄の背側に高信号を認める．
b　水平断像．後索に高信号を認める．

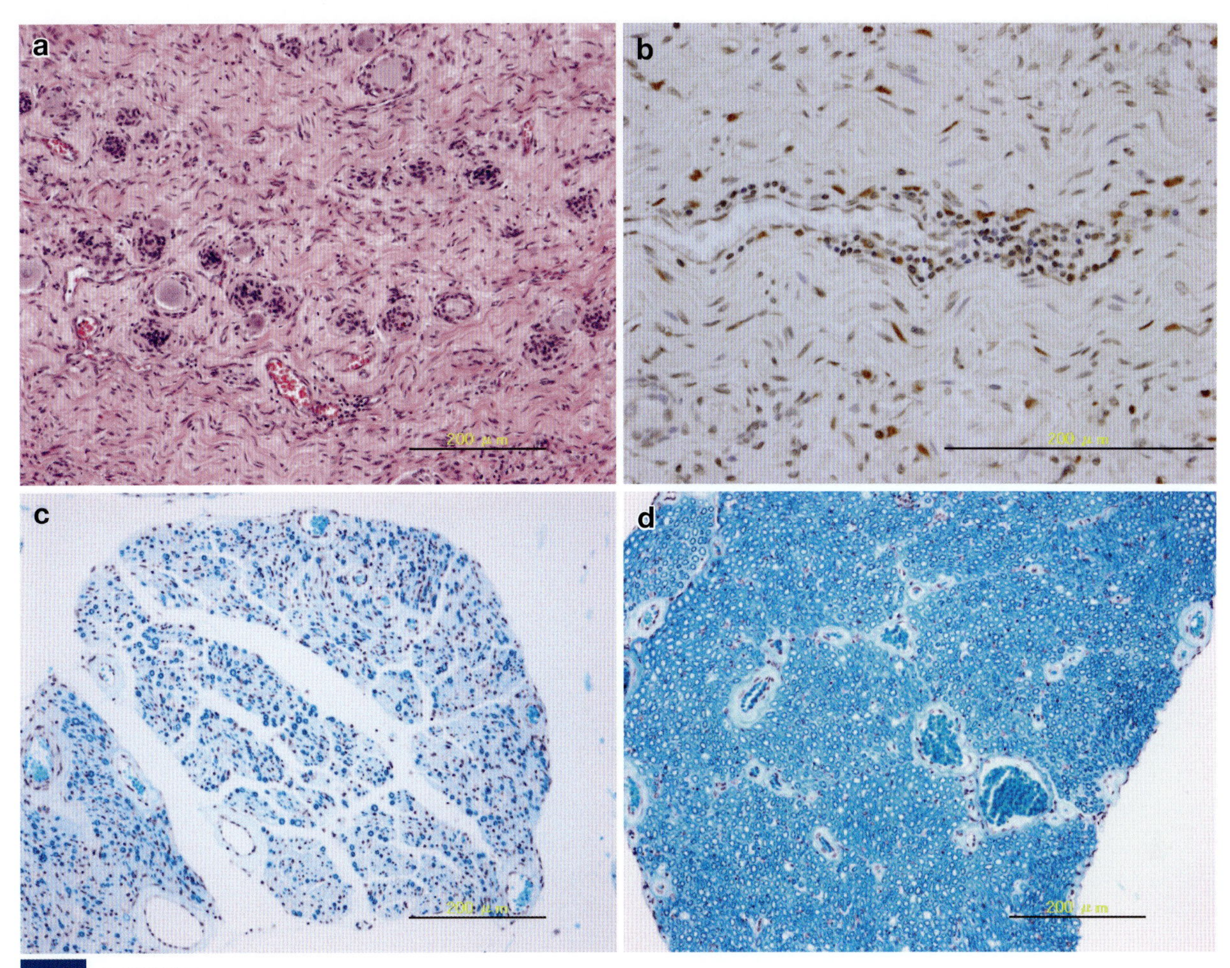

図2 病理所見

a 後根神経節では，神経細胞脱落を示し，多数の Nageotte 残存結節を認める．H.E 染色．
b 後根神経節の CD45RO による免疫染色．軽度の T 細胞の浸潤を認める．
c 腰髄後根の Klüver-Barrera 染色．有髄神経線維の減少を認める．
d 腰髄前根の Klüver-Barrera 染色．有髄神経線維はよく保たれている．

神経線維の脱落を認める（**図3**）．後根神経節細胞脱落はレベルにより異なり，限局性で多巣性であることが指摘されている[4]．このことを反映して後索変性は均一ではなく，髄鞘染色でまだら状を示す．また症例によっては前角神経細胞が脱落しており，臨床的に認められる運動ニューロン症候と一致する[5,6,10]．Ogawa ら[8]はさらに下位運動ニューロンのみならず，上位運動ニューロンの変性を示した症例を報告している．腓腹神経生検では深部感覚障害が強い症例では大径線維密度の低下が，疼痛と痛覚過敏が強い症例では小径線維密度の低下が目立つとされている[9]．後根神経節，後根，後索以外にも症例によっては症状と対応して海馬・扁桃核などに神経細胞脱落やグリオーシスを示し，辺縁系脳炎の所見を示し，また小脳の Purkinje 細胞脱落を示し，傍腫瘍性小脳変性症の所見を伴うことがある．

おわりに

亜急性に出現する四肢の異常感覚，疼痛とともに深部感覚障害を示す感覚性ニューロパチーの症例を経験した場合には悪性腫瘍の合併に留意し，本症の早期の診断，治療が重要である．本症は他の傍腫瘍性脳脊髄炎との関連や，抗神経細胞抗体の果たす役割など病態については，依然不明な点が多く，今後の研究の進展が期待される．

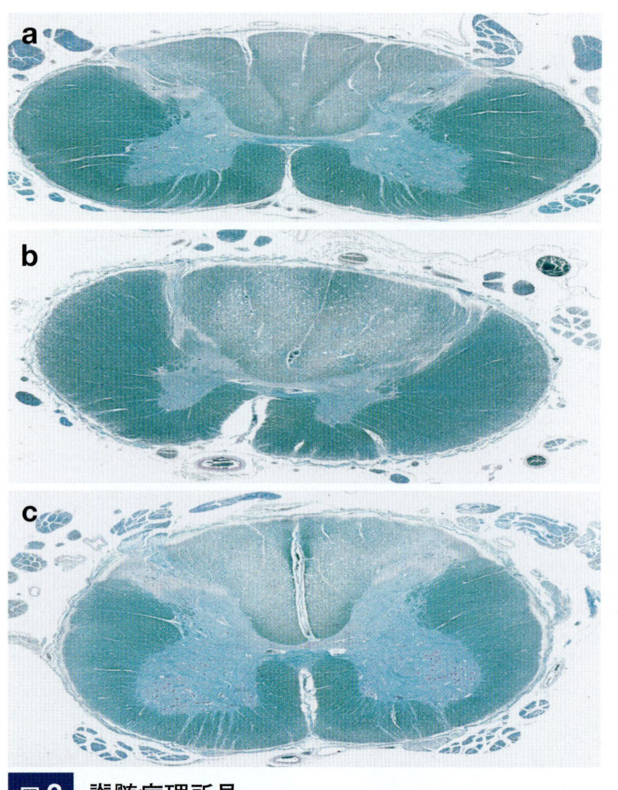

図3 脊髄病理所見
第7頸髄（**a**），第6胸髄（**b**），第3腰髄（**c**）の横断面．後索変性が明瞭に認められる．Klüver-Barrera 染色．

文献 | Reference

1）朝比奈正人，服部孝道：傍腫瘍性感覚性ニューロパチー．神経症候群Ⅳ．別冊日本臨牀領域別症候群シリーズ（29）：363-366，2000
2）橋詰良夫，野倉一也，吉田眞理：傍腫瘍性感覚性ニューロパチー．脊椎脊髄 **20**：1051-1054，2007
3）市村みゆき，永松正明，祖父江 元：癌性ニューロパチー．傍腫瘍症候群とそのメカニズム．*Clin Neurosci* **15**：899-902，1997
4）Ichimura M, Yamamoto M, Kobayashi Y, et al：Tissue distribution of pathological lesions and Hu antigen expression in paraneoplastic sensory neuropathy. *Acta Neuropathol* **95**：641-648, 1998
5）Nokura K, Nagamatu M, Inagaki T, et al：Acute motor and sensory neuronopathy associated with small-cell lung cancer：A clinicopathological study. *Neuropathology* **26**：329-337, 2006
6）野倉一也，稲垣俊明，山本紘子，他：傍腫瘍性運動ニューロン疾患．神経症候群Ⅱ─その他の神経疾患を含めて，第2版．別冊日本臨牀新領域別症候群シリーズ（27）：767-771，2014
7）小笠原淳一，神田 隆：悪性腫瘍に関連した神経障害，末梢神経障害．*Clinical Neuroscience* **24**：76-78，2006
8）Ogawa M, Nishie M, Kurahashi K, et al：Anti-Hu associated paraneoplastic sensory neuronopathy with upper motor neurone involvement. *J Neurol Neurosurg Psychiatry* **75**：1051-1053, 2004
9）沖 祐美子，飯島正博，小池春樹，他：傍腫瘍性ニューロパチーの臨床病理学的特長．末梢神経 **17**：242-245，2006
10）Verma A, Berger JR, Snodgrass S, et al：Motor neuron disease；paraneoplastic process associated with anti-Hu antibody and small-cell lung carcinoma. *Ann Neurol* **40**：112-116, 1996
11）山本健詞，竹内 恵，山内照夫，他：MRI により脊髄後索の変性を認めた癌性ニューロパチーの1例．臨床神経 **33**：416-421，1993

4 脊髄肥厚性硬膜炎

肥厚性硬膜炎はさまざまな原因により，脳・脊髄の硬膜が肥厚し，脳圧亢進，多発性脳神経麻痺，頭痛，失調，対麻痺など，多彩な神経症状を呈する疾患である．従来，生検または剖検により初めて診断される比較的まれな疾患とされてきたが，MRIの普及により診断が容易となり，多数の報告が行われるようになった．画像診断から早期の生検により正確な診断がなされ，ステロイドを含む薬物治療や外科手術の適応が考慮される治療可能な疾患であり，その病態について正確な理解が重要である．また本疾患は全身性疾患を伴っていることが多く，脳神経内科，脳神経外科，整形外科を含めて総合的に病態を把握することが重要である．その中で，脊髄レベルで硬膜が肥厚し，脊髄・神経根・馬尾が圧迫されて種々の神経症状をきたす脊髄肥厚性硬膜炎も，脊髄症をきたす疾患の一つとして注目されている[1,4,5,11]．本疾患の一部は最近ではIgG4関連疾患として捉えられるようになり，その病態についての検討がなされていることも重要である[12]．本項では肥厚性脊髄硬膜炎の病理所見を中心に概説する[3]．

脊髄障害の臨床と画像

脊髄肥厚性硬膜炎の患者の発症年齢は中村ら[7]によると15～77歳に及び，性差は認められていない．Paiら[10]による文献での15例のまとめでは24～70歳で平均発症年齢は50歳で男性3例，女性12例で女性の頻度が高い．発生部位は胸椎レベルが最も多く，次いで頸椎レベルが多い．障害される髄節の長さは2～12髄節の長さにわたり，頭蓋から脊髄レベルまで連続して認められるものや，脊髄全長に生じるものも報告されている．本疾患の臨床所見は亜急性あるいは慢性に進行する脊髄症で，多くは疼痛や感覚障害で発症し，次第に歩行困難となる．検査所見では血沈の亢進，CRPの上昇などの炎症性反応を認めることがあり，リウマチ因子の陽性，抗核抗体，P-ANCA，C-ANCAの陽性が指摘されており，脳脊髄液では細胞，蛋白の増加が認められることが多い．

脊髄肥厚性硬膜炎の画像では，MRIが重要であり，MRI T2強調画像およびT1強調画像で脊髄よりも低信号域を示す肥厚した硬膜が認められる[13]（**図1a，c**）．特にT2強調画像では強い低信号域を示すことが多い．造影

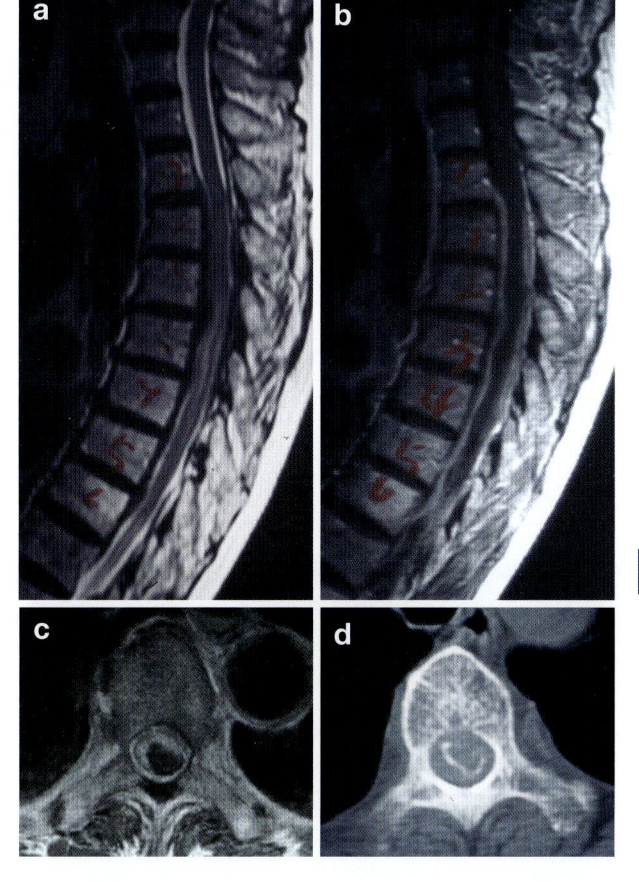

図1 放射線画像所見

a MRI T2強調矢状断像．C7～T6レベルで脊髄前・後面に低信号域を認め，脊髄が圧迫されている．

b gadolinium造影MRI矢状断像．同部位に高信号域を認める．

c gadolinium造影MRI水平断像．脊髄を取り囲む肥厚した硬膜を高信号として認める．

d CT myelography水平断像．肥厚した硬膜に圧迫された不規則に狭窄したくも膜下腔を認める．

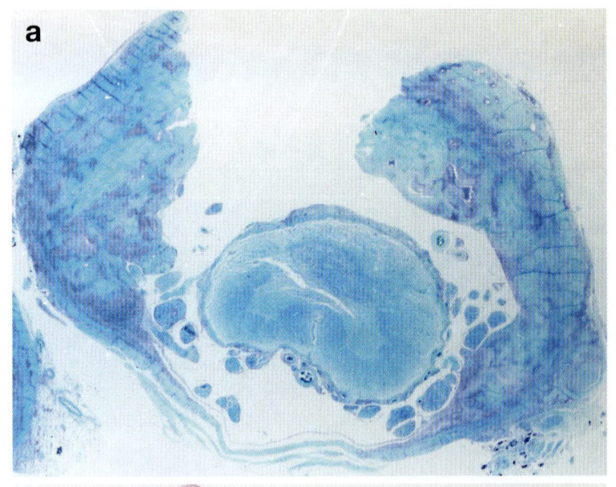

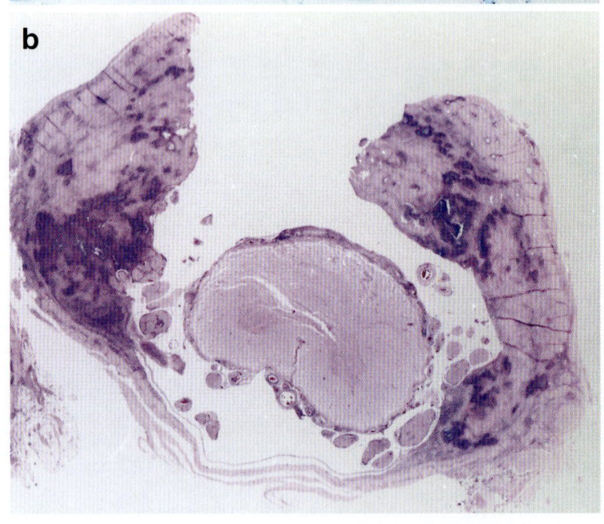

図 2　脊髄病理所見
a　胸髄の横断面. 硬膜は著明に肥厚し, くも膜, 神経根と癒着を示し, 脊髄実質は横断性壊死を示す. Klüver-Barrera 染色.
b　胸髄の横断面. 硬膜は肥厚して著明な炎症細胞浸潤がみられ, くも膜, 神経根と癒着を示し, 脊髄は壊死が強い. H.E 染色.

MRI 後には, 硬膜のくも膜側に強い造影効果が起こり (**図 1b**), 病変の残りの部位には造影効果がほとんどないことが特徴とされる. T2 強調画像で脊髄内に異常高信号域が認められることがあり, この場合には, 脊髄の循環障害が加わっていることを示す. CT では肥厚した硬膜が高吸収域として認められ, 石灰化を伴うこともある. CT myelography では, 肥厚した硬膜に圧迫された不規則に狭窄したくも膜下腔が認められる (**図 1d**). 肥厚した硬膜はリング状に脊髄を取り囲み, 全周性に認められるものから, 背側のみのもの, 背側と腹側に認められるものがある.

病　理

硬膜は 2〜8 mm にまで線維性肥厚を示し, 黄白色ないし褐色調で硬く, 脊髄をリング状に取り巻いている (**図 2a, b**). くも膜や軟膜とも癒着を示すことがある. 神経根は肥厚した硬膜に癒着を示す. 組織学的には硬膜は線維性組織の増殖により肥厚し, リンパ球, 形質細胞, 好中球, macrophage の浸潤を認める (**図 3a**). 症例によっては, 多核巨細胞を伴う類上皮肉芽腫の形成とともに斑状の壊死巣や石灰沈着を認める (**図 3b**). よく観察すると, 小動脈, 静脈に血管炎が認められ, 血栓形成を示すものも報告されている (**図 3c**). 脊髄肥厚性硬膜炎の病理解剖による組織学的報告は多くはないが[9,14], 自験例では横断性壊死を認め, その上下の髄節では鉛筆状軟化巣を認めた. 長嶋ら[6]も空洞形成を伴う脊髄壊死を示した症例を報告している. Oonishi ら[9]の症例も著明な脊髄の虚血性変化を示している. 脊髄自体には炎症は認められず肥厚した硬膜による圧迫に加えて, くも膜下腔の血管炎, 血栓形成による二次的循環障害が脊髄壊死の原因と考えられる. 神経根にも炎症が波及し, また肥厚した硬膜と癒着を示し, 著明な有髄神経線維の脱落を示す[4] (**図 3d**).

病　態

脊髄肥厚性硬膜炎の原因には, 結核, 梅毒, 真菌, 細菌などの感染症に加えて関節リウマチ, Wegener 肉芽腫症, Sjögren 症候群などの膠原病などを基礎疾患としてもつものもあるが, 原因が特定できない特発性のもの多い. 本症では抗好中球細胞質抗体 (antineurotrophil cytoplasmic antibody；ANCA) 陽性症例が報告されており発症機序として自己免疫性血管炎が推定されている. 肥厚した硬膜は数髄節レベルで広がり, 脊髄実質をリング状に取り囲み周囲から圧迫する. 炎症は硬膜から神経根, 髄

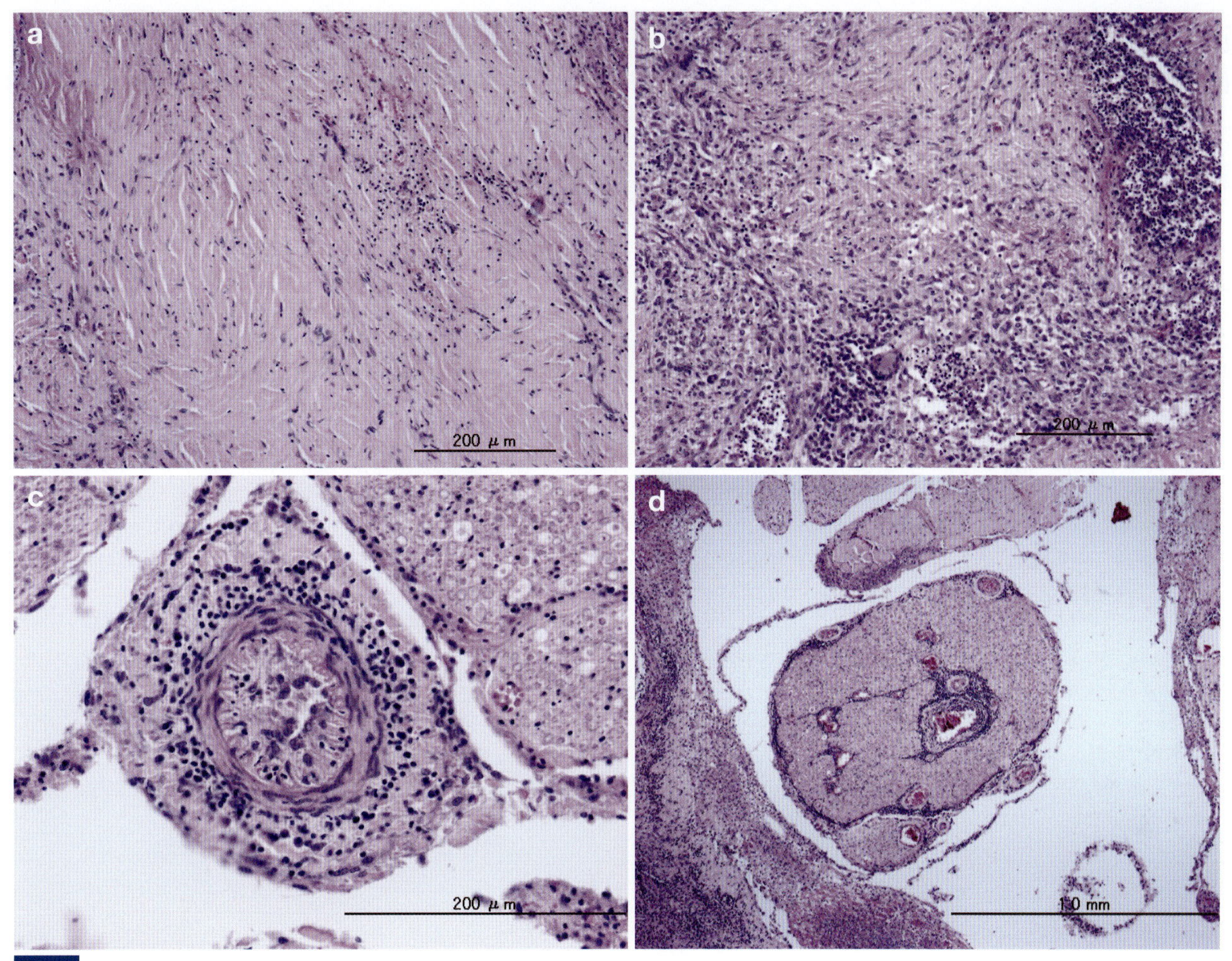

図3 病理所見

a 硬膜は線維性肥厚を示し，リンパ球を主とする炎症細胞浸潤が強い．
b 多核巨細胞を伴う類上皮肉芽腫の形成を認める．
c 髄膜の血管は壁に炎症細胞浸潤を認め，血管炎の所見を示す．
d 神経根にも炎症細胞浸潤を認める．
H.E 染色．

膜へ広がり，血管炎を伴うことにより機械的圧迫に加えて二次的循環障害により脊髄壊死と神経根障害をきたすものと考えられる．最近では，本症とIgG4関連疾患の関係が注目されている[8]．自己免疫性膵炎では，高頻度に血清IgG4が高値を示し，膵以外にも，胆道，涙腺，唾液腺，後腹膜などにも病変を認め，膵を含むそれらの臓器の免疫組織染色で，IgG4陽性形質細胞およびCD4/CD8陽性T細胞がびまん性に浸潤していることが明らかになった．そこでIgG4関連疾患という疾患概念が提唱され，自己免疫性膵炎はIgG4関連疾患という全身性疾患の膵病変であると推定された．肥厚性硬膜炎の症例の一部ではIgG4陽性の形質細胞が目立つ症例が報告され，本症をIgG4関連疾患として検討されている[2,10,11]．厚生労働省IgG4関連疾患研究班が作成したIgG4関連疾患診断基準は，①血清IgG4濃度が135 mg/dlを超える，②IgG4陽性細胞がIgG陽性形質細胞の40％を超える，かつ，生検標本の強拡大視野当たり10個を超えるである．今後，脊髄肥厚性硬膜炎の生検例や剖検例などについて，この診断基準により正確な診断をしていくことが求められている．

おわりに

脊髄肥厚性硬膜炎の治療は外科的手術による脊髄圧迫の除去が基本であり，椎弓切除，硬膜切開，肥厚硬膜切除，硬膜形成術が報告されている．病理所見からみても肥厚した脊髄による圧迫と二次的な循環障害による脊髄障害を防御するための外科的手術が重要である．また自己免疫を基盤にした炎症反応が症状を悪化させるので，ステロイド，免疫抑制薬の適切な使用を行うとともに，基礎疾患の把握と全身性疾患の合併についての検索が重要であると考えられる．脊髄肥厚性硬膜炎による脊髄障害についての病理解剖による詳細な検討はまだ不十分なので，今後のさらなる検索が期待される．

文献 | Reference

1) Ashkenazi E, Constantini S, Pappo O, et al : Hypertrophic spinal pachymeningitis : Report of two cases and review of the literature. *Neurosurgery* **28** : 730-732, 1991

2) Chan SK, Cheuk W, Chan KT, et al : IgG4-related sclerosing pachymeningitis : a previously unrecognized form of central nervous system involvement in IgG4-related sclerosing disease.

1) Ashkenazi E, Constantini S, Pappo O, et al : Hypertrophic spinal pachymeningitis : Report of two cases and review of the literature. *Neurosurgery* **28** : 730-732, 1991

2) Chan SK, Cheuk W, Chan KT, et al : IgG4-related sclerosing pachymeningitis : a previously unrecognized form of central nervous system involvement in IgG4-related sclerosing disease.

Am J Surg Pathol **33** : 1249-1252, 2009

3) 橋詰良夫，安藤哲朗，向井栄一郎：肥厚性脊髄硬膜炎．脊椎脊髄 **19**：1189-1192，2006

4) 石井大造，河野兼久，佐々木潮，他：リウマチ因子陽性の肥厚性脊髄硬膜炎の1例．脳神経外科 **34**：737-742，2006

5) Kanamori M, Matsui H, Terahata N, et al : Hypertrophic spinal pachymeningitis. *Spine* **22** : 1787-1790, 1997

6) 長嶋淑子：肥厚性脳・脊髄硬膜炎の神経病理．神経内科 **55**：207-215，2001

7) 中村昭文，瀬戸靖史，山岡伸行，他：胸椎部肥厚性硬膜炎の1例．整・災外 **48**：979-982, 2005

8) Nakamura T, Hirakawa K, Higashi S, et al : CD8＋T lymphocytes infiltrate predominantly in the inflammatory foci of MPO-ANCA-positive thoracic hypertrophic pachymeningitis in a patient with HLA-A24. *Mod Rheumatol* **17** : 75-80, 2007

9) Oonishi T, Ishiko T, Arai M, et al : Pachymeningitis cervicalis hypertrophica. *Acta Pathol Jpn* **32** : 163-171, 1982

10) Pai S, Welsh CT, Patel S, et al : Idiopathic hypertrophic spinal pachymeningitis : report of two cases with typical MR imaging findings. *AJNR Am J Neuroradiol* **28** : 590-592, 2007

11) Riku S, Kato S : Idiopathic hypertrophic pachymeningitis. *Neuropathology* **23** : 335-344, 2003

12) 陸　重雄，橋詰良夫，吉田眞理，他：肥厚性硬膜炎は「IgG4 関連疾患」か？　臨床神経 **49**：594-596，2009

13) 柳下　章：肥厚性脳硬膜炎の画像診断．神経内科 **55**：225-230，2001

14) 吉田眞理，伊藤慶太，三室マヤ，他：肥厚性硬膜炎の病理組織像．神経内科 **76**：419-430，2012

5 アトピー性脊髄炎

アトピーとはダニやスギ花粉などの環境中に普遍的に存在する抗原に対して高IgE応答を呈する状態で，1997年に九州大学のKiraら[3]がアトピー性疾患患者に発症する特異な脊髄炎の存在を初めて報告した．吉良らによるその後の精力的な研究で本症の特徴が次第に明らかにされつつある．他の脊髄炎をきたす疾患との鑑別に考慮すべき疾患概念である．

特　徴

吉良[4,5]によると本症の特徴は以下のようにまとめられている．①20～50歳の若年成人を侵す．②頸髄の病巣が多い．③感覚障害を主徴とし動揺性の長い経過をとり罹病期間と有意に正相関して増悪する．④好酸球浸潤を伴い髄鞘，軸索も脱落する炎症巣を呈する．⑤通常の脳脊髄液所見は正常のことが多いが，脳脊髄液中のIL-9やCCL11（eotaxin）が高値となり，障害度と正相関する．⑥血漿交換が有効である．

山崎ら[7]によるとMRIでは6割以上の症例で，頸髄の後索にgadolinium enhancementを伴う病巣が認められ，電計生理学的には1/4の症例で末梢神経障害を認め，運動神経誘発電位や感覚神経誘発電位で中枢性の障害を認め，血液検査で高IgE血症が認められるとしている．

病　理

本症は慢性の経過を示すが，生命予後には問題はないので，診断が確定された症例の病理解剖による脊髄の病理所見の報告はまだない．Osoegawaら[6]は原因不明の好酸球性脊髄炎と診断された6例の生検所見を検討し，病理学的には脊髄実質や血管周囲性にCD8陽性T細胞が浸潤し，種々の程度の好酸球浸潤を認めた．脊髄の軸索や髄鞘の破壊が認められた．組織には活性化された好酸球が産生する好酸球陽イオン蛋白（eosinophil cationic protein；ECP）の沈着が免疫染色で陽性となることを報告している[1]．

病　態

本症の病態についての研究は主として九州大学脳神経内科のグループにより行われており，山崎ら[7]の解説によると，アトピー素因の存在や高IgE血症から考えると，ヘルパーT細胞のThバランスは末梢において主にTh2に偏っていると思われる．すなわちTh2細胞のシグナルは形質細胞からのIgE産生を促進し，これにより肥満細胞からヒスタミンなどが遊離し，血管透過性の亢進をきたす．またTh2は末梢血好酸球も活性化・増殖させる．末梢組織で増殖したTh2細胞は脳脊髄液腔へ侵入し，準備状態となる．実際の患者の脳脊髄液中ではIL-9やeotaxinの増加がみられる．eotaxinは好酸球上のCCR3およびCCR5と結合し細胞遊走因子として働き，IL-9はTh2からTh9への分化を誘導すると考えられている．

おわりに

本症の診断には種々の脊髄症をきたす疾患との鑑別が問題となるが，特に寄生虫性脊髄炎やアレルギー性肉芽腫性血管炎との区別は重要である．外国からの報告はまだ少ないが，2012年にはIsobeら[2]により，英文による新しい診断基準が提唱されているので，さらなる症例の蓄積による研究の発展が期待される．

文献 | Reference

1）磯部紀子，吉良潤一：アトピー性脊髄炎．*Clin Neurosci* **28**：842-843，2010

2）Isobe N, Kanamori Y, Yonekawa T, et al：First diagnostic criteria for atopic myelitis with special reference to discrimination from myelitis-onset multiple sclerosis. *J Neurol Sci* **316**：30-35, 2012

3）Kira J, Yamasaki K, Kawano Y, et al：Acute myelitis associated with hyperlgEemia and atopic dermatitis. *J Neurol Sci* **148**：199-203, 1997

4）吉良潤一：アレルギー性疾患に伴う中枢神経障害．アレルギー **55**：1504-1508，2006

5）吉良潤一：私のKeep Pioneering　神経科学と免疫科学の統合による神経難病のパラダイムシフトをめざして．臨床神経 **54**：939-946，2014

6）Osoegawa M, Ochi H, Kikuchi H, et al：Eosinophilic myelitis associated with atopic diathesis：a combined neuroimaging and histopathological study. *Acta Neuropathol* **105**：289-95, 2003

7）山崎　亮，吉良潤一：アトピー性脊髄炎．神経症候群Ⅱ─その他の神経疾患を含めて，第2版．別冊日本臨牀新領域別症候群シリーズ（27）：822-826，2014

6 全身性エリテマトーデス（SLE）

全身性エリテマトーデス（systemic lupus erythematosus；SLE）は若年女性に好発する種々の臓器障害をきたす全身性自己免疫疾患で，脳梗塞，認知機能障害，痙攣，精神障害などの多彩な神経障害をきたし，精神神経ループスと呼ばれる．その中に頻度は低いが脊髄症があることが指摘されている[4,9,10]．剖検例は少なく，脊髄の詳細な病理学的検索が行われた症例はまれであり，まだ不明の点が多い[2]．

臨　床

SLEで脊髄症をきたす頻度は1～2％と報告されている[3]．Provenzaleら[7]のレビューによると臨床的には両下肢の筋力低下，感覚障害，膀胱直腸障害を示し，病変が頸髄にあるものでは，上肢の筋力低下が出現する．感覚障害は胸髄以下のレベルで認められることが多く，病的反射が出現することが多い．症状は2～3日から1週間程度で出現する急性または亜急性の経過を示す．SLE発症後数ヵ月から2～3年以内で脊髄症状を示すことが多い．脳脊髄液では蛋白，細胞数の増加に加えて糖の減少を認める．画像所見ではMRI T2強調画像で髄内高信号域を示し，急性期では脊髄腫大が認められる．Kimuraら[1]はT2高信号域が延髄からC5，T12から脊髄円錐まで認められた症例の報告をしている．脊髄症を示すSLE患者の予後は不良であるという報告が多い．

病　理

SLEの脊髄症では，SLE自体による変化と，治療薬の副作用やステロイドでの免疫不全による感染症の合併，多臓器病変による続発性の神経障害などの二次的な変化が考えられる．したがって病理所見の検討では，次の3つを考慮しておくことが重要である．SLEに伴う脊髄障害として，1つ目は硬膜内血腫あるいは硬膜外血腫による圧迫性脊髄症である[8]．硬膜内，硬膜外の血腫により脊髄が圧迫を受けることで，脊髄の循環障害が生じるものである．2つ目は脊髄梗塞である．脊髄血管の閉塞により，その支配領域の梗塞を生じるものである．3つ目は脊髄白質に斑状，多発性の小壊死巣を形成し，組織が海綿状態を示すことである．髄鞘・軸索とも脱落し多数のmacrophageの浸潤と軸索腫大を認める．この変化は脊髄の広範なレベルに出現する．この病変の原因として，くも膜下腔の小動脈の血管炎，フィブリノイド壊死，内腔狭窄，血栓形成による限局性の循環障害が指摘されている．自験例では脊髄の血管に変化を生じた症例がないので，ここでは大脳半球のくも膜下腔に認められた血管の変化を示す（**図1，図2**）．また特異的な所見として中野ら[5,6]の報告したように脊髄周辺部輪状壊死の所見が報告されている．中野らは脊髄病変部の前根は障害されていないことに注目し，この病変は微小血管の循環障害が多発し，上下の髄節に二次的な変性が生じ融合し輪状壊死をきたしたとの考えを示している．しかし同様の報告例の中には血管炎の所見を示さない症例もあり，脳脊髄液内の毒性因子が関与しているという考え方もある．

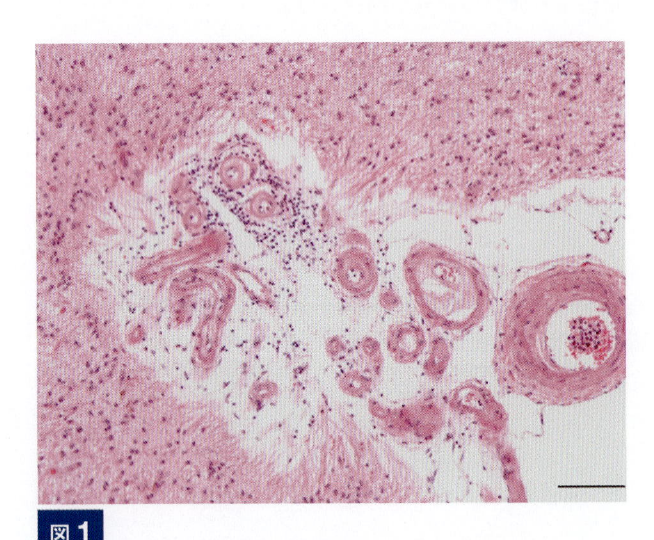

図1
くも膜下腔には血管壁の硝子様肥厚と炎症細胞浸潤を認める．H.E染色．Scale bar：25.0 μm.

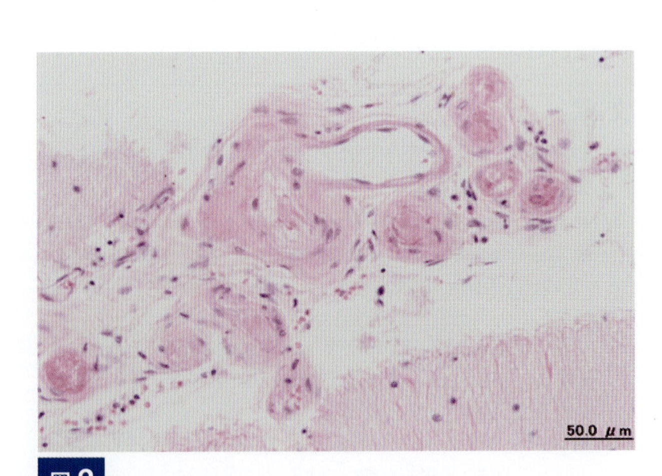

図2
くも膜下腔の小動脈には，多数の器質化血栓による閉塞を認めるが，血管壁の変化が乏しい．H.E染色.

おわりに

SLEでは精神神経ループスと表現されるように多彩な神経症状が出現し，その病態も多彩である．頭蓋内病変と脊髄病変の関連についても，今後の検討が必要である．またSLEによる脊髄症は抗リン脂質抗体陽性例の頻度が高いことが指摘されており，抗リン脂質抗体症候群による脊髄症との関連が問題となるが，いずれも症例数が少なく，不明点が多く，今後の検討が待たれる[11]．

文献 Reference

1) Kimura KY, Seino Y, Hirayama Y, et al：Systemic lupus erythematosus related transverse myelitis presenting longitudinal involvement of the spinal cord. *Intern Med* **41**：156-160, 2002
2) 北川泰久，厚東篤生，丹羽　潔：全身性エリテマトーデスとミエロパチー．脊椎脊髄 **6**：725-730，1993
3) Kovacs B, Lafferty TL, Brent LH, et al：Transverse myelopathy in systemic lupus erythematosus：an analysis of 14 cases and review of the literature. *Ann Rheum Dis* **59**：120-124, 2000
4) 三橋武弘，島崎昌義，奥村厚史：全身性紅斑性狼瘡（SLE）における横断性脊髄障害の脊髄病変．神経内科 **18**：631-633，1983
5) 中野今治：全身性疾患と脊髄病変 SLEでみられる脊髄白質辺縁部病変：脊髄辺縁動脈の閉塞が原因か．脊椎脊髄 **7**：199-205，1994
6) 中野今治：全身性エリテマトーデス（SLE）の脊髄にみられる白質病変の病理．脊椎脊髄 **20**：1219-1222，2007
7) Provenzale J, Bouldin TW：Lupus-related myelopathy：report of three cases and review of the literature. *J Neurol Neurosurg Psychiatry* **55**：830-835, 1992
8) 佐藤慎二，平形道人，亀田秀人，他：脊髄硬膜外血腫による横断性脊髄症を呈した全身性エリテマトーデス（SLE）の1例．日本臨床免疫学会会誌 **21**：166-171，1998
9) 清水　潤：膠原病（SLE，MCTD，PN）によるミエロパチー．脊椎脊髄 **20**：1089-1093，2007
10) Suzuki Y：Transverse myelitis in systemic lupus erythematosus. *Intern Med* **41**：327-328, 2002
11) 堤　由紀子：抗リン脂質抗体陽性脊髄症．Annual Review 神経 2006．中外医学社，2006，pp259-263

7 Sjögren 症候群

Sjögren 症候群（SjS）は，乾燥性角結膜炎や口腔内乾燥症状などの外分泌腺を系統的に障害する慢性炎症性疾患であり，他の膠原病を合併しない原発性 SjS と関節リウマチ，全身性エリテマトーデス（SLE），強皮症などの他のリウマチ性疾患に合併した二次性 SjS に分類される．しばしば外分泌腺以外の全身臓器障害を合併する．SjS の神経系合併症では三叉神経障害や末梢神経障害が知られているが，中枢神経障害としては無菌性髄膜炎，てんかん発作，多発性硬化症類似の病変，視神経炎，Parkinson 症候群などの他に，脊髄障害が知られている．臨床的に SjS の約 20％に神経系合併症がみられるとされているが，原発性 SjS 82 例の検討では 68％に神経系合併症がみられ，脊髄障害は 34％で観察された[5]．原因不明の脊髄障害の原因として鑑別すべき疾患であるが，病理学的に確定診断された報告はきわめて少なく，視神経脊髄炎や多発性硬化症との異同がしばしば問題となる[1]．本項では SjS による脊髄障害の画像所見と病理像について自験例を中心に概説する[2,3,16]．

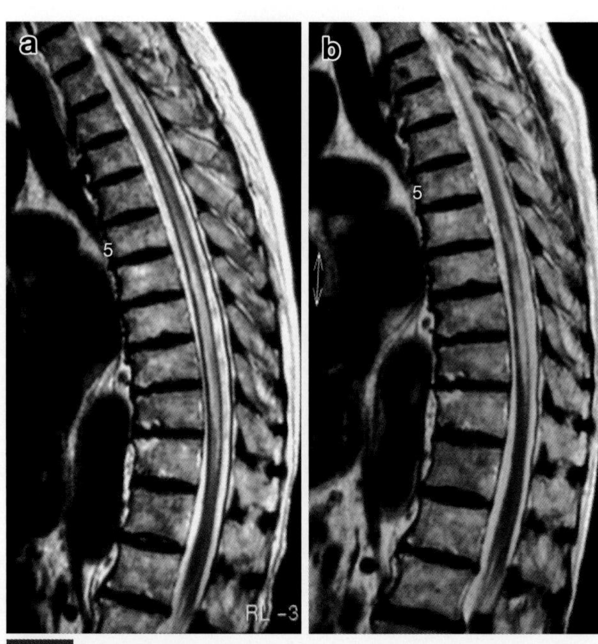

図 1　脊髄障害の胸髄 MRI T2 強調矢状断像（数字は第 5 胸椎）

a　ステロイド療法前には，胸髄は広範囲に腫大して髄内高信号域を認める．

b　ステロイドパルス療法後には，脊髄の腫大は軽減しているが，髄内高信号域は残存している．

臨床と画像

急性，亜急性あるいは慢性進行性の横断性脊髄炎，Brown-Séquard 症候群，神経因性膀胱や下位運動ニューロン障害を呈し，脊髄障害では視神経障害を伴うことがある[4,9,14,15]．

MRI では脊髄は 3 椎体以上にわたり広範囲に腫大して髄内高信号と，さまざまな程度の造影効果を認める[2]（**図 1**）．脊髄障害発症時には乾燥症状が明らかではないことが多く原因不明の脊髄障害や脊髄炎とされている症例の中に，本病態が含まれている可能性がある．ステロイド療法に反応して寛解と再発を示す場合には，多発性硬化症との鑑別が問題となる．経過とともに髄内高信号は消失するが，一部は高信号として残存することがある．

病　理

臨床病理学的に確定された報告例は極めて少数であり，SjS による脊髄障害の病理像はまだ十分には解明されていない[10,11]．自験例で検索し得た胸髄病変を呈示する[16]．病理学的には，灰白質と白質を共に侵し，髄鞘と軸索の両者が障害される軟化壊死の強い病変である（**図 2，図 3**）．急性期に MRI 上で高信号域を示し，治療後に軟化壊死をまぬがれた部位では，背景組織の粗鬆化とグリオーシスを認めるが，髄鞘染色性がかなり保たれており，脱髄性疾患である多発性硬化症とは異なる病理像が示唆される．また高信号域のみられた脊髄前角では，神経細胞脱落とグリオーシス，軽度の炎症細胞浸潤，神経食現象（neuronophagia）を認め，ニューロンの直接障害も想定可能である（**図 4**）．SjS による脊髄障害の病理像としては，多発性軟化壊死巣，血管壁の肥厚，脊髄くも膜下出血，前脊髄動脈のフィブリノイド壊死，血管炎を伴う軟化壊死，血管周囲の炎症細胞浸潤などが報告されている[12]．軟化壊死の形成機序として，小血管周囲の炎症細胞浸潤に伴う血管炎，血栓形成による循環障害などが報告されている．自験例では血管炎の所見や炎症細胞浸潤には乏しかったが，ステロイド療法により炎症反応が修飾されて，剖検時には血管炎の病理像や炎症細胞浸潤が消失していた可能性も考えられる．

おわりに

自験例で検索し得た胸髄病変は軟化壊死像であり，脱髄を主体とする多発性硬化症とは異なる病理所見であるが，多発性硬化症との異同に関しては議論が多く，合併や関連性を示す報告もみられる．SjS においても視神経病変の合併や中枢神経病変が記載されていて，病変分布

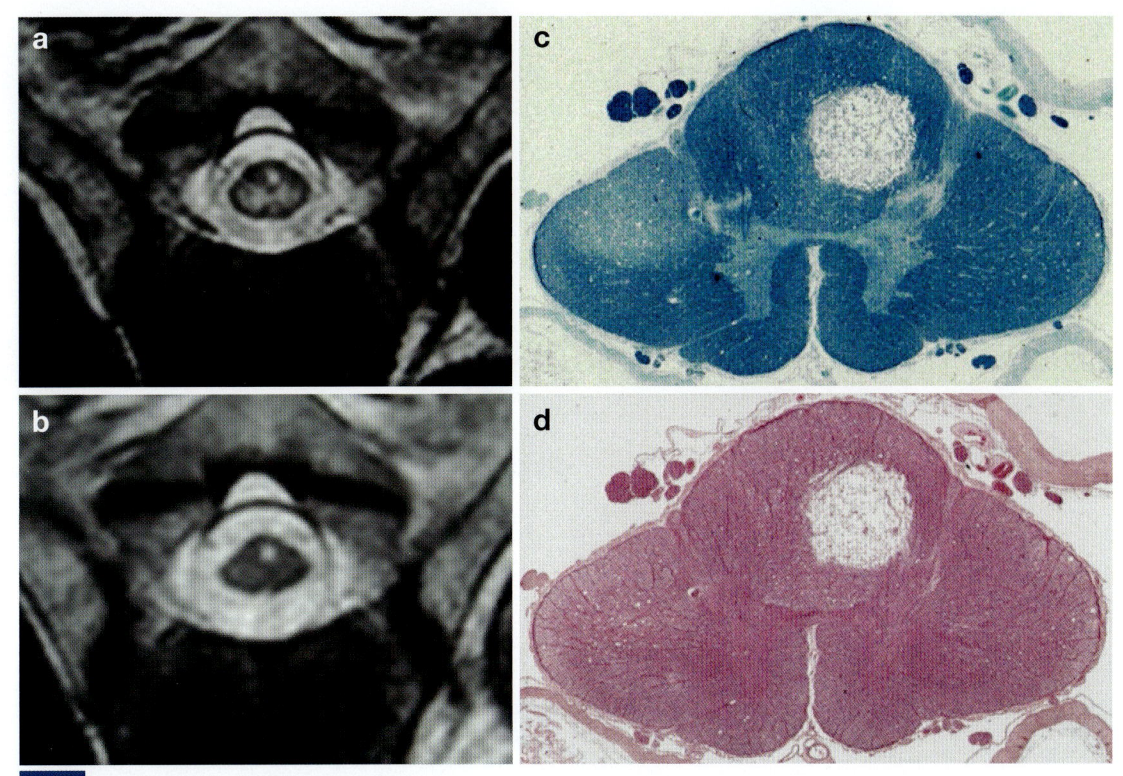

図2 MRI 所見と脊髄病理所見の対比

a 治療前の胸椎 5/6 レベルでの T2 強調水平断像．後索には類円形の強い高信号域，灰白質と前側索にはやや淡い高信号域を認める．

b a と同じレベルのステロイドパルス療法後の T2 強調水平断像．灰白質と前側索の高信号域は消失し，後索の高信号域が残存している．

c，d 画像と同じレベルの胸髄横断面．後索には嚢胞状の軟化壊死巣がみられるが，灰白質と前側索には脱髄や強い壊死などはみられない．右錐体路には Waller 変性を認める．Klüver-Barrera 染色（**c**），H.E 染色（**d**）．

には多発性硬化症との類似性も一部にみられる．臨床，画像，病理学的所見の蓄積が必要である．

原因不明の脊髄障害では SjS の存在も念頭においた鑑別が重要であり，血清抗 SSA 抗体，抗 SSB 抗体の検索，口唇生検による導管周囲のリンパ球浸潤の証明が手掛かりとなる．SjS の自己抗原として α-fodrin が同定されている[6]．α-fodrin は脳神経細胞にも発現しており，中枢神経障害をきたす SjS との関連性は検討が必要である．最近，視神経と脊髄に病変が限局している視神経脊髄炎（neuromyelitis optica；MNO）において，astrocyte の足突起に特異的に存在する aquaporin-4 water channel に選択的に結合する MNO-IgG 抗体が同定され，自己免疫性炎症性チャンネル病として提唱されている[7,8,13]．この抗体は日本の視神経脊髄炎型多発性硬化症や，視神経脊髄炎を合併する SLE や SjS においても同様に見いだされており，脊髄障害をきたす SjS の位置づけ，視神経脊髄炎や多発性硬化症との関連は今後さらに再評価されて，ステロイドや免疫抑制薬による治療方針の決定に有用になると予想される．

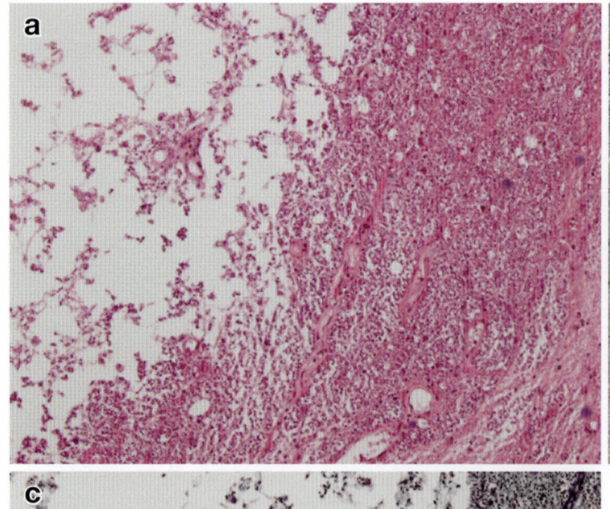

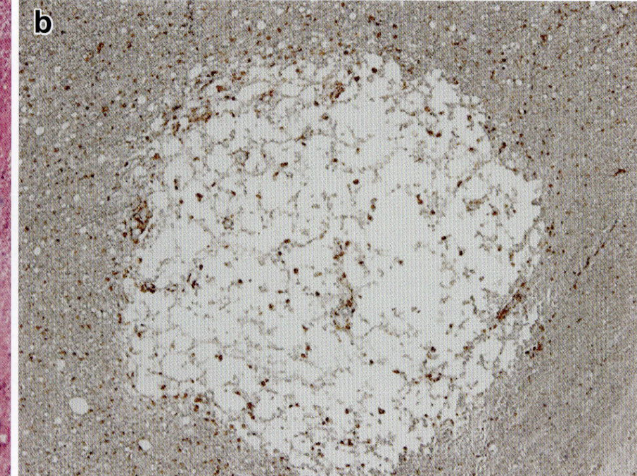

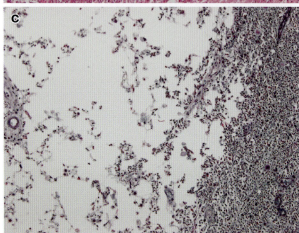

図3　図2の軟化壊死巣の拡大図

a　後索の軟化壊死巣内の血管壁には，壁の肥厚や炎症細胞浸潤はみられず，血管炎の所見は明確でない．H.E 染色．

b　CD68 陽性の macrophage を少数認める．CD68 免疫染色．

c　髄鞘と軸索は高度に脱落している．Bodian 染色．

文献 | Reference

1) Alexander EL, Malinow K, Lejewski JE, et al：Primary Sjögren's syndrome with central nervous system disease mimicking multiple sclerosis. *Ann Intern Med* **104**：323-330, 1986

2) 安藤哲朗，鈴木啓介，安井敬三，他：Sjögren に伴う脊髄炎．脊髄脊椎 **16**：965-968，2003

3) 安藤哲朗，吉田眞理，橋詰良夫：Sjögren 症候群に伴う脊髄障害．*Clin Neurosci* **24**：140-141，2006

4) 新井智恵子，古谷力也，牛山雅夫：亜急性脊髄炎で発症し乾燥症状が明らかでなかったシェーグレン症候群の1例．臨床神経 **42**：613-618，2002

5) Delalande S, de Seze J, Fauchais AL, et al：Neurologic manifestations in primary Sjögren syndrome：a study of 82 patients. *Medicine* **83**：280-291, 2004

6) Haneji N, Nakamura T, Takio K, et al：Identification of α-fodrin as a candidate autoantigen in primary Sjögren's syndrome. *Science* **276**：604-607, 1997

7) Lennon VA, Wingerchuk DM, Kryzer TJ, et al：A serum autoantibody marker of neuromyelitis optica：distinction from multiple sclerosis. *Lancet* **364**：2106-2112, 2004

8) Lennon VA, Kryzer TJ, Pittock SJ, et al：IgG marker of optic-spinal multiple sclerosis binds to the aquaporin-4 water cannel. *JEM* **202**：473-477, 2005

9) Manabe Y, Sasaki C, Warita H, et al：Sjögren's syndrome with acute transverse myelopathy as the initial manifestation. *J Neurol Sci* **176**：158-161, 2000

10) Rutan G, Martinez AJ, Fieshko JT, et al：Primary biliary cirrhosis, Sjögren's syndrome, and transverse myelitis. *Gastroenterology* **90**：206-210, 1986

11) 佐々木　毅，新井川勝久，小野寺清寿，他：多発性硬化症と類似する臨床症状を呈した Sjögren 症候群の1剖検

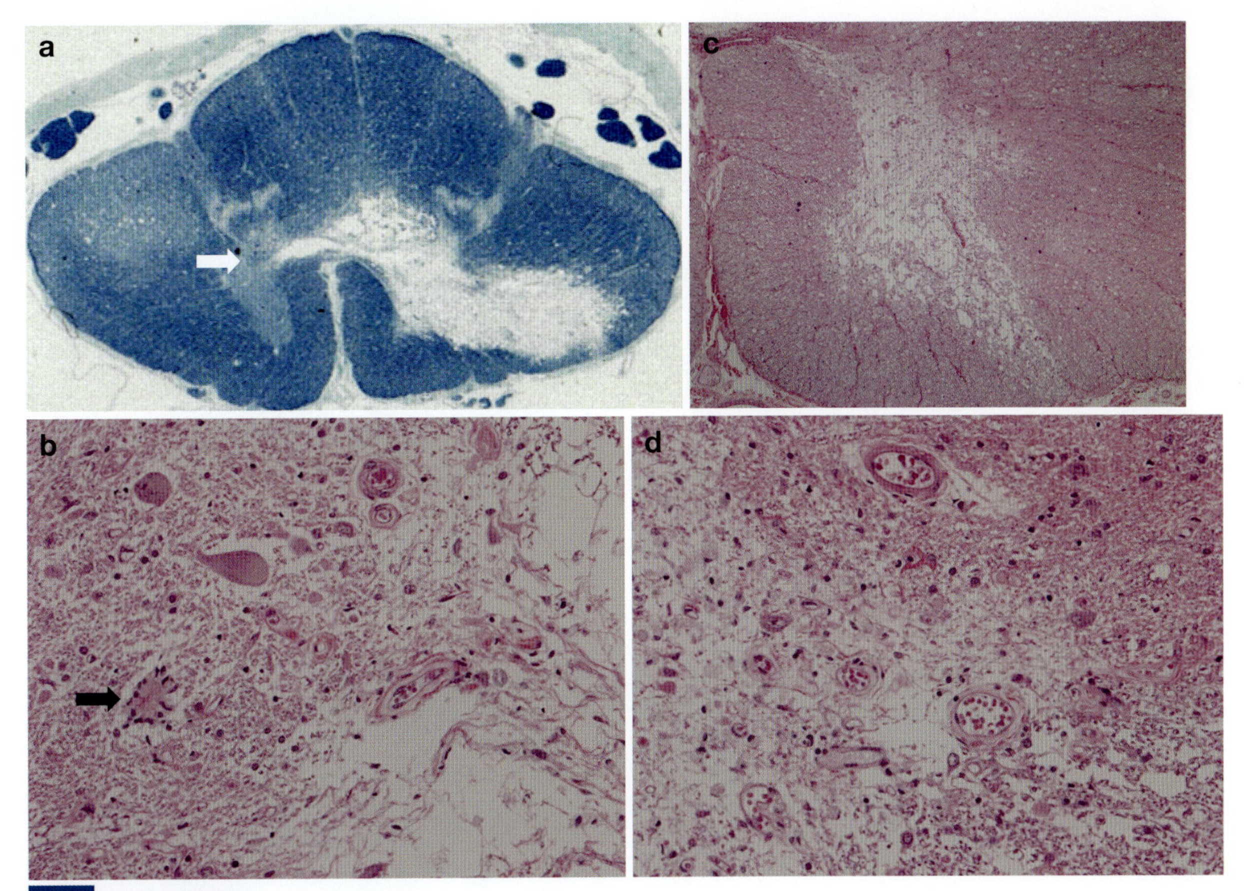

図4　胸髄横断面

a　灰白質から白質にまたがる軟化壊死巣を認める．Klüver-Barrera 染色．

b　a の白矢印の部位を拡大すると，軟化壊死巣の周囲の灰白質は粗鬆化し，astrocyte が増生し，前角神経細胞の神経食現象を認める（黒矢印）．H.E 染色．

c　前角から前索にかけての軟化壊死巣．H.E 染色．

d　c の拡大図．macrophage の出現を認めるが，病巣内と周囲の血管壁の変化や強い炎症細胞浸潤は乏しい．H.E 染色．

例．最新医学　**31**：1394-1401，1976

12）高木　聡，藤ヶ崎純子，橋詰良夫，他：ステロイドが有効な脊髄炎を繰り返した69歳女性例の脊髄生検像．*Brain Nerve*　**59**：893-906，2007

13）Weinshenker B, De Seze J, Vermersch P, et al：The relationship between neuromyelitis optica and systemic autoimmune disease. *Neurology*　**66**（Supple 2）：A380, 2006

14）Yamamoto T, Ito S, Hattori T：Acute longitudinal myelitis as the initial manifestation of Sjögren's syndrome. *J Neurol Neurosurg Psychiatry*　**77**：780, 2006

15）柳原千枝，中治佳代子，西村　洋：急性横断性脊髄炎および多発性神経炎を初発症状として発症した原発性シェーグレン症候群の1例．臨床神経　**41**：50-55，2001

16）吉田眞理，安藤哲朗，飯田健一，他：Sjögren 症候群による脊髄障害．脊椎脊髄　**20**：881-885，2007

8 神経 Behçet 病

Behçet 病は，再発性アフタ性口内炎，外陰部潰瘍，結節性紅斑様皮疹，脈絡網膜炎やぶどう膜炎などの眼病変を4徴候とし，全身の諸臓器に急性炎症を繰り返し起こしながら進行性の経過をとる原因不明の炎症性疾患で，中枢神経症状が症状の主体であるものを神経 Behçet 病（NB）と呼ぶ．神経症状に先行して，眼，粘膜，皮膚症状の出現することが多いが，神経症状が他の症状に先行することもある．NBでは4主徴を呈さない不全型が多く（約8割），また眼症状を欠くものが3/4を占める．臨床的には多彩な精神神経症状が出現し，発熱を伴った髄膜脳炎型をとる急性型 NB と，発熱などの炎症症状が乏しく副腎皮質ステロイドなどによる治療に抵抗性を示して緩徐進行性の経過をとる慢性進行型 NB に大きく分けられる[9]．NB 患者ではどの人種においても HLA-B51 抗原陽性率が高く，発症に直性関与している可能性が高いとされている．また，口腔内に *Streptococcus sanguinis*（*S. sanguinis*）を認めることが多く，*S. sanguinis* 由来熱ショック蛋白 65（heat shock protein 65；HSP-65）が各病変部に存在し，そこに存在する HSP-60 とともに症状出現に関与しているとするなどの報告があり，特定の内的遺伝素因のもとに何らかの外的環境要因が働いて発症する多因子疾患と考えられている[4,6,7,9]．

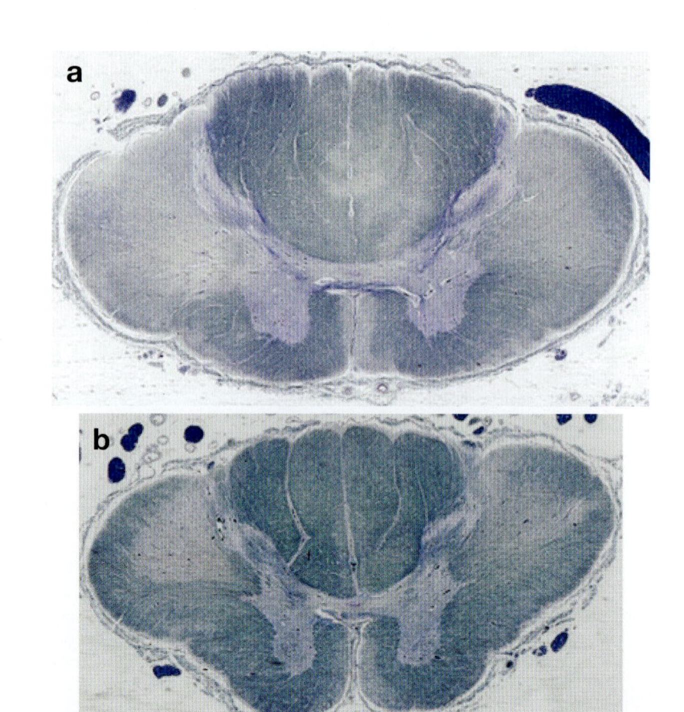

図1 脊髄のルーペ像

第3頸髄（**a**），第6胸髄（**b**）の横断面．頸髄後索や胸髄側索などに限局性の脱髄巣や小壊死巣がみられる．Klüver-Barrera 染色．

脊髄症状と画像

Akman-Demir ら[1]がまとめた NB 200 例の 14％は脊髄症状を認めた．脊髄症状のみを示すものもあるが，多くは脳幹や大脳症状を合併していることが多い．

横断性脊髄炎の所見を示す症例もあり，急性発症する症例から慢性の経過を示すものまである[2]．対麻痺，感覚障害，膀胱直腸障害などを示す．慢性進行型では，HLA-B51 の陽性率が特に高く，脳脊髄液 IL-6 の持続的異常高値を示す．

脊髄 MRI T2 強調画像では，Akman-Demir ら[1]によると，20 例中 12 例で髄節性の高信号域を認めている．T1 強調画像では低信号域，T2 強調画像，FLAIR 画像では高信号域，gadolinium 造影では造影増強され，髄節性の広がりを示すものが多いが，脊髄全長に広がる症例も報告されている[3,8]．脊髄では急性期に病変部の腫大を伴うことがあり，慢性期には脊髄萎縮がみられることがある．脊髄では錐体路の二次変性（Waller 変性）を認めることがある[6]．

病　理

病理学的には脳幹部，小脳，基底核，視床などが高頻度に障害され，肉眼的な萎縮は特に脳幹部に強調される．脳軟膜はびまん性または部分的に軽度の白濁，肥厚を示すことが多い[3]．割面ではさまざまな程度の大脳皮質白質の萎縮，第3脳室・側脳室の拡大を示し，基底核，視床，脳幹部には小軟化巣を認める．組織学的には毛細血管や小静脈周囲の境界不明瞭な不全軟化壊死巣の散在で，新旧の病変が混在し，髄鞘の脱落が強く軸索は比較的保たれる脱髄性変化を示す傾向にあり，基底核や視床，脳幹部，脊髄の横断面像では髄鞘の染色性低下を示すことが多い．軟化が強い場合は嚢胞状壊死巣となる．小軟化壊死巣はしばしば顕微鏡下でしか確認できない小さいものが多いことが特徴で，小血管周囲のリンパ球，形質細胞の浸潤，病巣の macrophage の浸潤と astrocyte の増生を認め，陳旧性になると線維性グリオーシスを示す．髄膜には炎症細胞浸潤を認める．剖検例では，ステロイドなどの治療により炎症細胞浸潤などの病理像が修飾を受けることもある．NB に特異的な血管病変はないが，血管壁の肥厚，硝子化，フィブリノイド変性などが

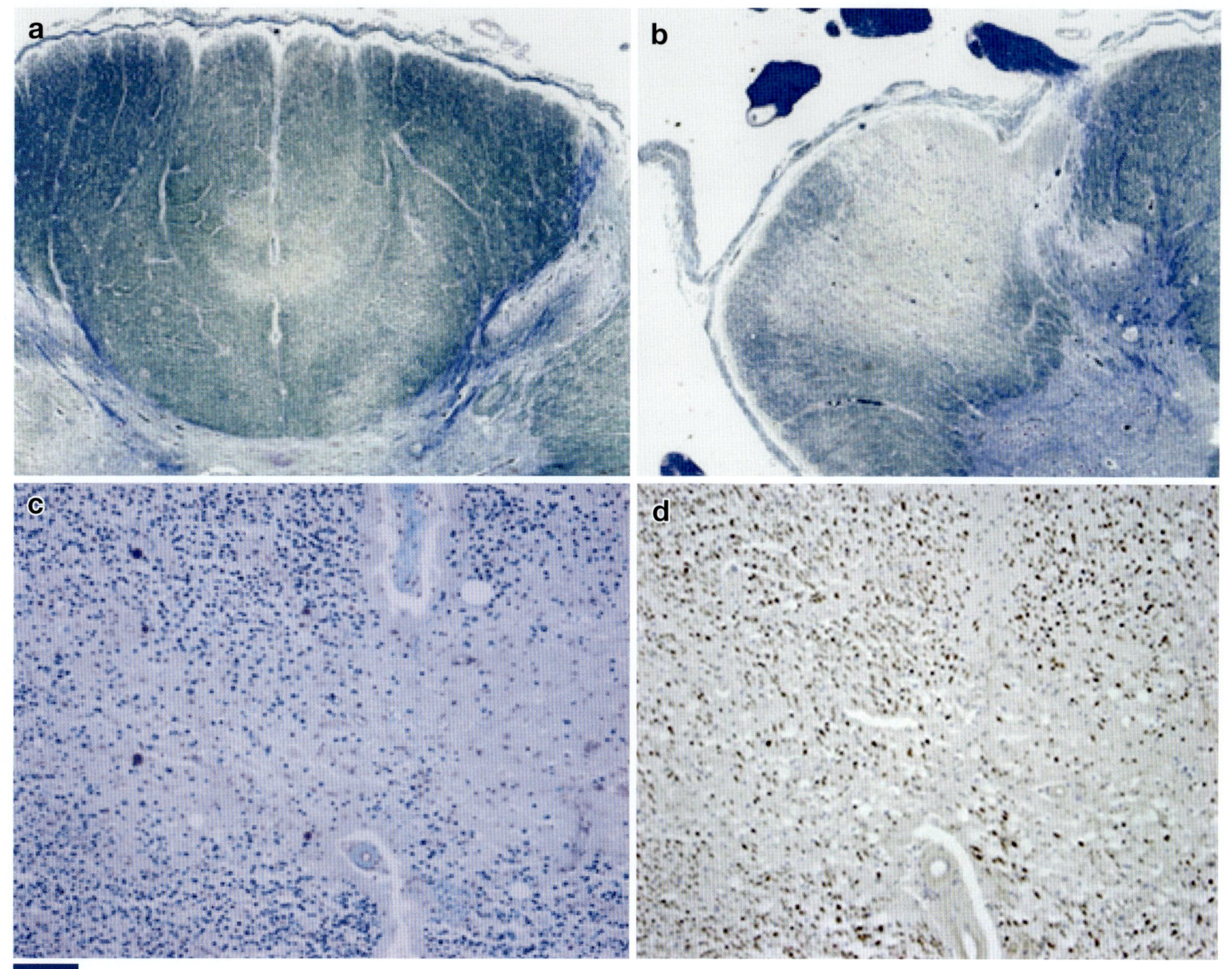

図2　脊髄の脱髄巣

a　第3頸髄の後索に斑状の脱髄巣が認められる．Klüver-Barrera 染色．
b　第4頸髄の側索に斑状の小壊死巣が認められる．Klüver-Barrera 染色．
c　病変部の有髄神経線維の脱落が認められる．Klüver-Barrera 染色．
d　neurofilament 免疫染色では軸索の脱落は比較的軽い．

記載されている．静脈洞血栓症などの閉塞性血管障害，動脈瘤の形成，脳出血，くも膜下出血を伴う場合がある．脊髄の病巣は灰白質より白質内に認められることが多い．脊髄のルーペ像では，斑状の小脱髄巣が，主として白質内に血管支配と無関係に限局的に認められ（**図1**）[7]，また錐体路の二次変性がみられる．ミクロでは，小脱髄巣では組織の構築が保たれ，髄鞘が脱落し，軸索が比較的保たれていることもあるが（**図2**）[7]，小壊死巣では髄鞘・軸索がともに脱落し，macrophage の集合が認められる．くも膜下腔を含め，血管周囲のT細胞優位の炎症細胞浸潤が認められ，T細胞は血管周囲以外にも多数存在している[5,9]（**図3**）[7]．

おわりに

Behçet 病のような全身臓器を冒す疾患の脊髄の病理像の理解には，頭蓋内病変に加えて末梢神経，筋，後根神経節や交感神経節，そして全身臓器の検索が病理診断の手掛かりとなることが多いので，今後とも症状，画像所見を合わせて，総合的な判断をしていくことが必要とされる．

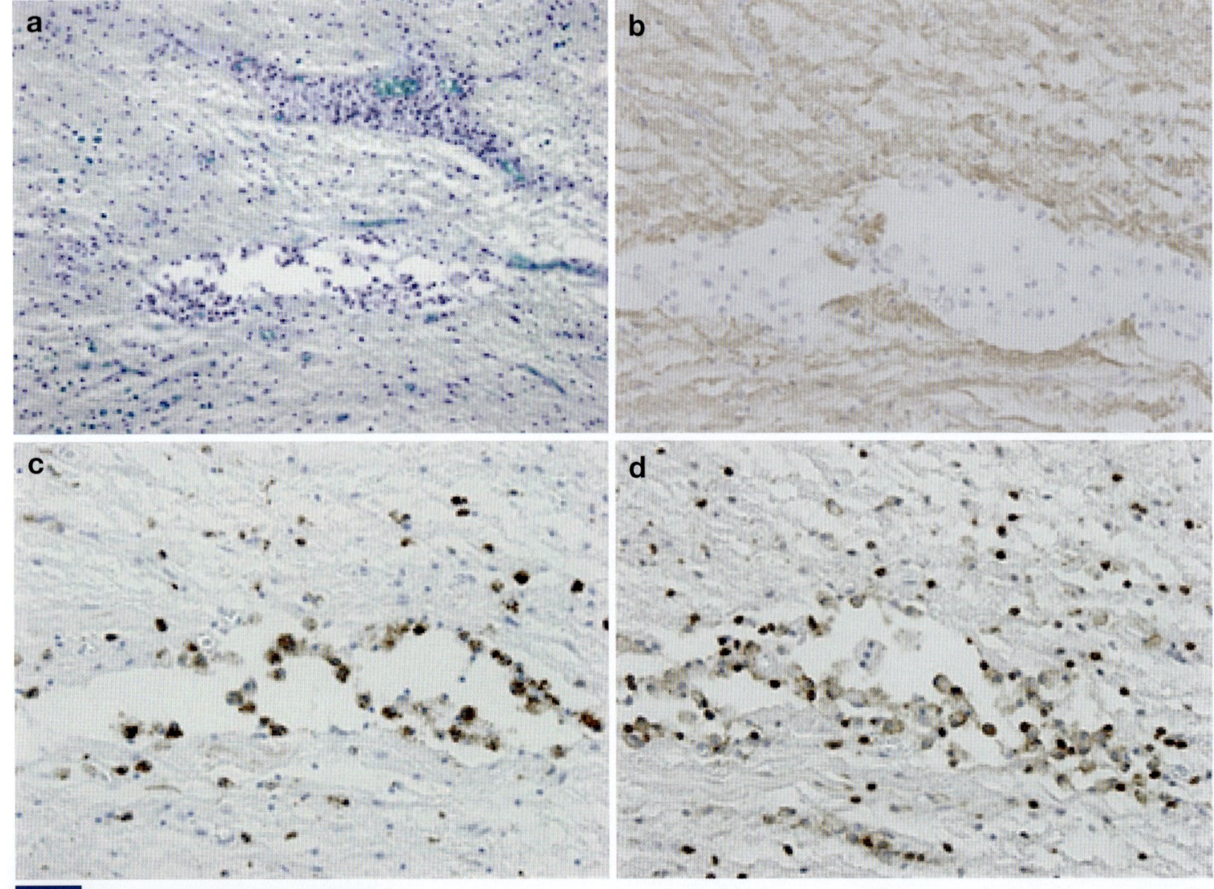

図3　第3頸髄側索の小壊死巣

a　小壊死巣と小血管周囲の細胞浸潤がみられ，その周辺の髄鞘は脱落している．Klüver-Barrera 染色．
b　壊死周囲組織のグリオーシス．GFAP 免疫染色．
c　macrophage が壊死巣内に主に認められる．CD68 免疫染色．
d　浸潤リンパ球は T 細胞が主体である．UCHL 免疫染色．

（国立病院機構鈴鹿病院脳神経内科　酒井素子先生提供）

文献 | Reference

1）Akman-Demir G, Serdaroglu P, Tasçi B：Clinical patterns of neurological involvement in Behçet's disease：evaluation of 200 patients. The Neuro-Behçet Study Group. *Brain* **122**：2171-2182, 1999
2）Bitik B, Ucar M, Tezcan ME, et al：Transverse myelitis in Behçet's disease：a series of four cases and review of the literature. *Clin Exp Rheumatol* **31**：20-24, 2013
3）Fukae J, Noda K, Fujishima K, et al：Subacute longitudinal myelitis associated with Behcet's disease. *Intern Med* **49**：343-347, 2010
4）水木信久：Behçet 病の疾患感受性遺伝子．医学のあゆみ **215**：11-17，2005
5）大浜栄作，生田房弘：Neuro-Behçet 病．脊椎脊髄 **2**：89-92，1989
6）太田晃一：神経ベーチェット病．脊椎脊髄 **14**：436-439，2001
7）酒井素子，小長谷正明，橋詰良夫：免疫学的な脊髄疾患，神経 Behcet 病．脊椎脊髄 **20**：961-964，2007
8）Sato T, Ouchi H, Shimbo J, et al：Coexistence of amyotrophic lateral sclerosis with neuro-Behçet's disease presenting as a longitudinally extensive spinal cord lesion：clinicopathologic features of an autopsied patient. *Neuropathology* **34**：185-189, 2014
9）吉田眞理：膠原病における神経病理，中枢神経．日内会誌 **99**：1845-1852，2010

第 VI 章 脱髄疾患・代謝疾患・中毒

1 多発性硬化症

多発性硬化症（multiple sclerosis；MS）は中枢神経系の慢性炎症性脱髄疾患であり，時間的，空間的に多発する病巣を示すという他の神経疾患とは異なる特徴をもつ．脱髄疾患として多発性硬化症との異動が問題となってきた視神経脊髄炎では近年，抗aquaporin抗体の発見により多発性硬化症とは病態が異なることが報告され注目されている[2]．多発性硬化症においても脊髄は病変の好発する部位であり脊髄病変の特徴を理解することは臨床的にも重要である．現在まで多発性硬化症の脊髄病変は視神経脊髄炎のそれと厳密に区別されずに記載されてきた傾向があり，今後は抗aquaporin抗体による免疫染色を加えて区別して検討していくことが必要である[8]．本項では以上のことを踏まえて多発性硬化症の脊髄の病理所見を中心に臨床・病理像を概説する．

臨　床

欧米では若年成人を侵す神経疾患として頻度の高い疾患であり，人口10万対の有病率は50前後であるが，日本では人口10万対の有病率は8〜9程度と推定されている．多発性硬化症は大部分が急性発症し，再発・寛解を示すが，発症時から慢性進行性の経過をとるものを一次性慢性進行型とし，再発寛解期に続いて慢性進行型の経過をとるものを二次性慢性進行型とする．発病や再発の誘因としては，感染症，過労，ストレス，出産後などが指摘されている．多発性硬化症の経過中にみられる症状は視力障害，複視，小脳失調，四肢の麻痺，感覚障害，膀胱直腸障害，歩行障害などであり，病変の部位によって異なる．厚生労働省研究班による多発性硬化症の診断基準として，①中枢神経内の2つ以上の病巣に由来する症状がある（空間的多発性），②症状の寛解や再発がある

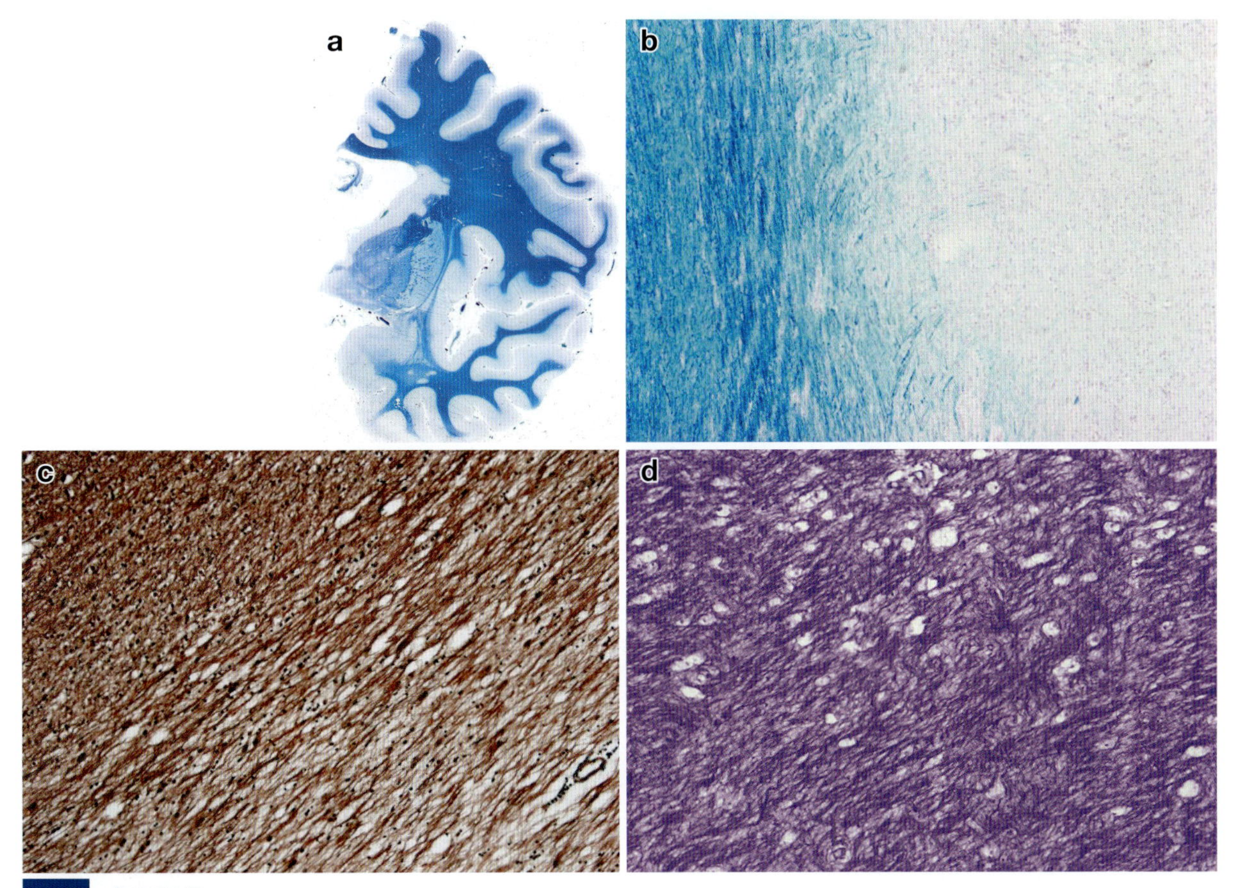

図1 病理所見

a 基底核を通る前額断面の髄鞘染色．側脳室に接した白質に境界明瞭な脱髄巣を認める．Klüver-Barrera染色．
b 髄鞘染色で境界明瞭な髄鞘脱落を認める．Klüver-Barrera染色．
c 脱髄巣の軸索は比較的よく残存している．Bodian染色．
d 脱髄巣には著明な線維性グリオーシスを認める．Holzer染色．

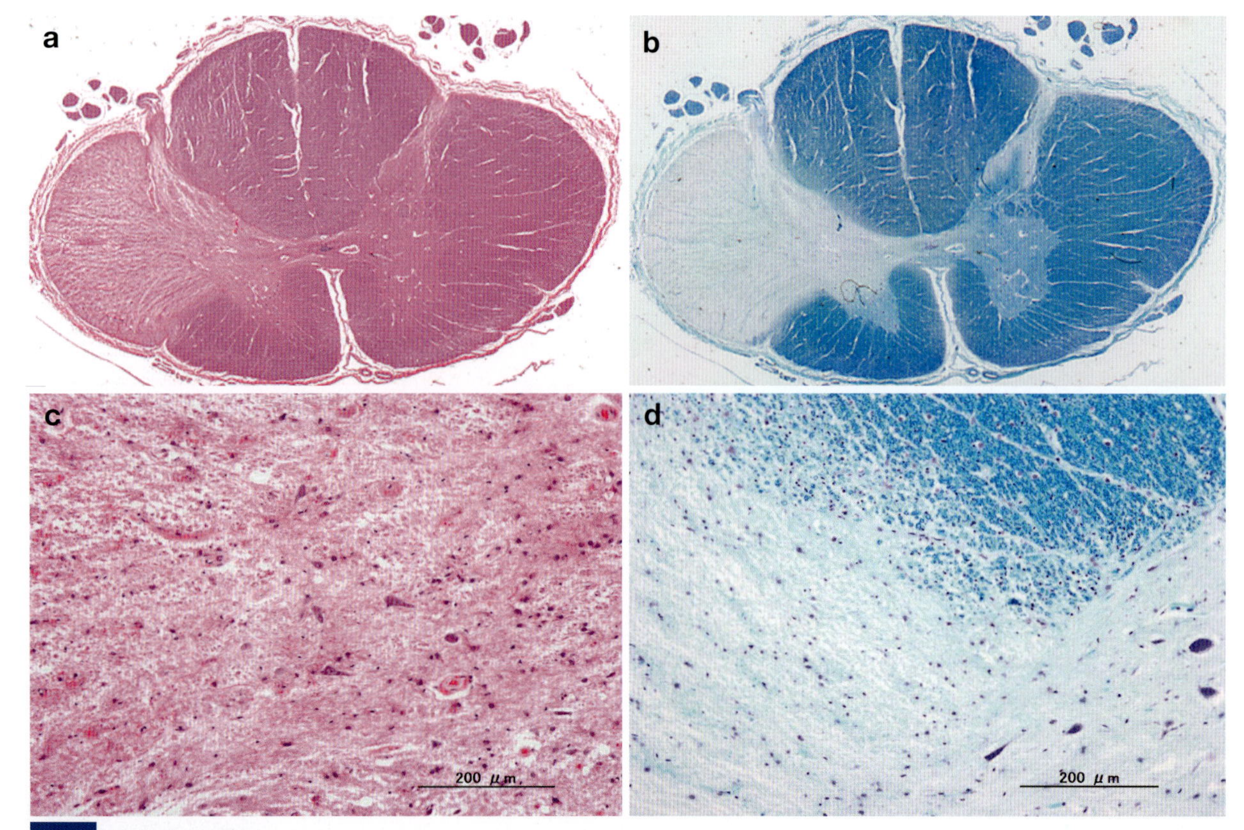

図2 脊髄病理所見

a 第3頸髄のH.E染色．側索に病変を認めるが，脊髄の形態は変形がない．
b 第3頸髄のKlüver-Barrera染色．側索から灰白質に及ぶ境界明瞭な髄鞘脱落を認める．
c 脱髄巣のH.E染色．反応性astrocyteの増殖を認める．
d 脱髄巣のKlüver-Barrera染色．髄鞘脱落を明瞭に認める．

(時間的多発性)，③腫瘍や血管障害，その他の神経疾患の神経症状と鑑別しうること，検査所見として脳脊髄液のオリゴクロナールバンドが陽性となることが挙げられている[4]．脳MRI上での多発性硬化症の診断基準として3個以上の脳病巣があり，そのうちの一つは側脳室に接していることとしている[5]．画像上でも時間的，空間的多発性病変の証明が必要で，特徴的な画像所見としてovoid lesion（病巣が卵円形で，卵の長軸が側脳室に垂直である）や，open ring sign（脱髄巣の造影効果が一部で途切れている）などが指摘されている．脊髄ではT2強調画像で3 mm以上，ただし2椎体には及ばず，頸髄の後索，側索に好発し，病変が水平断像で脊髄面積の半分以下でmass effectを伴わないなどが挙げられている．

病　理

多発性硬化症の病巣には，リンパ球やmacrophageの浸潤があり，炎症機序により脱髄が起こると考えられている．HLAクラスⅡ抗原などの遺伝的素因，高緯度などの環境的要因，さらに感染因子に対する曝露などのさまざまな要因が分子相同性などの機序を介して最終的に自己免疫状態を惹起していると推定されている．中枢神経系ミエリン構成蛋白に対する細胞性免疫のTH1細胞，TH17細胞と病原性T細胞を制御する調節性細胞のバランスで規定されるものと理解されている．末梢で活性化されたT細胞は血液脳関門を通過し，脳内でミクログリアやmacrophageに提示された自己抗原を再認識し，炎症性サイトカインやケモカインを産生しその結果さまざまな炎症細胞が病変部に動員され炎症性脱髄病変が形成される．一方，ミエリン構成蛋白に対する液性免疫応答も重要な役割を担うことが指摘されている[6,7]．

肉眼的には脳幹部や脊髄の表面から褐色調の境界明瞭な脱髄巣を確認できることがあるが，大脳半球では外表面からは著変を認めない．割面は，側脳室周囲，脳梁，基底核，小脳，脳幹部，脊髄に境界明瞭な地図状の脱髄巣を認め，急性期病変では赤色調で軟らかいが，慢性期では褐色調で線維性グリオーシスのために硬い．基底核，視床，脳幹部，脊髄では白質のみでなく，灰白質も病変部に巻き込まれている．組織学的には血管周囲性にリンパ球とmacrophageの浸潤を認め，髄鞘染色で髄鞘が選択的に脱落し，乏突起膠細胞の数が減少し，軸索が髄鞘に比べて障害が軽く，比較的残存している（**図1**）．灰白質の病変部ではニューロンはよく残存している．血管障害による壊死と異なり，嚢胞を形成することが少なく，ルーペ像で形態の変形が少ないことが特徴である

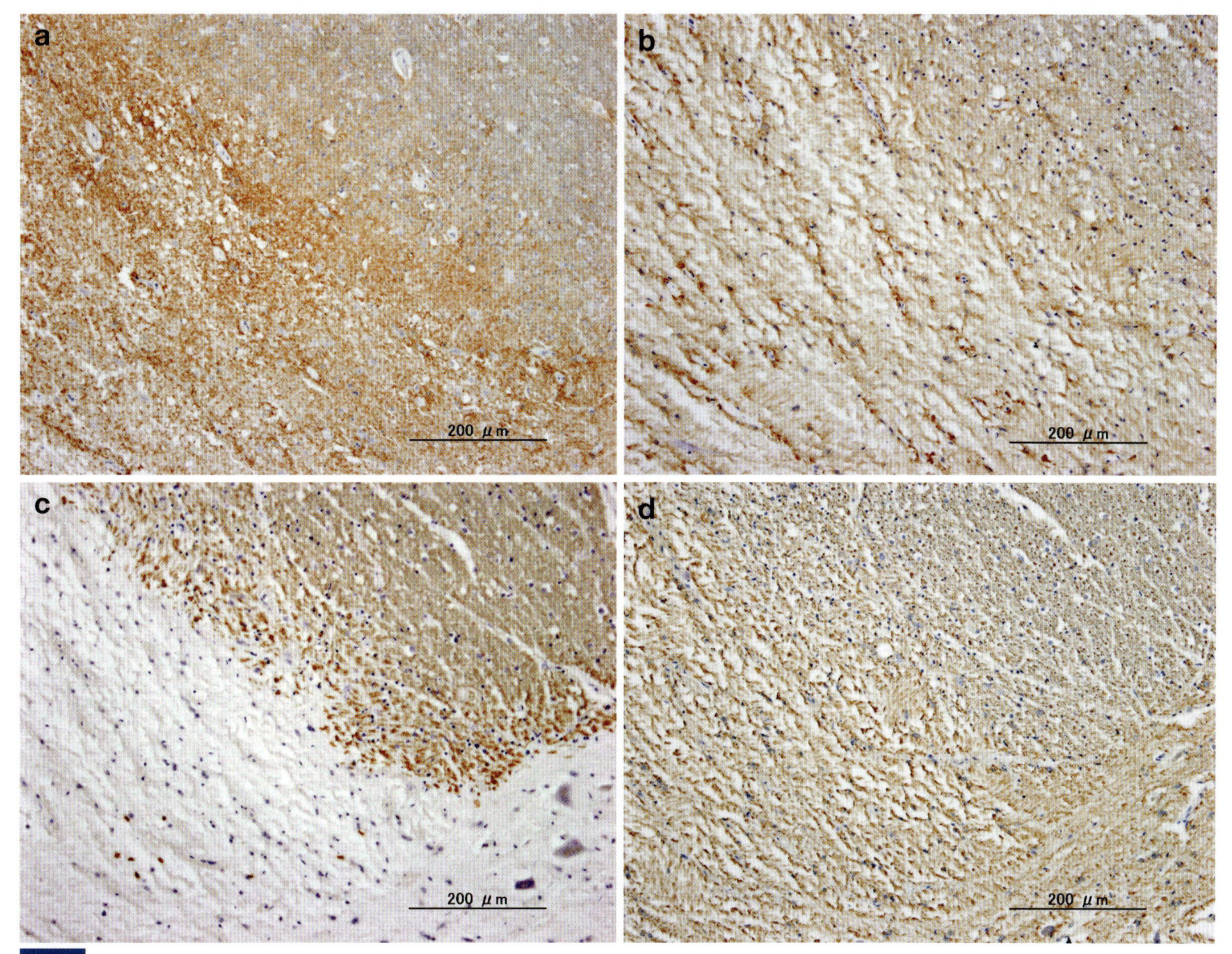

図3 脊髄の脱髄巣の免疫染色

a 抗 aquaporin 抗体による免疫染色．脱髄巣で染色性は保たれている．
b 抗 GFAP 抗体による免疫染色．反応性 astrocyte が陽性を示す．
c 抗 MBP 抗体による免疫染色．脱髄巣は著明な脱落を示す．
d 抗 neurofilament 抗体による免疫染色．脱髄巣でも比較的よく染色性が保たれている．

（**図2**）．脱髄巣は極めて境界明瞭で，脊髄では軟膜直下から広がる病巣が目立つ．陳旧性になると Holzer 染色で線維性グリオーシスを示す．電顕では macrophage による髄鞘層板の解離，貪食，破壊像が確認される．抗 aquaporin抗体による免疫染色では視神経脊髄炎と異なり，脱髄部で染色性は保たれており，抗ミエリン塩基性蛋白（MBP）抗体の染色性は乏しく，抗 GFAP 抗体による染色では反応性 astrocyte の陽性像が認められる[3]．抗 neurofilamant 抗体による染色では神経線維の軸索が髄鞘に比して保たれている（**図3**）[1]．

おわりに

視神経脊髄炎患者の血清中に神経組織の水透過に関与する細胞膜内蛋白である aquaporin に特異的な抗体が発見された．脱髄疾患の中で，従来から多発性硬化症の亜型とされてきた視神経脊髄炎の病態を考えるうえで貴重な発見であり，病因，病理所見，臨床所見，治療法を含め，多発性硬化症との相違点を明確にしていく必要性がある．

文献 Reference

1）橋詰良夫，吉田眞理，三室マヤ：多発性硬化症における脊髄の病理．脊椎脊髄　**23**：651-654，2010
2）Lennon VA, Wingerchuk DM, Kryzer TJ, et al：A serum autoantibody marker of neuromyelitis optica：distinction from multiple sclerosis. *Lancet*　**364**：2106-2112, 2004
3）Misu T, Fujihara K. Kakita A, et al：Loss of aquaporin 4 in lesions of neuromyelitis optica：distinction from multiple sclerosis. *Brain*　**130**：1224-1234, 2007
4）越智博文：多発性硬化症の診断基準：国際基準とわが国の診断基準．吉良潤一（編）：多発性硬化症の診断と治療．新興医学出版社，2008，pp73-80
5）Polman CH, Reingold SC, Edan G, et al：Diagnostic criteria for multiple sclerosis：2005 revisions to the "McDonald Criteria". *Ann Neurol*　**58**：840-846, 2005

6) Tzartos JS, Friese MA, Craner MJ et al：Interleukin-17 production in central nervous system-infiltrating T cells and glial cells is associated with active disease in multiple sclerosis. *Am J Pathol* **172**：146-155, 2008

7) 山村　隆：多発性硬化症の免疫学的発症機序. *Clin Neurosci* **26**：736-739, 2008

8) 吉田眞理：AQP4免疫染色からみたNMOと多発性硬化症神経病理学的再考. *Brain Nerve* **62**：961-974, 2010

2 視神経脊髄炎

視神経脊髄炎（neuromyelitis optica；NMO）は視神経と脊髄を主病変とするアジアに頻度の高い脱髄疾患と考えられており，Devic 病と呼称され，欧米に多い多発性硬化症との違いが従来から問題とされてきた．しかし，2004 年に Mayo Clinic の Lennon らと東北大学の共同研究により，患者に特異的な IgG 抗体が存在すること，次いで 2005 年にその抗体が認識する抗原は aquaporin-4（AQP4）であることが報告されて以来，多発性硬化症と異なる疾患であることが明らかにされ，疾患概念が大きく変化してきている[3,4,5]．

臨　床

NMO の発症年齢は 30～40 歳のことが多く，圧倒的に女性に多い．NMO の脊髄炎では初期には四肢，体幹部のしびれ感や疼痛で発症し，亜急性に症状は進行し対麻痺，膀胱直腸障害を示し，横断性脊髄症による不可逆性対麻痺となる．両側視力障害，失明するほどの視神経炎を示す．画像では MRI T2 強調画像で 3 椎体を超える長い病変が認められ，急性期に脊髄が腫脹し，gadolinium enhancement が認められる[10]．病変は脊髄中心部に認められる．慢性期には脊髄は萎縮を示す．脳脊髄液では細胞数増多，蛋白上昇を認め，オリゴクローナル IgG バンドは陰性であることが多い[12]．

臨床診断基準は Wingerchuk ら[13]により，視神経炎，急性脊髄炎の症候を示し，下記の 3 つの支持基準のうち少なくとも 2 つを満たすものを確定 NMO とすると定義されている．

①3 椎体以上に及ぶ連続的な脊髄 MRI 病変

②MS のための脳 MRI の基準（＊）を満たさない

③NMO-IgG（AQP4 抗体）陽性

＊脳 MRI 基準は Paty の基準（4 個以上の病変，あるいは 3 個の病変がありそのうち 1 個は脳室周囲にある）とする．

病　理

脊髄中心部から灰白質を巻き込んで白質に不規則に広がる病巣が多いこと，軟化壊死が強く嚢胞化をきたすこと，病巣には硝子様に肥厚した血管壁が目立つことが特徴で，末梢の辺縁部に強い多発性硬化症とは分布が異なる．多くの症例では横断面の面積の半分以上が病変で占める．脊髄は急性期には腫大して軟らかくなるが，経過とともに萎縮して細くなる．**図 1**，**図 2**，**図 3** に示すように上下方向で 3 椎体以上の長さで広がる．硝子様肥厚を示す血管壁周囲に IgG，IgM，補体の沈着，好酸球・好中球の浸潤は多発性硬化症の病理とは異なる．視神経では**図 4** に示すように広範な髄鞘脱落を認める．AQP4 の免疫染色では，血管周囲性に染色性が低下し，髄鞘は比較的保たれている（**図 5**）．AQP4 の染色性は，glial fibrillary acidic protein（GFAP）の消失領域を越えて広がる傾向

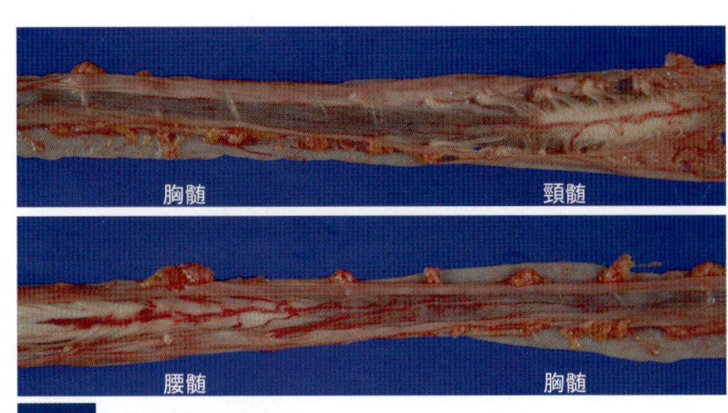

図 1　肉眼病理所見
数髄節にわたり萎縮を示す．

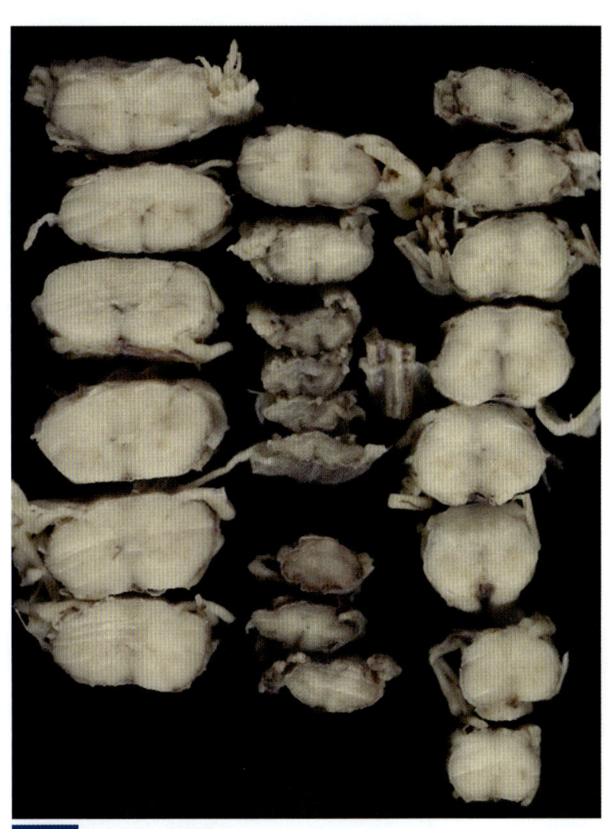

図 2　脊髄の割面
左列は C3～C8，中央は T1～T9，右列は L1～S3．胸髄で著明な萎縮を示す．

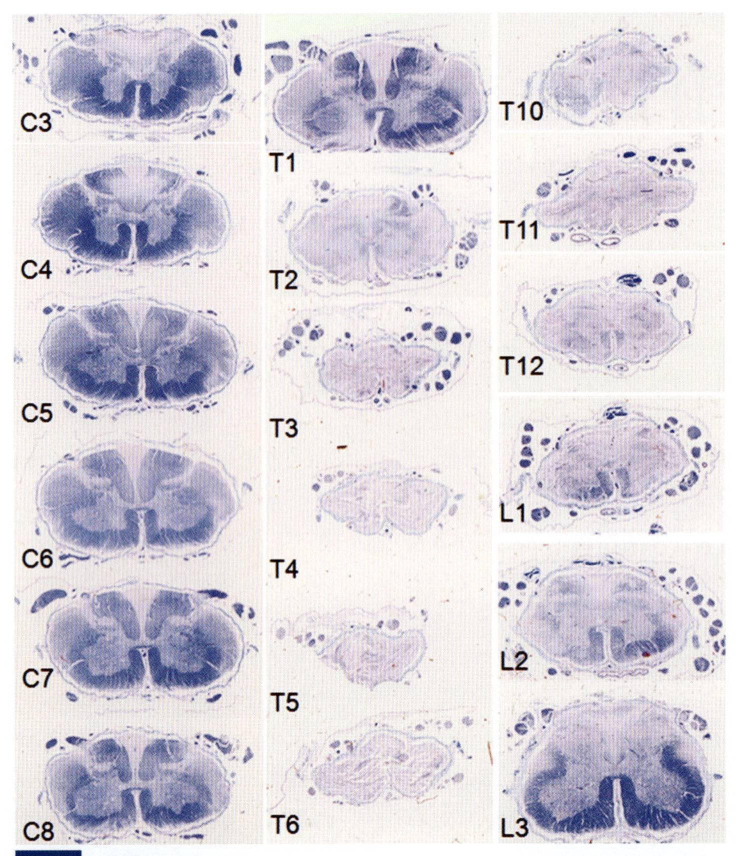

図3　脊髄病理所見

病巣は多髄節に広がり，白質・灰白質の区別なく横断性の変化を示す．Klüver-Barrera 染色．

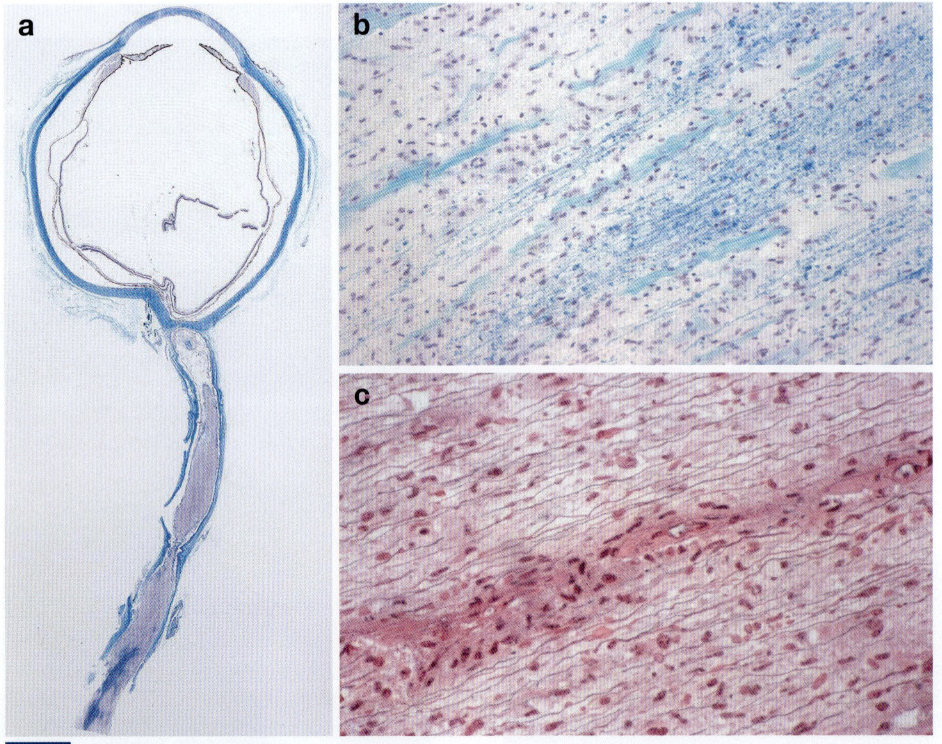

図4　視神経の病理所見

a　眼球と視神経．視神経が眼球直後から全長にわたり髄鞘脱落を示す．Klüver-Barrera 染色．

b　視神経の髄鞘脱落を認める．Klüver-Barrera 染色．

c　視神経の軸索脱落を認める．Bodian 染色．

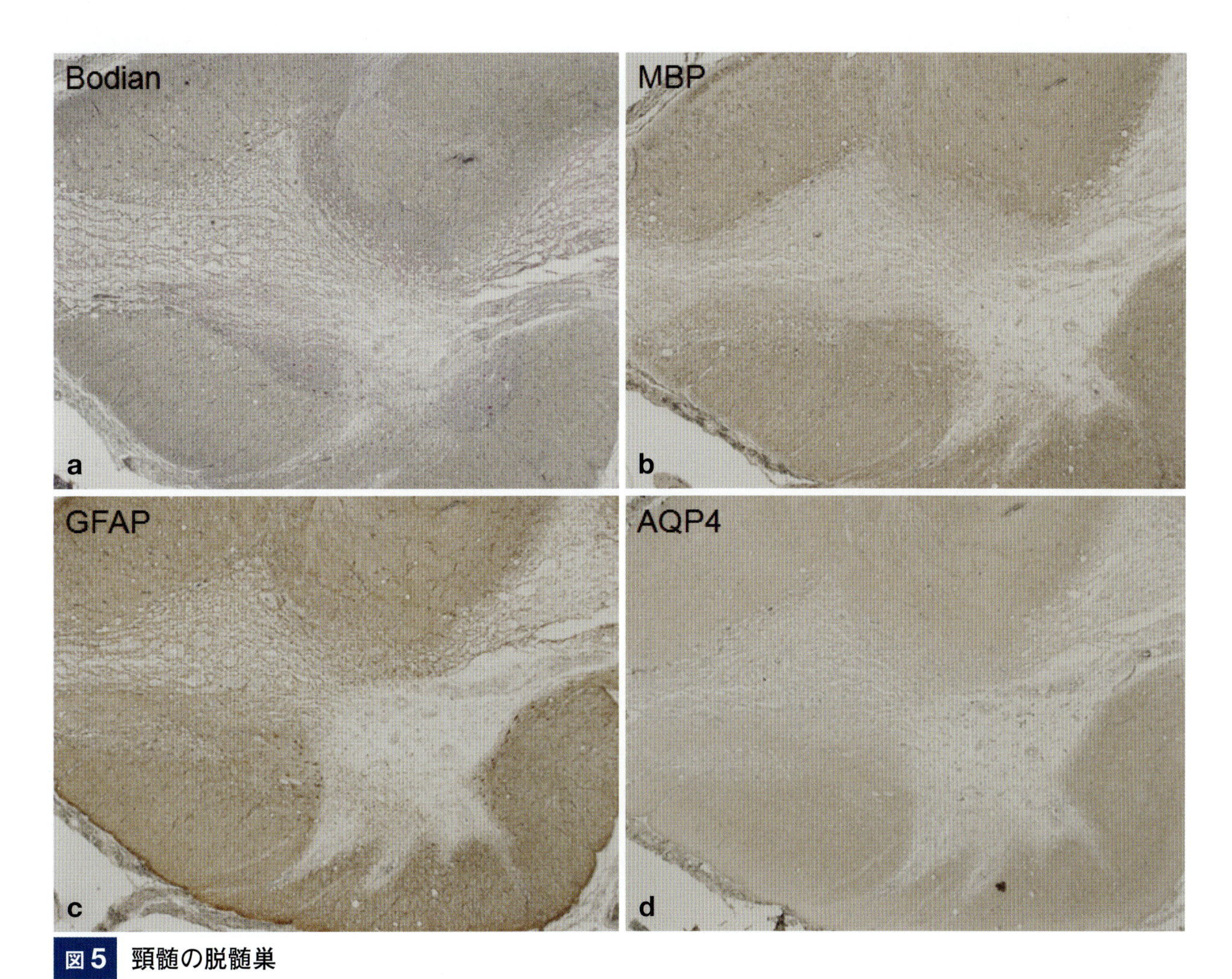

図5 頸髄の脱髄巣

a Bodian 染色，**b** MBP 免疫染色，**c** GFAP 免疫染色，**d** AQP4 免疫染色．
脱髄巣では軸索は保たれ，軟化壊死の強い部位では MBP，GFAP，AQP4 の免疫染色性は消失している．

がある．MBP（myelin basic protein）の染色性は比較的保たれている（**図5**）．Misu ら[6,7]は病変部位を急性炎症期，活動性脱髄期，慢性活動期，非活動期に分類して AQP4，GFAP，MBP の染色性を検討している[8,11]．

NMO は現在，AQP4 を標的抗原とする自己免疫性のアストロサイトパチーと表現されるように種々の astrocyte の形態異常が観察される．胞体が腫大し，空胞を有し，突起は数珠状に腫大を示し，核が濃染して apoptosis の所見を示すものも認められる．macrophage の胞体内に GFAP 陽性構造物が含まれている．

病変部は慢性期になるとグリオーシスを示し，嚢胞（cyst）を形成し，**図1，図2** に示したように萎縮する．病巣部には外傷性脊髄病変や頸椎症などで認められるのと同様の髄鞘再生所見も認められる（**図6**）[2]．

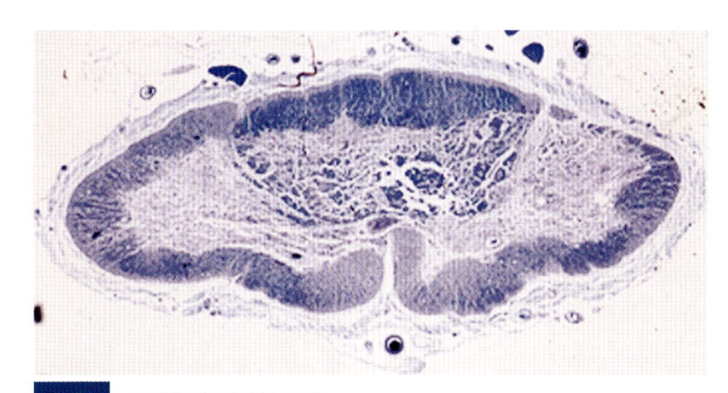

図6 末梢型髄鞘再生

胸髄の脱髄巣における後索の末梢型髄鞘再生．Luxol Fast Blue＋PAS 染色で，再生髄鞘は濃い青色に染色され，緑色調に染色される中枢性の髄鞘とは区別される．

病　態

Lennon ら[4]は患者血清中に大脳・小脳の軟膜，脳室壁，血管周囲に沿って反応する IgG 抗体が存在することを示し，NMO の 33/44 例（75％）にみられることから特異的であり，診断価値の高い抗体であることを報告した．次いで，彼ら[5]は NMO-IgG 認識抗原は AQP4 であることを報告した．AQP4 抗体は NMO-IgG と同じ構造物を認識すること，AQP4 をノックアウトしたマウスの脳組織は NMO-IgG 陽性患者血清で染色されないことを明らかにした．AQP4 はさまざまな組織の細胞形質膜に存在し水分子の輸送にかかわるとされている[15]．AQP4 は astrocyte の突起に広く発現し，本症では前述したように AQP4 を標的抗原とする自己免疫性のアストロサイトパチーと表現されるようになった[1]．

おわりに

長い間，日本では本症と多発性硬化症の類似点，相違点について臨床と病理，病態の面から検討が行われてきたが，AQP4 の発見以来，種々の面から相違点が明らかになってきている[16]．本症では視神経，脊髄に限局せずに特徴的な延髄背側部の脳幹部や視床下部を含む大脳病変も認められることがあり，視神経病変を示さない症例の報告もあり[13]，組織学的にも多発性硬化症との相違も指摘されており，今後のさらなる検討が必要である．

文献 | Reference

1）Lucchinettil CF, Guo Y, Popescu BF, et al：The Pathology of an Autoimmune Astrocytopathy：Lessons, Learned from Neuromyelitis Optica. *Brain Pathol* **24**：83-97, 2014
2）橋詰良夫，吉田眞理，三室マヤ：視神経脊髄炎の病理．脊椎脊髄 **23**：813-816，2010
3）糸山泰人：視神経脊髄型多発性硬化症（OSMS）から視神経脊髄炎（NMO）への疾患概念の変遷．脊椎脊髄 **23**：730-736，2010
4）Lennon VA, Wingerchuk DM, Kryzer TJ, et al：A serum autoantibody marker of neuromyelitis optica：distinction from multiple sclerosis. *Lancet* **364**：2106-2112, 2004
5）Lennon VA, Kryzer TJ, Pittock SJ, et al：IgG marker of optic-spinal multiple sclerosis binds to the aquaporin-4 water channel. *J Exp Med* **202**：473-477, 2005
6）Misu T, Fujihara K, Kakita A, et al：Loss of aquaporin 4 in lesions of neuromyelitis optica：distinction from multiple sclerosis. *Brain* **130**：1224-1234, 2007
7）三須建郎，藤原一男，糸山泰人：NMO の病理学的特徴．脊椎脊髄 **23**：757-763，2010
8）李 振新，汪 寅，呂 傳眞，他：急性の経過を示し死亡した 10 歳男児の Neuromyelitis optica（Devic 病）．脊椎脊髄 **17**：697-701，2004
9）Roemer SF, Parisi JE, Lenonn VA, et al：Pattern-specific loss of aquaporin-4 immunoreactivity distinguisches neuromyelitis optica from multiple sclerosis. *Brain* **130**：1194-1205, 2007
10）清水優子：NMO の脊髄・頭部 MRI．脊椎脊髄 **23**：749-755，2010
11）Sinclair C, Kirk J, Herron B, et al：Absence of aquaporin-4 expression in lesions of neuromyelitis optica but increased expression in multiple sclerosis lesions and normal-appearing white matter. *Acta Neuropathol* **113**：187-194, 2007
12）田中正美，高坂雅之，田中恵子：NMO の臨床．脊椎脊髄 **23**：743-748，2010
13）Wingerchuk DM, Lennon VA, Pittock SJ, et al：Revised diagnostic criteria for neuromyelitis optica. *Neurology* **66**：1485-1489, 2006
14）山田勢至，大喜多賢治，櫻井圭太，他：視神経炎を呈さなかった視神経脊髄炎類縁疾患（neuromyelitis optica spectrum disorders：NMOSD）の 1 剖検例．診断病理 **31**：19-24，2014
15）安井正人：中枢神経におけるアクアポリン 4（AQP4）の役割．脊椎脊髄 **23**：737-741，2010
16）吉田眞理：AQP4 免疫染色からみた NMO と多発性硬化症神経病理学的再考．*Brain Nerve* **62**：961-974，2010

3 急性散在性脳脊髄炎（ADEM）

急性散在性脳脊髄炎（acute disseminated encephalomyelitis；ADEM）は組織学的に静脈周囲性脱髄を特徴として，臨床的には急性，単相性の経過を示す脳脊髄炎であり，脊髄にも病変が広がる．臨床的には急性の多発性硬化症や視神経性脊髄炎との区別が問題となることがある．ADEM の大脳の組織学的変化は詳細な検索がされているが，脊髄の病理所見については十分な記載が乏しい[4]．

臨　床

2007 年に International Pediatric MS study group（IPMSSG）[1]により ADEM が定義された．それによると，急性，亜急性の発症で，多巣性の中枢神経病変による症状と急性脳症の所見を示し，種々の程度の意識障害や髄膜刺激症状を示すこと，MRI の FRAIR 画像（fluid attenuated inversion recovery image）や T2 強調画像で多巣性，両側性の病変がテント状，テント下の白質に広がり，基底核，視床，脊髄に病変を認めることが特徴的であり，他の原因が除外されるものとされている．ADEM は原因が特定できない特発性，マイコプラズマ肺炎や流行性耳下腺炎（mumps），インフルエンザなどの感染後，インフルエンザワクチンなどのワクチン接種後に発症するものに分類される．ADEM はどの年齢にも発症するが，小児に多い．臨床的には運動，感覚障害，小脳失調，脳幹症状，脊髄症状などの多巣性病変による多彩な神経症状を示す．脳脊髄液検査では，単核球優位の細胞数増多，蛋白増加，myelin basic protein の高値が認められる．大部分は単相性の経過を示すが，再発を示す場合には多発性硬化症や，視神経脊髄炎との鑑別が問題となる．

病理と病態

ADEM の急性期の肉眼的病理所見の特徴は浮腫であり，病変が脳幹部や脊髄で強い場合には脳幹部と脊髄の浮腫を認め，点状出血を認めることもある．組織学的には，静脈周囲性の脱髄で（**図 1，図 2**），大脳白質に主体があるが，皮質深層にも認められる．脊髄や脳幹部などでは軟膜直下に小脱髄巣の形成を認める（**図 3**）．脊髄では辺縁部に脱髄巣が広がる傾向がある．くも膜下腔には軽度のリンパ球浸潤を認める．小静脈はうっ血を示し，周囲には多数の macrophage の浸潤とリンパ球などの小円形細胞浸潤を認める（**図 4**）．血管壁は変化の強いものでは壁の壊死やフィブリンの滲出を認める．血管周囲には脱髄巣が形成される．macrophage の胞体内には，Luxol-fast blue が陽性の破壊された髄鞘を認める．軸索も障害を受け，球状に腫大する軸索を病巣内に認める．原則的に静脈周囲性の脱髄巣は非融合性であるが，融合性病変をきたすものでは多発性硬化症との区別が難しくなる[2,3,5]．

ADEM の脳から病原体は確認されず，組織学的にも通常のウイルス感染症の像とは異なり，直接の病原体による感染症ではない．実験的アレルギー性脳脊髄炎と共通の自己免疫現象が作用しており，ワクチン接種後の ADEM では接種されたワクチン成分に対して，感染後の ADEM では病原体と神経組織の分子相同性により獲得性免疫反応が生じるものと考えられている．静脈周囲に浸潤するリンパ球は CD4 陽性の T 細胞であり，産生されたサイトカインによりミクログリア，macrophage が活性化され，乏突起膠細胞や髄鞘を障害すると考えられてい

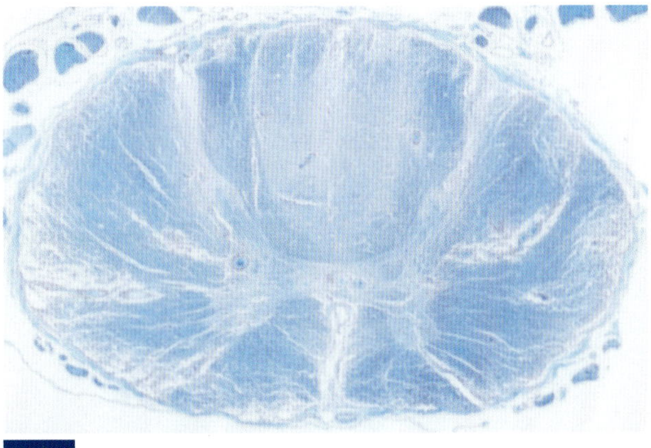

図 1　上部胸髄横断面
脊髄白質に血管周囲性の髄鞘脱落と後索の淡明化を認める．Klüver-Barrera 染色．

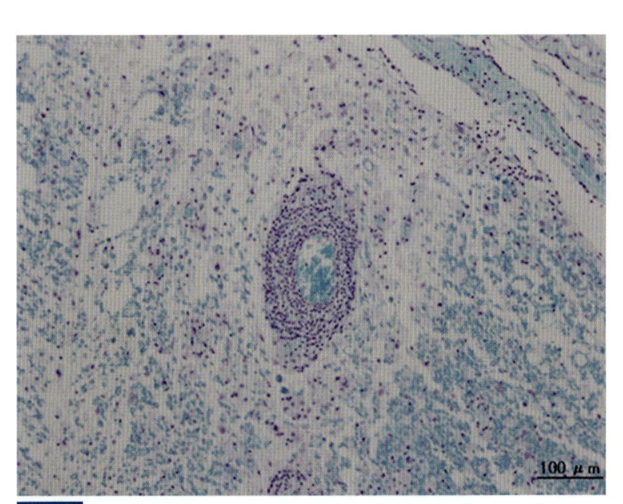

図 2　脊髄白質の小静脈周囲性の髄鞘脱落と炎症細胞浸潤
Klüver-Barrera 染色．

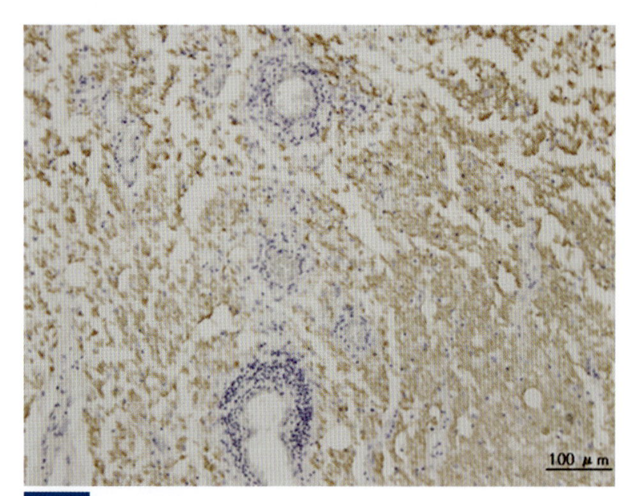

図3　小脱髄巣

小脱髄巣では軸索は比較的保たれている．抗リン酸化 neurofilament 抗体免疫染色．

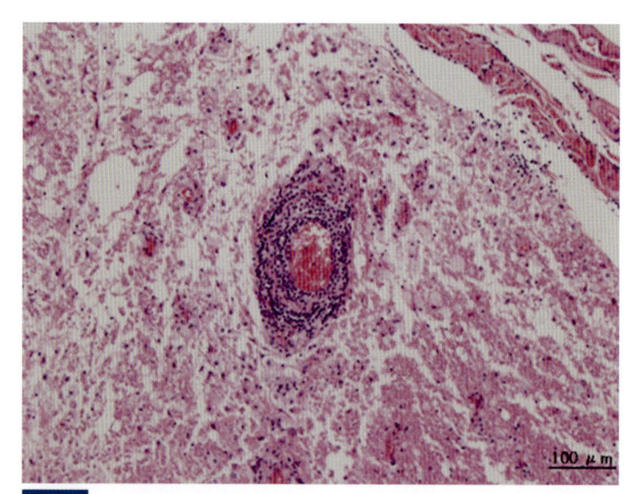

図4　小静脈周囲の小型のリンパ球，macrophage の出現

H.E 染色．

る．またウイルスやその他の外来性抗原による自然免疫系の活性化も想定されている．

おわりに

ADEM，MS，視神経脊髄炎とも病変は脊髄を侵す疾患であり，その病理像の違いを正確に理解して病態を考える必要があるが，剖検例での脊髄の詳細な検索は症例数が多くないことからまだ不十分である．今後も臨床所見，画像と合わせた病理像の解析が必要である．

文献 | Reference

1）Krupp LB, Banwell B, Tenembaum S for the International Pediatric MS Study Group：Consensus definitions proposed for pediatric multiple sclerosis and related disorders. *Neurology* **68**：S7-12, 2007

2）Marchioni E, Ravaglia S, Piccolo G, et al：Postinfectious inflammatory disorders：subgroups based on prospective follow-up. *Neurology* **65**：1057-65, 2005

3）Sobel RA, Moore GRW：Demyelinating diseases. In：Love S, Louis DN, Ellison DW, editors. Greenfield's neuropathology, 8th ed. London, Hodder Arnold, 2008, pp1513-1608

4）吉田眞理，三室マヤ，榊原聡子，他：急性散在性脳脊髄炎の脊髄の病理．脊椎脊髄 **24**：167-171，2011

5）Young NP, Weinshenker BG, Parisi JE, et al：Perivenous demyelination：association with clinically defined acute disseminated encephalomyelitis and comparison with pathologically confirmed multiple sclerosis. *Brain* **133**：333-348, 2010

4 Alexander 病

Alexander 病は，1949 年に Alexander[1]によって初めて報告された進行性白質変性症である．その原因としては，2001 年に Brenner ら[2]が 17q21 に存在する glial fibrillary acidic protein（*GFAP*）遺伝子変異によることを報告した．本症は astrocyte 内に GFAP と熱ショック蛋白が過剰に蓄積し，その機能が障害されて生じる疾患である．病理学的には Rosenthal fiber と呼ばれる好酸性の封入体が大脳白質や軟膜下にびまん性に出現し，かつ広範な脱髄を伴う特徴的な所見を呈する疾患である．本項では Alexander 病の臨床と神経病理学的所見，特に脊髄病変について概説する．

臨　床

発症年齢および症状から乳児型，若年型，成人型の 3 病型に分類される．

乳児型は本症の基本で，頻度が最も高く，出生時から 2 歳頃に発症する．痙攣，精神運動遅滞，大頭症を示し，進行性の経過をとり，生命予後は不良である．若年型は 2 歳頃から 10 歳代に発症し，嚥下障害，構音障害などの球麻痺症状が特徴的で，大頭症が目立たず，運動機能障害や精神衰退は乳児型に比べて軽い．成人型は 10 歳代から中年期，さらには老年期に発症し，若年型と似た症状を呈するが，球麻痺症状，口蓋ミオクローヌス，錐体路徴候，小脳性運動失調がみられる．

本症に特異的な検査所見はないが，脳脊髄液の GFAP が高値を示すという報告がある．脳波では前頭部優位の徐波や突発性異常波を認める場合がある．Alexander 病の診断には MRI が極めて有力な手段である．両側前頭葉から頭頂葉の白質病変で T2 強調画像で高信号を示し，進行期では萎縮と嚢胞形成を認める．大脳皮質下の U 線維

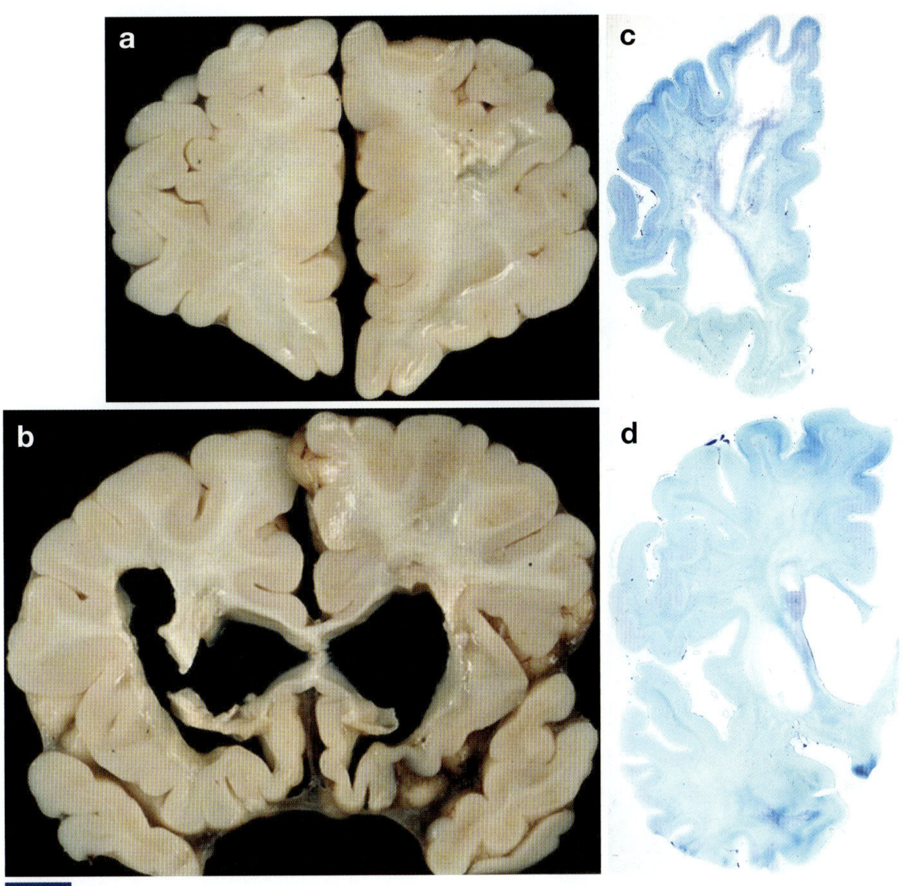

図 1　脳病理所見

a，b　乳児型 Alexander 病の大脳半球の前額断．大脳白質は陥凹し，空洞形成を認める．

c，d　乳児型 Alexander 病の前額断の髄鞘染色．大脳白質の髄鞘染色性の低下と脳梁の菲薄化，側脳室の拡大を認める．髄鞘脱落は前頭葉に強く，U 線維の染色性低下と白質の空洞形成も認める．Klüver-Barrera 染色（×0.92）．

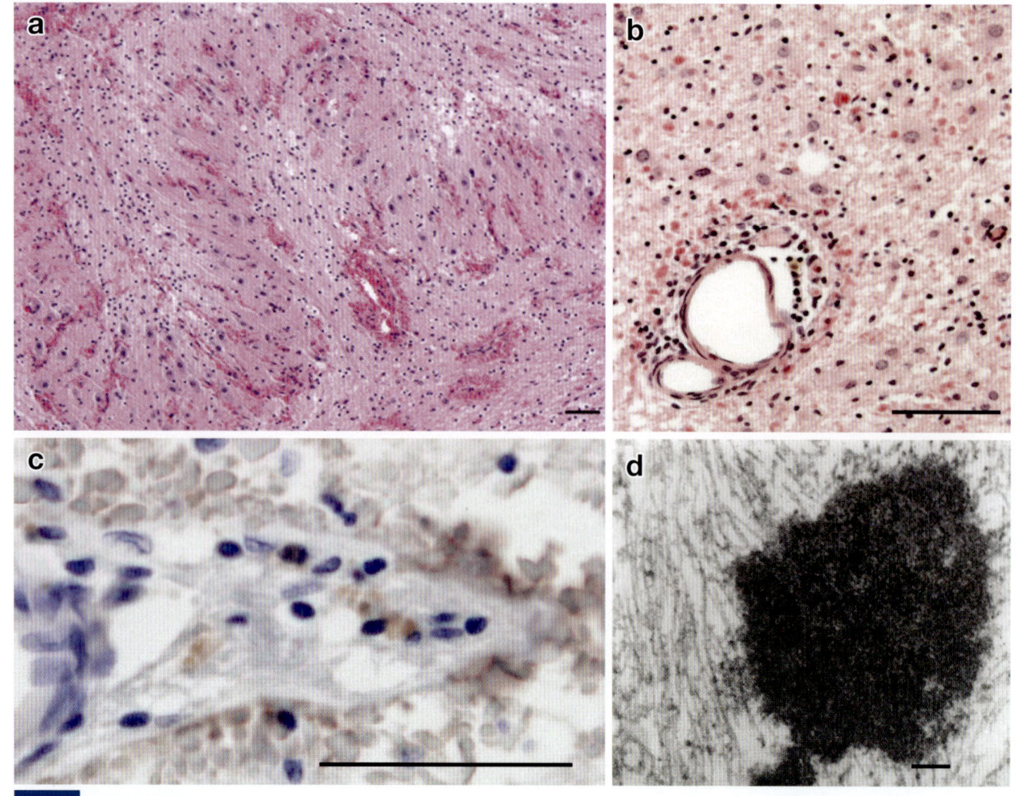

図2 病理所見

a 下オリーブ核の血管周囲性の Rosenthal fiber の出現と血管内皮の腫大を認める．H.E 染色．Scale bar：50 μm.

b 大脳白質の血管周囲性の Rosenthal fiber の出現を認める．H.E 染色．Scale bar：50 μm.

c Rosenthal fiber は免疫染色で αB-crystallin 抗体陽性である．Scale bar：50 μm.

d Rosenthal fiber の電顕像．astrocyte 胞体内の glial filament が集簇する部位に，電子密度の高い微細顆粒状物質からなる小体として観察される．Scale bar：10 μm.

も障害される．他に脳室周囲の異常信号，基底核・視床・脳幹の病変が指摘されている．しかし成人型では大脳白質の変化は目立たず，著明な延髄と脊髄の萎縮，髄内の T2 強調画像での高信号が特徴とされる．成人型の Alexander 病では K63，V87，E210，E223，R276，R416，D78，Y257 における *GFAP* 遺伝子変異が報告されている[6,7,8]．

病　理

乳児型のほとんどの症例では脳重量の増加がみられ，巨脳症を示す．病理所見では，肉眼的に大脳半球白質が陥凹し，軟らかく脳室拡大を示す．しばしば実質が崩壊し空洞形成を示す（**図 1a，b**）．組織学的には，大脳白質の広範な髄鞘脱落を示し，U 線維も障害される（**図 1c，d**）．病変が高度な部位では軸索も脱落し組織が疎となる．白質病変は前頭葉優位で，脳梁も萎縮する．内包，脳幹部，小脳病変は軽い．Rosenthal fiber は astrocyte の細胞質とその突起内に認められる封入体である（**図 2**）．幅 0.5～2.5 μm，全長は約 10～200 μm で，形状は棍棒状，ソーセージ状の好酸性の構造物である．主要構成成分は，GFAP，熱ショック蛋白〔αB-crystallin（**図 2c**），heat shock protein 27〕および ubiquitin であることが知られている．Rosenthal fiber は大脳白質を中心に認められ，血管周囲に放射状に集積する傾向がある（**図 2a，b**）．軟膜下や灰白質の血管周囲および脳室上衣下にも多量にみられる．電子顕微鏡では，astrocyte の細胞質内に存在するオスミウム酸に濃染する微細顆粒状物質からなる不定形な小体として観察され，glial filament に囲まれている（**図 2d**）．

成人型では病変が延髄と脊髄に強調され，特に延髄の著明な萎縮が強く，錐体などの限局性の組織崩壊が認められる．Rosenthal fiber の出現は乳児型に比べて少なく，注意深い観察が必要である[3,4,5]．

脊髄病変

Alexander 病における脊髄病変については，剖検例が少ないこともあり，十分な検索がなされていない．成人型では，画像上で著明な脊髄萎縮が確認され，剖検でも脊髄は横断面の面積が小さい．延髄錐体に限局性病巣を示す症例では錐体路の下行変性を認める．本項では乳児型の症例の脊髄病理所見を示す．Rosenthal fiber は，脊髄の軟膜直下に極めて多数が形成され，白質の血管周囲性に多数が認められ，一部の軟膜直下の白質では髄鞘が脱落

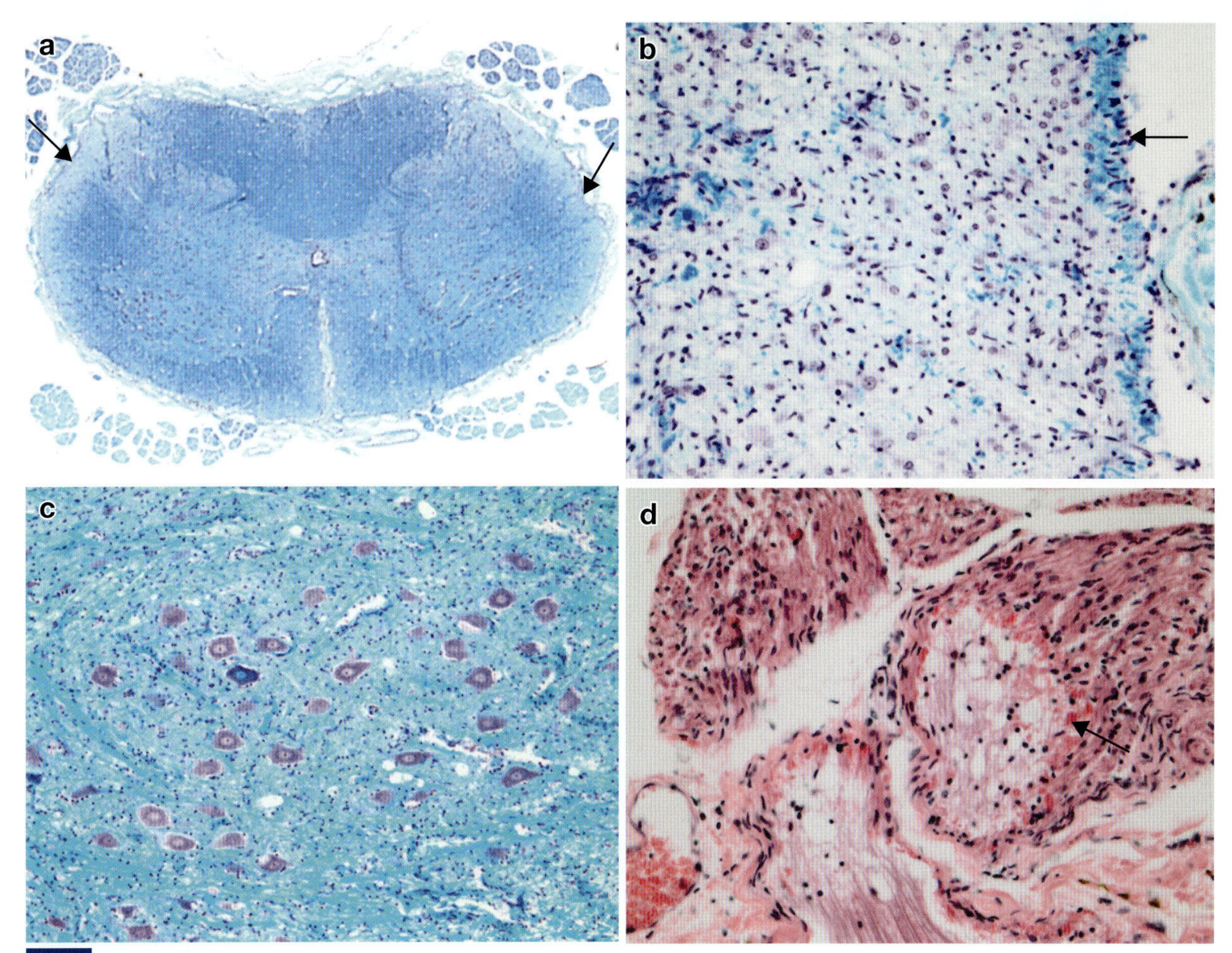

図3 脊髄病理所見

a 第4腰髄の横断面．脊髄は萎縮し，軟膜直下で側索の髄鞘脱落を認める（矢印）．Klüver-Barrera 染色（×10）．
b 側索の軟膜に接して多数の Rosenthal fiber を認め（矢印），白質の髄鞘脱落を認める．Klüver-Barrera 染色．
c 仙髄の前角には著明な Rosenthal fiber が出現し，軽度の神経細胞脱落を認める．Klüver-Barrera 染色．
d 後根の末梢神経と中枢神経の線維の移行部で，中枢側に多数の Rosenthal fiber の出現を認める（矢印）．H.E 染色．

して組織が疎となっている（**図3a，b**）．多くのレベルでは脊髄灰白質のニューロンは比較的よく保たれているが，Rosenthal fiber の出現の強い部位では脊髄前角の神経細胞脱落が認められる（**図3c**）．末梢神経である神経根には著変を認めないが，中枢神経と末梢神経の移行部では中枢側に多数の Rosenthal fiber の出現を認める（**図3d**）．

おわりに

本症は2001年に *GFAP* 遺伝子変異の発見により，乳児型から成人型まで幅広いスペクトラムをもつ同一疾患であることが判明した．しかし *GFAP* 遺伝子異常に基づく astrocyte の機能不全からどのような機序で脱髄および髄鞘変性が生じるか，同じ遺伝子異常でありながらなぜ乳児型と成人型では大きく臨床病理像が異なるかなど，十分に解明されていない点も数多く残されている．また脊髄病変に関してもその症状と病理所見についての検討は少ない．特に成人型では延髄から脊髄の萎縮が特徴とされており，今後は多数例を用いた脊髄の病理組織所見の詳細な検討が期待される．

文献 Reference

1) Alexander WS：Progressive fibrinoid degeneration of fibrillary astrocytes associated with mental retardation in a hydrocephalic infant. *Brain* **72**：373-381, 3 pl, 1949
2) Brenner M, Johnson AB, Boespflug-Tanguy O, et al：Mutations in GFAP, encoding glial fibrillary acidic protein, are associated with Alexander disease. *Nat Genet* **27**：117-120, 2001
3) 橋詰良夫，吉田眞理，三室マヤ：Alexander 病における脊髄の病理．脊椎脊髄 **23**：983-986，2010
4) 三室マヤ，吉田眞理，橋詰良夫：Alexander 病の病理．神経内科 **69**：204-209，2008
5) 中野今治：臨床医のための神経病理，Alexander 病．*Clin Neurosci* **27**：722-723，2009
6) Namekawa M, Takiyama Y, Honda J, et al：Adult-onset Alexander disease with typical "tadpole" brainstem atrophy and unusual bilateral basal ganglia involvement：a case report and review of the literature. *BMC Neurol* **10**：21-26, 2010

7）大成圭子，辻　貞俊：Alexander 病の臨床　成人例．神経内科　**69**：227-231，2008
8）Stumpf E, Masson H, Duquette A, et al：Adult Alexander disease with autosomal dominant transmission：a distinct entity caused by mutation in the glial fibrillary acid protein gene. *Arch Neurol*　**60**：1307-1312, 2003

5 副腎白質ジストロフィー

副腎白質ジストロフィー（adrenoleukodystrophy；ALD）はX連鎖性劣性遺伝性の脱髄疾患で，ペルオキシソーム病の一つとして位置づけられている．大脳白質に進行性の広範な脱髄を示す疾患として，かつてはSchilder病と呼ばれることが多かった．生化学的異状としてIgarashiらにより本症では炭素数25，26などの極長鎖飽和脂肪酸を有するコレステロールエステルの蓄積が見いだされた[4)]．その後，1993年になり病因遺伝子（*ALD* 遺伝子；*ABCD1* 遺伝子）が単離され，遺伝子産物（ALD蛋白；ALDP ABCD1）がペルオキシソームに存在することが確認されている[1,8)]．一方，臨床的にはALDには原発性Addison病と緩徐進行性の痙性対麻痺を主症状とする副腎脊髄ニューロパチー（adrenomyeloneuropathy；AMN）と呼ばれるALDの亜型の存在が指摘されている[5,7,12)]．本項ではALDやAMNにおける脊髄の病理所見について概説する．

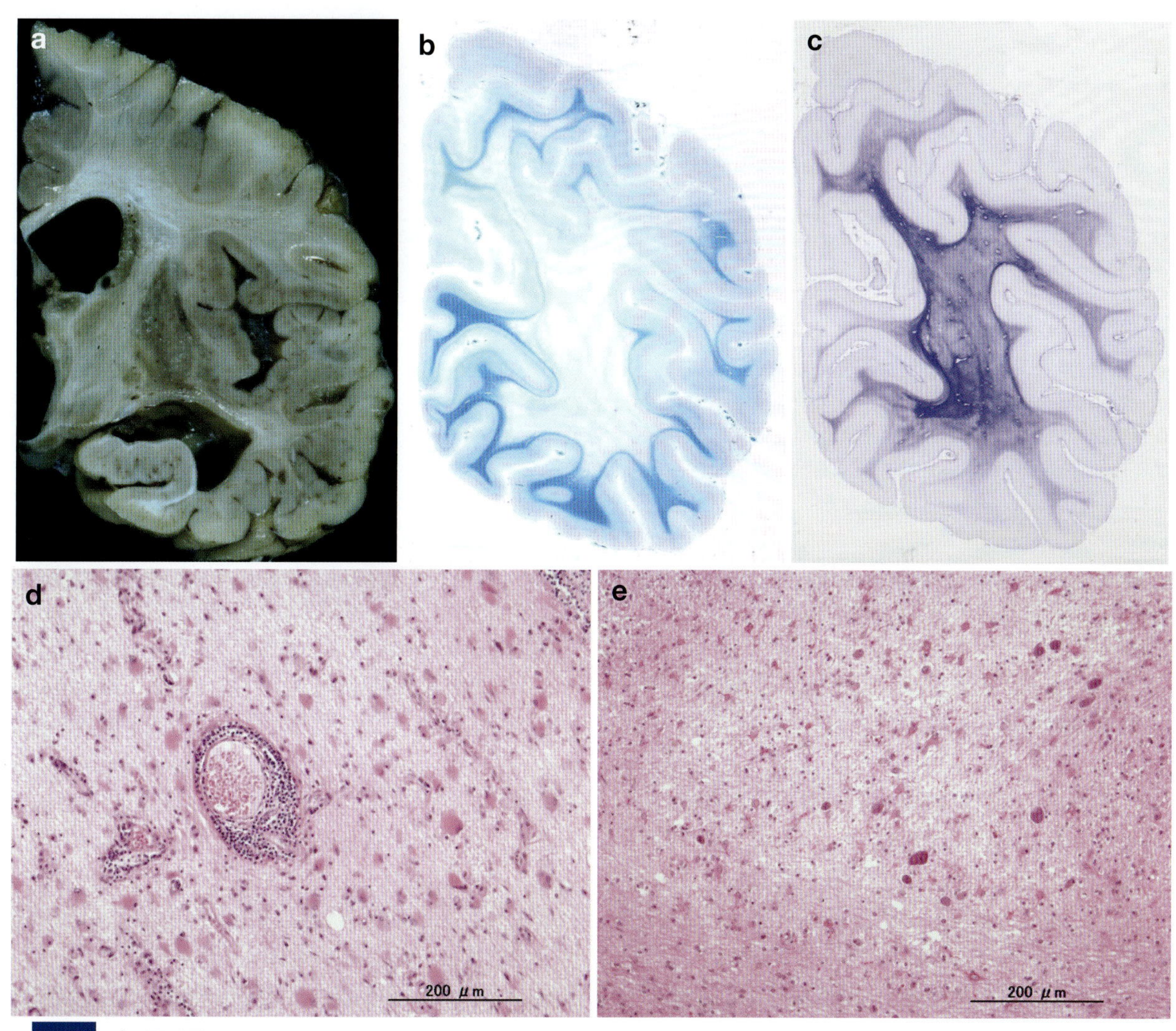

図1 病理所見

a 大脳半球の前額断．白質は萎縮し，褐色調を示す．
b 頭頂葉の髄鞘染色．U線維を残して広範な髄鞘脱落を示す．Klüver-Barrera染色．
c 頭頂葉の白質には著明な線維性グリオーシスを認める．Holzer染色．
d 白質は組織が疎となり，反応性astrocyteとmacrophageの浸潤と血管周囲性リンパ球浸潤を認める．H.E染色．
e 橋核の神経細胞脱落とグリオーシスを認める．H.E染色．

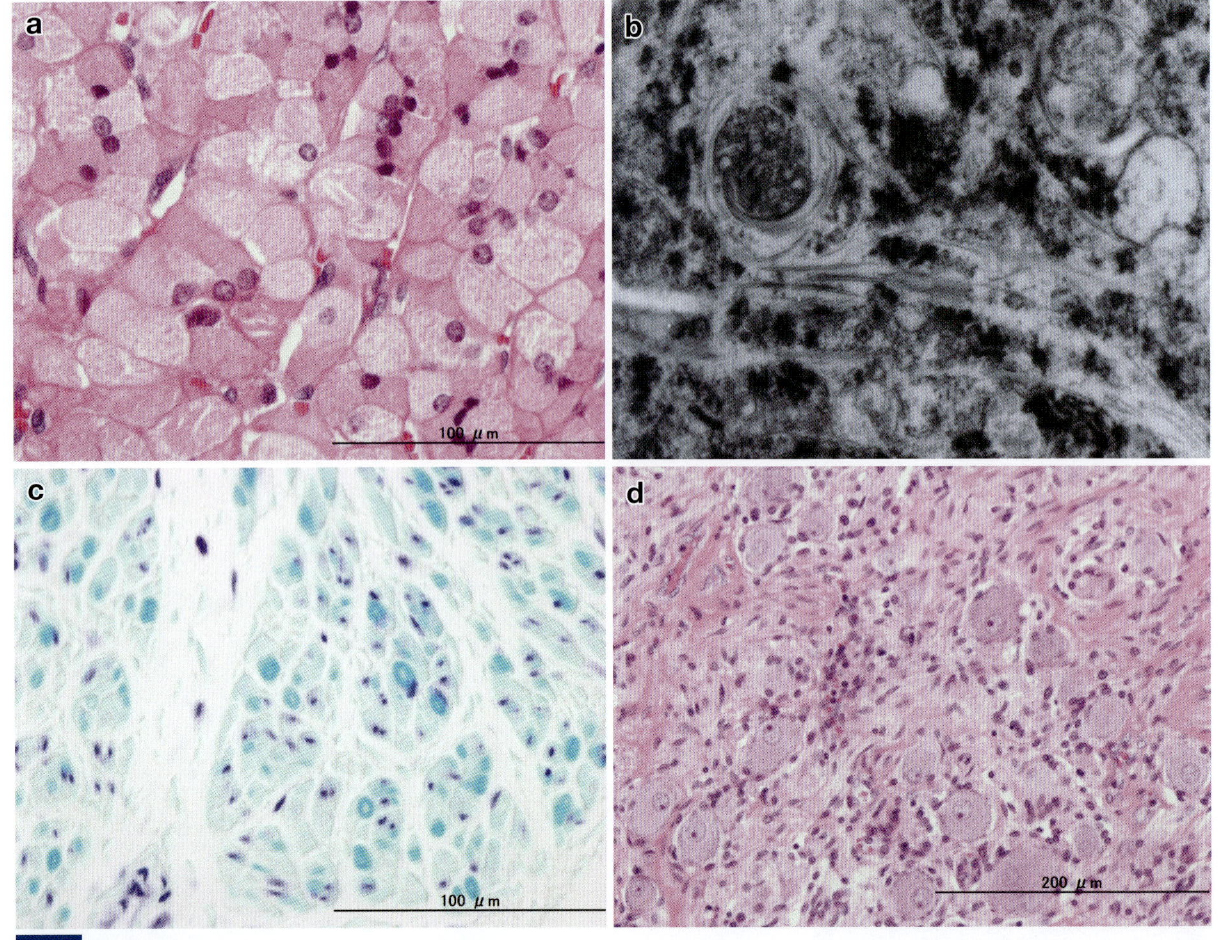

図2 病理所見

a 副腎の束状層の細胞は胞体が腫大し，線状封入体を認める．H.E 染色．

b 電子顕微鏡では胞体内に松葉状の trilamellar filament を認める．

c 腓腹神経の有髄神経線維は脱落を示す．Klüver-Barrera 染色．

d 後根神経節には明らかな神経細胞脱落はない．H.E 染色．

臨　床

典型的な小児期発症例の発症年齢は5〜15歳で，多くは行動異常，知能低下，性格変化，痙性麻痺，視力低下，聴力低下で発症する．これらの症状は徐々に進行し，数年以内に除皮質硬直あるいは除脳硬直を示し，経過中に痙攣発作が認められることが多い．皮膚色素沈着，低血圧などの副腎不全症状も認められる症例がある．最近では，生化学診断が進歩し，思春期あるいは成人発症例が数多く報告されるようになった．成人期発症例の多くは，後述するように痙性対麻痺を主症状とするAMNの所見を示す．この他に小脳脳幹の著明な萎縮を伴い，小脳脳幹型といわれる症例もある．女性保因者は成人期に錐体路症状を主体とする症状を呈することがある．同一家系内で遺伝子変異も同一であるにもかかわらず，小児型ALDやAMNなどの症例がみられることで，遺伝子変異の種類と臨床型との間には明らかな関連がないとされている[11]．

病　理

病理所見では，肉眼的に大脳半球白質の褐色調変色，萎縮と脳室拡大を示す（**図1a**）．組織学的には，大脳白質の広範な髄鞘脱落を示し，U線維が保たれる（**図1b**）．病変が高度な部位では，軸索も脱落して組織が疎となり，反応性astrocyteと多数のmacrophageの出現を認め，血管周囲性リンパ球浸潤が目立つ（**図1d**）．Holzer染色では，白質に広範な線維性グリオーシスを認める（**図1c**）．灰白質は原則として侵されないとされているが，小脳脳幹型とされる症例では，Purkinje細胞，橋核や小脳歯状核などの神経細胞変性・脱落が認められる（**図1e**）．副腎では束状層，網状層の皮質細胞の胞体が明るく腫大し，その胞体内に線状封入体が認められる（**図2a**）．このような封入体は，副腎以外に睾丸のLeydig細胞，Schwann細胞，大脳白質のmacrophageにも出現し，電子顕微鏡では厚さ2.5 nm前後の2枚の濃染するleafletが対になって存在し，その間には2〜7 nmの明るい隙間が認められ，松の葉のような針状構造を示す（**図2b**）[13,16]．

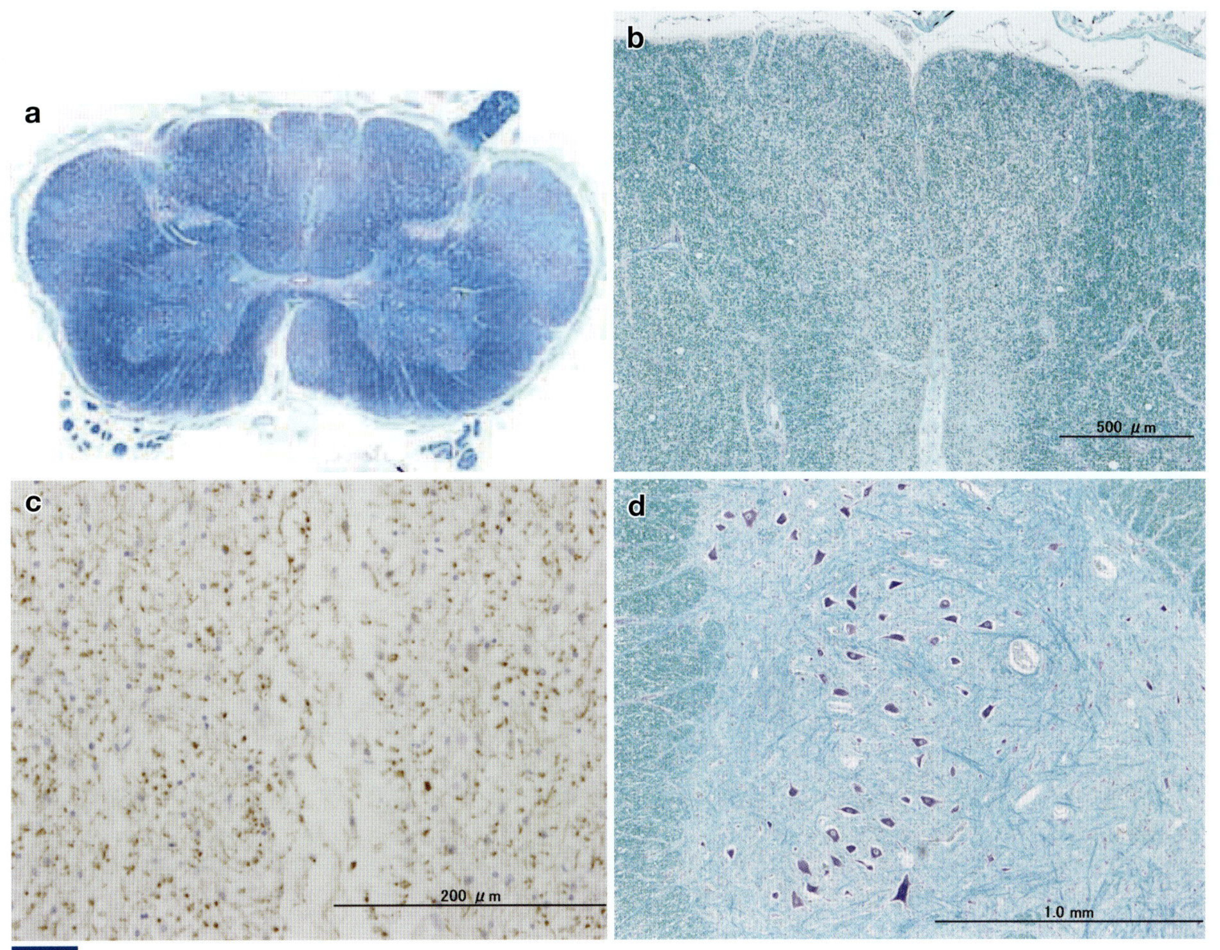

図3 AMN の脊髄病理所見

a 第7頸髄の横断面．後索と錐体側索路，錐体前索路の髄鞘脱落を認める．Klüver-Barrera 染色．
b 後索の髄鞘脱落．Klüver-Barrera 染色．
c 後索の神経線維の脱落．抗 neurofilament 抗体による免疫染色．
d 脊髄前角神経細胞はよく保たれている．Klüver-Barrera 染色．

AMN の臨床

AMN という疾患概念は，1977 年に Griffin ら[2]により提唱された．すなわち，Addison 病と性腺機能低下に緩徐進行性の痙性対麻痺，末梢神経障害，膀胱障害を合併する 5 症例について，これらを ALD と深い関連をもつ一疾患であるとして AMN と呼ぶことを提唱した．ALD の約 25～30％を占めるとされている[9,15]．内分泌学的症候は，原発性副腎皮質機能不全および種々の程度の性腺機能低下であり，通常，神経学的症候より先行してみられる．神経症状は20代に発現する症例が最も多く，下肢のこわばり感，つっぱり感，歩行困難，走りにくさなどが初発症状となる．神経学的には両下肢の著明な痙性，深部反射亢進，病的反射陽性，下肢遠位部優位の感覚障害，膀胱直腸障害が認められる[3]．日本における AMN 症例は，1981 年に成田ら[10]により初めて報告されている．AMN の約半数例は，頭部 MRI では錐体路などの長索路病変，さまざまな程度のびまん性白質病変が認められる[6,14]．

AMN の病理

病理学的には脊髄，脳幹の長索路，特に錐体路，脊髄小脳路，薄束の髄鞘と軸索の著しい変性・消失を認める．これらは遠位部に行くほど強く，いわゆる逆行変性（dying-back degeneration）を示す（**図 3a，b**）．このような部位では小血管周囲に macrophage の浸潤を認め，胞体内に線状封入体を認める．錐体路や後索では，抗 neurofilament 抗体による免疫染色で神経線維の脱落が明瞭に認められる（**図 3c**）．成田ら[10]の報告例では，脊髄は萎縮し，白質はほぼ全長にわたり，錐体路，後索のみでなく広範囲に著明な有髄神経線維の脱落を認めている．大脳半球白質には斑状の脱髄巣を認めることがあるが，ALD でみられるものよりもはるかに軽い．末梢神経障害はまちまちであるが，有髄神経線維の脱落，神経内鞘結合組織の増加がみられた症例もある（**図 2c**）．脊髄前角や後根神経節のニューロンは比較的よく保たれるとされている（**図 2d，図 3d**）[3,12]．

おわりに

ALDの病態機序については，*ALD*遺伝子が解明され，多くの変異が同定されているにもかかわらず，依然として不明な点が多い．また小児型ALDでは，造血幹細胞移植が有効であると指摘されているが，その治療効果の機序についてはまだ明らかではない部分が多い．病態の解明に基づいた効果的な治療法の開発が期待される．またAMNの脊髄症状，脊髄病理所見については症例数が少なく，その詳細は必ずしも明らかではない点が多い．ALDとAMNの共通点，相違点についても，今後のさらなる検討が期待される．

文献 | Reference

1) 藤井明弘，栗山　勝：白質ジストロフィー．*Clin Neurosci* **27**：1300-1301，2009
2) Griffin JW, Goren E, Schaumburg H, et al：Adrenomyeloneuropathy；A probable variant of adrenoleukodystrophy. Clinical and endocrinologic aspects. *Neurology* **27**：1107-1113, 1977
3) 橋詰良夫，吉田眞理，三室マヤ：副腎白質ジストロフィーにおける脊髄の病理．脊椎脊髄 **23**：901-904，2010
4) Igarashi M, Schaumburg HH, Powers J, et al：Fatty acid abnormality in adrenoleukodystrophy. *J Neurochem* **26**：851-860, 1976
5) 稲垣智則，安藤哲朗：副腎脊髄ニューロパチー．脊椎脊髄 **27**：767-771，2014
6) Kumar AJ, Kohler W, Kruse B, et al：MR findings in adult-onset adrenoleukodystrophy. *AJNR Am J Neuroradiol* **16**：1227-1237, 1995
7) 松岡幸彦，古閑　寛：adrenomyeloneuropathy．神経内科 **21**：133-139，1984
8) Mosser J, Douar AM, Sarde CO, et al：Putative X linked adrenoleukodystrophy gene shares unexpected homology with ARC transporters. *Nature* **361**：726-730, 1993
9) Moser HW：Adrenoleukodystrophy：phenotype, genetics, pathogenesis and therapy. *Brain* **120**：1485-508, 1997
10) 成田祥耕，松永宗雄，武部和夫，他：Adrenomyeloneuropathyの兄弟例．臨床神経 **21**：872-878，1981
11) 小野寺　理，辻　省次：副腎白質ジストロフィー（adrenoleukodystrophy：ALD）—治療法研究の進歩．柳澤信夫，篠原幸人，岩田　誠，他（編）Annual Review 神経 2002．中外医学社，2002，pp197-208
12) 酒井素子，小長谷正明，松岡幸彦：副腎脊髄ニューロパチー．神経内科 **77**：43-48，2012
13) 鈴木衣子：先天性代謝異常，sphingolipidosis以外の脂質蓄積症．adrenoleukodystrophy．飯島宗一，石川栄世，影山圭三，他（責任編集）：神経系1．現代病理学大系23A，中山書店，1985，pp356-361
14) 関谷徳泰，大場　洋：adrenomyeloneuropathy（AMN）．青木茂樹，相田典子，井田正博，他（編）：よくわかる脳MRI，第3版．画像診断別冊KEY BOOKシリーズ，学研メディカル秀潤社，2012，pp520-521
15) Takemoto Y, Suzuki Y, Tamakoshi A, et al：Epidemiology of X-linked adrenoleukodystrophy in Japan. *J Hum Genet* **47**：590-593, 2002
16) 立石　潤，近藤　晃：Adrenoleukodystrophyの病理．神経内科 **21**：117-123，1984

6 亜急性脊髄連合変性症

亜急性脊髄連合変性症はビタミン B_{12}の欠乏による脊髄障害であり，後索と錐体路が障害されるために連合という名前が付けられている．主病変は脊髄側索，後索，末梢神経に認められ，深部感覚障害を伴った失調症状，痙性対麻痺，手袋靴下型の表在感覚障害などを示す．ビタミン B_{12}欠乏症では，亜急性連合変性症以外に悪性貧血も起こり，巨赤芽球性貧血を伴っていることが多い．本症は早期に診断すれば治療可能な疾患であり，脊髄障害，末梢神経障害を示す患者の診断では，常に念頭に置く必要がある[2]．

臨　床

症状は，感覚障害として四肢末梢のしびれ感，異常感覚，下肢の深部感覚障害を認める．四肢腱反射の亢進，病的反射の出現を認め，歩行は痙性かつ失調性になる．進行すると下肢の筋力低下，筋萎縮，膀胱直腸障害を示す[4,5]．

検査所見としては，大球性貧血，血中ビタミン B_{12}の低値，抗内因子抗体陽性，抗壁細胞抗体陽性を認める．MRI では，頸髄から上部胸髄の後索を中心に左右対称性の T2 強調画像で高信号が認められる．また，後索の外側にある楔状束が障害され，内側の薄束が保たれて「逆 V 字」「ハの字型」の所見を示す[3,6]．

病　理

主病変は脊髄の白質に認められる．下部頸髄から中部胸髄にかけて髄鞘脱落が認められ，必ずしも神経路に限局せず不規則にびまん性に広がる．病巣は初期には後索の中央部に始まり，頸髄では楔状索に目立つ．病変は側索にも広がる．初期には髄鞘脱落が主体で，次第に軸索変性が生じ神経線維の脱落が生じて組織は海綿状態となり，macrophage の浸潤を認める[1]．

病　態

ビタミン B_{12}は，エネルギー産生系や核蛋白合成系などの補酵素としての作用がある．メチルコバラミンとアデノシルコバラミンという 2 種類の補酵素が知られている．メチルコバラミンはメチオニン合成酵素の補酵素として，ホモシステインからメチオニンへの変換を触媒する．アデノシルコバラミンはメチルマロニル CoA（補酵素）からスクシニル CoA への変換を触媒する．メチオニンは髄鞘の重要な成分であるコリン生合成のために必要である．アデノシルコバラミン欠乏によりメチルマロン酸が蓄積し，神経症状を引き起こすことが報告されている．

食品中のビタミン B_{12}は，タンパク質と結合しており，経口摂取されて胃に入ると胃酸やペプシンによって遊離状態となる．遊離したビタミン B_{12}は，胃壁細胞から分泌される糖蛋白の内因子（intrinsic factor；IF）と結合し，内因子–ビタミン B_{12}複合体となって腸管を下降し，回腸で吸収される．ビタミン B_{12}欠乏をきたす原因は，菜食主義者にみられる摂取量の不足，妊娠による需要増大，胃癌・胃切除による内因子の欠乏，回腸切除や各種の吸収不良症候群，薬剤（抗てんかん薬，キレート薬）の投与による吸収障害などが挙げられる．

おわりに

最近では，高齢者の食事や輸液にビタミンの補給は注意深く配慮がなされており，病理解剖で亜急性脊髄連合性変性症の病理所見を認めることはまれである．別項に記載したメトトレキサート（MTX）ミエロパチーや空胞性脊髄症（vacuolar myelopathy）などとの関連についても，さらなる検討が必要である．

文 献　Reference

1）Kril J, Chimelli L, Morris CM, et al：Nutritional and toxic dieases. In：Love S, Budka H, Ironside JW, et al（eds）：Greenfield's Neuropathology, 9th ed. CRC press, Boca Raton, 2015, pp592–593
2）長谷川康博：亜急性脊髄連合変性症（ビタミン B12・葉酸欠乏）．脊椎脊髄 **29**：131–137，2016
3）Locatelli ER, Laureno R, Ballard P, et al：MRI in vitamin B12 deficiency myelopathy. *Can J Neurol Sci* **26**：60–63, 1999
4）佐々木良元：ビタミン B_{12}欠乏症．神経症候群 V―その他の神経疾患を含めて，第 2 版．別冊日本臨牀新領域別症候群シリーズ （30）：312–315，2014
5）田口朋広，中野今治：亜急性連合性変性症．脊椎脊髄 **16**：597–600，2003
6）Xiao CP, Ren CP, Cheng JL, et al：Conventional MRI for diagnosis of subacute combined degeneration（SCD）of the spinal cord due to vitamin B-12 deficiency. *Asia Pac J Clin Nutr* **25**：34–38, 2016

7 肝性脊髄症

肝硬変患者における神経症状は，一過性，反復性，可逆性の意識障害，精神症状，錐体外路症状を特徴とする肝性脳症がよく知られているが，肝性脊髄症については頻度が少ないこともあり，あまりよく知られていない．1960年にZieveら[9]は，肝硬変患者の門脈大循環吻合術後に反復性の意識障害と錐体路性痙性麻痺を呈した症例を報告しshunt encephalomyelopathyの概念を提示し，肝障害と脊髄症の病理学的関連の重要性を指摘した．しかしわれわれは脊髄の病理学的検索を長年行ってきたが，本症の剖検例を経験していない．文献では90例近くの症例が報告されており，以下，文献的なレビューを主体にして概説する[2,3,4,6,7,8]．

臨　床

神経症状の主体は，潜在性，進行性に経過する痙性対麻痺であり，筋萎縮が明瞭でなく，感覚障害，括約筋障害を欠く．痙性対麻痺はしばしば肝性昏睡に続いて発症し，その反復とともに増悪して6〜18ヵ月で歩行不能となり，車椅子の生活になる．進行するとクローヌスを伴い，病的反射の出現，痙性が強くなる．肝硬変患者の門脈大循環吻合術後1〜2年を経て症状が出現するものが多いが，自然吻合例にも症状が出現してくる．上肢の異常は基本的には認められない．肝性脳症を示さず，肝性脊髄症のみの症例の報告もある．

報告では男性に多く，40歳代の頻度が高い．

鑑別疾患は，対麻痺をきたす種々の脊髄疾患が対象となるが，MRIが硬膜外の圧迫性脊髄症との鑑別に重要であり，肝性脊髄症では特異的な画像所見がないことが重要である．電気生理学的な運動誘発線維の測定が錐体路障害の検索に有用であることが指摘されている．治療は基礎疾患である肝硬変の予後と関連するが，血管内治療によるシャントの閉鎖や肝移植が奏効したという報告がある．

病　理

肝性脊髄症をきたす肝障害の大部分は，肝硬変であるが，肝線維症，脂肪肝による報告もある．肝性脳症の神経病理所見はAlzheimer type II glia（**図1**）の出現と海綿状態が主体であるが，肝性脊髄症の神経病理所見は頸髄以下の左右対称性の錐体路変性で髄鞘脱落が認められる．進行例では軸索障害も指摘されている．胸髄レベルで変性が最も明瞭に認められる．症例によっては，後索や脊髄小脳路にも変性が認められることがある[1,5]．

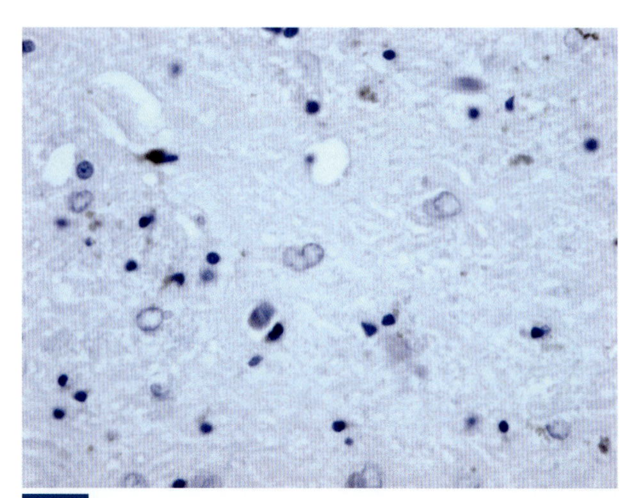

図1 肝性脳症に認められるAlzheimer type II glia
H.E染色．

病　態

肝性脊髄症の発生機序については不明な点が多いが，手術または自然に形成された門脈大循環吻合による血中アンモニア高値が発生に大きな役割をもつことは肝性脳症と同じである．しかし肝性脳症と肝性脊髄症が同じ機序であるとは考えにくく，さらなる因子として各種の栄養障害や循環障害の要素が検討されているが，不明な点が多い．

特殊な病態として成人型シトルリン血症（adult onset typeⅡ citrullinemia）で少数のミエロパチーを伴うものがあり，肝性脊髄症の一つと考えられている[4]．

おわりに

肝性脊髄症の病態の検索は他の錐体路障害を示す神経変性疾患の病態を理解するうえでも重要な意味をもっており，肝障害患者の脊髄病理所見については今後とも詳細な検討が期待される．

文献 | Reference

1) 福田真二, 平山恵造：肝性脊髄症（Hepatic myelopathy）. 神経進歩 **18**：563-585, 1974
2) 権田美恵子, 高城　晋, 橋詰良夫, 他：肝性脊髄症の 1 例. 名古屋市立病院紀要 **2**：31-36, 1980
3) 平山恵造：肝性脊髄症（hepatic myelopathy）. 神経内科 **16**：436-442, 1982
4) 池田修一：肝性ミエロパチー, 肝性ニューロパチー. 神経症候群Ⅴ—その他の神経疾患を含めて, 第 2 版. 別冊日本臨牀新領域別症候群シリーズ（30）：365-367, 2014
5) 宮崎真佐男, 川原田力也, 調　輝男：肝性脊髄症の 1 剖検例. 神経内科 **17**：543-548, 1982
6) Pant SS, Bhargave AN, Singh MM, et al：Myelopathy in hepatig cirrhosis. *Br Med J* **1**：1064-1065, 1963
7) Nardone R, Höller Y, Storti M, et al：Spinal cord involvement in patients with cirrhosis. *World J Gastroenterol* **20**：2578-2585, 2014
8) 渡辺明治：肝性脊髄症と肝性ニューロパシー—肝性脳症の鑑別疾患として. *Pharma Medica* **14**：165-170, 1996
9) Zieve L, Mendelson DF, Geopfert M：Shunt encephalopathy, Recurrent protein encephalopathy with response to arginine. *Ann lntern Med* **53**：33-52, 1960

8 空胞性脊髄症

脊髄白質に微小空胞が多数形成され，海綿状態を呈する空胞性脊髄症（vacuolar myelopathy；VM）は，AIDS（後天性免疫不全症候群）患者の神経系合併症として，1985年にPetitoら[5]が病理学的特徴を報告して以来，よく知られた疾患である．一方，非HIV（ヒト免疫不全症ウイルス）感染者にも同様のVMが生じることが報告されており，その病態については，HIV自体による感染症ではなく，ウイルス感染に伴う免疫学的異常，髄鞘の形成や維持に必要な *S*-adenosylmethionine（SAM）などが関連する代謝障害の機序が指摘されている．AIDSは高活性抗レトロウイルス療法（highly active antiretroviral therapy；HAART）の導入以来，種々の合併症の頻度が低下し，VMについても減少したとされている[1]．

臨　床

AIDSにおけるVMは，HIV-1感染進行期の合併症で，CD4陽性T細胞が減少している患者に起こりやすい．症状は1週間から数ヵ月にかけてゆっくり進行する．

便秘や排尿障害の後，痙性対麻痺が進行性に出現し，失調性歩行，下肢感覚障害が認められる．同時に末梢性ニューロパチーやHIV関連認知症を合併していることが多く，VMの神経症状に重複するので鑑別は難しい[3]．脊髄MRIでも特徴的な画像所見が指摘されておらず，種々のミエロパチーをきたす疾患を鑑別する必要がある．非AIDS関連のVMの神経症状は，主に対麻痺，失調性歩行，病的反射で，AIDS関連VMと異ならないとされている[2]．

病理と病態

脊髄の髄鞘染色では，微小空胞が形成され，白質は海綿状にみえる（**図1，図2，図3**）．空胞周囲には薄い膜状の髄鞘，多数のmacrophageの浸潤を認める[4]．また，軽度の反応性astrocyteを認める[4]．壊死を形成することはない．リンパ球浸潤などの炎症細胞浸潤は通常では認められない．軸索染色では軸索が腫大する像も認められる[4]．血管炎や閉塞などの血流障害はない．横断面では，側索と後索は変化が大きく[5]，前索は変化が小さい．髄節レベルでは，下部胸髄に変化が最も目立ち，上部胸髄からまれには頸髄に広がる．くも膜下腔，脊髄神経根，後根神経節には著変を認めない．これらの変化は亜急性連合変性症に類似しているが，白質の変化はびまん性であり，特定の神経路に限局することはない．

VMはHIVによる直接の感染症というデータは示されておらず，AIDSや免疫不全状態における活性化されたmacrophage，産生される腫瘍壊死因子α（TNFα）などのサイトカインによる髄鞘や乏突起膠細胞の障害，髄鞘の形成や修復に関連するSAMの欠乏によるメチル化の異常などの複合した要因が関連していると推測されている[6]．

Kaminら[2]は非AIDS 21例の剖検でVMを示した報告をしている．各症例の基礎疾患は白血病やリンパ腫，癌，全身性エリテマトーデス（SLE），慢性肺疾患など多彩で，多くは長期のステロイド療法，免疫抑制薬の投与，ウイルス感染を伴っていた．

われわれも，非HIV感染高齢者3例の剖検で脊髄にVMの所見を認めた．症例1は79歳の多発性梗塞，症例2は71歳のAlzheimer病，症例3は79歳のLewy小体型認知症であった．共通する末期の検査データでは著明な貧血，腎障害，低アルブミン血症を認め，VMは認知症の末期における全身の代謝障害が関連して生じたと考えられる．いずれも中心静脈栄養であり，ビタミンB_{12}は投与されていた．以上のように，本症はウイルス感染症ではなく，種々の基礎疾患を背景として惹起される二次的

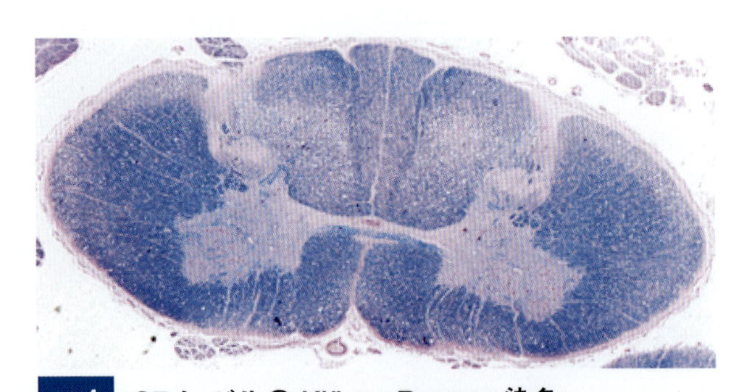

図1 C7レベルのKlüver-Barrera染色
後索優位に空胞形成が著明で，白質は海綿状態を示す．亜急性脊髄連合変性症の所見に類似している．

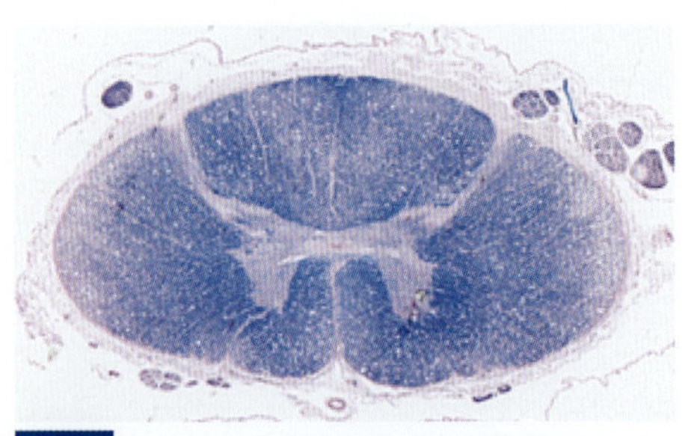

図2 T9レベルのKlüver-Barrera染色
白質全体に空胞形成を認める．

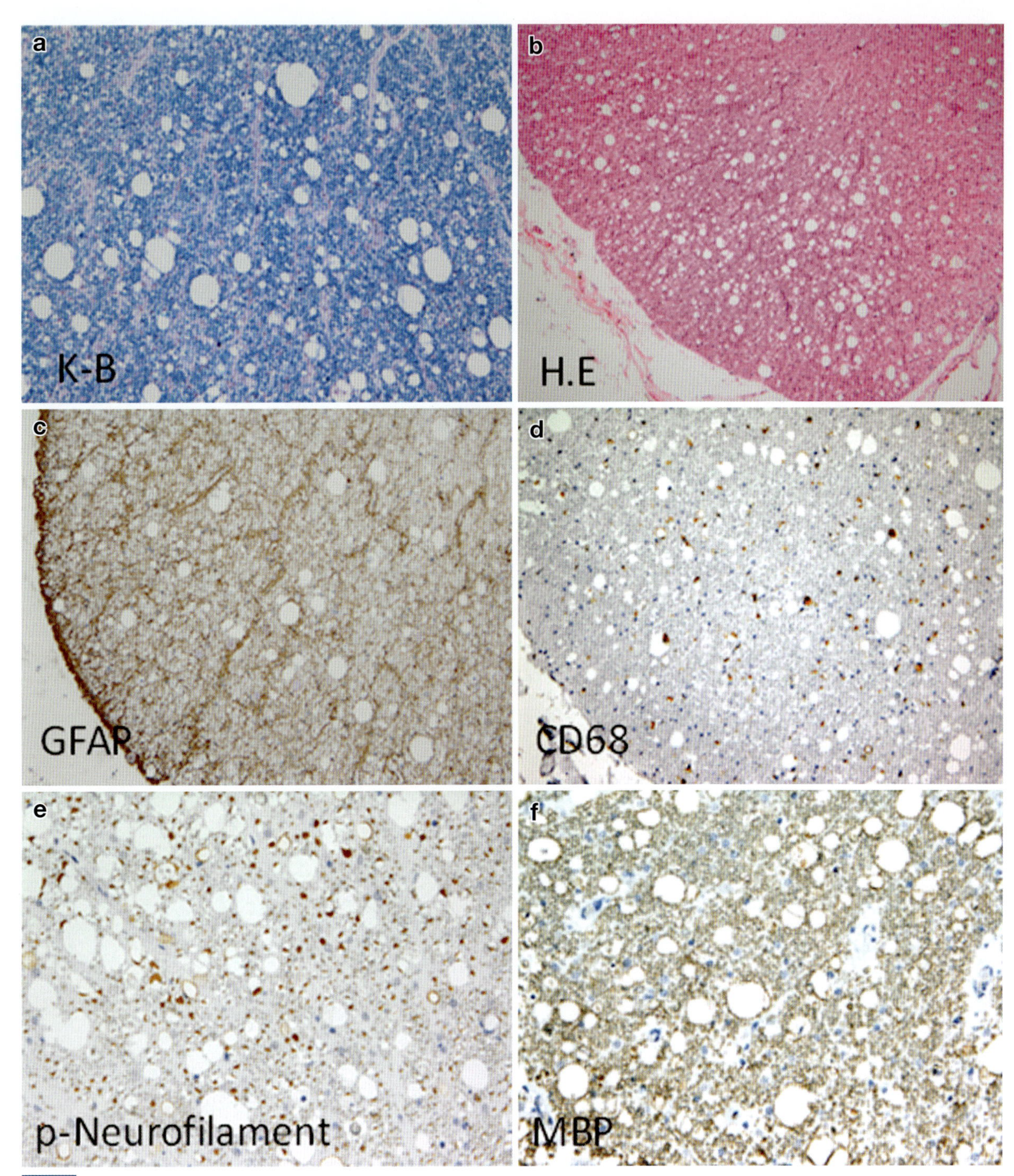

図3 脊髄病理所見

a Klüver-Barrera 染色．**b** H.E 染色．**c** GFAP．**d** CD68．**e** phospholylated neurofilament．**f** MBP による染色．
脊髄の髄鞘染色では，微小空胞が形成され，白質は海綿状にみえる．病巣には macrophage の浸潤と反応性 astrocyte を認め，軸索の腫大，髄鞘脱落を認める．

代謝障害が髄鞘や乏突起膠細胞の障害をもたらすことによって生じる可能性が高いと考えられる．

おわりに

AIDS 関連 VM と非 AIDS 関連 VM が同一疾患であるかどうかは，今後の検討課題である．AIDS 患者は日本でなお増加傾向にあり，合併する VM については HAART 導入以来の成績が乏しいのでさらなる検索が必要である．また非 AIDS 関連 VM は認知症をきたす高齢者における末期の合併症の可能性があるので，病理解剖による VM の多数例の検索と症状を解析してその病態を追及していくことが重要である．

文献 | Reference

1) 船田信顕：AIDSにおける空胞性脊髄症．神経内科 **77**：64-71，2012
2) Kamin SS, Petito CK：Idiopathic myelopathies with white matter vacuolation in non-acquired immunodeficiency syndrome patients. *Hum Pathol* **22**：816-824, 1991
3) 三浦義治：HIV-1関連脊髄症．神経症候群Ⅴ—その他の神経疾患を含めて，第2版．別冊日本臨牀新領域別症候群シリーズ (30)：149-152，2014
4) 中野今治：Vacuolar Myelopathy．脊椎脊髄 **5**：729-735, 1992
5) Petito CK, Navia BA, Cho ES, et al：Vacuolar myelopathy pathologically resembling subacute combined degeneration in patients with the acquired immunodeficiency syndrome. *N Engl J Med* **312**：874-879, 1985
6) Tan SV, Guiloff RJ：Hypothesis on the pathogenesis of vacuolar myelopathy, dementia, and peripheral neuropathy in AIDS. *J Neurol Neurosurg Psychiatry* **65**：23-28, 1998

9 SMON

SMON (subacute myelo-optico neuropathy) は，原因となったキノホルムの製造・販売が中止されてから約50年が経過し，その後の発症者がなく，過去の病気と思われがちである．しかし，今なおその後遺症に苦しむ患者の数が日本全国で3,000人にものぼり，また患者の高齢化が進むとともに合併症が加わり，療養・介護に問題が生じてきている．発生初期には病理解剖所見が多数報告されたが，発症から長期経過した症例の病理所見の報告は少ない．

本項では以上のことを踏まえ，長期経過例におけるSMONの脊髄の病理所見を中心に臨床・病理像を概説する．

歴　史

1955年頃から日本各地で腹部症状を伴う下肢の感覚障害，運動障害を呈する疾患が相次いで報告され，1964年の第61回日本内科学会で“非特異性脳脊髄炎”としてシンポジウムで取り上げられた．同シンポジウムで，椿

VI 脱髄疾患・代謝疾患・中毒

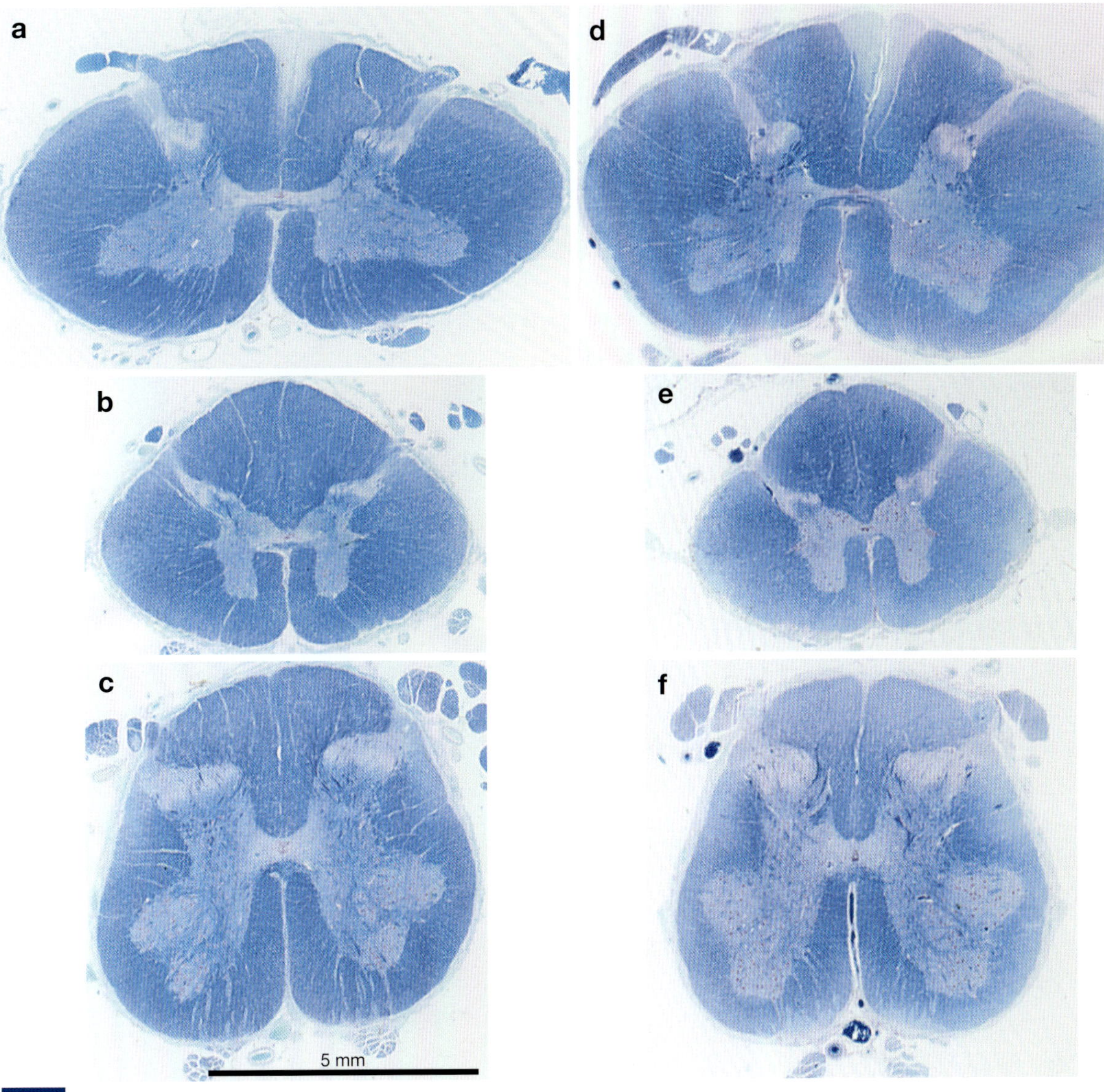

図1 脊髄病理所見

a〜c 54歳の男性．SMONの発症19年後に死亡（**a** 第8頸髄，**b** 第9胸髄，**c** 第4腰髄）．
d〜f 80歳の女性．発症19年後に死亡（**d** 第8頸髄，**e** 第9胸髄，**f** 第4腰髄）．
いずれも頸髄のGoll束の髄鞘脱落が明瞭で，**d〜f** では腰髄で錐体路変性を認める．Klüver-Barrera染色．

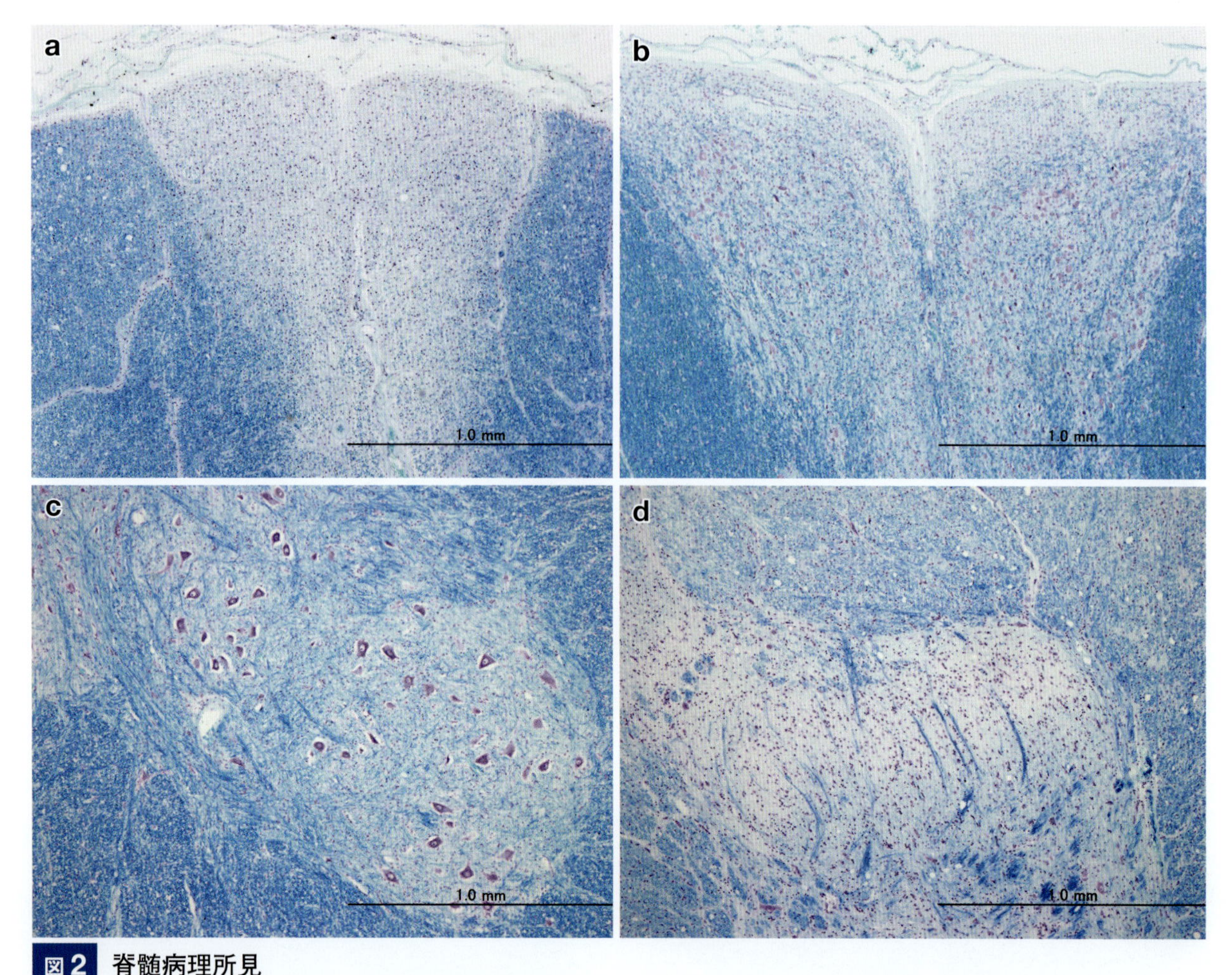

図2 脊髄病理所見

a 頸髄の Goll 束の変性．**b** 延髄の Goll 核の変性．いずれも髄鞘脱落を認めるが，神経細胞脱落はない．
c 腰髄前角．**d** 腰髄後角．いずれも異常所見を認めない．
Klüver-Barrera 染色．

忠雄らは臨床所見ならびに神経病理学的所見から本症を subacute myelo-optico neuropathy と名付け，その頭文字をとって SMON と命名した．SMON の患者は 1968〜1970 年に爆発的に増加し，2013 年度のデータベースでは延べ人数 29,699 人，実人数 3,807 人の患者が確認されている[4]．その病因に関しては，当初，感染説，特にウイルス説が重視されたが，1970 年，患者の緑舌，緑尿の分析結果からキノホルムの酸化鉄キレート化合物が見いだされ，新潟県下での患者キノホルム服用状況の調査からキノホルム原因説が濃厚となり，1970 年 9 月にキノホルムの販売中止の行政措置がとられた[9]．以後，旧厚生省のスモン調査研究協議会による疫学調査，動物実験による SMON とほぼ同じ病態の再現，キノホルムの毒性の研究により，SMON はキノホルムによる中毒疾患であることが確定された．

臨　床

本症では，下痢，腹痛などの急性，慢性の胃腸症状のある患者にキノホルムが投与され，約 2 週間後に便秘，腹部膨満，腹痛が生じ，その後に神経症状が発現してくる．両下肢末端から始まる表在感覚障害および深部感覚障害で，特に不快な異常感覚が強い．下肢の脱力を伴うことが多く，膝蓋腱反射の亢進，アキレス腱反射の減弱を示す．視力障害は 20〜40％に出現し，重症のものでは失明に至る．キノホルムの販売中止後，約 50 年が経過した現在，SMON 患者は，有効な治療法が特にないままで難治性の異常感覚をはじめとする感覚障害，運動障害，視力障害などの後遺症に悩んでいる．厚生労働省のスモンに関する調査研究班による 2014 年度の 642 人の検診結果[4]では，患者の 70.3％が 75 歳を超える高齢者であり，合併症として白内障，高血圧，脊椎疾患，四肢関節疾患などが増加してきている．また精神徴候を 54.9％，認知症を 13.7％に認める．加齢に伴うサルコペニアや嚥下障害，自律神経症状の悪化，抑うつや社会不安障害，介護者の負担増加などの課題が問題となってきている[4,5,7]．

病　理

SMON の病変の主座は神経系にあり，一般臓器は変化が軽い[1,8]．脊髄では長索路である後索と側索に対称性の変性がみられる．後索変性は上行するにつれて Goll 束に

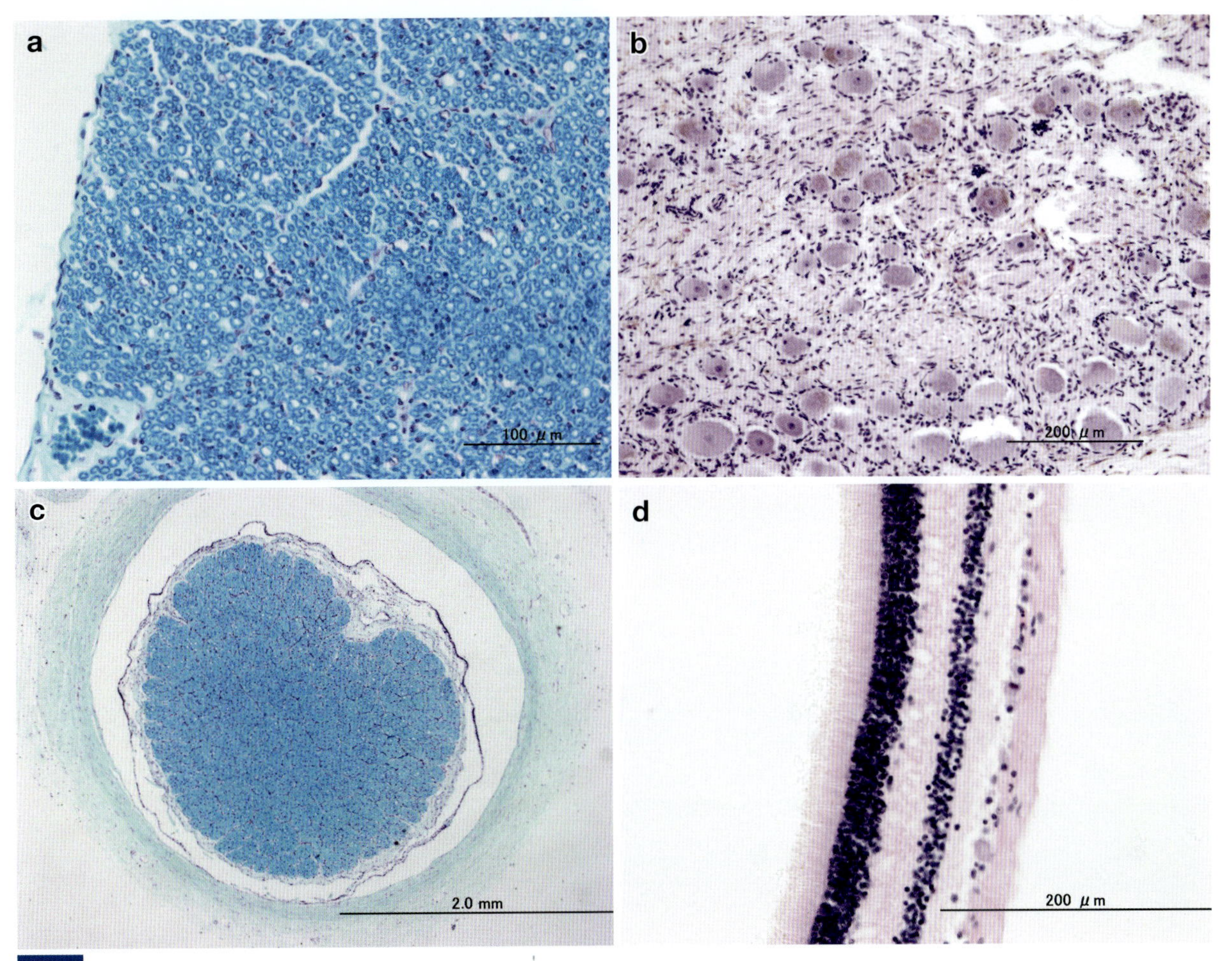

図3　病理所見

a　腰髄の後根．有髄神経線維はよく保たれている．Klüver-Barrera 染色．
b　腰髄レベルの後根神経節．Nageotte 残存結節を認めるが，神経細胞脱落は明らかでない．H.E 染色．
c　視神経の髄鞘はよく保たれている．Klüver-Barrera 染色．
d　網膜の内側の神経節細胞脱落は明らかでない．H.E 染色．

限局し，より明瞭に認められる（**図 1**）．この変化は延髄の Goll 核まで連続性に認められるが，Goll 核には神経細胞脱落がない（**図 2a，b**）．一方，錐体路変性は，Goll 束より弱く，不明瞭であり，延髄，頸髄では目立たず，中部胸髄以下で下行するにつれて明瞭になる（**図 1d〜f**）．すなわち長索路は末梢ほど強い変性を認める．軸索の消失，膨化，空胞化，断裂が目立ち，軸索損傷が強く，慢性例では髄鞘脱落が明らかとなる．脊髄灰白質では腰髄前角神経細胞の中心染色質融解（central chromatolysis）や空胞化が報告されているが，全体としての変化は，非特異的な所見で，長期生存自験例では明らかな細胞脱落が指摘できず，後角にも明らかな異常所見がなかった（**図 2c，d**）．末梢神経の変化は，腓腹神経の生検で軸索変性と節性脱髄の双方が報告されているが，一般には軸索変性が強いとされている．長期経過例では，有髄神経線維の小径線維の割合の増加と軸索変性後の再生を認めている．自験例では，後根，腓腹神経ともに有髄神経線維の明らかな脱落は認められなかった（**図 3a**）．後根神経節は，神経細胞脱落・変性，Nageotte 残存結節の形成が報告されているが，その程度に variation が強く，自験例では少数の残存結節が認められたに過ぎない（**図 3b**）．今野ら[6]は後根神経節細胞の定量を行っているが，対照例と有意差がなかったことを報告している．視神経は，急性期には交叉部中心性の軟化巣を，遷延例では眼球直後から外側膝状体に至る視神経の軸索変性，髄鞘脱落を認め，神経束の中央部で病変が強い．網膜は内側の神経節細胞層の神経細胞脱落・変性を認める．自験例では視力障害を臨床的に指摘されておらず，網膜，視神経は病変が認められなかった（**図 3c，d**）．脳幹は症例により下オリーブ核の仮性肥大が指摘されている．それ以外の大脳半球，小脳には著変がない[1,2]．

おわりに

SMON の患者の新たな発生がなくなってから 50 年が経過し，患者数も減少してきている最近では，臨床医として SMON を診療したことがある医師が少なくなってきている．戦後最大の薬害と考えられる SMON を風化させず，今なお後遺症に苦しむ患者の療養・介護に配慮した行政の取り組みと，本症に対する医療者側の積極的な取り組みが必要であることは間違いない．また研究面からみても，本症は中毒性ニューロパチーの機序を考えるうえで重要な疾患である[3]．

文献 | Reference

1）橋詰良夫：栄養障害・中毒症．SMON．In：朝長正徳，桶田理喜（編）：神経病理学―基礎と臨床．朝倉書店，1992，pp360-362
2）橋詰良夫，吉田眞理，三室マヤ：SMONの脊髄の病理．脊椎脊髄 **23**：725-728，2010
3）小長谷正明：スモン―キノホルム薬害と現状．*Brain Nerve* **67**：49-62，2015
4）小長谷正明：スモンに関する調査研究．総括研究報告．厚生労働省スモンに関する調査研究班：平成26年度総括・分担研究報告書．2015，pp7-24
5）小長谷正明，松岡幸彦，松本昭久，他：スモンの現状，キノホルム禁止後32年の臨床分析．日本医事新報（4137）：21-26，2003
6）今野秀彦，高瀬貞夫，野村　宏：スモン長期生存例における脊髄病理所見．厚生労働省スモンに関する調査研究班：平成17年度～19年度総合研究報告書．2008，pp59-62
7）松岡幸彦，小長谷正明：スモン―overview．神経内科 **63**：136-140，2005
8）立石　潤：SMON．中沢恒幸，横井　晋（編）：神経病理学2．現代精神医学大系19B，中山書店，1978，pp139-148
9）椿　忠雄，本間義章，星　允：SMONの原因としてのキノホルムの疫学的研究．日本医事新報（2448）：29-34，1971

10 メトトレキサートによるミエロパチー

メトトレキサート（methotrexate；MTX）は，葉酸拮抗薬で，ジヒドロ葉酸レダクターゼと強固に結合し，ジヒドロ葉酸のテトラヒドロ葉酸への還元を阻害する．その結果として，DNA（デオキシリボ核酸）合成を抑制し，抗がん作用を示す薬剤である．MTX は，急性白血病，慢性リンパ性白血病，小児白血病などの白血病や絨毛癌，乳癌，頭頸部腫瘍などに幅広い抗腫瘍効果をもっている．白血病の中枢神経浸潤の治療と予防のために放射線療法と MTX の髄注が行われるが，それらの治療を受けた患者に生じる代表的な神経系合併症として MTX 白質脳症と MTX ミエロパチーが注目されている[4]．

臨　床

基礎疾患としては白血病，悪性リンパ腫が多く，その治療として MTX の髄注が行われた患者に生じるミエロパチーである．発症のリスクとしては，MTX の脳脊髄液内濃度，腫瘍細胞のくも膜下腔浸潤，放射線治療や Ara-C（シタラビン）などの併用が考慮される必要がある．MTX の投与から神経症状発症の期間は，症例により多彩で，急性（治療中から数時間以内），亜急性（数日から数週後），慢性（数ヵ月から数年後）に分けられ，急性・亜急性の MTX 神経毒性に関しては，3～13％と報告されている[13]．Watterson ら[14]の報告では 13 週後に発症している．症状は対麻痺と下肢優位の感覚障害，Babinski 徴候陽性，膀胱直腸障害であり，予後は不良である．脳脊髄液では，蛋白の増加と myelin basic protein の上昇が指摘されている．放射線画像では，MRI T2 強調画像での左右対称的な後索と側索の高信号が特徴的である．**図 1** に自験例を示す．骨髄移植後 51 日目の胸髄 MRI T2 強調矢状断像では胸髄から腰髄の背側に高信号を認め，上部胸髄および下部胸髄の T2 強調水平断像では後索と側索に高信号を認めた．

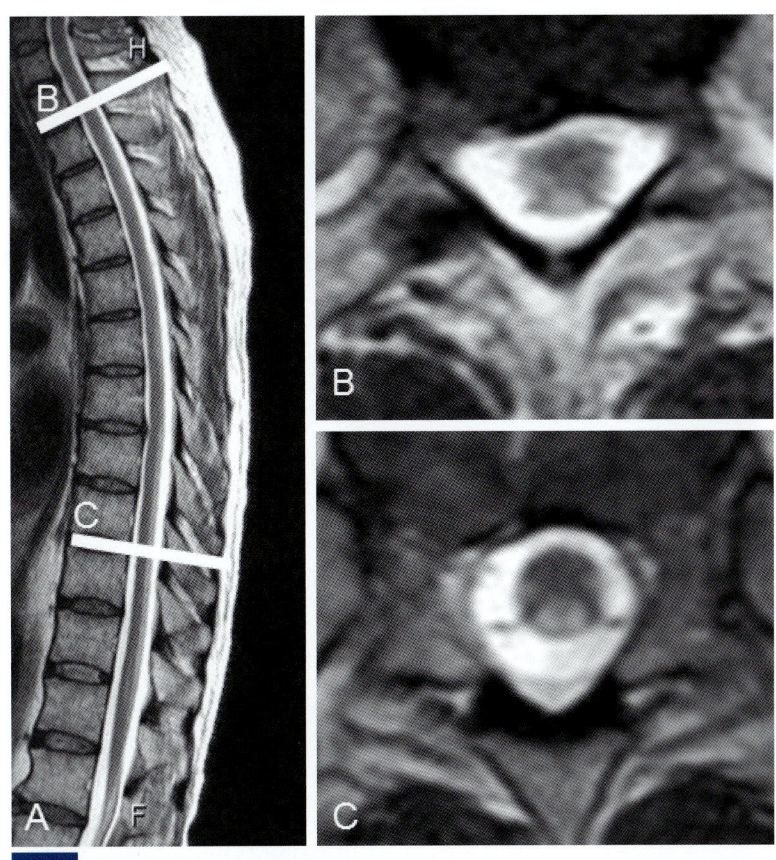

図 1　胸髄 MRI T2 強調画像
骨髄移植後 51 日目の矢状断像（**A**）では，胸髄から腰髄の背側に高信号を認める．上部胸髄（**A** の **B** の断面，**B**）および下部胸髄（**A** の **C** の断面，**C**）の水平断像では，後索と側索に高信号を認める．

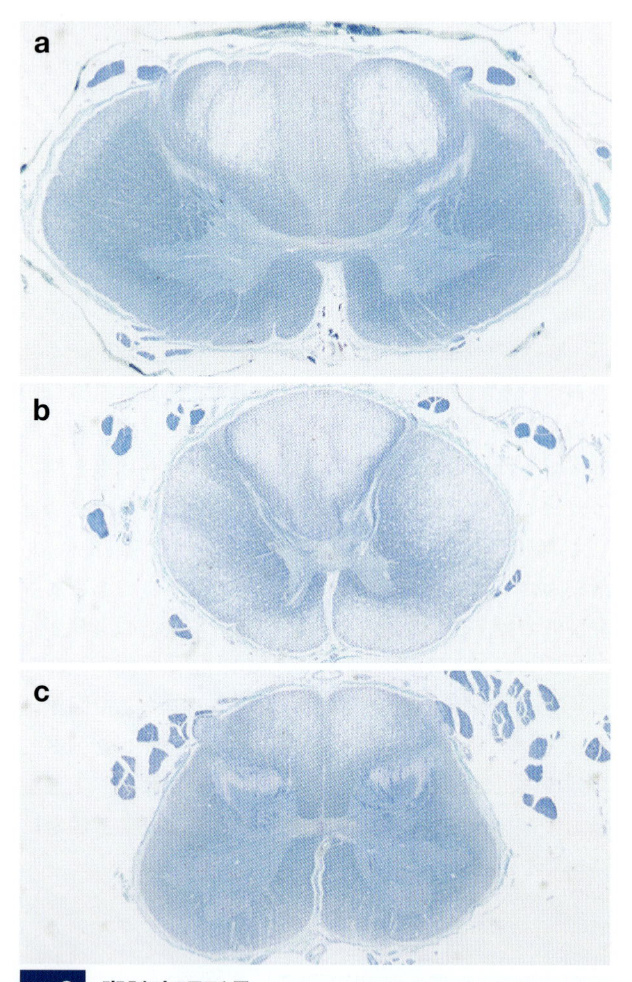

図2 脊髄病理所見
第6頸髄（**a**），第9胸髄（**b**），第4腰髄（**c**）の横断面．頸髄から腰髄まで後索に強い空胞状変化を示す髄鞘脱落を認める．胸髄では前側索，後索のすべての白質に空胞状の高度な髄鞘淡明化を辺縁部優位に認め，横断性脊髄障害を認める．頸髄薄束は胸腰髄の薄束病変によるWaller変性が加わって萎縮し，楔状束の空胞状変化が目立つ．脊髄灰白質は比較的保たれ，軟膜の炎症像や肥厚はみられない．前根，後根の髄鞘染色性は残存している．
Klüver-Barrera 染色．

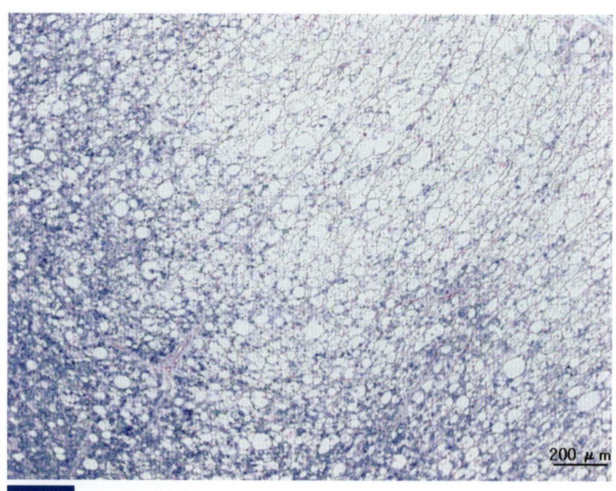

図3 胸髄側索
胸髄側索の拡大像では，高度な髄鞘脱落と空胞状変化を認める．境界は不明瞭である．Klüver-Barrera 染色．

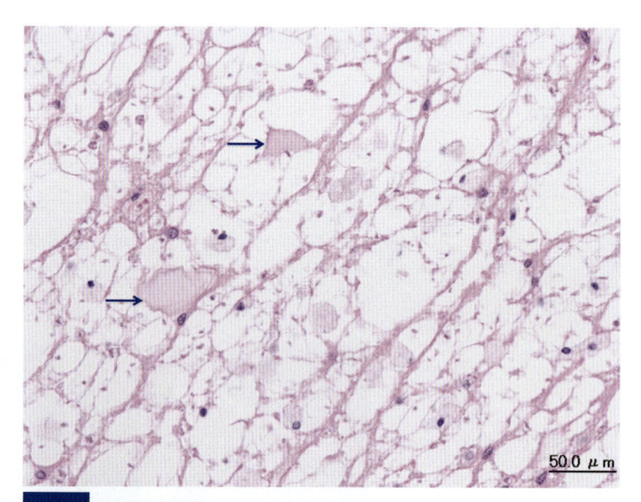

図4 胸髄側索
錐体路の髄鞘染色性が消失し，macrophage の出現と軸索腫大（矢印）を認める．リンパ球浸潤，グリオーシスは目立たない．H.E 染色．

病　理

MTX によるミエロパチーの病理所見は，最初に Clark ら[3]により報告されている．彼らの症例は，MTX の髄注5週後に対麻痺を示し，剖検で胸髄の白質，特に側索と後索に海綿状態を示したものである．明らかな壊死を示さず，髄鞘が崩壊し，一部では軸索腫大，macrophage の浸潤を認めたが，強いグリオーシス，炎症細胞浸潤がなく，脊髄灰白質と神経根には病変を認めていない．脊髄の病理所見は，朝長ら[11]，Saiki ら[7]，Bleyer ら[2]の報告もある．日本では，最近，本田ら[5,6,12]が亜急性脊髄連合変性症に類似の病理所見を示した剖検例を報告し（**図2，図3，図4，図5，図6**），Satomi ら[8]は Down 症候群に合併したBリンパ球性白血病の症例で亜急性脊髄連合変性症に類似した症例を報告している．本症と亜急性脊髄連合変性症の類似性については，今後の検討課題である[10]．Shintaku ら[9]の報告した症例は，海綿状態にとどまらず，下部胸髄に広範な横断性壊死を認めている．これらの報告では，病変はいずれも脊髄白質優位で，錐体路，後索が主として障害され，脊髄灰白質や神経根には著変を認めていないことが特徴である．

病　態

MTX ミエロパチーの病態については，多くの要因がからんでいる．MTX のそれ自体による直接的な髄鞘破壊，乏突起膠細胞への毒性による髄鞘破壊に加えて，本田らが強調するように MTX による葉酸代謝障害がメチオニンの合成阻害を引き起こし，亜急性脊髄連合変性症に類似の病態が生じていることが考えられる．MTX 治療例は髄膜への腫瘍細胞浸潤を伴っていることも多く，髄注された MTX が高濃度で局所にとどまる排出障害の影響も考慮する必要がある．また MTX 髄注治療例のごく一部が

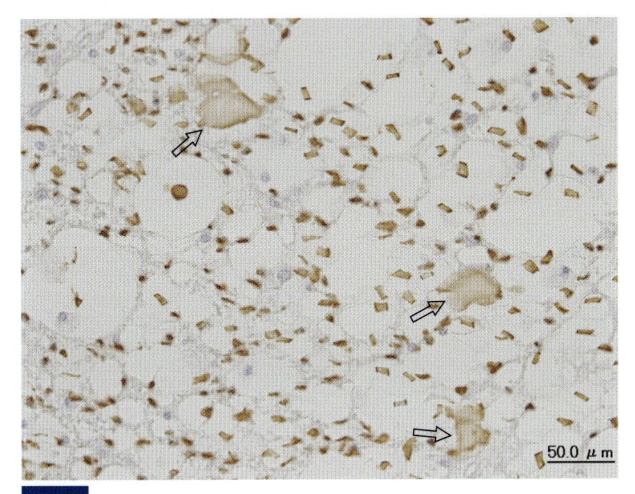

図5 胸髄側索
リン酸化 neurofilament の免疫染色では，髄鞘の染色性消失に比べて軸索は残存する傾向を示し，腫大した軸索を認める（矢印）.

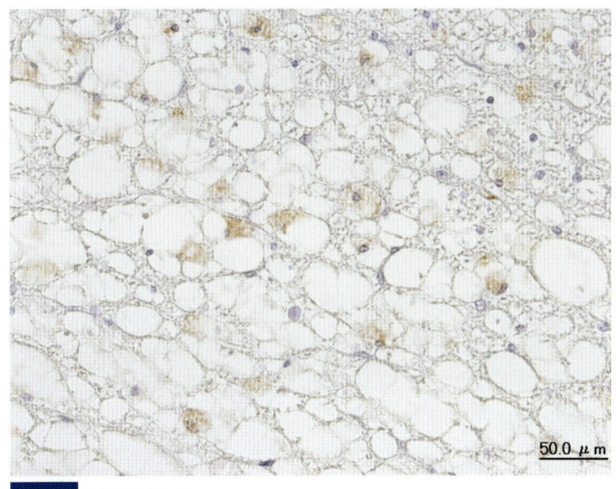

図6 胸髄側索
側索には CD68 陽性の macrophage の出現を多数認める.

MTX ミエロパチーを生じる原因の一つとして，メチレンテトラヒドロ葉酸還元酵素の酵素活性に関連する遺伝子多型が関与している可能性が指摘されているので，今後の検討が必要である[6].

おわりに

MTX ミエロパチーの病態は，MTX 治療を必要とした基礎疾患がさまざまであり，腫瘤による圧迫や感染症の合併症，放射線治療や Ara-C などの抗がん薬の併用による治療法の違いなど，症例によって異なり，複雑な要因がからんでいる．予後が不良であり，早期に本症を正しく診断することが求められている．病理学的にも，脊髄白質の海綿状態を示す亜急性脊髄連合変性症や空胞性脊髄症などの他の疾患との区別も重要で，発症機序の解明に向けたさらなる検討が期待される.

文献 | Reference

1) Bates SE, Raphaelson MI, Robert AP, et al：Ascending myelopathy after chemotherapy for central nervous system acute lymphoblastic leukemia：correlation with cerebrospinal fluid myelin basic protein. *Med Pediatr Oncol* **13**：4-8, 1985
2) Bleyer WA, Drake JC, Chabner BA, et al：Neurotoxicity and elevated cerebrospinal-fluid methotrexate concentration in meningeal leukemia. *N Engl J Med* **289**：770-773, 1973
3) Clark AW, Cohen SR, Nissenblatt MJ, et al：Paraplegia following intrathecal chemotherapy：neuropathologic findings and elevation of myelin basic protein. *Cancer* **50**：42-47, 1982
4) 橋詰良夫，吉田眞理，三室マヤ：脳・脊髄．薬剤障害．病理と臨床 **30**（臨増）：228-232，2012
5) Honda D, Murakami S, Ujihira N, et al：An autopsy case of methotrexate（MTX）-induced myelopathy mimicking subacute combined degeneration（SCD）. *Neuropathology* **31**：357, 2011
6) 本田大祐，落合 淳，氏平伸子，他：Methotrexate myelopathy．神経内科 **77**：35-42，2012
7) Saiki JH, Thompsom S, Smith F, et al：Paraplegia following intrathecal chemotherapy. *Cancer* **29**：370-374, 1972
8) Satomi K, Yoshida M, Matsuoka K, et al：Myelopathy mimicking subacute combined degeneration in a Down syndrome patient with methotrexate treatment for B lymphoblastic leukemia：report of an autopsy case. *Neuropathology* **34**：414-419, 2014
9) Shintaku M, Toyooka N, Koyama T, et al：Methotrexate myelopathy with extensive transverse necrosis：report of an autopsy case. *Neuropathology* **34**：547-553, 2014
10) Schochet S Jr, Gray F：Vitamin deficiency disorders. Acquired metabolic disorders. In：Gray F, De Girolami U, Poirier J（eds）：Escourolle & Poirier Manual of Basic Neuropathology, 4th ed. Elsevier, New York, 2004, pp201-205
11) 朝長正道，岳野圭明，石井惟友，他：Methotrexate 髄注による対麻痺．神経進歩 **22**：1205-1211，1978
12) 吉田眞理，本田大祐，氏平伸子：メソトレキセート脊髄症．*Clin Neurosci* **30**：130-131，2012
13) Vezmar S, Becker A, Bode U, et al：Biochemical and clinical aspects of methotrexate neurotoxicity. *Chemotherapy* **49**：92-104, 2003
14) Watterson J, Toogood I, Nieder M, et al：Excessive spinal cord toxicity from intensive central nervous system-directed therapies. *Cancer* **74**：3034-3041, 1994

11 放射線脊髄症

放射線治療は，腫瘍細胞の死滅・壊死が目的であるが，時には用いられた放射線による副作用として，照射野に入る正常の脳や脊髄などに壊死を引き起こすことがあり，放射線壊死としてよく知られている．本項では放射線脊髄症について概説する．

臨　床

原疾患は，頸部では頭頸部腫瘍，胸部では肺癌，乳癌，食道癌，腰仙髄では睾丸，卵巣腫瘍，後腹膜リンパ腫が挙げられる．これらの部位の腫瘍に対する放射線照射により，脊髄障害が生じる．Kirkpatrick ら[2]は，2 Gy/日の分割照射で，総線量 50 Gy では 0.2%，60 Gy では 6%，69 Gy では 50%に放射線脊髄症が発症するとしている．放射線照射後，数日から数ヵ月して四肢の感覚障害，Lehrmitte 徴候が生じて，一過性に出現して自然緩解する急性一過性放射線脊髄症と，照射後 6 ヵ月以降に症状が出現する慢性進行性放射線脊髄症に分けられる[8]．臨床的には後者が重要で，四肢の感覚障害，運動障害，膀胱直腸障害が主で，感覚障害で発症することが多く，運動障害は痙性麻痺で Brown-Séquard 症候群を呈することもある．予後は不良で，症状が進行性で，2〜3 年以内に原疾患の悪化や尿路・気道感染で死亡することが多い[7]．画像では MRI T2 強調画像で脊髄腫脹と脊髄内高信号域が認められ，造影 MRI で gadolinium enhancement が認められる[3]．慢性期には脊髄萎縮を示す．鑑別を要する疾患としては，各種のミエロパチーをきたす疾患があるが，特に原疾患の脊椎・硬膜外転移が重要である．

病　理

病理学的には，放射線照射野に一致する脊髄の壊死で，灰白質障害よりも白質障害が強く，特に側索，後索に目立つ．壊死巣は多発性，融合性で，周囲組織が不規則な海綿状態を示し，macrophage の浸潤を認める．広範囲の壊死をきたす場合には，脊髄は浮腫が強く腫脹を示す．経過とともに脊髄は萎縮を示す．病巣内の血管は細静脈から小静脈の類線維素性壊死を認め，壁の硝子様肥厚，内腔の狭窄，血栓を認める[1]．われわれは放射線脊髄症の剖検例を経験していないので，大脳白質に生じた壊死巣を参考として示す（**図 1**）．放射線壊死の発生機序としては，従来から循環障害説，グリア障害説が考えられている．循環障害説では，血管内皮細胞が強く障害され，血液脳関門の破壊による浮腫，血管閉塞で虚血性壊死が生じるとされる[5,6]．グリア障害説は，放射線の直接的影響により乏突起膠細胞（oligodendroglia）の消失，髄鞘脱落が血流障害より先行するという所見に基づいている．

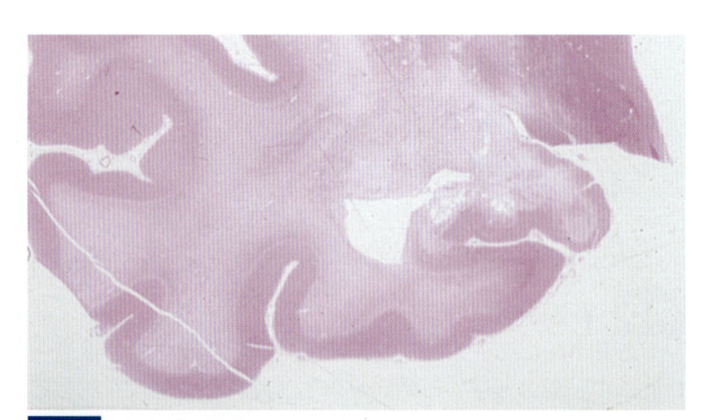

図 1　脳原発悪性リンパ腫に対する放射線治療後の剖検例で認められた白質の壊死
H.E 染色.

おわりに

放射線脊髄症は治療に用いられた放射線によって生じる医原性疾患であり，その予防について十分に考慮しなければならない．頭蓋内の放射線壊死に対しては，最近では脳虚血により血管内皮増殖因子（vascular endothelial growth factor；VEGF）が活性化され，脳浮腫が惹起されるという説があり，この仮説により抗 VEGF 抗体による内科的治療が注目されている[4]．今後，放射線脊髄症においても検討が待たれる．

文献 | Reference

1) 橋詰良夫：放射線壊死．栄養障害・中毒症．朝長正徳，桶田理喜（編）：神経病理学─基礎と臨床．朝倉書店，1992，pp366-368

2) Kirkpatrick JP, van der Kogel AJ, Schultheiss TE：Radiation dose-volume effects in the spinal cord. *Int J Radiat Oncol Biol Phys* **76**：42-49, 2010

3) Komachi H, Tsuchiya K, Ikeda M, et al：Radiation myelopathy：a clinicopathological study with special reference to correlation between MRI findings and neuropathology. *J Neurol Sci* **132**：228-232, 1995

4) 宮武伸一，古瀬元雅，野々口直助，他：脳放射線壊死の成因，診断，治療．神経症候群Ⅴ─その他の神経疾患を

含めて，第2版．別冊日本臨牀新領域別症候群シリーズ（30）：873-876，2014
5）桶田理喜：放射線脊髄症の病態と病理．神経治療 **9**：127-135，1992
6）Okada S, Okeda R：Pathology of radiation myelopathy. *Neuropathology* **21**：247-65, 2001
7）榊原隆次，内山智之，芳山充晴，他：放射線脊髄症．排尿障害プラクティス **9**：207-212，2001
8）塚越設貴，池田将樹，池田佳生：放射線脊髄症（ATRMとCPRM）．神経症候群Ⅴ—その他の神経疾患を含めて，第2版．別冊日本臨牀新領域別症候群シリーズ（30）：869-872，2014

第VII章 脊髄腫瘍

1 はじめに

脊髄，神経根，あるいは脳脊髄を包む硬膜，さらにその周囲にある脊椎から発生する腫瘍を脊髄腫瘍という．発生部位により，硬膜の外側（脊椎を含める）にできて硬膜外から脊髄を圧迫するもの（硬膜外腫瘍），硬膜の内側で脊髄と硬膜の間に腫瘍が存在して脊髄を圧迫するもの（硬膜内髄外腫瘍），脊髄の実質内に発生するもの（髄内腫瘍）の3つに分類される[1]（**図1**）．

硬膜外腫瘍で最も頻度が高いのは転移性悪性腫瘍である．これは他臓器の癌が脊椎に転移したもので，脊椎を破壊して脊髄を圧迫する．肺癌，乳癌，前立腺癌，消化器癌などが脊椎に転移しやすい．また脊索腫（chordoma）などの椎骨から発生する腫瘍もある．硬膜内髄外腫瘍で頻度が高いのは，神経鞘腫と髄膜腫であるが，それ以外に孤立性線維性腫瘍や傍神経節腫瘍，脂肪腫などの各種腫瘍があり，硬膜内で腫瘤を形成して脊髄や神経根を圧迫する．髄内腫瘍は，上衣腫と星細胞腫，血管芽腫が代表的な腫瘍である．

癌による脊髄障害は，脊椎や硬膜外転移による脊髄圧迫をきたすものと，くも膜下腔に癌細胞が播種を示す髄膜癌腫症，まれではあるが，髄内に転移をするものがある．また悪性リンパ腫による脊髄障害は，頭蓋外のリンパ腫の硬膜外腫瘤による脊髄圧迫，くも膜下腔への播種（髄膜リンパ肉腫症），血管内リンパ腫，神経リンパ腫症が挙げられる．一方，頭蓋内腫瘍の経過中に脊髄障害を示すことがあり，頭蓋内腫瘍の脊髄への連続的な進展，血行性転移による脊髄圧迫，くも膜下腔への播種による脊髄障害の機序が考えられる．さらに脊髄症状をきたすものとして各種の脊柱管内嚢胞があるので，その病理所見についても概説する．

中枢神経系腫瘍分類は，WHO分類，日本の脳腫瘍取扱い規約[5]に基づいて行われるが，時代とともに新しい腫瘍が記載されて分類も変遷しており，脊髄腫瘍においても基本的にこれらの分類に従っている．病理組織学的診断についても，多数の有用な免疫染色，増殖能の検討，分子生物学的知見による遺伝子変異などの病態の理解の

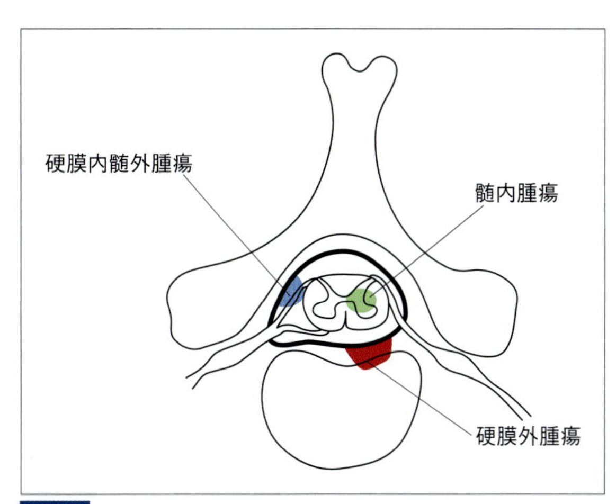

図1　脊髄腫瘍の発生部位による分類

進歩がある．2016年5月にWHOの中枢神経系腫瘍分類が9年ぶりに改訂された[2,3,6]．新分類では遺伝子異常の有無を重要視し，特に浸潤性膠腫では*IDH1*遺伝子変異の有無が分類の基本となった．脊髄腫瘍は，多くが良性腫瘍であり，比較的慢性の経過を示し，数ヵ月から数年の経過で症状が進行する．一方，悪性の場合には，症状が早く進行し，特に硬膜外悪性腫瘍による脊髄圧迫例では亜急性経過をとる．脊髄腫瘍の症状は，四肢の感覚障害，局所の疼痛とともに，腫瘍が増大して脊髄圧迫が強くなると四肢の筋力低下，麻痺が出現し，さらに進行すると膀胱直腸障害が生じる．脊髄腫瘍は，頸髄，胸髄，腰髄，仙髄，終糸，神経根のどの部位に腫瘍ができたかによって症状が異なる．頸髄に腫瘍ができた場合には，上肢や体幹の感覚障害や麻痺，腰髄に腫瘍ができた場合には，下肢の感覚障害，運動障害，膀胱直腸障害が主となる．診断は画像診断，特にMRIにより飛躍的に詳細に行われるようになり，生検診断と併せて進歩している[4]．生検についての問題点は総論の項で記述したので，参照されたい．治療は手術による腫瘍摘出が基本であるが，脊髄という組織の特殊性から根治的な腫瘍摘出の難しさがあり，放射線治療，化学療法が重要になることもある．

文献 | Reference

1）Burger PC, Scheithauer BW, Vogel FS：Surgical Pathology of the Nervous System and Its Coverings, 4th ed. Churchill Livingstone, New York, 2002, pp527-578
2）伊古田勇人，横尾英明：脳腫瘍の新WHO分類．診断病理　**34**：72-83，2017
3）石澤圭介，小森隆司：脳腫瘍の新WHO分類2016．脳外速報　**27**：156-162，2017
4）見松健太郎，松山幸弘（編）：脊髄腫瘍の臨床—厳選41症例から示す治療戦略．メディカ出版，2016
5）日本脳神経外科学会，日本病理学会（編）：臨床・病理脳腫瘍取扱い規約，第4版．金原出版，2018，pp88-170
6）Louis DN, Ohgaki H, Wiestler OD, et al：WHO Classification of Tumours of the Central Nervous System. International Agency for Research on Cancer, Lyon, 2016

2 硬膜外腫瘍

脊椎管内の硬膜外腔に存在する腫瘍で，脊髄硬膜外腔に発生する場合と，脊椎骨や脊椎管外に発生した腫瘍が脊椎管内へ進展する場合がある．硬膜外から脊髄を圧迫し，脊椎骨を破壊して脊柱の不安定性を起こすこともある．脊索腫などの脊椎骨から発生する腫瘍に加え，他臓器に発生した悪性腫瘍が血行性あるいは浸潤性に硬膜外腔に進展する転移性腫瘍の頻度が高い．神経鞘腫，神経線維腫，髄膜腫なども硬膜外腫瘤を形成することがある．

1. 脊索腫

脊索腫は胎生期の脊索の遺残組織由来の腫瘍で，発生部位が特異的で，身体の正中線に沿って生じ，頭蓋内の斜台と仙骨が好発部位である．その他の頸椎，腰椎，胸椎にも生じる．まれな腫瘍であるが，約 50%が仙骨部に発生し，頭蓋底が 35%，その他の脊椎が 15%と報告されている．男性にやや多く，50，60 歳代に好発する．腫瘍は基本的に硬膜外にあり，椎体を破壊しながら浸潤性に増殖する（**図 1**）．病理学的には低悪性度とされるが，臨床的には悪性の経過をとる．全摘出しない限りは，再発をきたし，転移することもある．

肉眼的には，脊索腫は一般に黄色半透明から赤褐色の軟らかいゼラチン様の腫瘍で，石灰化や骨片などの硬い成分，出血，壊死，嚢胞などを伴うことがある（**図 2**）．組織学的には線維性隔壁により分葉構造を示し，内部に粘液基質を含み，空胞をもつ特徴的な担空胞細胞（physaliphorous cell）と呼ばれる腫瘍細胞がシート状，索状，数珠状に増殖する（**図 3**）[4]．腫瘍細胞は軽度～中等度異形を示す類円形核を有し，細胞質は好酸性で大小不同の空胞を含んでいる．免疫組織染色では cytokeratin，上皮性膜抗原（EMA），S-100 蛋白，vimentin が陽性所見を示す．最近では，新しい脊索腫のマーカーとして Brachyury（脊索形成に関与する転写因子）が重要とされている[3,10]．脊索腫様髄膜腫（chordoid meningioma）との鑑別が問題となる．

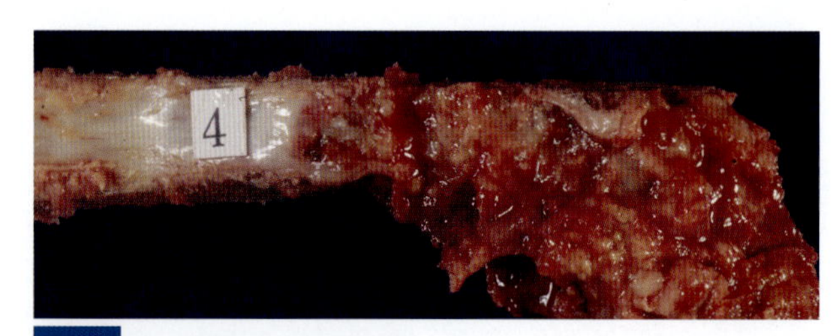

図 1　脊索腫の肉眼所見
上部頸椎に浸潤している．図中の 4 は第 4 頸椎を示す．

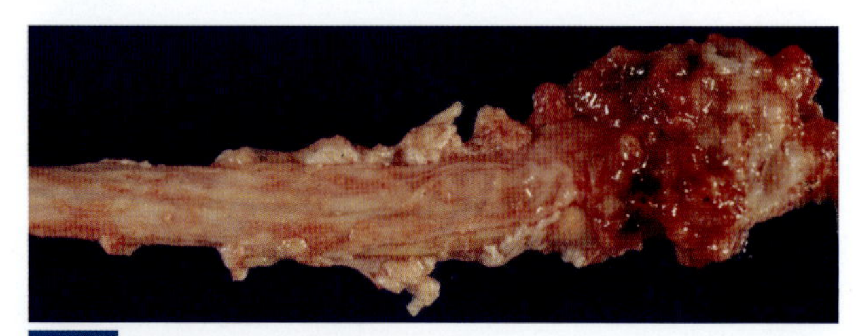

図 2　脊索腫の肉眼所見
上部頸椎から頸髄の硬膜外に浸潤している．

2. 転移性硬膜外腫瘍

臨　床

転移性硬膜外腫瘍をきたす腫瘍は，乳癌，肺癌，前立腺癌が多く，他に悪性リンパ腫，腎癌，悪性黒色腫，骨髄腫，肉腫などが主要なものである．小児では神経芽腫，悪性リンパ腫，肉腫の頻度が高い．脊髄症状は，腫瘍が全身に広がった状態で他臓器の障害による症状と合併して出現することが多いが，時には唯一の症状，そして初期症状の場合があるので，注意深い観察が必要である．脊髄圧迫の症状は，疼痛，筋力低下，感覚障害，膀胱直腸障害が主なものである．疼痛は椎骨自体への転移によっても生じ，また多くが神経根症状である．診断されるまでの疼痛の持続期間は平均 2 ヵ月程度である．筋力低下はほとんどが疼痛を伴って出現する．麻痺は数時間，数日の単位で悪化するので，迅速な診断と治療が重要である．原発腫瘍の発見から転移性硬膜外腫瘍の出現までの期間は，原発腫瘍の組織型により異なり，10 年を超える長期例の報告もある[1,5]．

画　像

椎体の破壊，融解，骨硬化，関節突起の変化，圧迫骨折などは，単純 X 線写真，CT で観察される（**図 4**）．MRI において腫瘍自体は T1 強調画像で等信号，T2 強調画像で高信号に描出される．造影 MRI によって不均一に造影増強される腫瘍が多く，周辺の浮腫と腫瘍本体が明瞭になる．CT ミエログラム，MRI T2 強調像においては，脊髄，くも膜下腔，硬膜，椎体との関係から腫瘍の正確な存在部位を確認することが重要である．椎体が悪性腫瘍で破壊された場合には，信号が全体に低下し，造影 MRI で不均一な造影増強を示し，椎弓根の破壊，局所的な腫瘤を認めることが多いとされる．脊髄圧迫には椎体骨

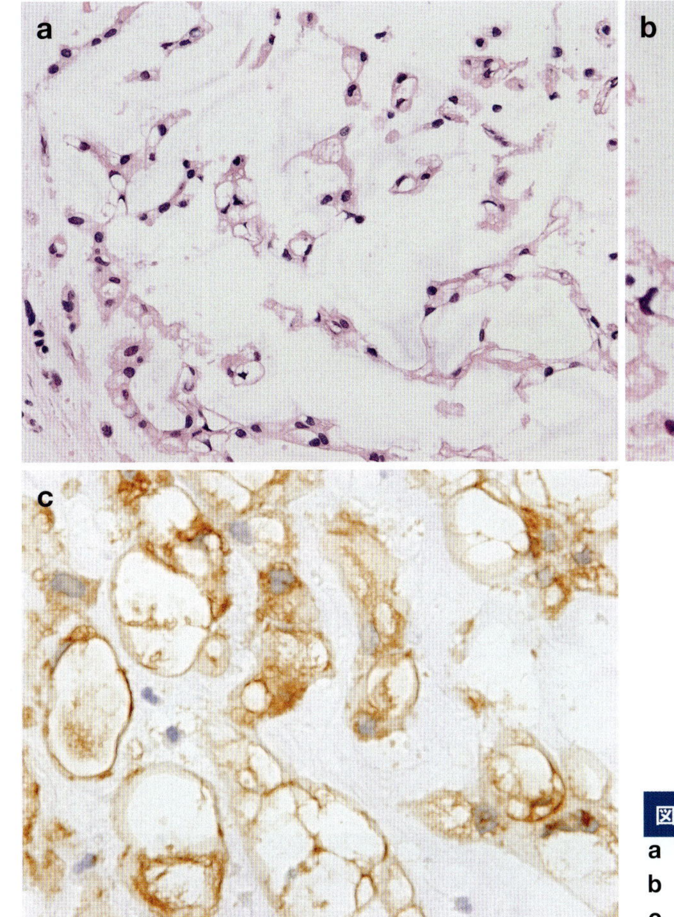

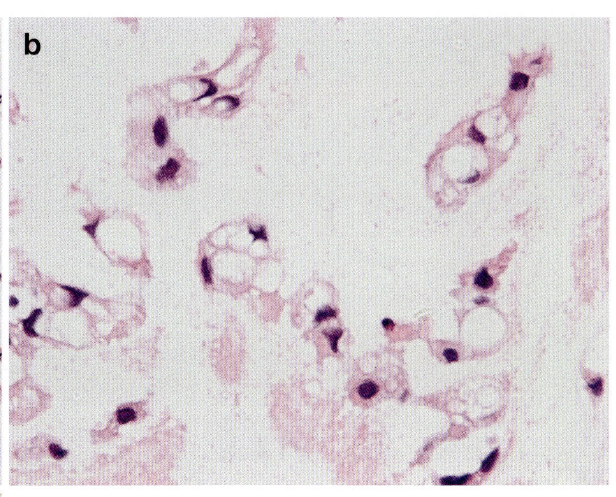

図 3　脊索腫の組織像
a　H.E 染色.
b　坦空胞細胞．H.E 染色.
c　S-100 蛋白免疫染色.

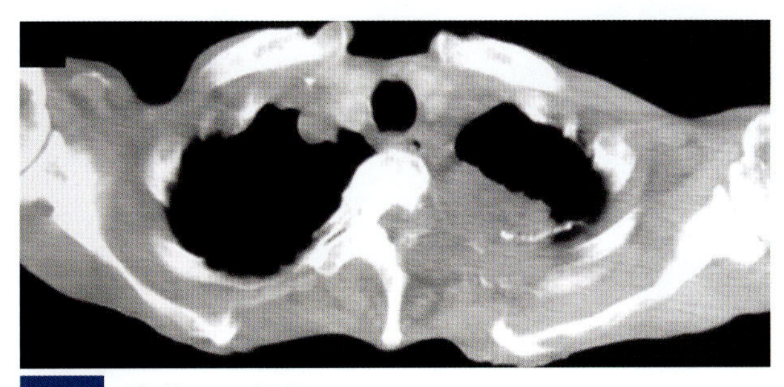

図 4　椎体への浸潤

折，脊柱後弯，腫瘤形成が重要である．悪性リンパ腫では椎体の破壊がない場合があり，注意すべきである[7,11]．

病　理

硬膜外腫瘍は，①椎体への転移巣から腫瘍が硬膜外組織へ進展する場合，②椎体周囲の腫瘍が椎間孔から硬膜外組織へ進展する場合，③硬膜外組織へ直接転移する場合に分けられる[2]．圧迫の頻度は，胸髄で最も高く，次いで腰髄，頸髄の順であり，しばしば複数の部位で圧迫を受ける．腫瘍は脊柱管の前方部ないし前側方部に生じることが多い．

病理解剖では，転移性脊椎腫瘍による椎体の破壊，骨折を示し，椎間板への腫瘍浸潤を認める．これらの病変は多椎体に生じることも多い．また放射線治療を受けた症例では骨髄の脂肪化を認める（**図 5**）．硬膜外腫瘤は限局性のことも，多髄節にわたり数珠状に生じることもある．しかし通常では硬膜内面には肉眼的に認められるような腫瘤形成はない．硬膜外腫瘤により脊髄は圧迫・変形・壊死を示すが，腫瘤の存在にもかかわらず，正常の形態を維持している場合もある（**図 6**）．

転移性硬膜外腫瘍による脊髄圧迫では灰白質よりも白質がより優位に脊髄障害を受ける．脊髄白質は斑状に海綿状態を示し，この部位には macrophage の浸潤と多数の軸索腫大を認め，変化が強いと完全な横断性壊死をきたす（**図 7**）．鉛筆状軟化をきたす頻度も転移性硬膜外腫瘍による脊髄圧迫で最も高い[6,8]．白質障害の原因としては，静脈系のうっ血による循環障害が考えられる．硬膜外の血管には一部の症例で腫瘍塞栓が観察されており，圧迫に加えてこれが脊髄の循環障害を悪化させていると考えられる[9]．腫瘍塞栓が認められない症例でも，硬膜外腫瘍が静脈を圧迫し，内腔が狭窄していることはしばしば観察される．実験的には，圧迫部位における血液脊髄関門の破綻が脊髄浮腫を引き起こすことが指摘されている．このように転移性硬膜外腫瘍による脊髄障害では，腫瘤により脊髄が完全に圧迫され変形・萎縮してしまう．これに加え，腫瘤があっても脊髄の形態が保たれて変形が生じていないにもかかわらず，横断性壊死が生じることがある．その原因としては，静脈系の循環障害が関与していることに注意すべきである．

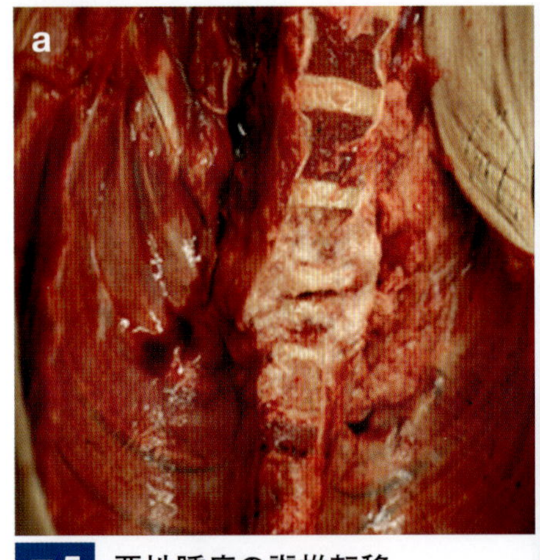

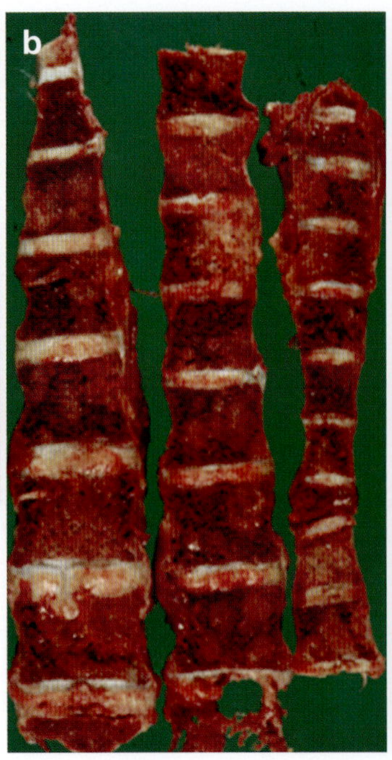

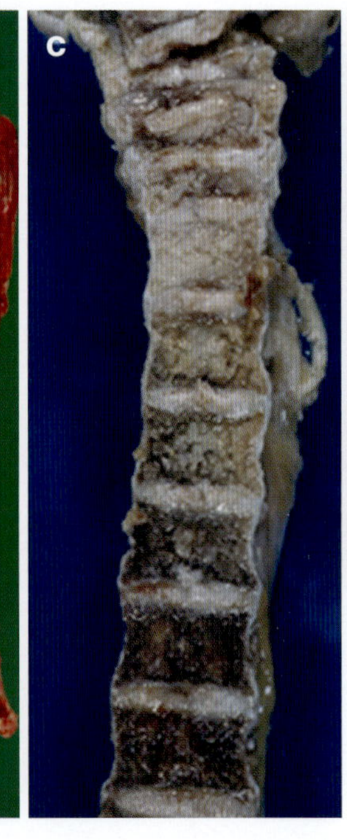

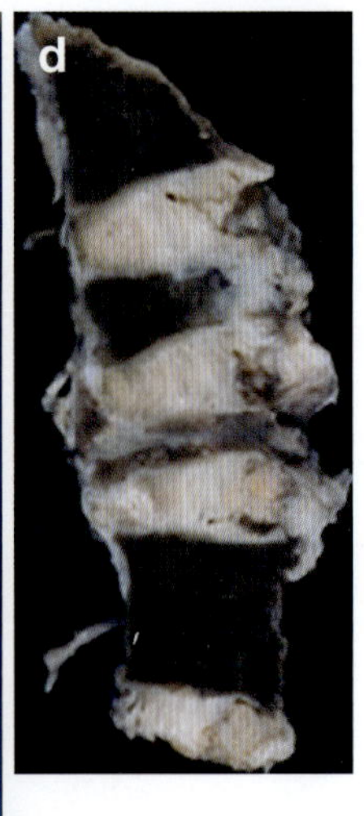

図5 悪性腫瘍の脊椎転移

a 病理解剖時の腹腔面からみた脊椎転移．椎体は骨折し変形している．
b 頸椎から腰椎まで多発性の転移巣を認める．
c 椎体への転移とともに放射線治療による骨髄の脂肪化を認める．
d 椎体は変形し，椎間板も腫瘍浸潤を認める．

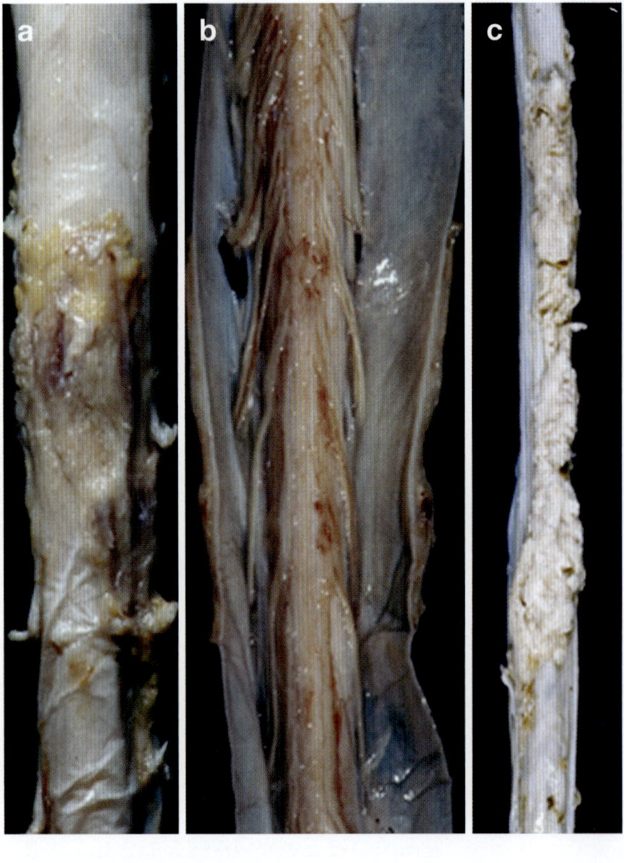

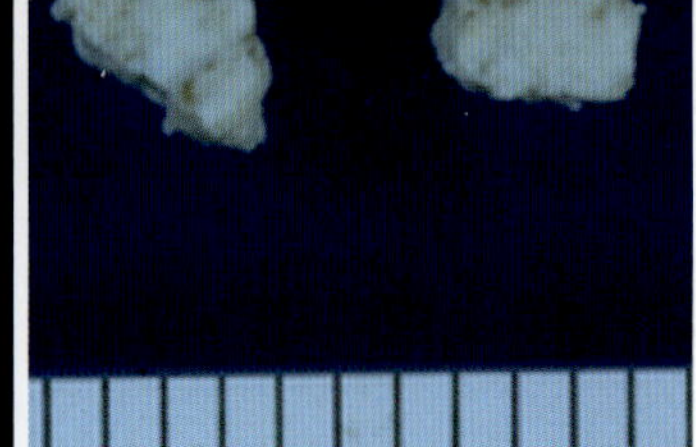

図6 硬膜外転移における脊髄の肉眼所見

a 硬膜外に黄白色調の腫瘤を認める．
b 硬膜内に腫瘍浸潤を認めない．
c 多髄節にわたり数珠状の硬膜外腫瘤を認める．
d 脊髄の横断面．硬膜外腫瘤を認めるが，脊髄は変形がない．

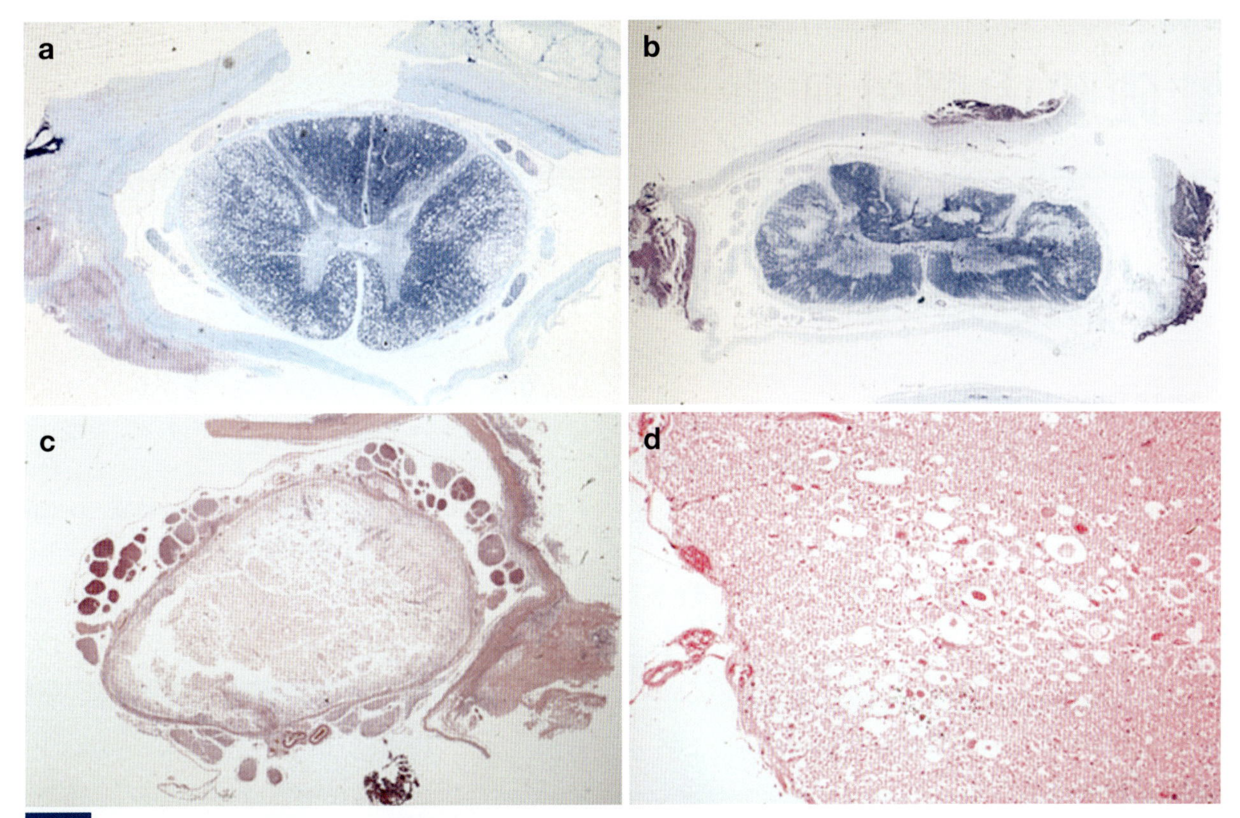

図7 転移性硬膜外腫瘍による脊髄障害

a, b 脊髄白質に多発性の斑状の海綿状態を認める．Klüver-Barrera 染色．

c 脊髄は横断性壊死を示す．H.E 染色．

d 脊髄白質が海綿状態を示し，多数の軸索腫大を認める．H.E 染色．

文献 | Reference

1）Byrne TN：Metastatic epidural spinal cord compression. In：Black PM, Loeffler JS（eds）：Cancer of the Nervous System. Blackwell, Massachusetts, 1997, pp664-673
2）橋詰良夫，吉田眞理，三室マヤ：転移性硬膜外腫瘍による脊髄圧迫の病理．脊椎脊髄 **21**：815-818，2008
3）本間 琢，佐々木 惇：脳腫瘍の新たな免疫組織化学的マーカー．病理と臨床 **30**：391-396，2012
4）本間 琢，佐々木 惇：脊索腫と軟骨様脊索腫．神経症候群 III—その他の神経疾患を含めて，第2版．別冊日本臨牀新領域別症候群シリーズ（28）265-267，2014
5）池原 修，豊永一隆，西平竹夫，他：転移性硬膜外腫瘍による脊髄圧迫の臨床的検討．癌の臨床 **32**：76-84，1986
6）巻淵隆夫：担癌例にみられる Necrotizing Myelopathy の臨床および病理形態学的再検討．神経進歩 **19**：163-171，1975
7）宮坂和男：脊髄腫瘍の画像診断：Part 2 硬膜外腫瘍．脊髄外科 **13**：221-234，1999
8）太田兼吉，山本纊子，橋詰良夫：横断性脊髄壊死の臨床病理学的検討．藤田学園医会誌 **13**：83-87，1989
9）Oynagi K, Ogata K, Takeda S, et al：Widespread vertebral and epidural venous plexus metastasis of prostatic carcinoma presenting wedge-shaped radial lesions in the spinal cord. *Neuropathology* **23**：296-300, 2003
10）Romeo S, Hogendoorn PC：Brachyury and chordoma：the chondroid-chordoid dilemma resolved? *J Pathol* **209**：143-146, 2006
11）柳下 章：硬膜外悪性リンパ腫．柳下 章（編）：エキスパートのための脊椎脊髄疾患の MRI，第3版．三輪書店，2015，pp300-302

3 硬膜内髄外腫瘍

1. 神経鞘腫と神経線維腫

1）神経鞘腫

神経鞘腫（schwannoma）は，末梢神経の髄鞘形成細胞であるSchwann細胞由来の腫瘍であり，一般的には孤発性であるが，神経線維腫症2型（neurofibromatosis 2；NF2）では多発性に生じる．頭蓋内では第8脳神経に多いが，脊髄では神経根から発生し，全脊髄腫瘍の30%程度を占める代表的な腫瘍である[12]．神経根が脊髄軟膜の1~2 mmの部位で中枢性髄鞘から末梢性髄鞘に移行し，この部位で髄鞘形成細胞は乏突起膠細胞（oligodendroglia）からSchwann細胞に変化する．

臨　床

神経鞘腫は，上部頸髄から馬尾まで全脊髄レベルの神経根から発生するが，胸髄から馬尾に多く，40〜50歳代に頻度が高い．頭蓋内と同様に感覚神経，すなわち後根に優位に生じる．症状は障害レベルの神経根の支配域に一致する放散痛と脊髄圧迫による四肢の筋力低下が主要なものである．神経線維腫症2型の患者に生じる多発性の神経鞘腫は長い間無症状のことがある．

画　像

多くの神経鞘腫は硬膜内髄外腫瘍で，MRIではT1強調画像で脊髄と等信号または低信号で，T2強調画像で高信号である．一部のものは椎間孔を通ってダンベル型（dumbbell shape）を形成する．ごくまれに腫瘍は硬膜を貫通して，硬膜外へ直接浸潤する．腫瘍が増大して椎間孔が拡大することを放射線学的に確認できるが，これは第8脳神経腫瘍で内耳孔が拡大するのと同様の機序である．仙骨部では腫瘍が増大して周囲の骨を圧迫することはしばしば認められるが，破壊性の骨浸潤は認めることが少ない．神経鞘腫は造影されることが多く，腫瘍内の嚢胞形成は大きい腫瘍ではよく認められる．腫瘍は脊髄実質へ食い込むことがあるが，まれには完全に脊髄実質に生じることもある．メラニン性神経鞘腫（melanotic schwannoma）では，T1強調画像で高信号，T2強調画像で低信号となる特徴がある．

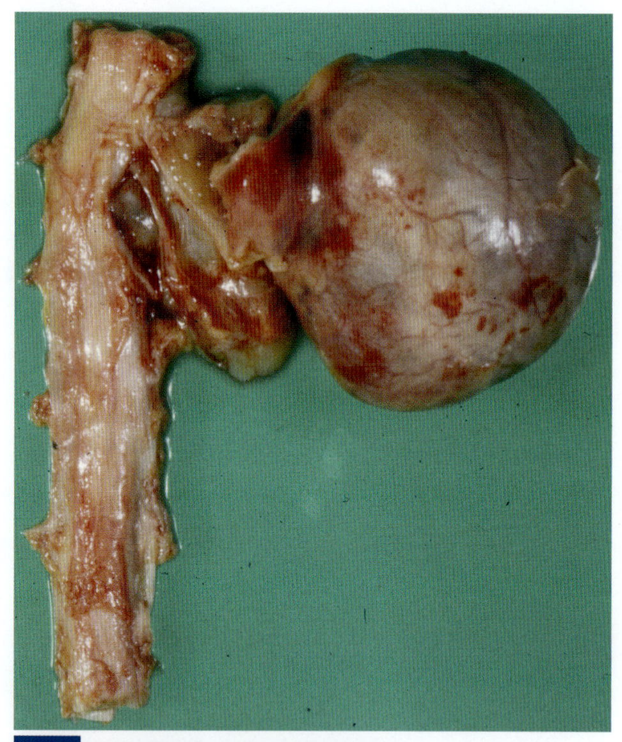

図1　神経鞘腫の肉眼病理所見
椎間孔を通ってダンベル型を形成している．

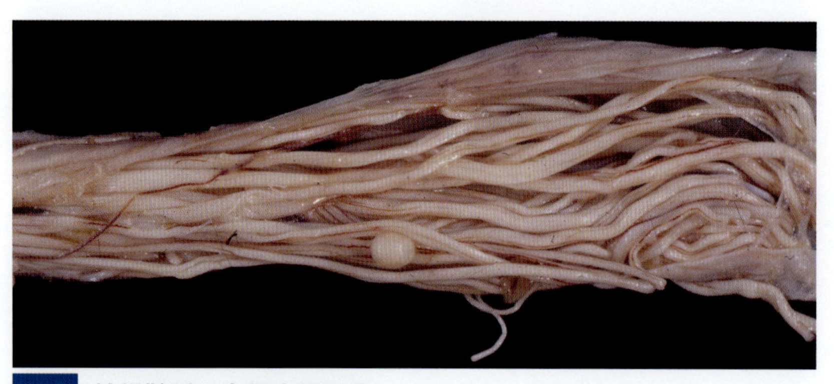

図2　神経鞘腫の肉眼病理所見
馬尾に境界明瞭な球状の腫瘤を形成している．

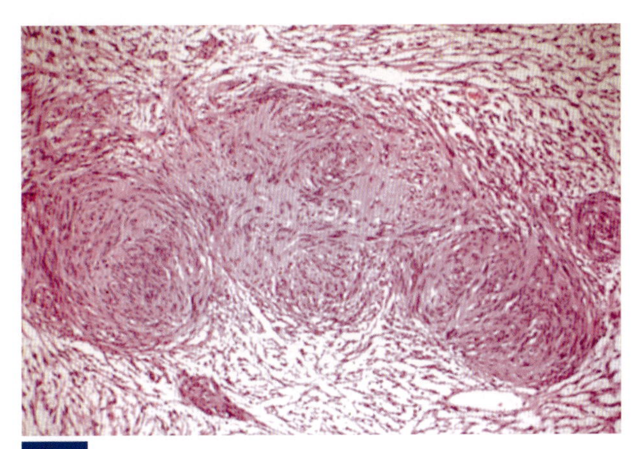

図3 神経鞘腫の組織像
紡錘形の腫瘍細胞が密に束状に走行し，核が柵状に配列して増殖する Antoni A の部分を認める．H.E 染色．

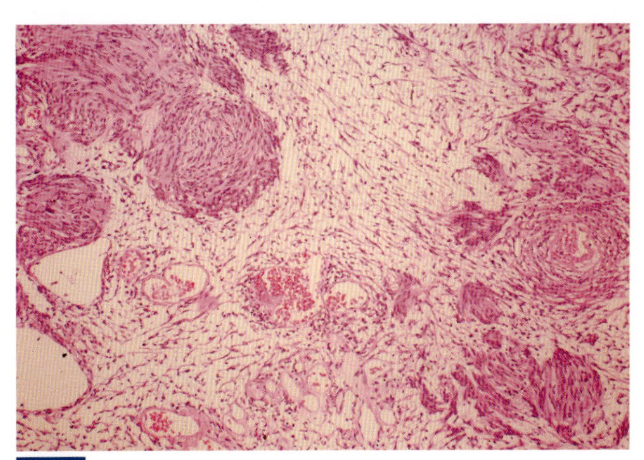

図4 神経鞘腫の組織像
細胞密度が低く海綿状を示す Antoni B の部分を認める．H.E 染色．

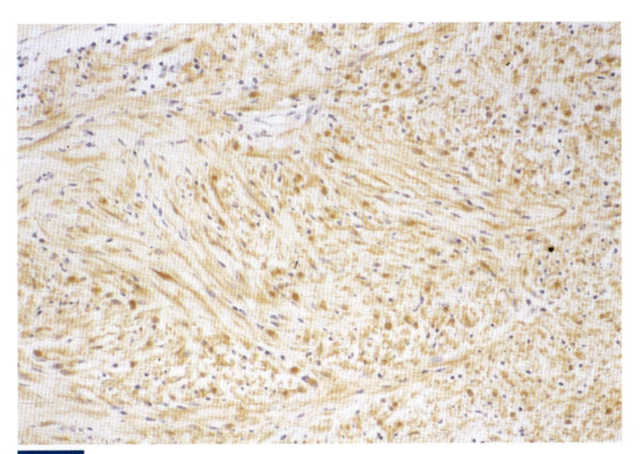

図5 神経鞘腫の組織像
S-100 蛋白による免疫染色が陽性を示す．

病　理[9)]

神経鞘腫は，肉眼的に軟らかく，光っており，境界明瞭で分葉状で，時には嚢胞状である．小さい腫瘍ではしばしば神経根に付着しており，大きくなると腫瘍の辺縁部に神経根が伸展されている．一部では椎間孔を通ってダンベル型を形成する（**図1**，**図2**）．割面では黄色調で血管芽腫，脂肪と類似している．メラニン性神経鞘腫のメラニン色素の量はさまざまな程度である．脊髄の神経鞘腫は他の部位にできる神経鞘腫の組織像と基本的に同じである．腫瘍は紡錘形の Schwann 細胞が密に束状に走行し，核が柵状配列（palisade）で増殖する Antoni A の部分（**図3**）と細胞密度が低く疎な海綿状を示す Antoni B の部分（**図4**）が混在している．神経鞘腫の細胞質は淡好酸性で，細胞境界は不明瞭で，紡錘形の核は平滑筋細胞に類似しているが，先端が細く尖っている特徴をもつ．しばしば細胞核には奇異な多形性が認められるが，悪性所見ではない．神経鞘腫の血管は壁が肥厚，硝子化し，しばしば血栓を形成し，周囲にはヘモジデリン沈着を認める．組織が変性してしばしば嚢胞の形成も認める．免疫組織学的には S-100 蛋白が陽性であり（**図5**），しばしば Leu7 が陽性で，一部では glial fibrillary acidic protein（GFAP）が陽性である．電顕像では腫瘍細胞周囲には明瞭な基底膜が認められる．細胞間には長周期性コラーゲン（long-spacing collagen）が観察される．

富細胞性神経鞘腫（cellular schwannoma）は細胞密度が高く，核のクロマチンの増加と核分裂がしばしば観察されるもので，再発の頻度が高いことが指摘されている[4)]．

脊髄実質に深く入り込んで腫瘍を形成する神経鞘腫は髄内神経鞘腫として報告されており，この腫瘍の起源は中心動脈周囲の神経叢由来または NF2 では Lissauer 辺縁帯の髄内 Schwann 細胞症由来の可能性が指摘されている．まれに肉眼的に腫瘍は黒く，黒色腫に類似しており，メラニン性神経鞘腫と呼ばれるものがある．腫瘍細胞は多くが紡錘形であるが，一部では類上皮細胞の形態を示す．メラニン色素の量はさまざまであるが，腫瘍細胞内にみられるとともに，melanophage に貪食されている．細胞間のレチクリンは豊富であり，黒色腫とは異なり，type Ⅳ collagen 染色あるいは laminin 染色で陽性となる．

鑑別診断

馬尾のレベルでは神経鞘腫は髄膜腫に似ているが，髄膜腫は硬膜に付着し，半球状で硬い．組織学的にも渦巻き状配列，砂粒腫が目立ち，通常 S-100 蛋白は陰性である．また馬尾のレベルでは傍神経節腫，上衣腫との鑑別が問題となる．特に伸長細胞性上衣腫（tanycytic ependymoma）は神経鞘腫との類似性が問題となるが，GFAP 染色，レチクリン染色により鑑別できる．また孤立性線維性腫瘍（solitary fibrous tumor）も神経鞘腫との鑑別が問題となる．富細胞性神経鞘腫で核分裂が多いときは，悪性末梢神経鞘腫瘍（malignant peripheral nerve sheath tumor；MPNST）との鑑別が問題となる．しかし MPNST は脊柱管ではまれである．S-100 蛋白，type Ⅳ collagen，laminin の免疫染色で鑑別可能である[22)]．

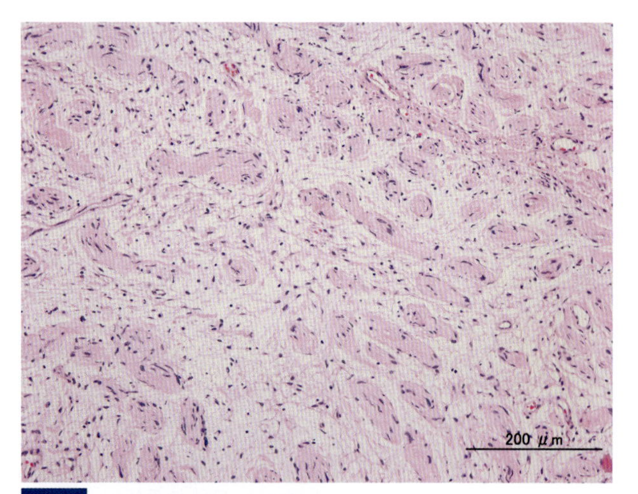

図6 神経線維腫の組織像
紡錘形細胞が線維性結合組織の増殖を伴って，束状配列を示している．H.E 染色．

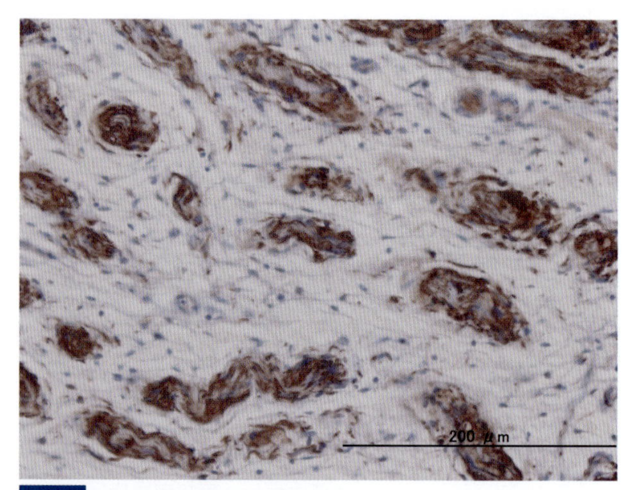

図7 神経線維腫の組織像
束状の構造物が S-100 蛋白による免疫染色が陽性を示す．

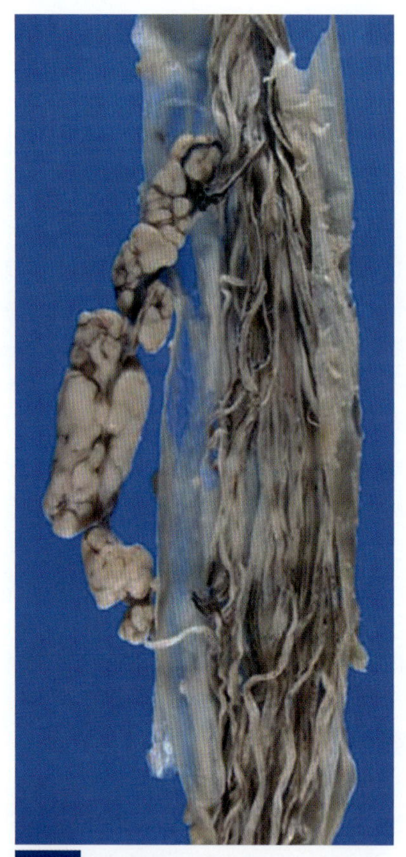

図8 多発性神経鞘腫の肉眼病理所見
馬尾に沿って多発性の結節を形成している．

治療と予後

神経鞘腫はほとんどが完全に摘出されるべきであるが，不完全な摘出では再増大が起こる．神経鞘腫は予後が良好であり，富細胞性神経鞘腫では再発率がやや高いものの転移例が報告されていない．仙骨部の大きい腫瘍は骨を破壊することがある．メラニン性神経鞘腫も不完全摘出では再発が報告されているが，通常の神経鞘腫と予後は特に変わらない．

2）神経線維腫

多くは皮膚や末梢神経に生じる腫瘍で，脊髄に生じる神経線維腫は神経根から発生し，神経鞘腫に比べてまれである．単発または多発するが，多発性のものは神経線維腫症 1 型に合併して認められるものである．増殖する細胞は線維芽細胞と Schwann 細胞からなり，肥満細胞（mast cell）やリンパ球を含み，間質は豊富な膠原線維からなり，粘液様変性を示す（**図6**）．腫瘍組織内に神経線維を含むことも特徴の一つである[26]．神経鞘腫で認められるような柵状配列は認められず，組織学的な区別は難しくない．免疫染色では vimentin と S-100 蛋白が陽性となる（**図7**）．

2．悪性末梢神経鞘腫瘍

末梢神経鞘から発生する悪性腫瘍で，約半数は神経線維腫症 1 型（NF1）の患者に発生する．成人の臀部，大腿，腋窩，上肢，傍脊柱部に発生し，頭蓋内・脊柱管ではまれである．組織学的には，異型を示す紡錘形の核をもつ細胞が密に増殖し，束状配列ないし杉綾状配列を示す．WHO grade II，III，IV に相当し，悪性度の高いものでは壊死や多数の核分裂が認められる．

NF1 は Von Recklinghausen 病とも呼ばれ，多発性のカフェオレ斑，腋窩や鼠径部の雀卵斑様色素斑，多発性・散在性の皮膚神経線維腫および虹彩 Lisch 結節により，特徴づけられる．頻度が低いが，より重篤な病変としては，蔓状神経線維腫，視神経膠腫，毛様細胞性星細胞腫，悪性末梢神経鞘腫瘍，側弯症，脛骨異形成症や血管病変などがある．原因遺伝子である *NF1* 遺伝子（遺伝子産物 neurofibromin）が 17 番染色体（17q11.2）に位置し，常染色体優性の遺伝性疾患である．脊柱管内では多発性の神経線維腫を発生する．

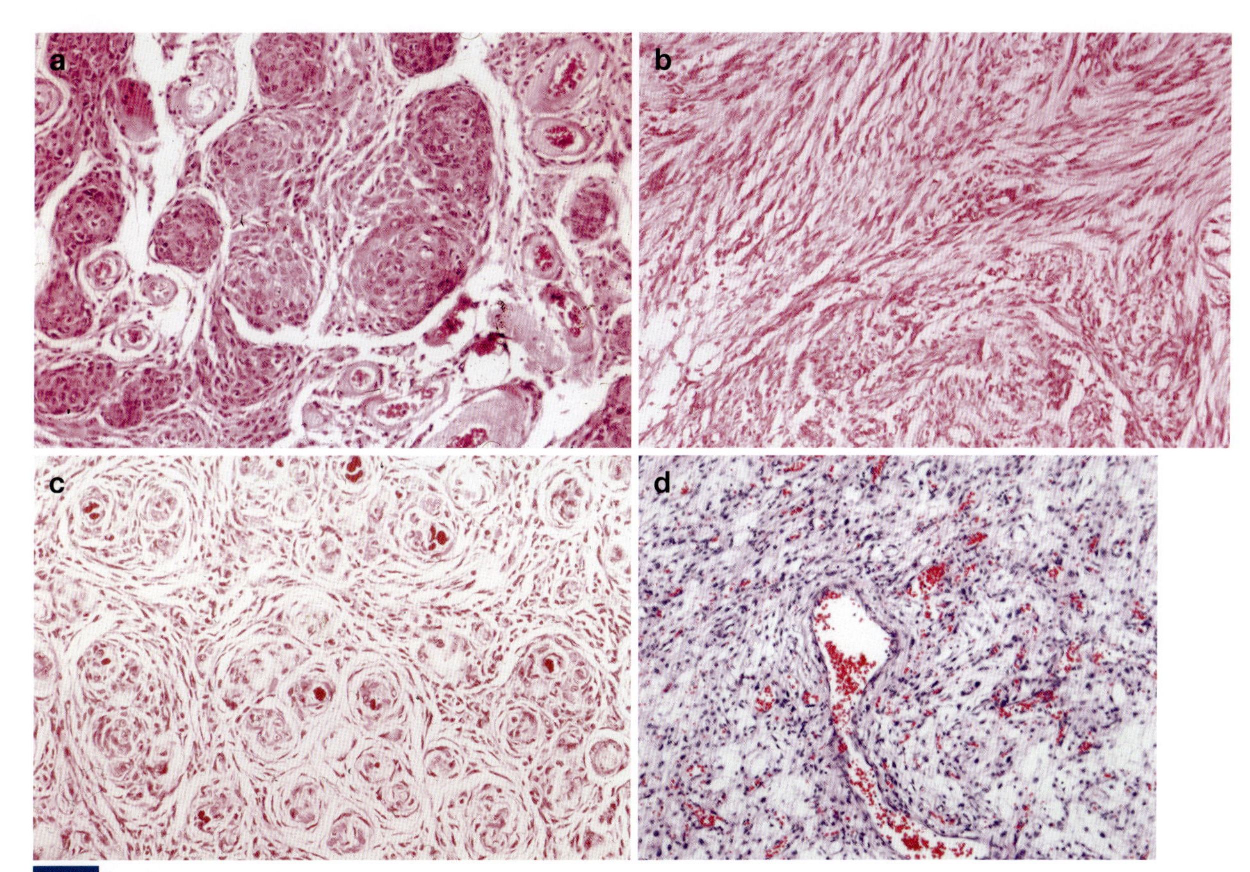

図9 髄膜腫の組織像
a 髄膜皮性.
b 線維性.
c 砂粒腫性.
d 血管腫性.
H.E 染色.

NF2 は両側聴神経鞘腫を主徴とする常染色体優性の遺伝性疾患で，原因遺伝子は 22 番染色体長腕（22q12.2）に存在する（遺伝子産物 merlin）．10～20 歳代の発症が多い．脊柱管内では多発性神経鞘腫を認めることがある（**図 8**）[29]．

3. 髄膜腫

臨　床

髄膜腫は後根神経節の近くのくも膜絨毛を構成するくも膜細胞から生じるとされている．脊髄に生じる髄膜腫は，全髄膜腫の 7～12%とされているが，脊髄の硬膜内髄外腫瘍では神経鞘腫に次いで頻度が高く 25%を占める．脊髄の髄膜腫は 40～70 歳代に多く，女性が男性の 4～6 倍も多いとされている．NF2 では髄膜腫の生じる頻度が高く，多発傾向がある．胸髄，頸髄の順に多く，腰髄には少ない．胸髄では後側方に多く，頸髄では前方に生じる．MRI では T1 強調画像で均一な脊髄と等信号，T2 強調画像でやや高信号を示す．gadolinium 造影では，均一な造影増強，腫瘍周囲の硬膜が造影増強を示す dural tail sign を認める．腫瘍は比較的境界明瞭で，全摘出が可能なものがほとんどである．

硬膜内髄外腫瘍であるが，まれには硬膜外で腫瘤を形成してダンベル型を呈する．特に神経鞘腫との鑑別が重要である．全髄膜腫のうち，異型性髄膜腫は 5%，退形成性髄膜腫は 3～5%とされ，大部分は良性である．脊髄圧迫による脊髄障害の程度が後遺症に関連する．脊髄髄膜腫は，多くが放散痛で発症し，レベルに応じた四肢の脱力，感覚障害を示し，症状が進行すると歩行障害，膀胱直腸障害が生じるので，脊髄圧迫が高度になる前の初期に診断することが重要である．

病　理

髄膜腫は，組織学的には 2016 年の WHO 分類で髄膜皮性（meningotheliomatous），線維性（fibrous），砂粒腫性（psammomatous），血管腫性（angiomatous）などの 15 の亜型に分けられ，多くが grade I であり，再発率が低く，腫瘍の増大が緩徐である[13]．組織像では髄膜皮性配列，渦巻き状配列，砂粒体，核内偽封入体が特徴的である（**図 9**）．明細胞髄膜腫（clear cell meningioma），脊索腫様髄膜腫（chordoid meningioma），異型性髄膜腫（atypical meningioma）は grade II で，再発率が高く，腫瘍の増大が急速

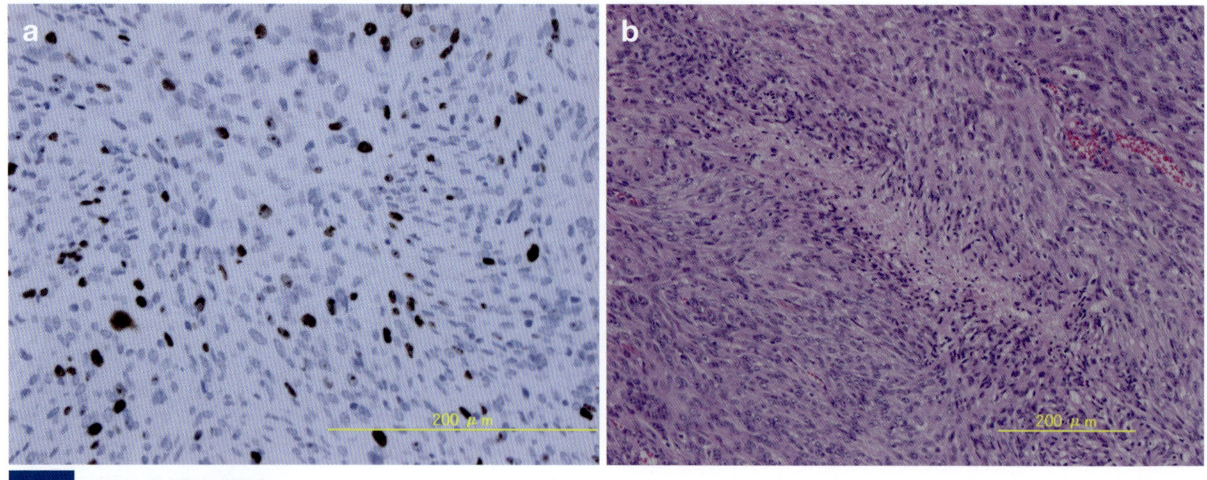

図10 退形成性髄膜腫

a MIB-1 陽性細胞の頻度が高い．
b 腫瘍組織内の壊死巣．H.E 染色．

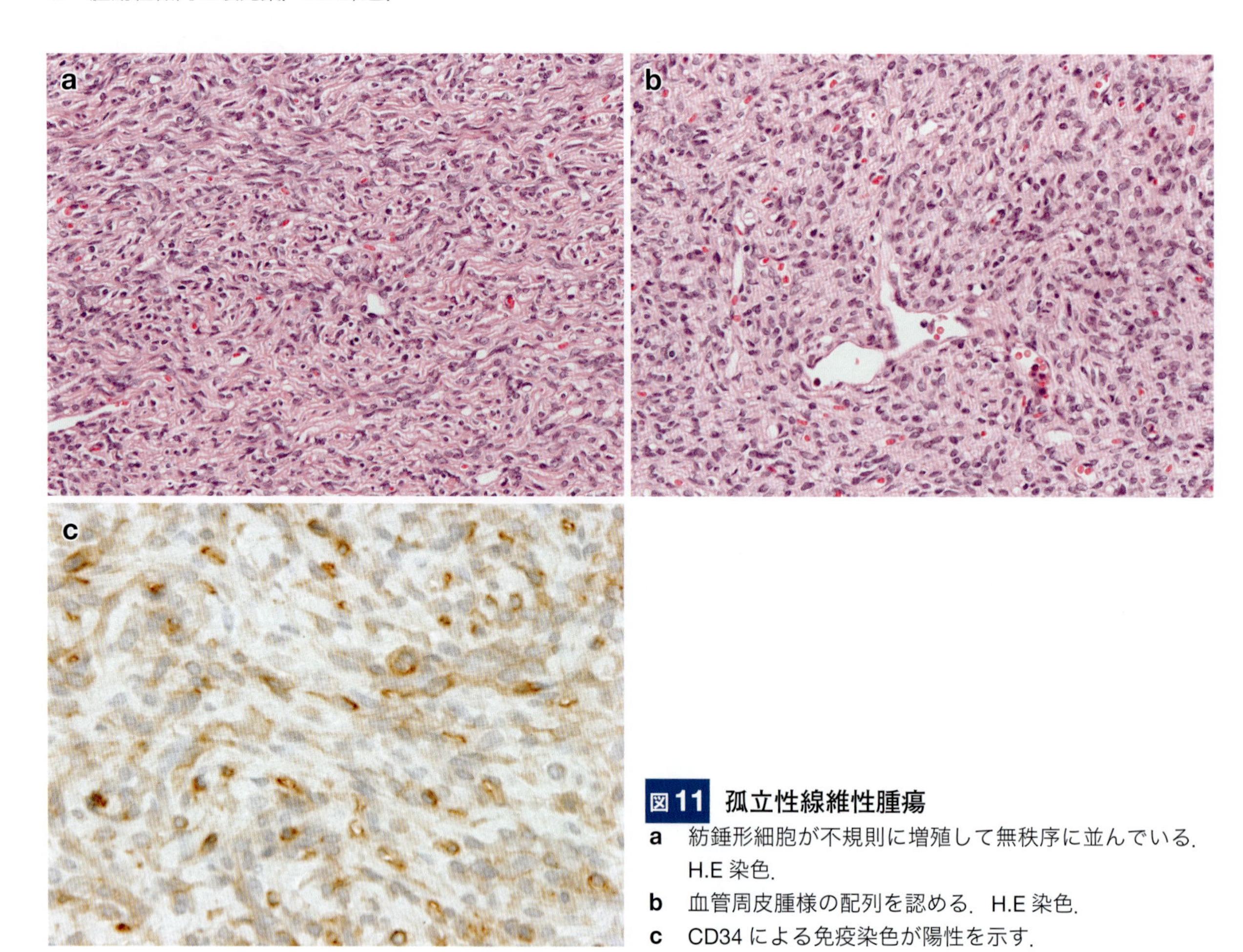

図11 孤立性線維性腫瘍

a 紡錘形細胞が不規則に増殖して無秩序に並んでいる．H.E 染色．
b 血管周皮腫様の配列を認める．H.E 染色．
c CD34 による免疫染色が陽性を示す．

である．乳頭状髄膜腫（papillary meningioma），ラブドイド髄膜腫（rhabdoid meningioma），退形成性髄膜腫（anaplastic meningioma）は grade III に分類され，再発率が著しく高く，腫瘍の増大が急速で，生命予後も不良である[18]．悪性度の指標としては，組織学的には，細胞密度，核分裂の数，Ki-67 labelling index（MIB-1）陽性率，細胞の多形性，組織の壊死巣の有無が挙げられる（**図10**）．

脊髄の髄膜腫は髄膜皮性髄膜腫（grade I の 80％）や砂粒腫性髄膜腫などが多い[6,10]．馬尾では明細胞性髄膜腫が特徴的とされている[2]．免疫染色では EMA 陽性が他の腫瘍との鑑別に重要である．*NF2* 遺伝子の変異と 22q の欠失が最も重要な遺伝子の変化と考えられている[19]．

4. 間葉系腫瘍

1）孤立性線維性腫瘍 (solitary fibrous tumor；SFT)

SFTは中皮下結合組織由来の間葉系細胞と考えられており，胸膜病変として報告されたが，全身の軟部組織や実質臓器など，さまざまな場所に生じる．孤立性線維性腫瘍と血管周皮腫（HPC）は，前分類では異なる腫瘍と位置づけられていたが，いずれも染色体12q13の小さな逆位による*NAB2-STAT6*融合遺伝子を伴うことがわかり，新分類では両者をまとめてSFT/HPCと呼ぶ．脊髄では髄膜腫同様に髄膜に付着した境界明瞭な腫瘤を形成するが，硬膜に付着しない症例もある．画像上，髄膜腫とほぼ同様の所見を示して区別が難しいが，MRIではdural tail signの有無が鑑別に役立つことがある．組織学的には，紡錘形細胞が不規則に増殖して無秩序に並んでいることからpattern-less patternと呼ばれ，細胞間には太い縄状の膠原線維を認める（**図11a**）．分枝状の血管網を認め，血管周皮腫様の配列を示す（**図11b**）．SFTは基本的に間葉系の良性腫瘍の範疇に分類され，完全摘出で予後良好であるが，ときに高悪性度を示して再発・転移をきたした症例の報告が認められる[15,16]．悪性度の指標としては，腫瘍径が10 cm以上，出血・壊死を伴う，腫瘍細胞密度および腫瘍内血管密度の増加，さらに高倍率10視野中平均4個以上の核分裂像をみることなどが挙げられている．Fargenら[5]の総説では，中枢神経系に生じた189例のSFTで，脊柱管に生じたのは46例（24%），6%は悪性，亜全摘のものは再発率が16倍高いと報告している．Robertら[20]は髄内に生じたSFTを報告している．組織学的には線維性髄膜腫との鑑別が問題となる．免疫染色ではvimentin，CD34，bcl-2が陽性で，EMA，S-100蛋白，claudin-1が陰性であることが鑑別診断に重要である（**図11c**）．脊柱管に生じた悪性のSFTの報告もまれながらある．

2）脊髄脂肪腫

脊髄脂肪腫は，脊椎癒合不全（二分脊椎，髄膜瘤）に関連して皮下脂肪腫から連続したもの（dysraphic type）と，脊椎癒合不全に関連しない孤発性の脊髄脂肪腫（non-dysraphic type）に分けられる．non-dysraphic typeはまれであり，多くはゆっくり進行する良性疾患であるが，サイズが大きくなると脊髄圧迫を起こし，四肢麻痺を起こすリスクもある．手術の目的は，減圧を得ることと，神経症状の改善を得ることである[25]．硬膜内髄外腫瘍であり，背側の軟膜直下に生じ，髄内のものはまれである．神経管が形成される際に，脂肪細胞が迷入した結果として生じる過誤腫と考えられている．発生部位は胸髄，頸髄の順に多い．年齢は子供から40歳代に多い．組織学的には通常の軟部組織に生じる脂肪腫と同じで，よく分化した脂肪組織の増殖からなる[3]（**図12**）．

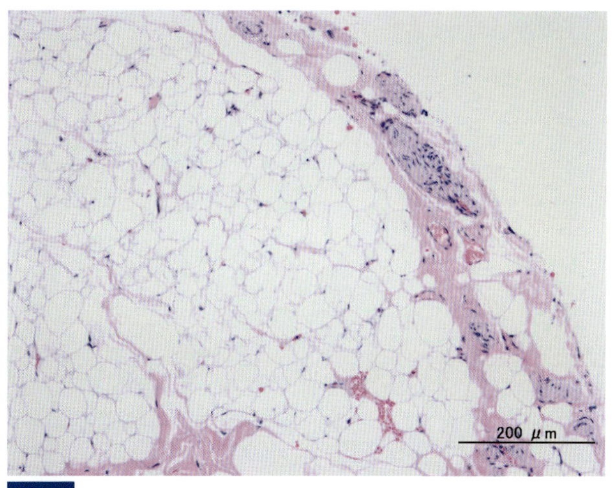

図12 脂肪腫
よく分化した脂肪組織の増殖からなる．H.E染色．

dysraphic typeは脂肪脊髄髄膜瘤（lipomyelomeningocele）と呼ばれ，二分脊椎（spina bifida），特に潜在性二分脊椎に合併して認められるものである．腰仙髄レベルの脊髄円錐と脊髄終糸に生じる．皮下組織から披裂を起こしている椎体組織と連続して脊柱管内に脂肪組織の増殖を認めるものである．腰背部に皮下脂肪腫，母斑，皮膚陥凹，異常毛髪などの皮膚異常が認められる．成長とともに脂肪腫によって固定されてしまった脊髄が牽引されることにより（脊髄係留症候群），膀胱直腸障害（排尿，排便の障害）および下肢の障害（運動障害，感覚障害，変形）などの症状が出現する．症状は乳児から小児の間に明らかとなる[30]．

3）間葉系軟骨肉腫 (mesenchymal chondrosarcoma)

骨腫瘍であるが，髄膜にもまれながら報告されている．10〜30歳の若年者に生じる悪性度の高い腫瘍である[21,23]．組織学的には軟骨細胞とその周囲に血管周皮腫様細胞が二相性に増殖することが特徴で，血管周皮腫様細胞はCD99による免疫染色が陽性である（**図13**）．最近，*HEY1-NCOA2*融合遺伝子の検出が重要であることが指摘されている[27]．

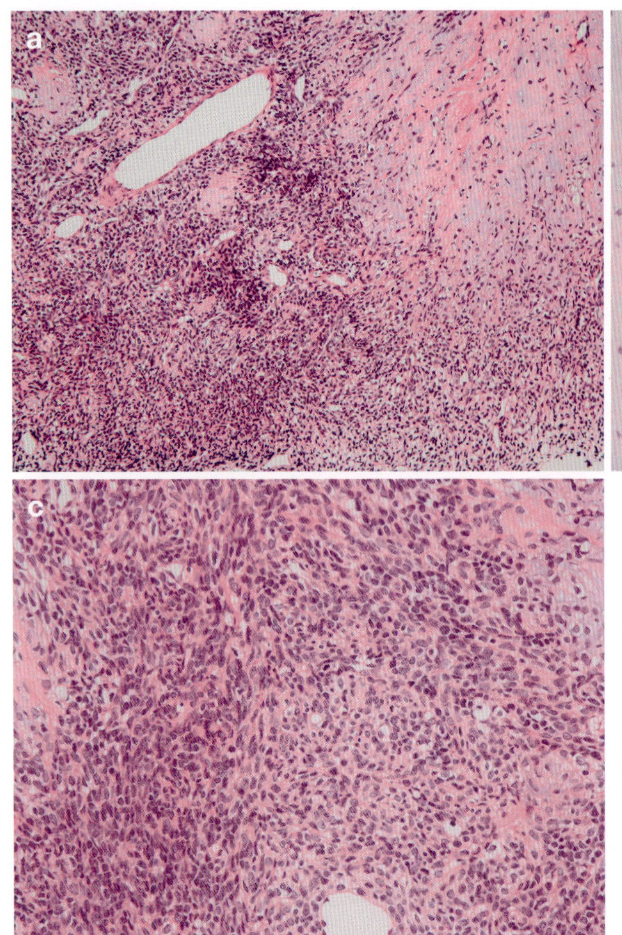
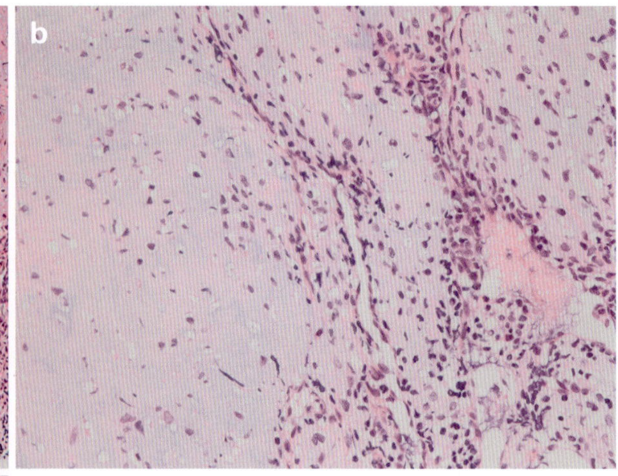

図13 **間葉系軟骨肉腫**
a 軟骨細胞とその周囲に血管周皮腫様細胞が二相性に増殖している.
b 軟骨への分化を認める.
c 血管周皮腫様の部位を認める.
H.E 染色.

5. 髄外腫瘍

1) 骨外 Ewing 肉腫 (Ewing sarcoma ; EWS)/末梢性原始神経外胚葉性腫瘍 (peripheral primitive neuroectodermal tumor ; pPNET)

PNET は腫瘍の存在する部位により pPNET と CNS PNET の 2 つに分けられる.

pPNET は現在では Ewing 肉腫と同一と考えられ, EWS/PNET と表現される. EWS/PNET は若年者に生ずる未分化な悪性の骨腫瘍であるが, 骨以外の軟部組織にも生じ, その大部分が傍脊椎および四肢近位の軟部組織深部に発生する. 脊柱管内で発生することはまれであるが, 脊髄終糸や馬尾などに生じる硬膜内髄外腫瘍である[11,24]. EWS/PNET の肉眼病理所見は, 急速な発育を反映し, 通常では広範な壊死, 出血を示す大きな多分葉性腫瘤である. 組織学的には, 境界不明瞭な乏しい細胞質をもつ小型円形細胞からなる未分化な部分 (**図 14**) と, 神経外胚葉への分化を示す豊富な好酸性細胞質と明らかな核小体を示す部分が認められ, ロゼット形成を認めることがある. 細胞質内グリコーゲンは未分化細胞にあり, PAS 染色陽性となる. 免疫染色では, CD99 が確実に認められる有用なマーカーである. synaptophysin, 神経細胞特異性エノラーゼ (neuron specific enolase) が陽性となる. 染色体相互転座とその切断部位に形成される融合遺伝子 (fusion gene) は, 軟部腫瘍の細胞遺伝学的異常として病理診断の補助診断に使われている. EWS/PNET の主な染色体転座は t(11;22) に存在し, 他の異常は 15% ほどの症例に出現し, t(21;22), t(7;22), t(2;22) である[7]. 新分類では, CNS PNET は分子遺伝学的に単一の腫瘍ではないために削除された.

2) 異形奇形腫様類横紋筋腫瘍 (atypical teratoid/rhabdoid tumor ; AT/RT)

AT/RT は小児脳腫瘍の 2% 以下のまれな腫瘍で, 悪性で経過が早く, 予後不良の腫瘍である. 小脳, 脳幹に生じることが多いが, 脊髄にも生じる[14]. 全身, 特に腎に生じる軟部組織の malignant rhabdoid tumor (MRT) と同じものと考えられている. 横紋筋様細胞 (rhabdoid cell) という胞体が大きい好酸性のすり硝子様で, 核小体が明瞭で偏在した円形核を示す細胞のシート状の増殖を特徴とする. 免疫染色では EMA, vimentin, smooth muscle antigen (SMA) が陽性である. 本症では *INI1* 遺伝子 {22 番染色体長腕 (22q11.2) に存在する癌抑制遺伝子} の欠損が指摘され, 免疫染色による INI1 の陰性が重要である[1].

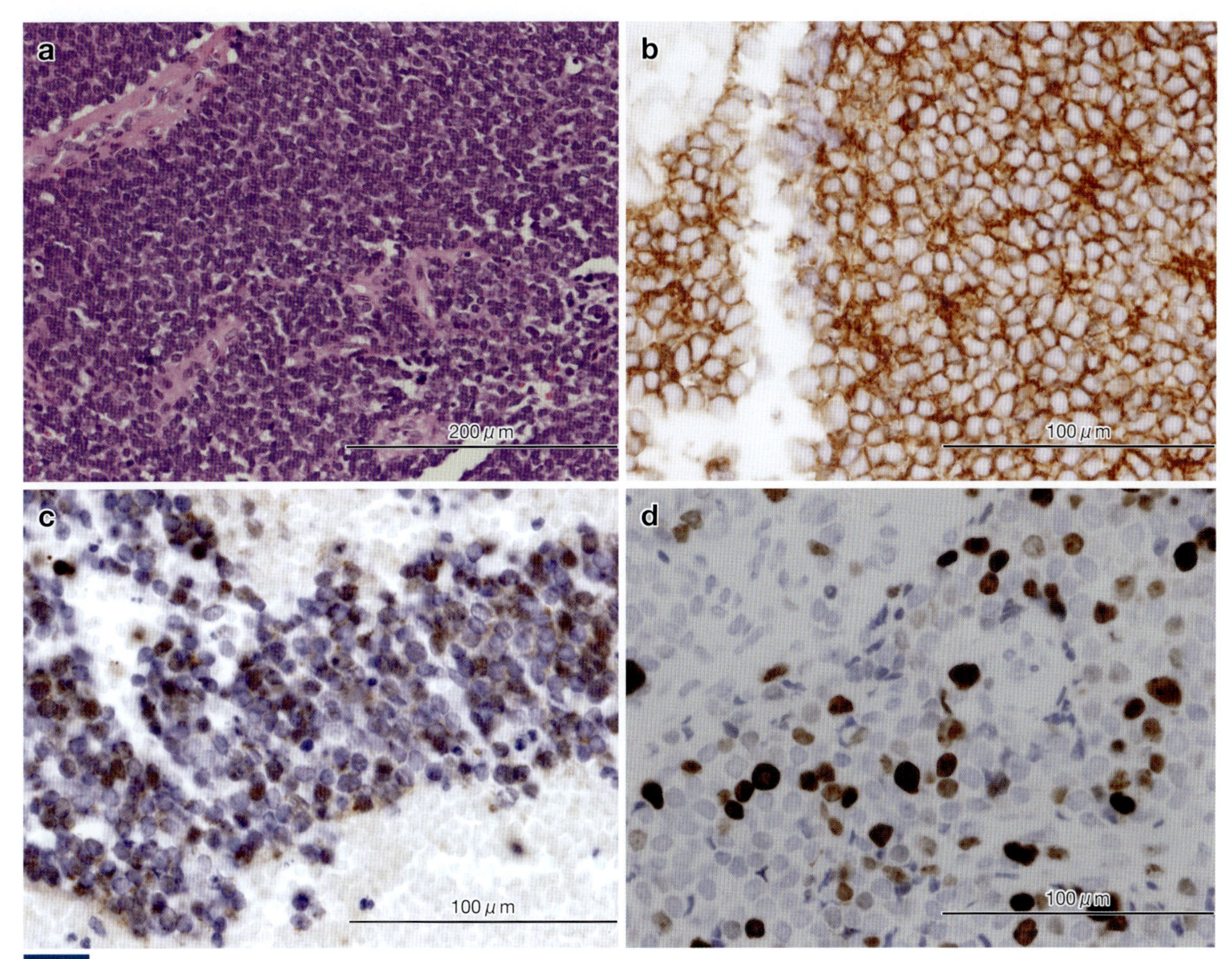

図14 EWS/PNET
a 小型円形腫瘍細胞の密な増殖を認める．H.E 染色．
b CD99 による免疫染色が陽性を示す．
c 神経細胞特異性エノラーゼ陽性を認める．
d MIB-1 陽性細胞を多数認める．

3）傍神経節腫（paraganglioma）

神経外胚葉性の神経内分泌腫瘍で，神経堤由来の chromaffin-negative glomus cells から生じる傍神経節の腫瘍である．WHO grade はⅠである．97％は良性であるが，3％は悪性の経過を示し，転移巣を形成することがある．カテコールアミンの過剰分泌を呈する疾患で動悸，頭痛，高血圧，糖尿病などをきたす．

脊髄ではまれで，終糸，馬尾に生じ，40 歳頃の成人に多い硬膜内髄外腫瘍である[8]．頸髄，胸髄では硬膜外腫瘍の形をとる．腫瘍は表面に血管が目立つ被包化された楕円形の腫瘤を形成し，割面では赤茶色である．組織学的には，血管結合組織と双極性の支持細胞により囲まれた主細胞の巣状構造が特徴的で，Zellballen と呼ばれる．主細胞は円形ないし楕円形の核と中等度の広さの顆粒状の胞体をもつ[17]．免疫染色では，主細胞は chromogranin，synaptophysin，神経細胞特異性エノラーゼが陽性で，支持細胞は S-100 蛋白が陽性である．傍神経節腫は，75％が孤発性であるが，25％が遺伝性であり，トリカルボン酸回路（TCA 回路）のコハク酸脱水素酵素サブユニットをコードする *SDHD* 遺伝子（succinate dehydrogenase complex subunit D gene）の遺伝子変異が指摘されている[28]．

文献　Reference

1）Biegel JA, Zhou JY, Rorke LB：Germ-line and acquired mutations of INI1 in atypical teratoid and rhabdoid tumors. *Cancer Res* **59**：74-79, 1999
2）Burger PC, Scheithauer BW, Vogel FS：Spinal meninges neoplasms, meningioma. In：Surgical Pathology of the Nervous System and Its Coverings, 4th ed. Churchill Livingstone, New York, 2002, pp527-530
3）Burger PC, Scheithauer BW, Vogel FS：Tumors of adipose tissue. In：Surgical Pathology of the Nervous System and Its Coverings, 4th ed. Churchill Livingstone, New York, 2002, pp531-533

4) Burger PC, Scheithauer BW, Vogel FS：Schwannoma and melanocytic schwannoma. In：Surgical Pathology of the Nervous System and Its Coverings, 4th ed. Churchill Livingstone, New York, 2002, pp540-543
5) Fargen KM, Opalach KJ, Wakefield D, et al：The central nervous system solitary fibrous tumor：a review of clinical, imaging and pathologic findings among all reported cases from 1996 to 2010. *Clin Neurol Neurosurg* **113**：703-710, 2011
6) 藤岡悠樹，住田忠幸，真鍋英喜，他：脊髄髄膜腫術後5年以上の長期成績，病理組織分類を含めて．西日本脊椎研究会誌 **35**：167-172，2009
7) Gamberi G, Cocchi S, Benini S, et al：Molecular Diagnosis in Ewing Family Tumors The Rizzoli Experience, 222 Consecutive Cases in Four Years. *Mol Diagn* **13**：313-324, 2011
8) Gutenberg A, Wegner C, Pilgram-Pastor SM, et al：Paraganglioma of the filum terminale：review and report of the first case analyzed by CGH. *Clin Neuropathol* **29**：227-232, 2010
9) 橋詰良夫，吉田眞理，石田義博：Schwannoma．脊椎脊髄 **18**：100-102，2005
10) Lee JH, Sade B, Choi E, et al：Meningothelioma as the predominant histological subtype of midline skull base and spinal meningioma. *J Neurosurg* **105**：60-64. 2006
11) Mardekian SK, Gandhe A, Miettinen M, et al：Two Cases of Spinal, Extraosseous, Intradural Ewing's sarcoma/Peripheral Neuroectodermal Tumor：Radiologic, Pathologic, and Molecular Analysis. *J Clin Imaging Sci* **4**：6, 2014
12) 三橋智子，廣瀬隆則：末梢神経腫瘍．病理と臨床 **22**：1031-1036，2004
13) 宮田 元，森尾泰夫，大浜栄作：Meningioma．脊椎脊髄 **18**：1023-1028，2005
14) Moeller KK, Coventry S, Jernigan S, et al：Atypical teratoid/rhabdoid tumor of the spine. *Am J Neuroradiol* **28**：593-595, 2007
15) Muñoz E, Prat A, Adamo B, et al：A rare case of malignant solitary fibrous tumor of the spinal cord. *Spine* **33**：397-399, 2008
16) Nagano A, Ohno T, Nishimoto Y, et al：Malignant solitary fibrous tumor of the lumbar spinal root mimicking schwannoma：a case report. *Spine J* **14**：17-20, 2014
17) Niemann S, Muller U：Mutations in SDHC cause autosomal dominant paraganglioma, type 3. *Nat Genet* **26**：268-270, 2000
18) Perry A, Louis DN, Scheithauer BW, et al：Meningiomas. In：Louis DN, Ohgaki H, Wiestler OD, et al (eds)：WHO Classification of Tumours of the Central Nervous System. International Agency for Research on Cancer, Lyon, 2007 pp164-172
19) Riemenschneider MJ, Perry A, Reifenberger G：Histological classification and molecular genetics of meningiomas. *Lancet Neurol* **5**：1045-54, 2006
20) Robert T, Duc C, San Millán Ruíz D, et al：Solitary fibrous tumour with intramedullary component：case report and review of the literature. *Neurol Neurochir Pol* **48**：144-149, 2014
21) Rushing EJ, Armonda RA, Ansari Q, et al：Mesenchymal chondrosarcoma：a clinicopathologic and flow cytometric study of 13 cases presenting in the central nervous system. *Cancer* **77**：1884-1891, 1996
22) Scheithauer BW, Louis DN, Hunter S, et al：Schwannoma. In：Louis DN, Ohgaki H, Wiestler OD, et al (eds)：WHO Classification of Tumours of the Central Nervous System. International Agency for Research on Cancer, Lyon, 2007, pp152-155
23) Scheithauer BW, Rubinstein LJ：Meningeal mesenchymal chondrosarcoma：report of 8 cases with review of the literature. *Cancer* **42**：2744-2752, 1978
24) Sharma P, Kuntal KD, Mehrotra N, et al：Cervicomedullary intramedullary peripheral primitive neuroectodermal tumor with intratumoral bleed：Report of one case and review of literature. *J Craniovertebr Junction Spine* **7**：111-114, 2016
25) Srinivasan US, Raghunathan N, Radhi L：Long term outcome of non-dysraphic intramedullary spinal cord lipomas in adults：case series and review. *Asian Spine J* **8**：476-483, 2014
26) Urich H, Tien RD：Tumors of the cranial, spinal and peripheral nerve sheaths. In：Bigner DD, McLendon RE, Bruner JM (eds)：Russell and Rubinstein's Pathology of Tumors of the Nervous System, 6th ed. Arnold, London, 1998, pp141-193
27) Wang L, Motoi T, Khanin R, et al：Identification of a novel, recurrent HEY1-NCOA2 fusion in mesenchymal chondrosarcoma based on a genome-wide screen of exon-level expression data. *Genes Chromosomes Cancer* **51**：127-139, 2012
28) 渡辺みか：Paraganglioma．脊椎脊髄 **18**：939-942，2005
29) 安井敬三，長谷川康博，柳 務，他：頸椎症を伴った神経鞘腫症の1例．脊椎脊髄 **17**：1019-1022，2004
30) 吉藤和久，小柳 泉：脊髄脂肪腫．神経症候群Ⅳ―その他の神経疾患を含めて，第2版．別冊日本臨牀新領域別症候群シリーズ (29)：49-52，2014

4 髄内腫瘍

1. 脳室上衣由来の腫瘍

1) 脳室上衣腫

臨　床

脳室上衣腫は，脳室壁や脊髄中心管などを構成する上衣細胞（ependymal cell）から発生する中枢神経原発腫瘍であり，脊髄に好発する腫瘍である．20〜50歳代に多く，小児にはまれであり，性差がない．脊髄での好発部位は頸髄，頸胸髄であり，後述する粘液乳頭状上衣腫は腰髄の円錐，終糸に生じる．診断はMRIで行う．T1強調画像で低信号域，T2強調画像で高信号域を示すことが多く，gadolinium造影で造影増強を示す．頸髄ではその上下に空洞を伴い，出血を認めることもある．境界明瞭で，手術で摘出の可能性が高い腫瘍である．65%の患者では脊髄空洞を伴っているという報告がある[20]．脊髄では病理組織学的にも分子病理学的にも脳に発生するものと異なり，予後は良好とされている．初期症状は頸部痛，背部痛，四肢のしびれ感などで，発症から診断までの期間は1〜3年と長い[22]．

病　理

上衣腫は，比較的境界明瞭な腫瘍で，黄白色から赤色調で軟らかく，脊髄の中心部に生じ，脊髄が腫大を示す．腫瘍は3〜5椎体の長さで広がることが多い．WHO組織学的分類では，上衣腫（grade II），退形成性上衣腫（anaplastic ependymoma，grade III），粘液乳頭状上衣腫（grade I），上衣下腫（grade I）に分類される．上衣腫はvariantとして，cellular ependymoma，乳頭状上衣腫（papillary ependymoma），明細胞上衣腫（clear cell ependymoma），伸長細胞性上衣腫があるが，新分類ではcellular ependymomaが削除された．組織学的には，血管周囲に細胞核がない無核野が認められ，血管周囲に伸びた繊細な単極性突起が集まった領域がある．これは血管周囲性偽ロゼット（perivascular pseudorosette）という上衣腫に特徴的な病理所見である（**図1a**）．GFAPは陽性である．上衣細胞の性格を示す上衣ロゼット（ependymal rosette）やepen-

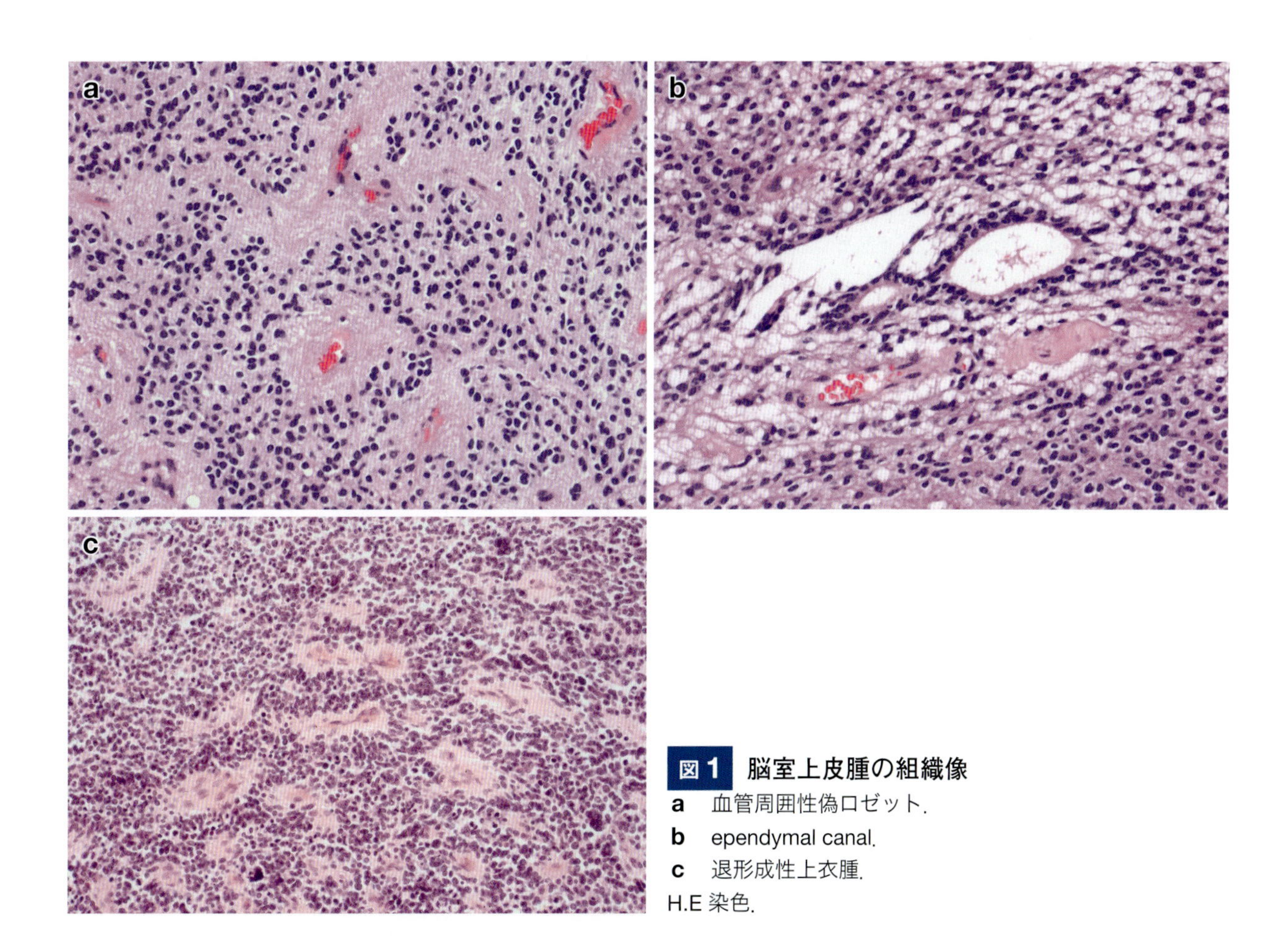

図1　脳室上皮腫の組織像
a　血管周囲性偽ロゼット．
b　ependymal canal．
c　退形成性上衣腫．
H.E染色．

dymal canal という管腔，腺管形成を認める（**図 1b**）．しかしその出現頻度は高くないので，病理診断の際には血管周囲性偽ロゼットのほうが重要である．脊髄の上衣腫は脳の上衣腫に比較して MIB-1 index が低値であるとされている．電顕では，数個の腫瘍細胞が腔を囲んでロゼットを形成し，その腔に接する細胞表面には微絨毛（microvilli）や線毛（cilia）の集簇が認められ，微小ロゼット（microrosette）と呼ばれる特徴的な所見を認める．退形成性上衣腫では腫瘍細胞の密度が高く，核細胞質比（N/C 比）が高く，細胞異型が強く，核分裂も多い（**図 1c**）．遺伝子異常としては，22 番染色体の異常で，ヘテロ接合性喪失（LOH）や突然変異（mutation）の報告が多い[28]．

2）粘液乳頭状上衣腫

脊髄円錐と馬尾に発生する上衣腫は，粘液乳頭状上衣腫（myxopapillary ependymoma，WHO grade I）が多い．この腫瘍は終糸に存在する上衣細胞から発生する[26]．実際の存在様式は髄外腫瘍のことがあり，紡錘形，ソーセージ様の境界明瞭な腫瘤を形成し，神経根や終糸を圧迫している．腫瘍が全摘出されれば，予後は良好とされている．組織学的には，単層立方上皮ないし単層円柱上皮が血管周囲性に乳頭状に増殖し，間質には粘液性（mucinous）の物質が沈着を示すという，名前どおりの特徴的な所見を示す．腫瘍細胞は GFAP，vimentin が陽性で，粘液性の物質は alcian blue 染色，PAS 染色が陽性である（**図 2**）[23]．

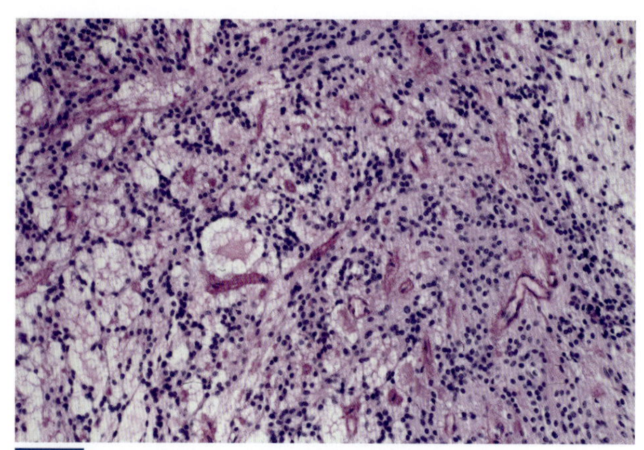

図 2　粘液乳頭状上衣腫の組織像
PAS 染色．

3）伸長細胞性上衣腫（tanycytic ependymoma）

Friede ら[4]により最初に報告され，2000 年の WHO 分類で，上衣腫の亜型として追加された腫瘍型である．WHO 分類では grade II だが，予後は比較的良好との報告がある．まれな亜型であるが，脊髄，特に頸髄の報告が多い．類円形から短紡錘形の核を有し，双極性の突起をもつ紡錘型細胞の増生が主体である（**図 3a, b**）．毛様細胞性星細胞腫（pilocytic astrocytoma）や神経鞘腫（schwannoma）などとの鑑別が問題となる．免疫組織学的には GFAP，S-100 蛋白，vimentin，EMA が陽性で（**図 3c, d**），電顕像では desmosome や微絨毛/線毛などが確認される．伸長上衣細胞（tanycyte）とは上衣細胞と astrocyte の共通の前駆細胞で，脳室から脳表へ伸びる細長い単極細胞または双極性細胞であるとされている[10,11]．

4）上衣下腫（subependymoma）

通常は側脳室や第 4 脳室の壁に突出する腫瘤を形成するが，脊髄では髄内腫瘍の形態を示す．脊髄では極めてまれな腫瘍であり，頸髄から上部胸髄に生じやすい．画像上，境界明瞭な結節性病変として認められる[24,25,29]．ゆっくりとした発育を示す予後良好な腫瘍である（WHO grade I）．肉眼的には，境界明瞭な白色調の比較的硬い結節として認められる．組織学的には，非常に細い線維性のグリア組織を基質として，円形ないし楕円形の上衣細胞類似の核をもつ異型性の乏しい細胞が島状に集合して増殖するという特徴的な像を示す（**図 4a**）．出血，ヘモジデリン沈着，石灰化がしばしば認められる．免疫染色では，GFAP，S-100 蛋白が陽性で，EMA で核周囲がドット状に陽性となる．MIB-1 陽性率は 1％以下である（**図 4b**）．

2．グリア系腫瘍

1）星細胞腫

星細胞腫（astrocytoma）は，大脳半球に比べて脊髄での頻度が低いが，髄内腫瘍では小児で最も頻度が高く，成人で上衣腫に次いで頻度が高い[13]．低分化型（low grade）の腫瘍が多いが，高分化型星細胞腫（high grade astrocytoma）は小児では 10〜15％で，成人では頻度がそれよりもやや高い．星細胞腫は低分化型がびまん性星細胞腫（diffuse astrocytoma），毛様細胞性星細胞腫，多形黄色星細胞腫（pleomorphic xanthoastrocytoma），上衣下巨細胞性星細胞腫（subependymal giant cell astrocytoma），高分化型が退形成性星細胞腫（anaplastic astrocytoma），膠芽腫に分類される．新分類では，イソクエン酸脱水素酵素 1（isocitrate dehydrogenase 1；IDH1）変異の有無により，IDH 変異（mutant），IDH 野生型（wild type），IDH 未確定（not otherwise specified；NOS）と分類され，遺伝子異常の有無が重要な情報となった．びまん性星細胞腫は，原線維性（fibrillary），肥胖性（gemistocytic），原形質性（protoplasmic）の亜型があり，原線維性の頻度が高いとされてきた．しかし，新分類では，gemistocytic という型は残るが，fibrillary と protoplasmic という用語は使用されなくなった．星細胞腫は頸髄で頻度が高く，数髄節にわたり広がること

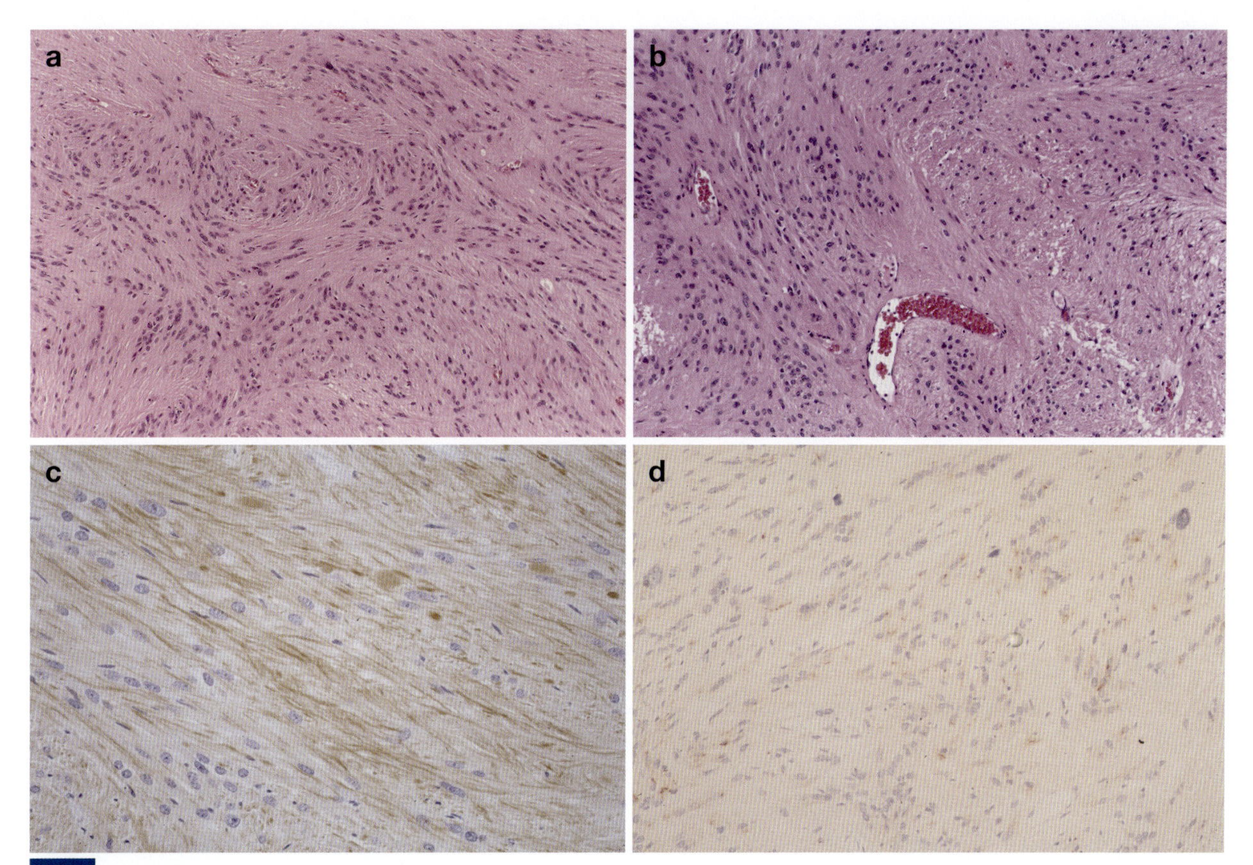

図3 伸長細胞性上衣腫の組織像

a H.E 染色.
b H.E 染色.
c GFAP 免疫染色.
d EMA 免疫染色.

(磯部クリニック　川野信之先生提供)

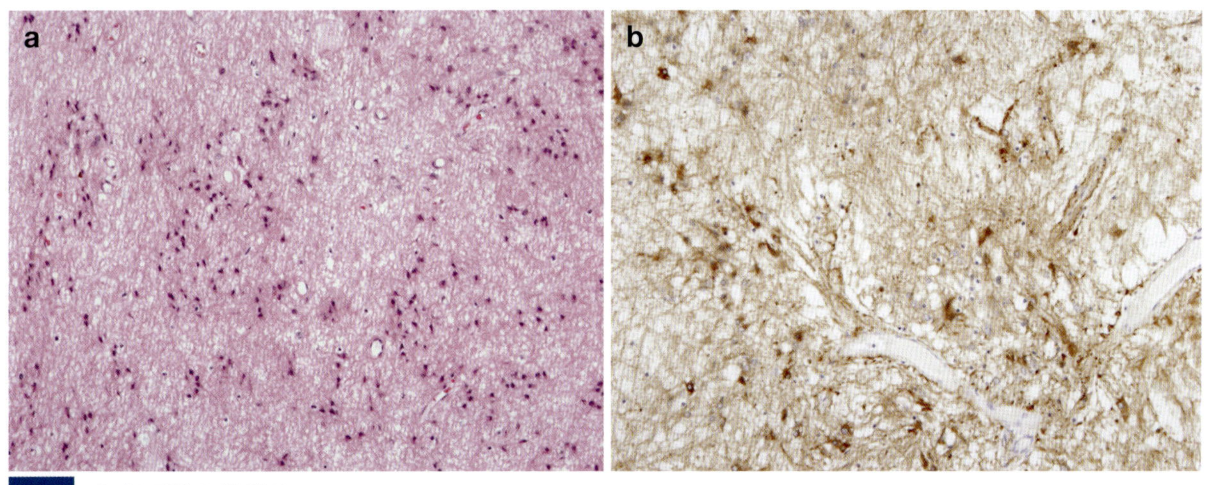

図4 上衣下腫の組織像

a H.E 染色.
b GFAP 免疫染色.

がある[20]．脊髄の正常組織との境界が不鮮明で，びまん性に浸潤することが特徴であるため，手術で全摘出することは困難である．腫瘍細胞は分化したastrocyte類似の形態を示し，楕円形でクロマチンの増量した核とその周囲に好酸性の胞体をもち，繊細な突起を有し，基質が線維性である．脊髄の正常組織に比べて細胞密度は高いが，多型性は乏しく，壊死や微小血管の増殖はない[20]（**図5a, b**）．20％の症例では脊髄空洞を合併する．成人の星細胞腫の25％に悪性化が生じるとされている[21]．

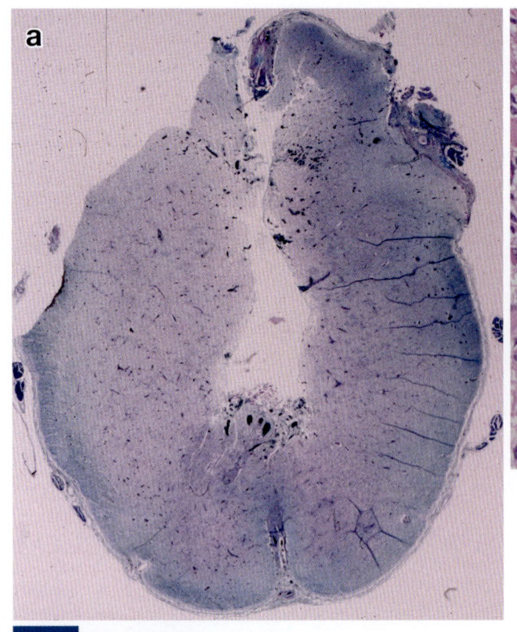

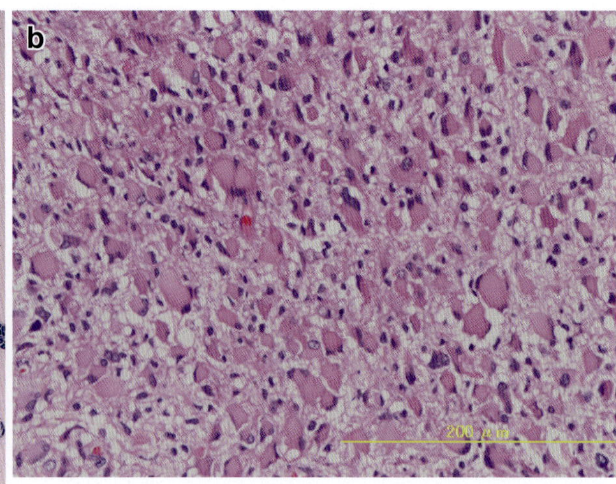

図5 星細胞腫
a 境界不明瞭な髄内腫瘍．Klüver-Barrera 染色．
b 組織像．H.E 染色．

2）毛様細胞性星細胞腫

びまん性星細胞腫がびまん性に浸潤する腫瘍であるのと異なり，毛様細胞性星細胞腫（pilocytic astrocytoma）は境界が比較的明瞭で WHO grade I の良性腫瘍である．20 歳以下の若年者に頻度が高く，小脳，脳幹，視神経，視床下部，脊髄が好発部位である．脊髄ではびまん性星細胞腫とともに頻度の高い腫瘍で，びまん性星細胞腫よりも予後がよい．組織学的特徴は，毛髪様の細長い突起をもつ細胞が主体となる腫瘍で，嚢胞を形成することがある．腫瘍細胞が密に増殖する部分と組織が疎で海綿状を示す二相性構造を示す．Rosenthal fiber や好酸性顆粒小体（eosinophilic granular bodies）の出現が特徴とされる（**図6**）．中には術後，くも膜下腔へ腫瘍細胞の播種を示した報告もある[3]．

3）膠芽腫

脊髄の膠芽腫（glioblastoma）の頻度は，大脳半球に比べて低く，全脊髄腫瘍の 1%で，全膠芽腫の 1〜5%である．30 歳以下の若年者に多い．新分類では，55 歳以上の膠芽腫は IDH 変異の確率が 1%以下とされており，IDH1^{R132H}の免疫染色が陰性であれば，膠芽腫，IDH 野生型と診断される．頸髄または頸胸髄に多いが[15]，脊髄円錐から発生する症例の報告もある[14]．予後は悪く，生存期間は 6〜16 ヵ月とされている．浸潤性で腫瘍の全摘出が困難であり，くも膜下腔への播種が頻度の高いことが指摘されている[9]．組織学的には，大脳半球と同じく，腫瘍細胞の高密度，多形性，核の柵状配列を伴う壊死と出血，微小血管増殖を特徴とし，Ki-67 陽性率が高い[6]（**図 7a，b**）．

3. 血管芽腫

血管芽腫（hemangioblastoma）の 85%はテント下で小脳に生じるが，2〜4%は脊髄に生じる．30 歳代に好発し，胸髄，頸髄の順に多い．髄内腫瘍の 2〜6%を占める．多くは単発であるが，30%程度は Von Hippel-Lindau 病に合併することが多く，この場合には脊髄でも多発腫瘤を形成することが多い[16]．この場合には，3p25.3 に存在する *YHL* 遺伝子変異を検索する必要がある[12]．またこの腫瘍は脊髄空洞を伴うことが多く[1,19]，くも膜下出血や脊髄出血を合併することもある．MRI では，小さい腫瘍で脊髄の表面，特に後面に接して存在することが指摘されている．組織学的には，周囲組織との境界が明瞭で，多数の毛細血管の密な増殖を示し，間質に脂肪滴を入れる空胞がある明るい胞体をもつ間質細胞（stromal cell）が認められることが特徴である（**図8**）．この間質細胞は免疫組織学的に神経細胞特異性エノラーゼ，S-100 蛋白が陽性である．WHO grade I の良性腫瘍である[27]．

4. 髄内腫瘍の組織学的悪性度

脊髄腫瘍の悪性度を決める要素としては，腫瘍の種類と組織学的所見が重要なことは明白である．それ以外にも，腫瘍の発生部位が硬膜外，硬膜内髄外，髄内か，レベルが頸髄，胸髄，腰仙髄か，腫瘤の増殖速度とサイズによる脊髄圧迫の程度，脊髄との境界が明瞭か（後述），腫瘍細胞の髄膜播種の有無，単発性か多発性か，手術で

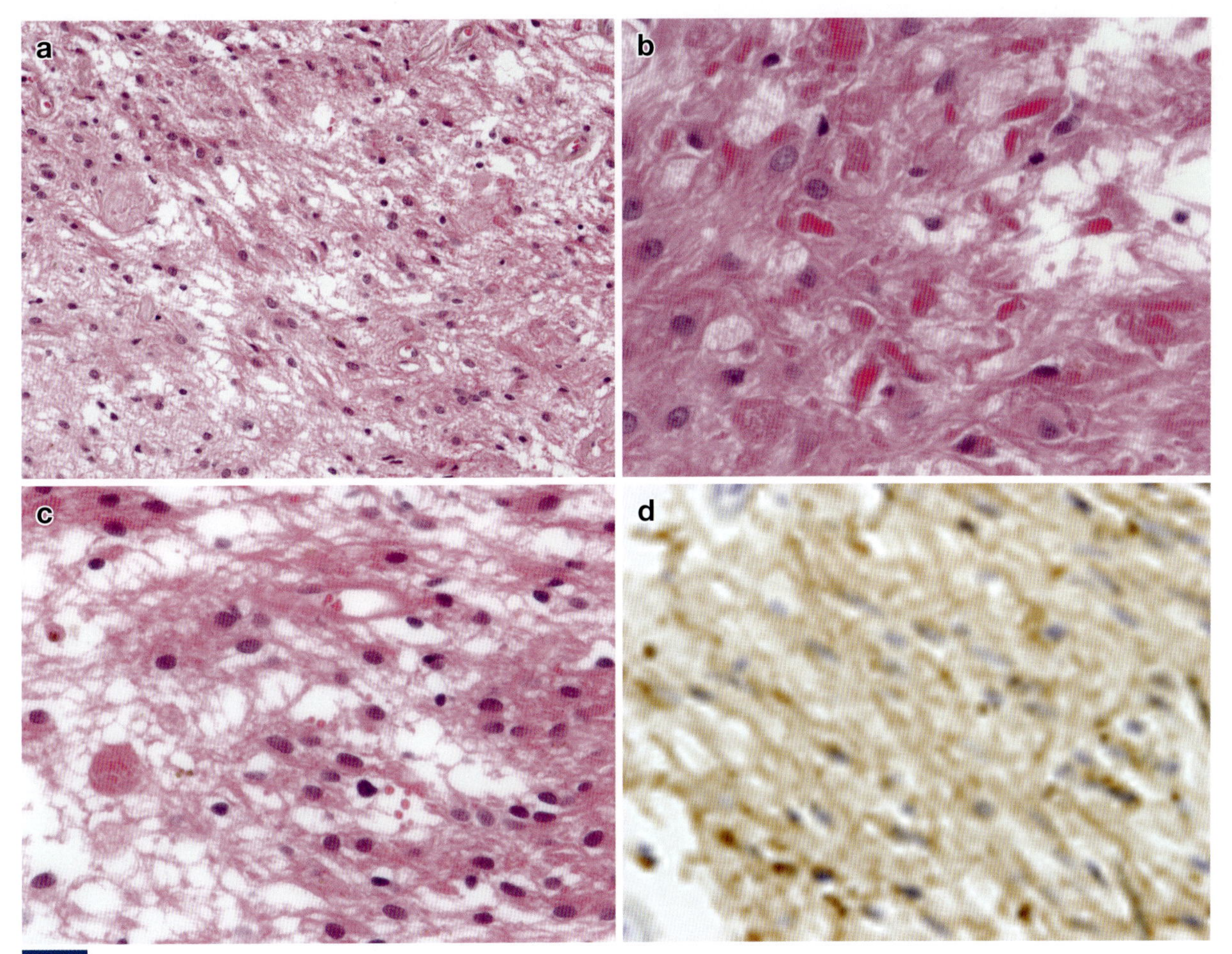

図6 毛様細胞性星細胞腫の組織像

a 毛髪様の細長い突起をもつ細胞の増殖．H.E 染色．
b Rosenthal fiber．H.E 染色．
c 好酸性顆粒小体．H.E 染色．
d GFAP 免疫染色．

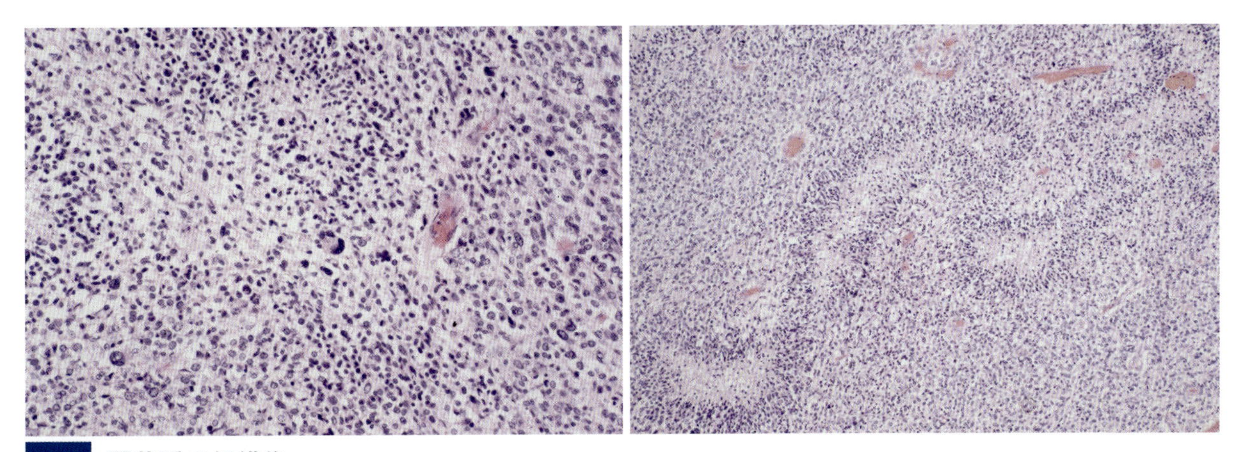

図7 膠芽腫の組織像

a 組織像，多形性が強い．
b 腫瘍細胞の柵状配列．
H.E 染色．

摘出可能かなど，多くの要素が関連するので，症状，画像を含めた総合的な判断が必要である[2,18]．

脊髄腫瘍の悪性度の組織学的評価は，基本的には脳腫瘍と同じである．悪性度が高くなるほど腫瘍細胞の密度が高く，悪性度が低いほど腫瘍細胞の密度が低い．腫瘍細胞の個々の形態は，低分化，未分化のものほど小型で胞体が狭く，腫瘍細胞の起源を示す分化した形態が認められないことが特徴である．悪性度が高くなると腫瘍細

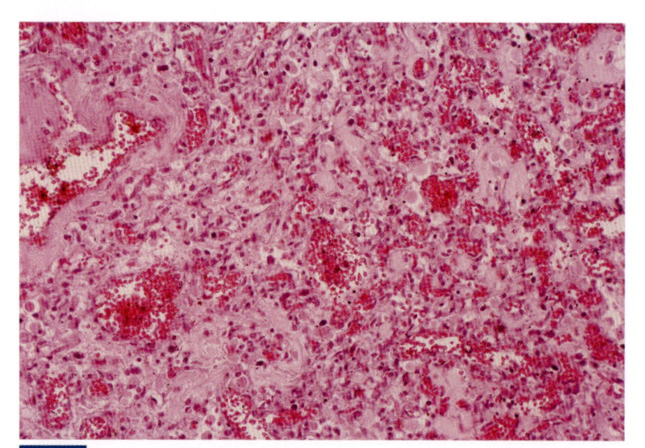

図8　血管芽腫の組織像
H.E 染色.

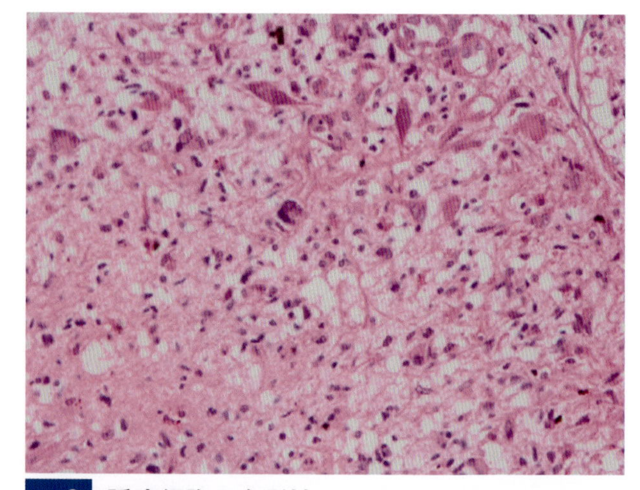

図9　腫瘍細胞の多形性
腫瘍細胞の個々の形態が大小不同で不整形を示す．H.E染色.

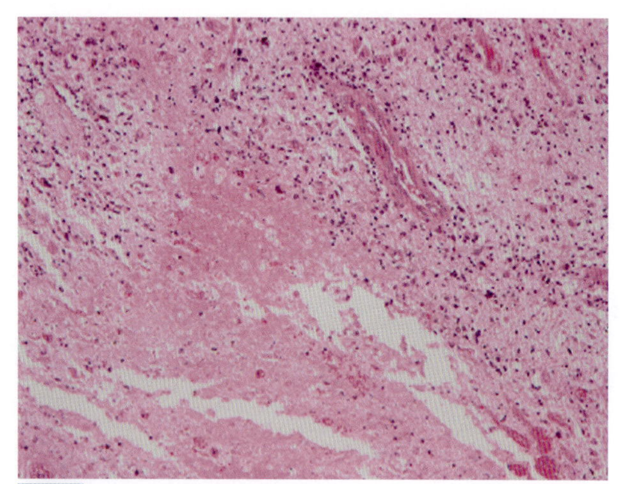

図10　腫瘍組織の壊死巣
H.E 染色.

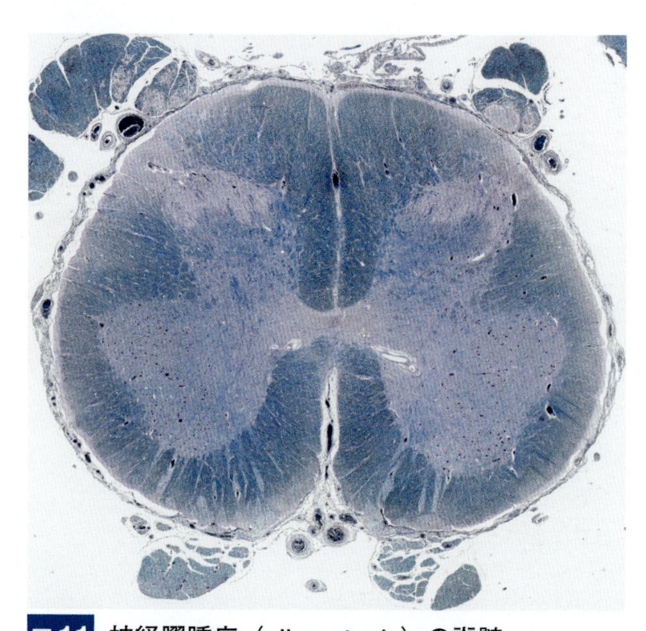

図11　神経膠腫症（gliomatosis）の脊髄
第4腰髄の髄鞘染色では組織構築は保たれている．Klüver-Barrera 染色.

胞の個々の形態が異なり，核形不整で多核のものや，胞体が広く不整形のものを示し（**図9**），多形性が強いと表現される．腫瘍内の血管が豊富で血管壁細胞の増生を認め，腫瘍組織の壊死・出血が目立つことも悪性の指標となる（**図10**）．腫瘍細胞の核分裂の頻度が高くなり，Ki-67 labelling index（MIB-1）陽性率は高くなる．免疫染色では，正常組織で発現するGFAP，S-100蛋白，vimentin，EMAなどは，悪性度が高くなると減少することも一般的な特徴である．さらに悪性度の高い腫瘍は，周囲組織への浸潤性が強く，組織を破壊して伸展する傾向が強い．悪性度が高くなるほど腫瘍が発生した原発巣から硬膜内外，くも膜下腔，神経根，血管壁，脊髄実質への浸潤が強くなる[7]．

5. 髄内腫瘍における腫瘍と正常組織の境界

びまん性星細胞腫と毛様細胞性星細胞腫は，腫瘍と正常組織の境界が大きく異なる．びまん性星細胞腫は，名前のように腫瘍細胞が脊髄実質を浸潤性に増殖することが特徴であり，特にgrade IIの生検例では反応性グリオーシスとの区別が問題となる．周囲組織を大きく破壊することなく浸潤し，境界が不明瞭である．膠芽腫では髄膜播種を示すことが多くなる．一方，毛様細胞性星細胞腫は境界明瞭な結節を形成し，嚢胞を有し，脳室上衣腫，血管芽腫と同様の所見を示す．

中枢神経系の組織構築を大きく破壊することなく，astrocyte系の腫瘍細胞が神経組織にびまん性浸潤する病態を大脳膠腫症（gliomatosis cerebri）と呼ぶ．組織学的には，脊髄の構築を大きく壊さずに腫瘍細胞が脊髄実質にびまん性浸潤している．腫瘍細胞の浸潤が認められても，灰白質のニューロンは比較的よく保たれていることが特徴である[5,17]（**図11**，**図12**）．新分類ではgliomatosis cerebriという腫瘍名がなくなり，gliomatosis cerebri growth

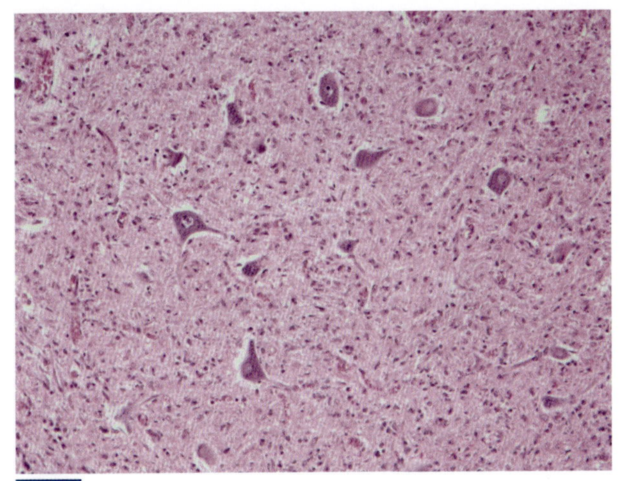

図12 gliomatosis cerebri growth patternの脊髄前角
腫瘍細胞のびまん性浸潤を認めるが，前角神経細胞はよく保たれている．H.E 染色．

pattern と表現されることになった．

脳室上衣腫は，画像所見，肉眼所見から境界明瞭な結節を形成し，そのレベルの髄節が腫大を示す．横断面の髄鞘染色でも，正常組織を破壊して増殖し，周囲組織を圧迫する腫瘍を形成しており，びまん性星細胞腫のような浸潤性の性格を示さない．

血管芽腫も，肉眼的には囊胞を有する境界明瞭な腫瘤を形成して周囲組織を圧迫するが，組織学的には周囲組織へわずかに浸潤し，反応性のグリオーシスを認め，組織像でみると GFAP 陽性のグリア組織が腫瘍内に認められることがある[8]．

文献 | Reference

1）Baker KB, Moran CJ, Wippold FJ, et al：MR imaging of spinal hemangioblastoma. *Am J Roentgenol* **174**：377-382, 2000
2）Burger PC, Scheithauer BW, Vogel FS：Surgical Pathology of the Nervous System and Its Coverings, 4th ed. Churchill Livingstone, New York, 2002, pp527-578
3）Chowdhary A, Thapa M, Rutledge JC：Spinal cord pilocytic astrocytoma with leptomeningeal dissemination to the brain. Case report and review of the literature. *J Neurosurg* **105**：508-514, 2006
4）Friede RL, Pollak A：The cytogenetic basis for classifying ependymomas. *J Neuropathol Exp Neurol* **37**：103-118, 1978
5）Fuller GN, Kros JM：Gliomatosis cerebri. In：Louis DN, Ohgaki H, Wiestler OD, et al（eds）：WHO Classification of Tumours of the Central Nervous System. International Agency for Research on Cancer, Lyon, 2007, pp50-52
6）Govindan A, Chakraborti S, Mahadevan A, et al：Histopathologic and immunohistochemical profile of spinal glioblastoma：a study of six cases. *Brain Tumor Pathol* **28**：297-303, 2011
7）橋詰良夫：脊髄腫瘍の悪性度はどのように決まるのか．見松健太郎，松山幸弘（編）：脊髄腫瘍の臨床—厳選 41 症例から示す治療戦略．メディカ出版，2016，pp105-106
8）橋詰良夫：腫瘍と正常組織の境界は．見松健太郎，松山幸弘（編）：脊髄腫瘍の臨床—厳選 41 症例から示す治療戦略．メディカ出版，2016，pp118-119
9）川西昌浩，黒岩敏彦，長澤史朗，他：頭蓋内播種をきたした Spinal Glioblastoma の 1 例．脳外 **21**：1109-1112，1993
10）Kawano N, Yagishita S, Oka H, et al：Spinal tanycytic ependymomas. *Acta Neuropathol* **101**：43-48, 2001
11）川野信之：Tanycytic ependymoma．脊椎脊髄 **18**：843-846，2005
12）Lonser RR, Glenn GM, Walther M, et al：von Hippel-Lindau disease. *Lancet* **361**：2059-2067, 2003
13）Mechtler LL, Nandigam K：Spinal cord tumors, new views and future directions. *Neurol Clin* **31**：241-268, 2013
14）Medhkour A, Chan M：Extremely rare glioblastoma multiforme of the conus medullaris with holocord and brain stem metastases, leading to cranial nerve deficit and respiratory failure：a case report and review of the literature. *Surg Neurol* **63**：576-582, 2005
15）Morais N, Mascarenhas L, Soares-Fernandes JP, et al：Primary spinal glioblastoma：A case report and review of the literature. *Oncology Letters* **5**：992-996, 2013
16）中村博司，松山幸弘，吉原永武，他：von Hippel-Lindau 病に伴う脊髄血管芽腫の 5 例．脊椎脊髄 **18**：731-735，2005
17）中里洋一：Gliomatosis cerebri の病態．柳澤信夫，篠原幸人，岩田　誠，他（編）：Annual Review 神経 2008，中外医学社，2008，pp142-151
18）日本脳神経外科学会，日本病理学会（編）：臨床・病理脳腫瘍取扱い規約，第 4 版．金原出版，2018
19）榊原聡子，田村拓也，片山泰司，他：急速に空洞が拡大した胸髄血管芽腫による脊髄空洞症の 1 例．臨床神経 **54**：565-571，2014
20）Samartzis D, Gillis CC, Shih P, et al：Intramedullary spinal cord tumors：Part I-Epidemiology, pathophysiology, and diagnosis. *Global Spine J* **5**：425-435, 2015
21）Samii M1, Klekamp J：Surgical results of 100 intramedullary tumors in relation to accompanying syringomyelia. *Neurosurgery* **35**：865-873, 1994
22）佐藤一史，久保田紀彦：Ependymoma．脊椎脊髄 **18**：183-186，2005
23）渋谷　誠：Myxopapillary ependymoma．脊椎脊髄 **18**：275-278，2005
24）Shimada S, Ishizawa K, Horiguchi H, et al：Subependymoma of the spinal cord and review of the literature. *Pathol Int* **53**：169-173, 2003
25）島田志保，廣瀬隆則：Subependymoma．脊椎脊髄 **18**：667-669，2005
26）常喜達裕：粘液乳頭状上衣腫．神経症候群 III—その他の神経疾患を含めて，第 2 版．別冊日本臨牀新領域別症候群シリーズ（28）：78-81，2014
27）横尾英明，中里洋一：Hemangioblastoma．脊椎脊髄 **18**：1119-1121，2005

28) Yokota T, Tachizawa T, Fukino K, et al：A family with spinal anaplastic ependymoma：evidence of loss of chromosome 22q in tumor. *J Hum Genet* **48**：598-602, 2003

29) Zenmyo M, Ishido Y, Terahara M, et al：Intramedullary subependymoma of the cervical spinal cord：a case report with immunohistochemical study. *Int J Neurosci* **120**：676-679, 2010

5 悪性腫瘍による脊髄障害

1. 髄内転移

臨　床

悪性腫瘍による脊髄障害は，髄内転移，髄膜癌腫症，硬膜外転移に分けられる．

髄内転移は極めてまれであり，全腫瘍の 0.1～0.4％にすぎない．原発癌は肺癌，特に小細胞癌の頻度が高く[4]，次いで乳癌，腎癌，悪性黒色腫からの転移も認められる．転移の経路については，血行性に脊髄実質に直接転移する可能性が最も高い．脊柱管周囲の腫瘍からの椎体静脈叢経由や硬膜外腫瘍からの浸潤や髄膜癌腫症からの脊髄実質への浸潤などの可能性もあるが，大部分は血行性の転移と考えられる[3]．臨床的には，亜急性の神経症候を示し，自覚症状は筋力低下，疼痛，しびれ感，感覚鈍麻，膀胱直腸障害が多く，原発性髄内腫瘍と比較して，症状の出現から完成までの期間が短いことが知られている．圧迫を解除する緊急の手術や放射線治療やステロイド療法による浮腫軽減が必要とされる．診断がついてからの生存期間は 3～4 ヵ月であり，予後は悪い．髄内転移の MRI 所見は，T1 強調画像では低信号ないし等信号の脊髄の腫大を呈し，gadolinium 造影では高信号を呈する腫瘤像，T2 強調画像ではさまざまな信号の変化がみられることが多い[10]．

病　理

病理学的には，腫瘍は脊髄の側索内側と後索腹側から中心灰白質に存在し，周囲組織との境界が比較的明瞭

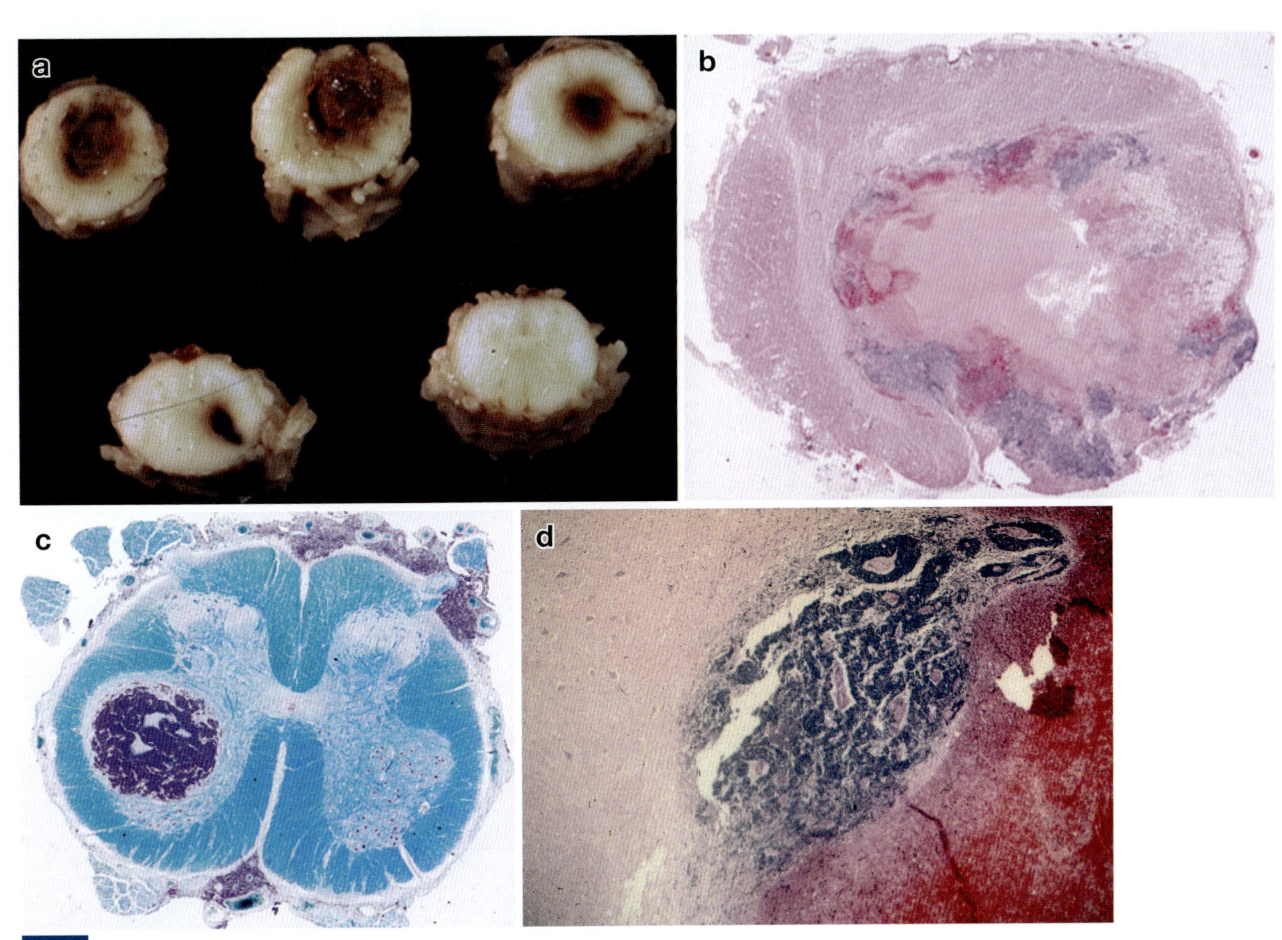

図 1　髄内転移の病理所見
- **a**　髄内転移の肉眼所見．
- **b**　肺小細胞癌の髄内転移を認める．H.E 染色．
- **c**　髄内転移とくも膜下腔への播種を認める．Klüver-Barrera 染色．
- **d**　髄内には腫瘍細胞の転移と出血を認める．H.E 染色．

VII 脊髄腫瘍

で，周囲には浮腫を認める．この部位は中心動脈の終末に一致する．腫瘍の中心部は壊死を示し，また続発性の出血を伴うことがある[8]（**図 1**）．髄内転移巣からの空洞形成や鉛筆状軟化を合併することもある．腫瘍が脊髄の表層に浸潤してくも膜下腔へ続発性に広がることもあり，一部では次項の髄膜癌腫症の所見を伴っていることもある．腫瘍は2〜3髄節にわたることが多いが，6〜8髄節に広がることもある[5]．

2. 髄膜癌腫症

臨　床

悪性腫瘍の治療が改善され，生存期間が延長されてきたことなどにより，髄膜腔へ癌細胞がびまん性浸潤する髄膜癌腫症が臨床的に問題となることが多くなった．同時にMRI，脳脊髄液中の腫瘍マーカーなどの検査法も日々発達しており，診断がより確実にできるようになってきた．

髄膜癌腫症による神経症状は，頭蓋内圧亢進症状・髄膜刺激症状と脳神経麻痺が一般的で，脊髄障害による症状が十分に注目されていない．脊髄レベルでの神経根症状としては，四肢の疼痛，感覚障害と筋力低下に加えて膀胱直腸障害が重要と考えられる．一方，麻痺や膀胱直腸障害などは頭蓋内病変でも生じるので，脊髄障害によるものと区別が困難なことが多い．しかし髄膜癌腫症の正しい臨床診断は，この病態を理解して適切な検査を施行すれば困難ではない．

原発癌は肺癌，胃癌，乳癌などが多いとされているが，Kizawaら[6]の報告のようにさまざまである．転移経路としては，血行性に脳実質内や脈絡叢に転移巣を形成し，そこから髄膜播種を示す経路，脊柱管周囲の椎体や軟部組織に転移し椎体の静脈叢を介して経静脈性にくも膜下腔へ浸潤する経路，リンパ行性に末梢神経周囲腔を介してくも膜下腔へ浸潤する経路の可能性が指摘されているが，それを証明することは難しい．髄膜癌腫症における画像診断は，髄液細胞診とともに有力な情報を提供するものと考えられる[2]．脊髄MRIにおける信号の変化は，びまん性に脊髄髄膜が造影増強される，もしくは高信号になるという報告が多い．特殊な症例では，神経根がくも膜下腔に結節を形成してくるという報告がある[1]．髄液細胞診で腫瘍細胞を確認することは，診断で最も重要であるが，1回のみでは陽性とならないこともあるので，再検査を行う必要がある．腫瘍マーカーとしては，脳脊髄液中の腫瘍マーカー値（CEA，PSA，Pro-GRP，CA125など）が血清中の濃度よりも高値の場合には，細胞診が陰性であっても髄膜癌腫症の診断はほぼ確定的であるとされている[9]．

病　理

髄膜癌腫症での脊髄病理所見の特徴は，癌細胞がくも膜下腔へびまん性浸潤することである（**図 2a**）．腫瘍細胞浸潤にくも膜下出血を伴うこともある．脊髄の横断面では，くも膜下腔の歯状靭帯や血管，神経根の周囲において細胞増殖がみられ，進行すると前中心裂で血管周囲性の細胞増殖がみられる（**図 2b**）．腫瘍細胞は腰髄から馬尾に浸潤が多いとの報告例が多いが，われわれの検討では必ずしも全例が腰髄から馬尾に多いわけではなかった．横断面の所見では，脊髄背面の後根や血管の周囲に腫瘍細胞の浸潤が目立ち，これは重力によるものではないかと推測されている．腫瘍細胞浸潤に伴い，しばしば髄膜の肥厚，リンパ球浸潤がみられることがある．脊髄実質への腫瘍細胞浸潤については，血管周囲性のものが主体であるが，中には髄膜を破壊して実質へ直接浸潤するものがあり（**図 2c**），神経根に沿って浸潤した症例の報告もある[7]．くも膜下腔に腫瘍細胞播種が軽度なものでは，脊髄実質の障害がみられないものが多いが，後根への腫瘍細胞浸潤が強い症例では，後索の上行性の二次変性，前根の障害で前角神経細胞の中心染色質融解（central chromatolysis）が認められる．腫瘍細胞播種による血行障害と思われるものは，白質の海綿状態と輪状壊死である（**図 2d, e**）．脊髄周辺部白質が限局性に海綿状態を示し，髄鞘，軸索が脱落してmacrophageが浸潤する像と脊髄周辺部白質が輪状壊死をきたす像を示す．血管病変については，血管周囲への細胞浸潤がほとんどの症例でみられる．しかし明らかな血管壁への浸潤，血管内での増殖はみられず，血流障害をきたしうるような，明らかな腫瘍塞栓や血栓も通常では認められない．α-SMAの免疫染色でも，血管壁に異常が直接指摘できる所見はない．神経根については，神経根周囲での細胞増殖，神経根への浸潤がともにみられる（**図 2f**）．neurofilamentの免疫染色では，神経根に浸潤が強いもので軸索の腫脹，神経線維の減少が確認される．後根では前根に比べてその頻度が高い[3]．

文 献 | Reference

1）Alicioglu B, Saynak M：Spinal leptomeningeal metastasis in a patient with squamous cell lung cancer. *Rev Port Pneumol* **14**：875-879, 2008

2）Chamberlain MC：Comparative spine imaging in leptomeningeal metastases. *J Neurooncol* **23**：233-238, 1995

3）Costigan DA, Winkelman MD：Intramedullary spinal cord metastasis. A clinicopathological study of 13 cases. *J Neurosurg* **62**：227-233, 1985

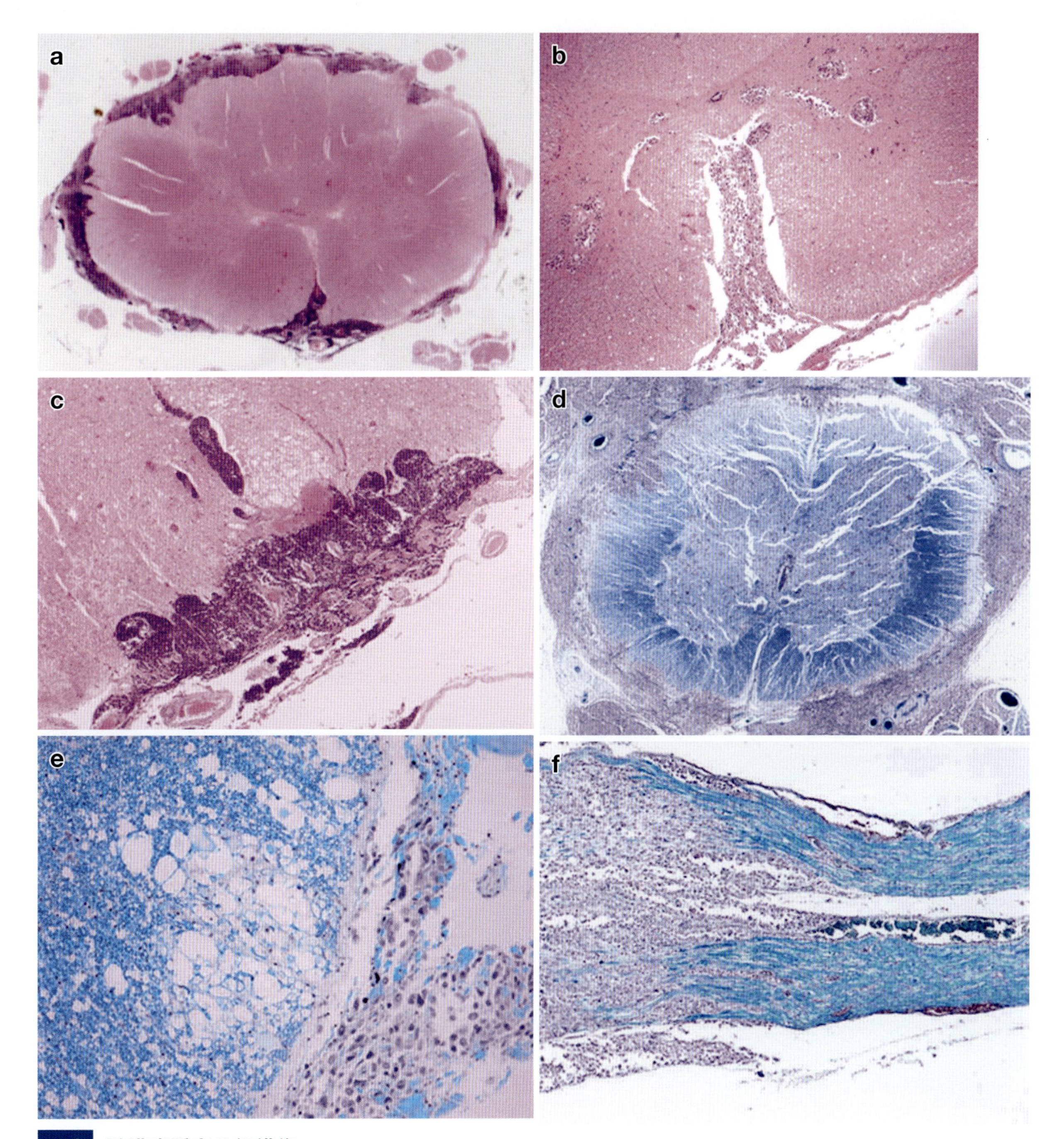

図2　髄膜癌腫症の組織像

a　脊髄横断面．くも膜下腔への腫瘍細胞浸潤を認める．H.E 染色．
b　前中心裂から血管周囲性に脊髄実質へ腫瘍細胞浸潤を認める．H.E 染色．
c　腫瘍細胞浸潤は高度のものではくも膜を破壊して髄内へ直接浸潤する．H.E 染色．
d　脊髄横断面．脊髄周辺部白質の髄鞘脱落を認める．Klüver-Barrera 染色．
e　脊髄周辺部白質の海綿状態を認める．Klüver-Barrera 染色．
f　腫瘍細胞は神経根への浸潤が強い．Klüver-Barrera 染色．

4） 福島清春：脊髄髄内転移を来した小細胞肺癌の 1 例および本邦報告例の検討．日本胸部臨床　**73**：709-715，2014
5） Hashizume Y, Hirano A：Intramedullary spinal cord metastasis. Pathologic findings in five autopsy cases. *Acta Neuropathol* **61**：214-218, 1983
6） Kizawa M, Mori N, Hashizume Y, et al：Pathological examination of spinal lesions in meningeal carcinomatosis. *Neuropathology* **28**：295-302, 2008
7） Kon T, Funamizu Y, Miki Y, et al：An autopsy case of meningeal carcinomatosis with parenchymal invasion through the cranial and spinal nerve roots. *Neuropathology* **34**：499-503, 2014
8） 李　毅平，高安正和，高木輝秀，他：腫瘍内出血を伴った脊髄髄内転移性腫瘍の 1 例．脊髄外科　**28**：453-457, 2000
9） Yap BS, Yap HY, Fritsche HA, et al：CSF carcinoembryonic antigen in meningeal carcinomatosis from breast cancer. *JAMA* **244**：1601-1603, 1980
10） 吉田　剛，大脇義宏，佐藤公治，他：ミエロパチーの臨床と病理　脊髄髄内転移の MRI と剖検所見．脊椎脊髄 **17**：253-257，2004

6 悪性リンパ腫による脊髄障害

悪性リンパ腫による中枢神経系障害は，脳原発悪性リンパ腫，リンパ節や他臓器原発の悪性リンパ腫からの中枢神経系への浸潤（リンパ腫性髄膜炎），リンパ腫の転移性硬膜外腫瘍による圧迫性脊髄障害に加えて，血管内悪性リンパ腫（intravascular malignant lyphomatosis；IML，WHO 分類では intravascular large B-cell lymphoma）による中枢神経系障害や神経リンパ腫症などが注目されてきている[10].

1. 悪性リンパ腫の硬膜外転移

悪性リンパ腫による神経障害の一つとして硬膜外転移による脊髄圧迫がある[12,17,19,24]．軽度の圧迫を受けた脊髄は，主として白質が斑状に不規則に海綿状態を示し，髄鞘・軸索ともに破壊され，軸索腫大と macrophage の浸潤，多発性の壊死巣を認める．重度ではほぼ完全に横断性の壊死を示す．硬膜外腫瘤があっても脊髄の圧迫が強くなく，変形も認められないにもかかわらず脊髄の壊死が強いことは，しばしば経験される．このような脊髄障害には，単に圧迫のみならず続発性に生じる循環障害，特に静脈うっ血が壊死形成に重要と考えられる．多くの場合には，硬膜内への浸潤はなく，血管内にも腫瘍細胞は認められない．脊髄病理所見は基本的には悪性腫瘍の硬膜外転移と同一である．

2. リンパ腫性髄膜炎

脳以外の臓器に原発した悪性リンパ腫が中枢神経系へ浸潤する場合には，リンパ腫性髄膜炎（lymphomatous leptomeningitis）の所見を示す[14]．この病態は癌細胞が中枢神経系に浸潤する髄膜癌腫症や，白血病細胞が浸潤する白血病性髄膜炎と同じである[15]．臨床的には，悪性リンパ腫の治療中や経過の末期に髄膜刺激症候，頭蓋内圧亢進症状，脳神経症状および神経根症状を示すことが多く，髄液細胞診が陽性となる[4]．病理学的には，くも膜下腔での腫瘍細胞の増殖が強い症例では髄膜は混濁する（**図 1a**）．腫瘍細胞は，主としてくも膜下腔に浸潤し，脳実質で腫瘤を形成することがなく，Virchow-Robin 腔に沿って浸潤を示す（**図 1b**）．脳組織に壊死をきたすことはない．くも膜下腔を走行する脳神経・神経根への浸潤が目立つ（**図 1c**）．血管内腔に腫瘍細胞が認められることはほとんどない[7,11]．脳以外の臓器のリンパ腫が脳へ浸潤するのは，リンパ腫性髄膜炎の像以外にも，リンパ腫が脳実質で増殖する像があり，脳原発リンパ腫と区別が難しい像を示す報告も増えてきている．

3. 血管内リンパ腫による脊髄障害

はじめに

血管内リンパ腫（intravascular lymphoma；IVL）は，組織学的には，小血管内腔における腫瘍細胞の増殖とそれによる中枢神経系の多発性梗塞を特徴とする．日本では萬年ら[16]によって最初に報告された．腫瘍細胞の起源はリンパ球であることが指摘され，主として中枢神経を侵す特殊なタイプの悪性リンパ腫と考えられ，WHO 分類では intravascular large B-cell lymphoma と呼称されている[5]．IVL による神経症状は，大脳半球の多発性壊死による症状が主である[22]．Bots ら[2]が IVL による脊髄症（myelopathy）について最初の報告をして以来，本症における脊髄障害も多くの報告がある[6]．MRI では脊髄腫瘍との鑑別が問題となることが多い（**図 2**）．

脳障害の病理[8]

神経病理学的所見の特徴は，大脳半球の皮質から白質にわたる多発性の壊死，梗塞であり，通常の脳梗塞と異なり主要な動脈の血管支配に一致しない．病変は白質に目立つとされているが，実際には皮質も障害を受け，基底核にも病変が認められる．また新旧の病変が混在することも特徴である．まれには血腫形成も報告されている[20]．最近では，臨床診断が早期に行われ，化学療法により経過が長くなり，再発時には脳原発悪性リンパ腫と同様に血管外で腫瘍細胞が増殖する症例も報告されている[23]．このような症例では，脳原発悪性リンパ腫の所見と区別できないような腫瘤形成がみられることがある．髄膜には著変がない．症例によっては，脳幹，小脳にも出血を伴う壊死巣を認める．組織学的には，多発性の壊死巣と，くも膜下腔の小血管内腔や脳実質の毛細血管内腔に大型異型を示すリンパ腫細胞が密に増殖していることが特徴で，神経病理診断は容易である（**図 3a**）．動脈のみならず，静脈，毛細血管にも認められる．ほとんどの症例は，免疫組織学的には，CD19，CD20，CD22，CD79a などの B 細胞マーカーが陽性を示す（**図 3b**）．極めてまれであるが，T 細胞由来の症例も報告されている．血管は単に腫瘍細胞が内腔に含まれているだけでなく，多彩な所見を示す．血管壁自体への腫瘍細胞の浸潤，小型の T 細胞系の反応性のリンパ球浸潤が認められて血管

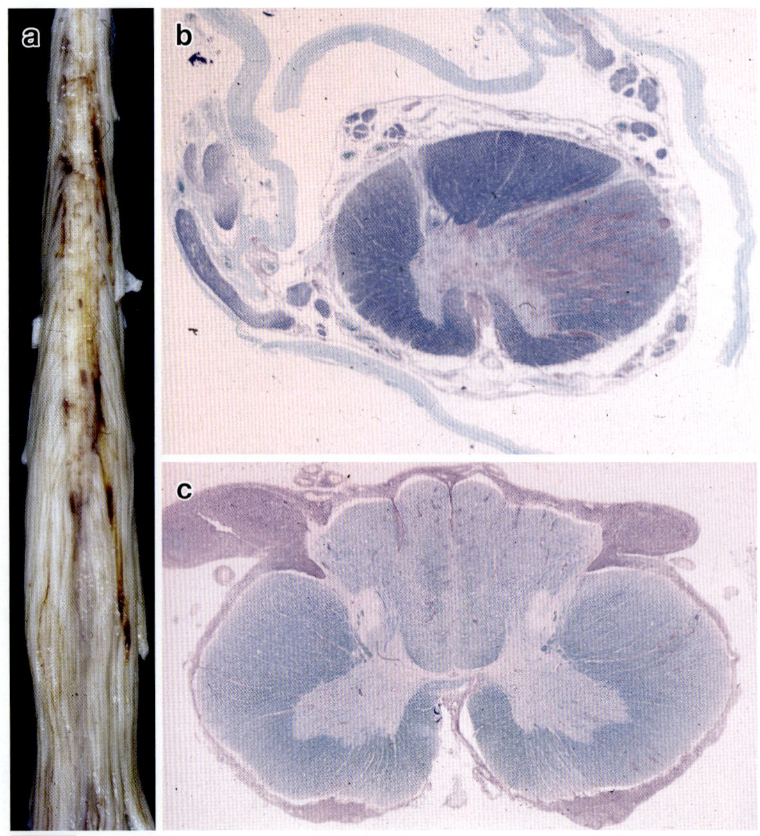

図 1　リンパ腫性髄膜炎の病理所見

a　肉眼的に髄膜は腫瘍細胞の浸潤により白濁している.

b　脊髄実質に腫瘍細胞の浸潤を認める. Klüver-Barrera 染色.

c　くも膜下腔や神経根に腫瘍細胞の強い浸潤を認める. Klüver-Barrera 染色.

炎の所見を示し，血管壁の肥厚，血管内腔の狭窄，新旧の血栓の形成が認められる（**図 3c, d**）．これらの所見は動脈系のみならず静脈系にも観察され，血管病変による虚血が壊死の原因となる．通常では腫瘍細胞は血管外に浸潤しないが，前述したように一部の症例では脳原発悪性リンパ腫と区別できず，腫瘍細胞が脳実質で密に増殖し，周囲組織へも血管周囲性に浸潤を示す．リンパ腫性髄膜炎のように腫瘍細胞がくも膜下腔にびまん性浸潤することはない．

脊髄障害，神経根障害の病理[9]

IVL では初期から脊髄症が主症状の症例が多いことが注目されている[16,18]．肉眼病理所見では，急性期の症例で脊髄が腫大し，軟らかく壊死を示す（**図 4a**）．髄膜には著変がない．IVL による脊髄障害の特徴は，脊髄くも膜下腔から脊髄実質の小血管内腔に大型異型を示すリンパ球が増殖しており，頸髄から仙髄まで広範囲に多発性の不規則な新旧混在する虚血性の壊死が認められることである（**図 4b**）．髄節レベルの病巣は，頸髄から仙髄までのどの部位にも生じるが，特に腰仙髄でその病変が強いことが特徴である．横断面では，病巣は白質・灰白質を問わず，左右に広がり，主要な血管支配域に一致しない壊死巣であり，小さい病巣は斑状であるが，程度が強い場合にはほぼ横断性の壊死を示す．脊髄は，新鮮な病

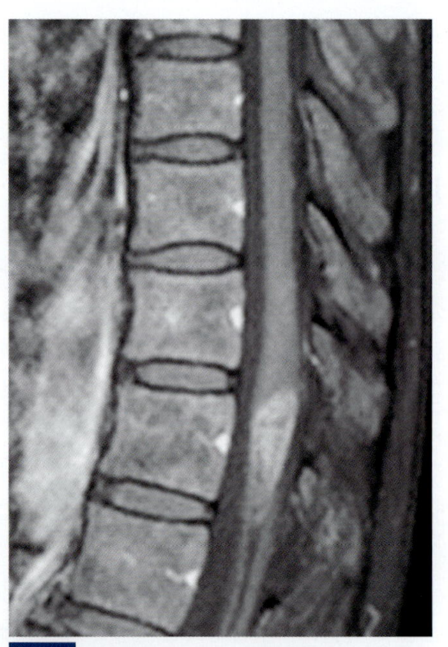

図 2　血管内リンパ腫の Gd-DTPA 造影 MRI

腰膨大から円錐が造影増強されている.

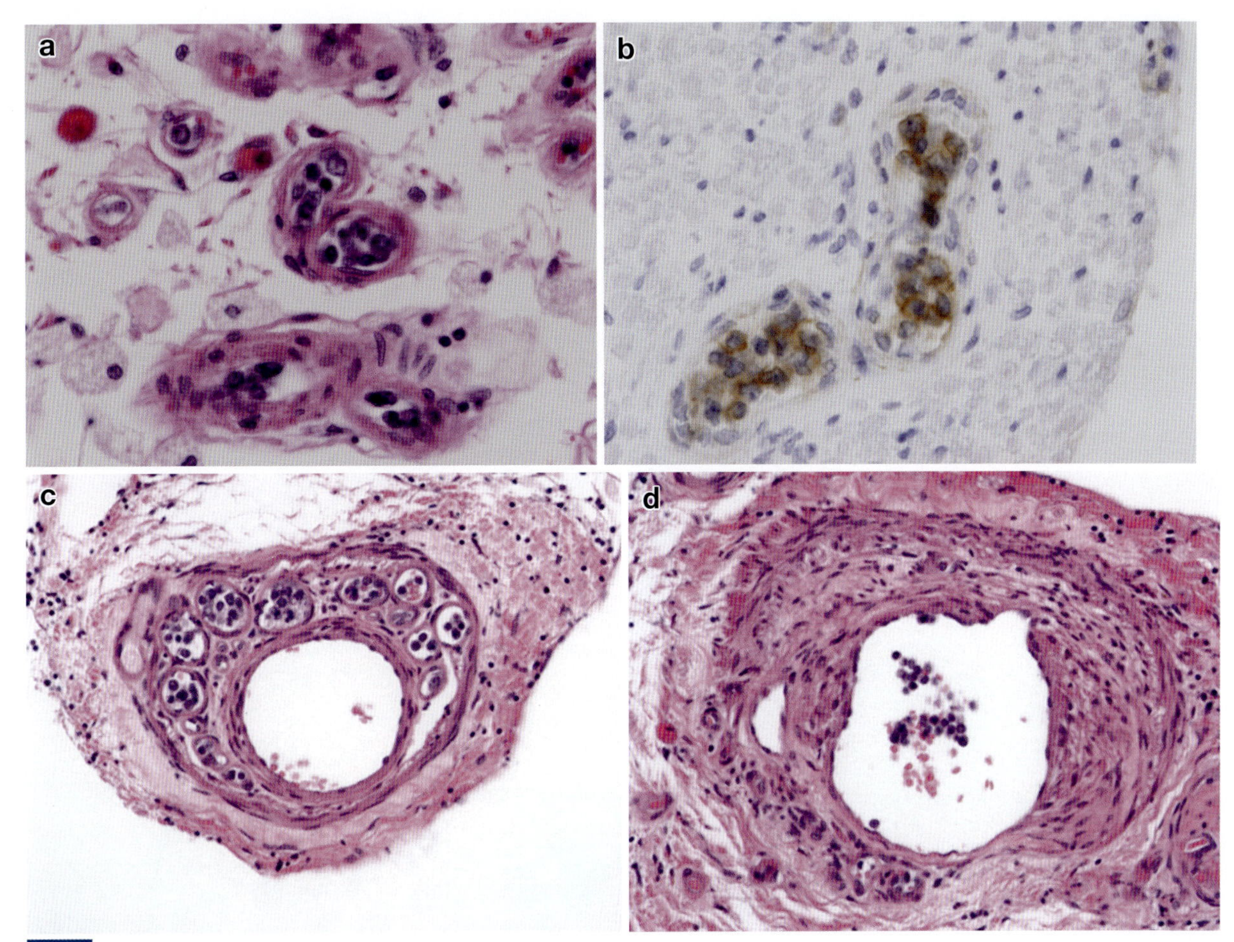

図3 血管内リンパ腫の脳病理所見

a 小血管内腔に大型異型を示すリンパ球を認める．H.E 染色．
b 腫瘍細胞は B 細胞マーカーが陽性を示す．抗 CD79a 抗体による免疫染色．
c 器質化血栓，血管内腔の腫瘍細胞を認める．H.E 染色．
d 血管内膜の肥厚と内腔の狭窄を認める．H.E 染色．

巣では浮腫を示し，陳旧性の病巣では cystic cavity を示すものもある．脊髄血管内腔にも，大脳と同様に大型異型リンパ球の増殖を認める．IVL では，脊髄実質のみならず神経根にも障害が認められることが特徴である．岩坪ら[13]は，急速に進行する多発性単ニューロパチー型の下肢運動感覚障害を生じた症例に腰仙髄神経根の多発性梗塞巣を認めている．また中村ら[18]は，馬尾症候，持続性勃起症で発症した IVL で，神経根の栄養血管内腔に腫瘍細胞の充満している症例を報告している．われわれの自験例でも，脊髄障害を示した症例では神経根の血管内腔に腫瘍細胞を高頻度に認め（**図 4c**），神経根の有髄神経線維が巣状に脱落し，壊死を示しており（**図 4d**），IVL では神経根障害は重要な所見である．

おわりに

IVL は，初期に下部胸髄から腰仙髄の脊髄症を示し，原因不明の脊髄疾患として診断が困難なものが多かった．最近では生前に皮膚生検を含む種々の臓器の生検により確定診断される症例が多い．原因不明の脊髄症の症例からの IVL の鑑別が期待される．なぜ腫瘍細胞は血管内腔にとどまるか，どうして腰仙髄は障害されやすいか，脊髄壊死の詳細な機序などの多くの未解決の病態は，生前に正しく診断された症例の詳細な分析から解決されるものと考えられる．

4. 神経リンパ腫症

リンパ腫性髄膜炎と区別すべき病態としては，神経リンパ腫症（neurolymphomatosis；NL）がある[1]．NL では，リンパ腫細胞が末梢神経，脳神経，神経叢，神経根に選択的に浸潤・増殖する．臨床的には，亜急性の多発性末梢神経炎，多発性脳神経麻痺，単神経炎などの多彩な末梢神経障害を示し，疼痛を伴う感覚神経麻痺，運動神経麻痺を示す[3]．MRI では，末梢神経，脳神経の腫大が観察されることがある．臨床診断は画像所見に加えて，末梢神経生検での腫瘍細胞浸潤を証明することであるが，正確に診断されている症例が少なく，剖検で確定診断される症例が多い．脳脊髄液では腫瘍細胞は一部の症例で見いだされることがあるが，リンパ腫性髄膜炎に比べてその数，頻度が低い．病理学的には，神経線維束内に大

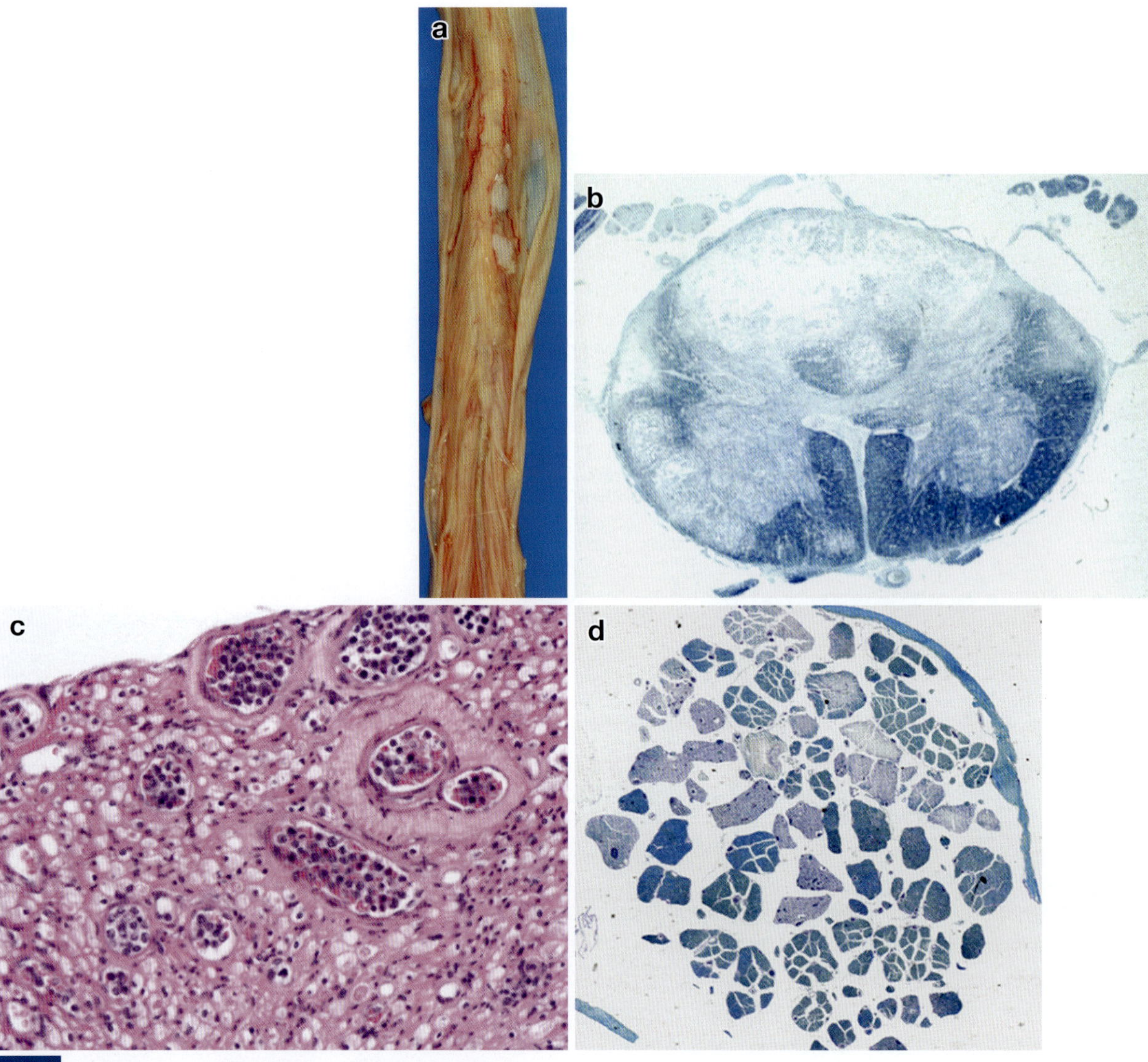

図4 血管内リンパ腫の脊髄・神経根病理所見

a 脊髄の肉眼所見．腰仙髄は軟らかく壊死を示していた．髄膜の混濁はない．白色調のものはくも膜斑状構造物（arachnoid plaque）である．

b 腰髄の斑状壊死巣を認める．Klüver-Barrera 染色．

c 神経根の血管内腔に腫瘍細胞を認める．H.E 染色．

d 馬尾の横断面，有髄神経線維の脱落を認める．Klüver-Barrera 染色．

型異型を示す腫瘍細胞が浸潤して，神経線維の脱落をきたす．腫瘍細胞が選択的に末梢神経に親和性を示すことが特徴である[21]．浸潤する異型細胞は，免疫組織学的にB細胞由来の所見を示すことがほとんどである．

脊髄レベルでは，腫瘍細胞は硬膜外の脊髄神経に浸潤するが，わずかにくも膜下腔の神経根にも浸潤する．しかしリンパ腫性髄膜炎と異なり，くも膜下腔に播種することはない．

文献 Reference

1）Baehring JM, Damek D, Martin EC, et al：Neurolymphomatosis. *Neuro Oncol* **5**：104-115, 2003

2）Bots GT：Angioendotheliomatosis of the central nervous system. *Acta Neuropathol*（*Berl*）**28**：75-78, 1974

3）Bower SP, McKelvie P, Peppard RW, et al：Neurolymphomatosis presenting as mononeuritis multiplex. *J Clin Neurosci* **6**：530-532, 1999

4）Gardiner J, Graaf AS, Hewlett RH：Diagnostic problems of leptomeningeal lymphoma. *S Afr Med J* **71**：457-459, 1987

5）Gatter KC, Warnke RA：Intravascular large B-cell lymphoma. In：Jaffe ES, Harris NL, Stein H, et al（eds）：Pathology and Genetics of Tumours of Haematopoietic and Lymphoid Tissues. IARC Press, Lyon, 2001, pp177-178

6）橋詰良夫，安藤哲朗，真野和夫，他：Intravascular malignant lymphomatosis によるミエロパチー．脊椎脊髄 **5**：737-742，1992

7）橋詰良夫：髄膜炎による脊髄障害の病理．日獨医報 **41**：216-223，1996

8) 橋詰良夫：血管内リンパ腫の病理．Brain Nerve **63**：459-466，2011
9) 橋詰良夫，吉田眞理：血管内悪性リンパ腫の病理，脊髄・根．神経内科 **57**：314-320，2002
10) 橋詰良夫，吉田眞理：リンパ腫とその関連疾患の病理．臨床神経 **42**：1121-1123，2002
11) 蛭薙典子，橋詰良夫，若林 隆，他：脊髄横断症状をきたした髄膜リンパ肉腫症の1剖検例．癌の臨床 **27**：654-660，1981
12) 井上三四郎，菊池直士，宮崎幸政，他：硬膜外悪性リンパ腫の2例 診断と初期治療について．整形外科と災害外科 **62**：141-144，2013
13) 岩坪 威，中野今治，丹下 剛，他：Monoradiculopathy multiplex，intravascular lymphomatosis に合併した腰仙髄神経根の多発性梗塞．臨床神経 **31**：1229-1234，1991
14) Jellinger K, Radiaszkiewicz T：Involvement of the central nervous system in malignant lymphomas. *Virchows Arch A Pathol Anat Histol* **370**：345-362, 1976
15) Kizawa M, Mori N, Hashizume Y, et al：Pathological examination of spinal lesions in meningeal carcinomatosis. *Neuropathology* **28**：295-302, 2008
16) 萬年 徹，原田敏雄，井上聖啓，他：神経症状を主症状とした neoplastic angioendotheliosis の1剖検例．神経内科 **11**：48-55，1979
17) Mohammed WA, Doshi R：Spinal epidural malignant lymphoma presenting with spinal cord compression. *Clin Neuropathol* **14**：237-240, 1995
18) 中村道三，井上秀治，西村敏夫，他：馬尾症候，持続性勃起症で発症し，neoplastic angioendotheliosis の組織像を呈した悪性リンパ腫の1例．臨床神経 **28**：1290-1297，1988
19) 中西 淳，鈴木一廣，塩津達也，他：硬膜外病変で発症した悪性リンパ腫の1例．臨床放射線 **48**：420-424，2003
20) Passarin MG, Wen PY, Vattemi E, et al：Intravascular lymphomatosis and intracerebral haemorrhage. *Neurol Sci* **31**：793-797, 2010
21) Shibata-Hamaguchi A, Samurakia M, Furuia E, et al：B-cell neurolymphomatosis confined to the peripheral nervous system. *J Neurol Sci* **60**：249-252, 2007
22) 高尾昌樹，厚東篤生，岡部多加志：Intravascular malignant lymphomatosis．神経内科 **43**：391-407，1995
23) 竹内有子，橋詰良夫，宝珠山 稔，他：脳内に腫瘤形成を認めた Intravascular malignant lymphomatosis の1剖検例．臨床神経 **35**：158-163，1995
24) Wada N, Kohara M, Ikeda J, et al：Diffuse large B-cell lymphoma in the spinal epidural space：A study of the Osaka Lymphoma Study Group. *Pathol Res Pract* **206**：439-444, 2010

7 頭蓋内腫瘍による二次的脊髄障害

頭蓋内原発の脳腫瘍の治療中または治療後の経過観察中に対麻痺や感覚障害，膀胱直腸障害などの脊髄症状が出現してくることがある．その原因としては，合併する炎症，代謝障害，放射線や薬物などの中毒による脊髄症も考慮する必要があるが，最も重要なのは，腫瘍細胞が脊髄障害を直接に引き起こしてくることである．近年の脳腫瘍に対する治療の進歩により患者の生存期間が延長し，MRI などの画像診断の進歩により脳腫瘍後の続発性脊髄症が臨床上で問題になることが多くなってきている．しかし脳腫瘍による神経症状に覆われて神経学的に脊髄症状や神経根症状が捉えられにくいこと，病理解剖において脊髄の詳細な検索がなされることが少ないなどの理由により，その病態は必ずしも明らかではない．原発性脳腫瘍による続発性脊髄腫瘍の原因としては，①くも膜下腔への髄膜播種，②脊髄実質のびまん性浸潤，③脊髄硬膜外転移に分けられる[4]．

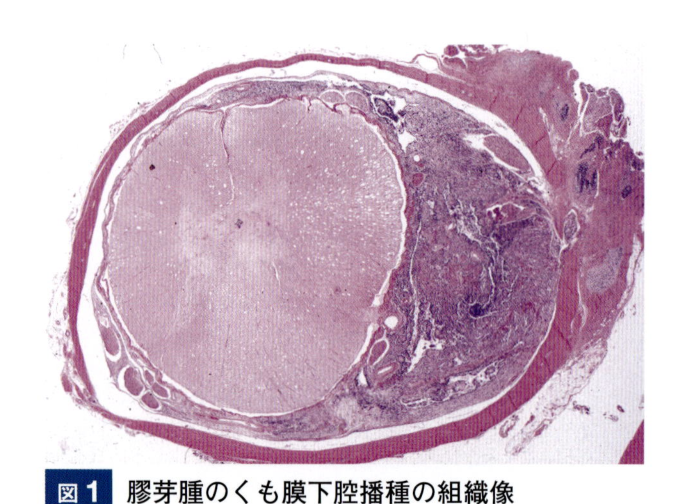

図 1　膠芽腫のくも膜下腔播種の組織像
くも膜下腔への腫瘍細胞浸潤が強く，硬膜外への浸潤も認める．H.E 染色．

くも膜下腔への髄膜播種

頭蓋内腫瘍による脊髄障害の原因としては，脊髄播種が重要である．腫瘍細胞がくも膜下腔に沿って脊髄レベルまで播種を示す腫瘍は，膠芽腫の頻度が高く[2]，次いで髄芽腫，胚細胞腫に多いが，脈絡叢乳頭腫，髄膜腫，血管芽腫などの報告もある．脳原発悪性リンパ腫によるものも多い[3]．膠芽腫による髄膜播種は若年者に多いとされている．多くは原発性脳腫瘍の治療後の経過観察中に対麻痺や膀胱直腸障害を示して診断されるが，中には初発症状として脊髄症状，神経根症状を示すものがあり，注意すべきである．病理学的には，くも膜下腔で腫瘍細胞が増殖して脊髄を取り囲むとともに，その程度が強くなると脊髄を圧迫するようになる（**図 1**）．基本的には，胃癌や肺癌などの全身臓器による髄膜癌腫症と同じで神経根障害も強い．

脊髄実質のびまん性浸潤

中枢神経系の組織構築を大きく破壊することなく，astrocyte 系の腫瘍細胞が神経組織にびまん性浸潤する病態を gliomatosis cerebri と呼ぶ．すでに述べたように新分類では，gliomatosis cerebri における腫瘍細胞の遺伝子異常が明らかにされておらず，分子遺伝学的独立性がなく，浸潤性膠腫がとりうる特殊な浸潤様式として gliomatosis cerebri growth pattern と位置づけられる．

gliomatosis cerebri による脊髄障害は報告が少ないが，原発性脳腫瘍の臨床経過中に四肢麻痺などの脊髄症状をきたし，画像で脊髄の腫大が観察されることがある[5,6]．組織学的には，脊髄の構築を大きく壊さずに腫瘍細胞が頭蓋内から仙髄までびまん性浸潤している．腫瘍細胞の浸潤が認められても，灰白質のニューロンは比較的よく保たれていることが特徴である．脊髄実質への腫瘍の広がりは，くも膜下腔を介してではなく，腫瘍細胞が頭蓋内から連続的に脊髄実質を主として白質の神経線維の走行に沿って浸潤したものである．髄膜播種と異なり，原則として神経根への浸潤は明らかなものがない．

脊髄硬膜外転移

頭蓋内腫瘍の他臓器への転移は少ないとされているが，最近では手術による侵襲の増大，治療による長期生存例の増加とともに転移例の報告が増えてきている．頭蓋内腫瘍の中では膠芽腫，髄芽腫，脳室上衣腫の頻度が高く，転移部位としては肺，胸膜，骨，リンパ節などに多いとされている[1]．骨の中では椎骨に頻度が高い．脊髄硬膜外転移は血行性と考えられるが，中には髄膜播種を伴い，神経根周囲から硬膜外へ浸潤して腫瘤を形成するものがある．脊髄の組織学的変化は悪性腫瘍による他の転移の所見と基本的には同一である．

文献 | Reference

1) 武家尾拓司，松本祐蔵，西本　詮：脊髄硬膜外転移で再発した頭蓋内膠芽腫の1例．脳外　**13**：87-90, 1985
2) Erlich SS, Davis RL：Spinal subarachnoid metastasis from primary intracranial glioblastoma multiforme. *Cancer*　**42**：2854-2864, 1978
3) Kawasaki K, Wakabayashi K, Koizumi T, et al：Spinal cord involvement of primary central nervous system lymphomas：histopathological examination of 14 autopsy cases. *Neuropathology*　**22**：13-18, 2002
4) 橋詰良夫，吉田眞理：頭蓋内原発脳腫瘍による続発性脊髄障害の病理．脊髄外科　**12**：225-232，1998
5) 渡辺幸夫，丹羽豊郎，井口郁三，他：著明な脊髄腫脹をきたした gliomatosis cerebri の1剖検例．臨床神経　**35**：414-419，1995
6) Yaguchi M, Nakasone A, Sohmiya M, et al：Gliomatosis cerebri involving the lumbosacral spinal cord. *Intern Med*　**42**：615-618, 2003

8 脊柱管内囊胞

脊柱管内で囊胞を形成する疾患にはさまざまなものがある．主として囊胞の発生起源，部位（硬膜外か，硬膜内髄外か脊柱管内でのレベル），組織の構成成分によって分類される．囊胞の病理診断には，画像所見，手術時の位置が重要である[1,4]．

脊髄髄膜囊胞

脊髄髄膜囊胞（spinal meningeal cyst）については，脊髄くも膜囊腫，仙骨囊腫など，用語の混乱がある．土居ら[3]は Nabors ら[5]が使用した spinal meningeal cyst を日本語訳した脊髄髄膜囊腫という病名の使用を提唱している．Nabors らは meningeal cyst を次のように分類した．この病態は髄膜瘤と異なり，二分脊椎と関係のない疾患である．

type I：extradural meningeal cyst without neural tissue
type II：extradural meningeal cyst containing neural tissue
type III：intradural spinal arachnoid cyst

脊髄髄膜囊胞は狭義には type I を指す．type II は脊髄神経鞘囊腫である．type III は脊髄くも膜囊胞である．

Type I は硬膜外に生じる囊胞であり，囊胞内に神経根を含まない．type Ia は胸椎，type Ib は仙骨に生じたものである．組織学的には，硬膜類似の厚い線維性結合織と内側のくも膜組織からなる．

脊髄神経鞘囊腫（spinal perineural cyst）

仙椎レベルに好発する神経根囊の限局性拡張で，Tarlov 囊胞，sacral nerve root cyst などとも呼ばれる[6]．後根神経節の神経根鞘内に形成された囊胞であり，画像で内部に神経の走行を確認することが診断の決め手である．囊胞の壁は線維性結合織からなる．

脊髄くも膜囊胞

小児のくも膜囊胞は先天性のもので，脊髄の背面に多く，胸髄で頻度が高い．成人では外傷や出血，髄膜炎などから生じる続発性のものである．囊胞内には脳脊髄液を入れ，くも膜下腔と交通を示すものもある．組織学的には，meningothelial cell を含む薄い線維性結合織からなる（**図 1**）．

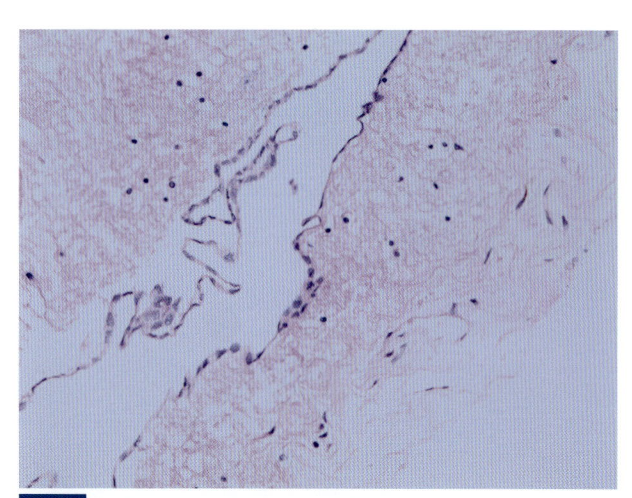

図 1　脊髄くも膜囊胞の組織像
H.E 染色．

神経腸囊胞（neurenteric cyst）

胎生第 3 週に消化管，気道系へ発達する内胚葉組織と神経外胚葉の間に生じる神経腸管（neurenteric canal）の遺残から生じると考えられている．enterogenous cyst，腸囊胞（enteric cyst），気管支原性囊胞（bronchogenic cyst）とも呼ばれる．硬膜内，髄外に生じる平滑な表面の単室性の囊胞であるが，髄内に生じるものもある．頸髄，上部胸髄の前方ないし前側方に位置することが多いとされているが，腰髄でも認められる．組織学的には，囊胞の壁は，単層または重層の立方上皮または円柱上皮からなり，線毛を有し，時に扁平上皮で囲まれている．立方上皮または円柱上皮は，免疫染色では cytokeratin，CEA，EMA に陽性となる（**図 2a，b，c**）．

類表皮囊胞，類皮囊胞

類表皮囊胞（epidermoid cyst）は重層の扁平上皮からなり，類皮囊胞（dermoid cyst）は表皮以外に毛包，汗腺，脂腺を含んでいる．先天性のものと髄液穿刺による続発性のものがある．通常は髄外であるが，時に髄内のものが報告されている．腰仙椎領域で多い．

椎間関節囊胞（synovial cyst）

中年から高齢者の L4・L5 レベルで頻度が高く，椎間関節に接した囊胞であり，成因として椎間関節の変性が考えられている．組織学的には，線維性結合織の内面が立方状の滑膜細胞により被われている．神経節囊胞（ganglion cyst）とは組織学的に滑膜細胞の有無により区別される．

椎間板囊腫

千葉ら[2]により提唱されている脊柱管内囊胞の一つである．腰椎椎間板ヘルニアと類似する症状と画像所見を

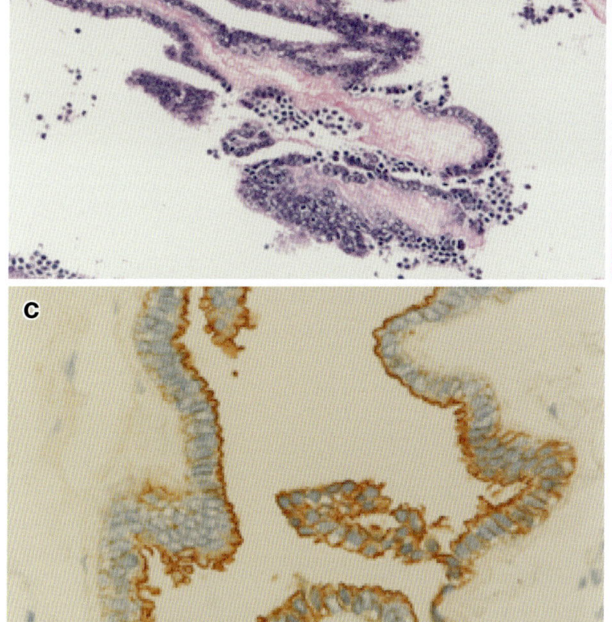

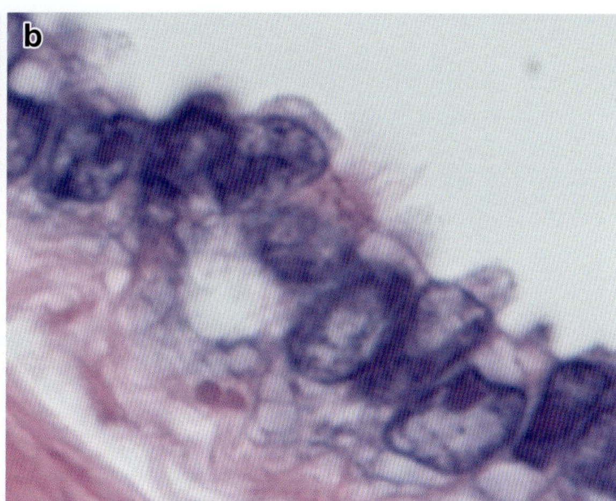

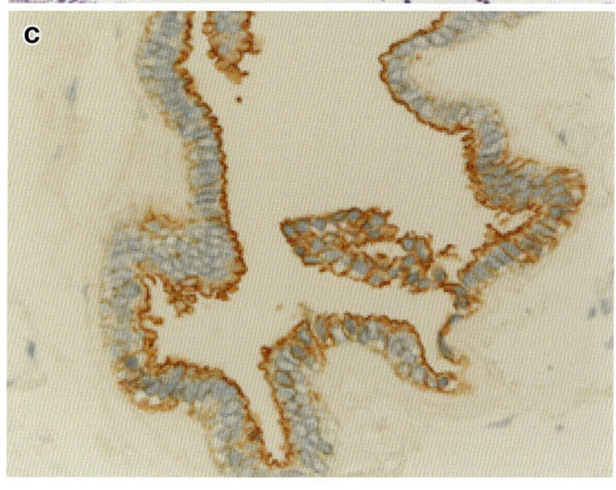

図2 神経腸嚢胞の組織像
a 嚢胞の壁は立方上皮からなっている．H.E 染色．
b 立方上皮には線毛を認める．H.E 染色．
c cytokeratin による免疫染色が陽性を示す．
（元愛知医科大学脳神経外科　安田宗義先生提供）

呈し，椎間板造影で椎間板との明らかな交通を認め，術中に嚢腫による神経根圧迫の所見を確認したものである．摘出した嚢腫の壁は線維性結合織からなり，明らかな滑膜組織や神経組織などを認めていない．

文献 | Reference

1) Burger PC, Scheithauer BW, Vogel FS：Surgical pathology of the nervous system and its coverings. 4th edition. New York, Churchill Livingstone, 2002, pp535-539
2) 千葉一裕，戸山芳昭：腰部脊柱管内嚢腫，椎間板嚢腫．脊椎脊髄　**15**：921-926，2002
3) 土居　浩，朝本俊司，小林信介，他：脊髄髄膜嚢腫の分類と病態．脊椎脊髄　**15**：896-900，2002
4) 今村博幸：脊髄嚢胞性疾患．岩崎喜信，飛騨一利（編）：脊椎・脊髄疾患の外科．三輪書店，2006，pp325-330
5) Nabors MW, Pait TG, Byrd EB, et al：Updated assessment and current classification of spinal meningeal cysts. *J Neurosurg* **68**：366-377, 1988
6) Voyadzis JM, Bhargava P, Henderson FC：Tarlov cysts：a study of 10 cases with review of the literature. *J Neurosurg* **95**：25-32, 2001

第VIII章　脊髄損傷

1 脊髄損傷

脊髄損傷の原因としては，交通事故，高所からの転落，スポーツ外傷，職場での産業外傷などがあり，その原因はさまざまである．脊髄損傷の機序としては，脊椎の骨折，脱臼，椎間板の脱出など，脊髄を取り囲む組織の破壊による脊髄障害に加えて，脊髄が急速な過伸展，過屈曲を受けることによっても損傷する．また特殊なものとしては，新生児の分娩時の頸椎・頸髄損傷がある．臨床的には，画像の進歩から，急性期から慢性期にかけての脊髄の変化についても詳細に把握できるようになり，神経学的所見や予後などとの関連について検討されている[11]．また再生医療の進歩から，脊髄損傷患者の治療にも期待が膨らんでおり，今後の進展が注目される[15]．これについては，最近の進歩を別項で述べる．しかし日本では脊髄損傷患者の剖検による脊髄障害の検索が必ずしも十分ではなく，神経症状，画像との相関や治療を阻害する因子など，病理学的所見からの今後のさらなる検討が必要とされている．本項では，脊髄損傷の病理学的所見を記載し，脊髄損傷による反応性変化や神経再生などの病理についても述べる[5]．

臨　床

脊髄損傷では脊椎骨損傷との関係で第1～7頸椎では頸髄，第1～10胸椎では胸髄，第11胸椎～第1腰椎では腰仙髄と馬尾，第2腰椎以下では馬尾が損傷を受ける．上位頸椎では歯突起骨折や環軸脱臼などによる脊髄圧迫を受ける．頸髄損傷では頸椎の過伸展と過屈曲による損傷が重要で，椎体骨，骨棘，椎間板や靱帯による圧迫が生じる．特に変形性脊椎症，靱帯骨化症，椎間板ヘルニアがある場合には，比較的軽い外傷でも頸髄損傷が生じやすい．胸椎では関節や靱帯などに加えて，肋骨，胸骨により支持されており，生体力学的に安定しているが，脊柱管は狭く，血液供給が乏しいという弱点がある．胸腰椎移行部は，生理的，機能的，構造的に複雑で，動的・静的負荷が大きく，肋骨による固定がなく，脊髄損傷の好発部位であり，神経根損傷を伴う[10]．

麻痺の程度はFrankel（フランケル）分類により行われ，次のように定義されている．

A. complete：損傷部以下の運動・感覚完全麻痺．

B. sensory only：損傷部以下の運動完全麻痺，仙髄領域などの感覚残存．

C. motor useless：損傷部以下のわずかな随意運動機能残存，実用的運動不能．

D. motor useful：損傷部以下の実用的な随意運動機能残存，補助具の要否にかかわらず歩行可能．

E. recovery：運動・感覚麻痺，膀胱直腸機能障害なし．脊髄損傷の範囲は，脊髄を完全に横断する完全損傷と不完全損傷に分けられ，不完全損傷には次のような型がある．

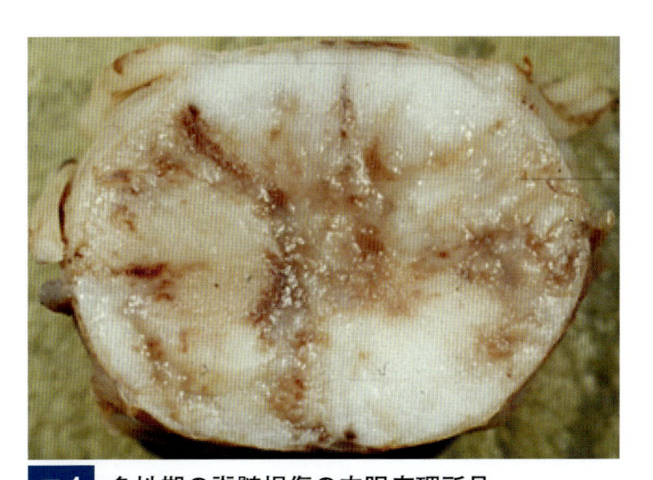

図1　急性期の脊髄損傷の肉眼病理所見
頸髄は浮腫状で腫大し，ほぼ横断性の障害を示し，脊髄実質の不規則な壊死巣と出血を示している．

a. 前部脊髄損傷：脊髄の前方部が損傷され，損傷部以下の完全麻痺が生じるが触覚，振動感覚，位置感覚は保たれる．

b. 中心性脊髄損傷：Schneider（シュナイダー）型損傷で，脊髄の中心部が損傷され，下肢より上肢の運動麻痺が強く，温覚，痛覚が障害され，触覚，深部感覚が保たれる．

c. 後部脊髄損傷：まれな損傷で，触覚，振動感覚，位置感覚の障害を示すが，機能障害が残らない．

d. Brown-Séquard（ブラウン・セカール）型損傷：脊髄の片側が損傷されるもので，同側の運動麻痺と反対側の温痛覚の障害がある[1,12]．

病　理

脊髄損傷の型としては，脊髄の振盪，圧迫，挫創，出血が挙げられる．脊髄振盪は，交通事故や高所からの転落や重量物の背部への落下などによる脊椎の打撲後，一過性に脊髄障害が生じるもので，脊椎骨折や軟部組織，脊髄自体の明らかな損傷などを認めないものである．脊髄挫創は，病理学的に不可逆性損傷を受けるものであり，椎体や椎弓の骨折により脊柱管内に突出した骨組織や軟骨組織で圧迫されて損傷を受ける．組織の変位が著明なものでは，脊髄破壊が強く，横断性壊死となり，神経根も障害を受ける．脊髄挫創の初期には，脊髄は浮腫が強く腫大し，うっ血，出血を認める（**図 1**）．浮腫は損傷を受けたレベルの上下の数髄節に広がる．ニューロンは中心性 Nissl 小体融解，虚血性変化を示す．軸索は数珠状腫大を示し，白質の髄鞘は脱落して海綿状態を示す．血管周囲には小出血とともに，好中球やリンパ球の浸潤を認める．時間経過とともに浮腫が消退し，点状出血が吸収され，壊死巣には macrophage の浸潤と周囲組織の反応性 astrocyte の増加を認める．慢性期には，脊髄は萎縮し，壊死巣が小嚢胞状となり，脊髄実質には血管結合組織の増殖と線維性グリオーシスを認め，macrophage が減少し，血管周囲性炎症細胞浸潤は消失し，出血巣にはヘモジデリンの沈着を認める．軟膜は線維性肥厚を示す（**図 2，図 3，図 4**）．**図 4** で認められた迷行性末梢神経束と末梢性髄鞘再生については後述する．錐体路や後索が障害されると上下の髄節に上行性，下行性の Waller 変性を認める（**図 4**）．外傷による脊髄出血は，脊髄出血の中では最も頻度が高く，脊髄の裂傷，挫創，圧迫に際して認められ，灰白質に主として生じ，隣接する白質に広がる．点状出血から血腫を形成するものまで程度は種々である．灰白質は血管に富み，組織構築が疎であり，出血しやすく，特に後角に多く，上下の数髄節にわたってみられることがある．外傷による小血管ないし細血管の裂傷，剪断力，回旋力による血管壁の破壊が原因となる[8,14]．

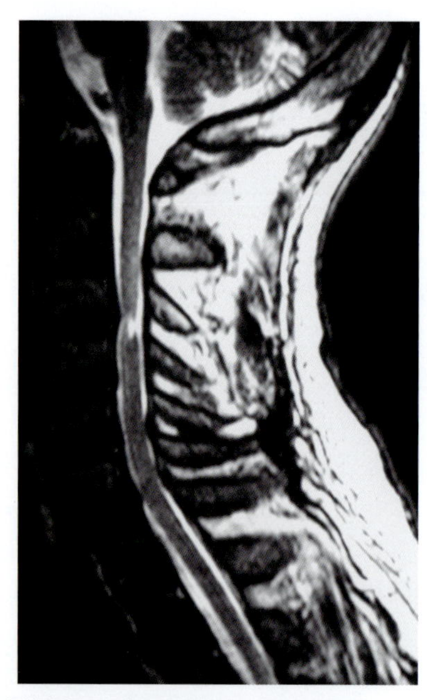

図 2　慢性期の脊髄損傷の画像所見

59 歳の男性．5 年前に自動車部品製造工場で仕事中，風にあおられて 1.6 m 下の地面に転落した．入院時から第 5 頸髄以下の横断性脊髄麻痺により立位・座位保持不能で，全面介助の状態が続いた後，誤嚥性肺炎で死亡した．画像所見では，第 3，4 頸椎椎間板レベルの頸髄が細く，MRI T2 強調画像で高信号域を示している．

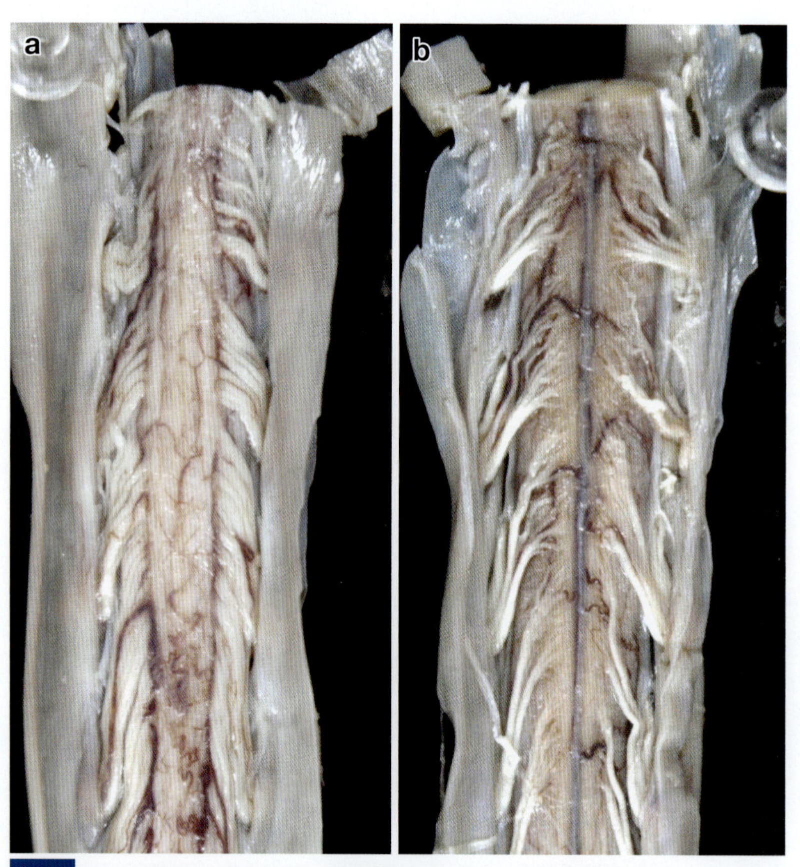

図 3　第 5 頸髄で限局性の脊髄萎縮を示した肉眼病理所見

a　背側．
b　腹側．

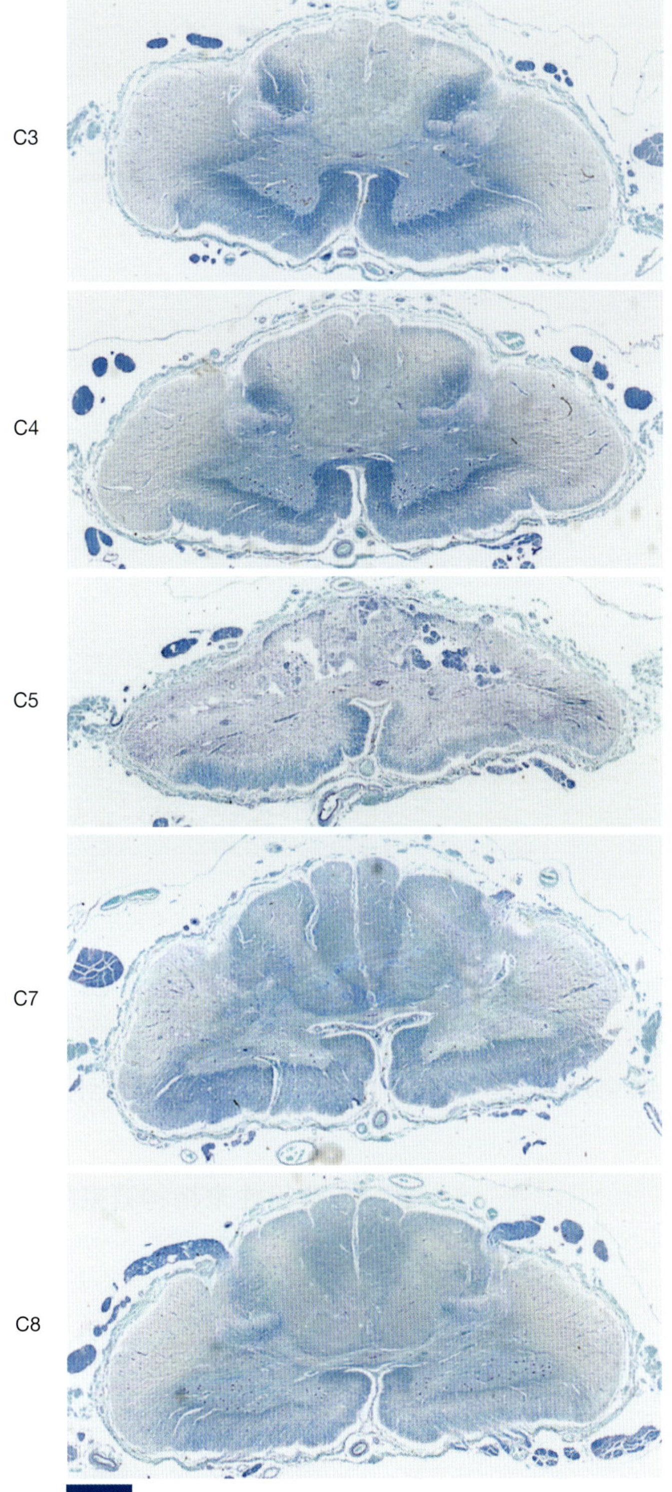

図4 各髄節での病理所見

第5頸髄は萎縮，変形し，髄鞘染色では前索の一部を除いてほぼ横断性に髄鞘脱落を認める．第6頸髄でも前角神経細胞脱落を認める．第5頸髄より上位では後索の上行変性を，また下位では錐体路の下行変性を認める．Klüver-Barrera 染色（×6）．

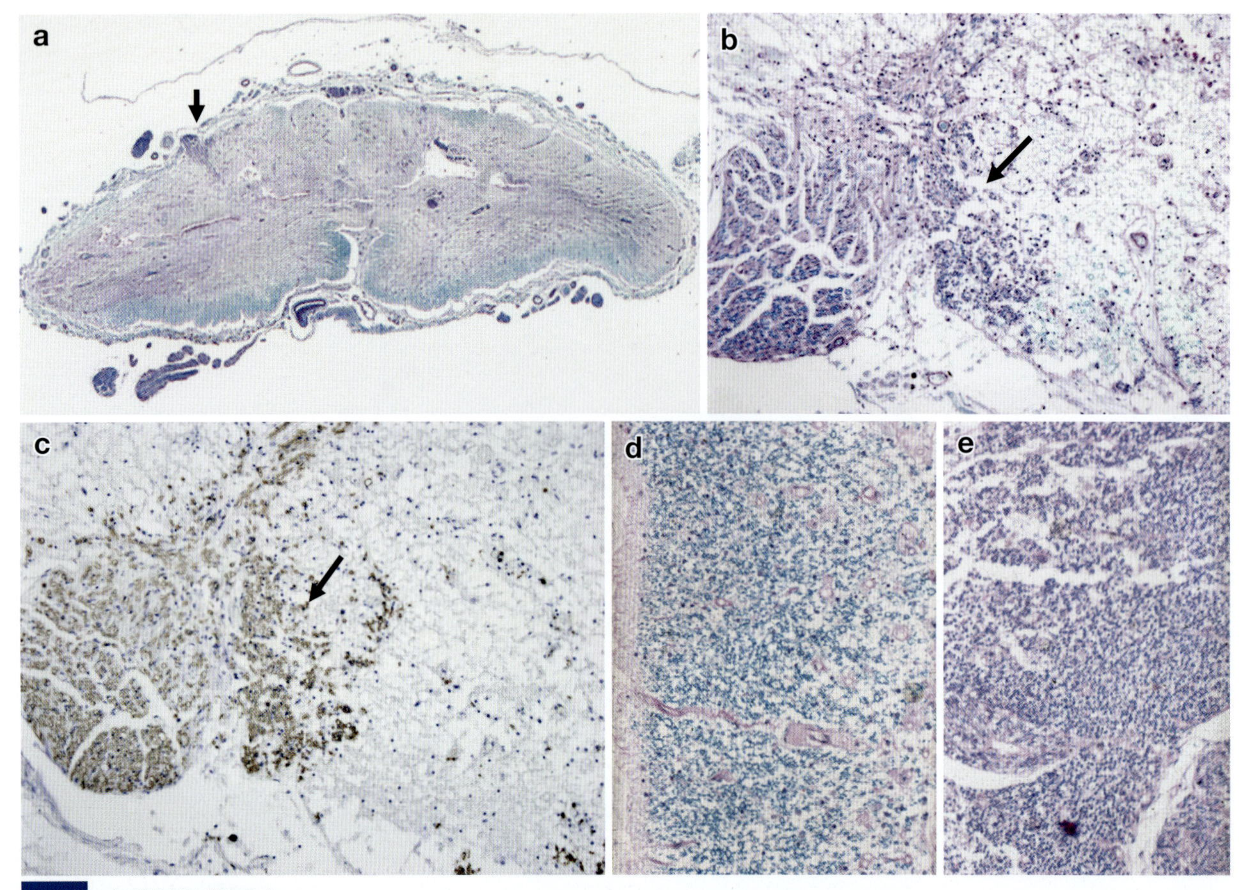

図5 末梢性髄鞘再生

a 外傷性脊髄損傷の頸髄横断面．後根侵入部の軟膜直下の脊髄白質に末梢性髄鞘再生（矢印）を認める．LFB-PAS 染色（×9）．

b 矢印部分に軟膜直下の末梢性髄鞘再生部．左側には後根を認める．LFB-PAS 染色（×75）．

c 末梢性髄鞘再生部の抗 neurofilament 抗体による免疫染色．再生線維（矢印）は束状で脊髄の上下方向に沿って走行している（×75）．

d，e LFB-PAS 染色では中枢性髄鞘は緑色（**d**）に，末梢性髄鞘は濃青色（**e**）に染色される（×75）．

末梢性髄鞘再生

末梢性髄鞘再生は陳旧性の脊髄障害や多発性硬化症の脊髄でしばしば観察される変化である．損傷を免れた脊髄の中枢性の軸索に末梢神経由来の Schwann 細胞による髄鞘形成が生じる現象である．**図 5a** に示すように，この変化は，特に後根侵入部に近い脊髄の側索と後索の軟膜直下の白質に生じることが特徴である．この部位を拡大すると，**図 5b** に示すように，右側に再生を示す有髄神経線維，左側に後根を認める．**図 5c** は抗 neurofilament 抗体による染色で，末梢性髄鞘再生を示す軸索は，規則正しく一定の方向性をもって走行していることがわかる．**図 5d，e** に示すように，Luxol fast blue-periodic acid schiff（LFB-PAS）染色を行うと，中枢性髄鞘は緑色に，末梢性髄鞘は濃青色に染色されて区別することができる．末梢性髄鞘再生はこのように陳旧性の脊髄障害で，軸索が保たれ，中枢性髄鞘が脱落した神経線維束に生じる再生性の変化である．しかし再生した末梢性髄鞘が本来の機能を有しているかは定かでない．また中枢性髄鞘再生についても報告があるが，極めてまれな現象である[2,6]．

迷行性末梢神経束

迷行性末梢神経束（aberrant peripheral nerve bundles）は，軽度のものでは正常脊髄でも，特に中心動脈周囲で認められ，加齢に伴い頻度が増すことが知られている[4,9]．高度の変化は，頸椎症や後縦靱帯骨化症などの慢性圧迫性脊髄症や外傷性脊髄損傷で高頻度に認められる[3]．脊髄実質が破壊されて嚢胞腔（cystic cavity）が形成された空間に無髄神経線維あるいは有髄神経線維が束状に，またとぐろを巻くように増殖することが特徴である（**図 6a，b，c，d**）．脊髄の後面のくも膜下腔や前正中裂内にもしばしば観察される．多くは血管に沿って血管周囲性配列を示す．この変化は脊髄障害に対して生じる反応性の増殖性変化であり，末梢神経障害後に生じる断端神経腫（amputation neuroma）と類似の変化と考えられる．増殖した末梢神経線維は，走行が不規則で，症状の改善に結びつく変化でなく，むしろ損傷後の脊髄再生にとって障害物になると考えられる．末梢性髄鞘再生と同じように LFB-PAS 染色で濃青色に染色され，中枢神経線維とは区別される（**図 6a，c**）．迷行性末梢神経束の神経線維の起

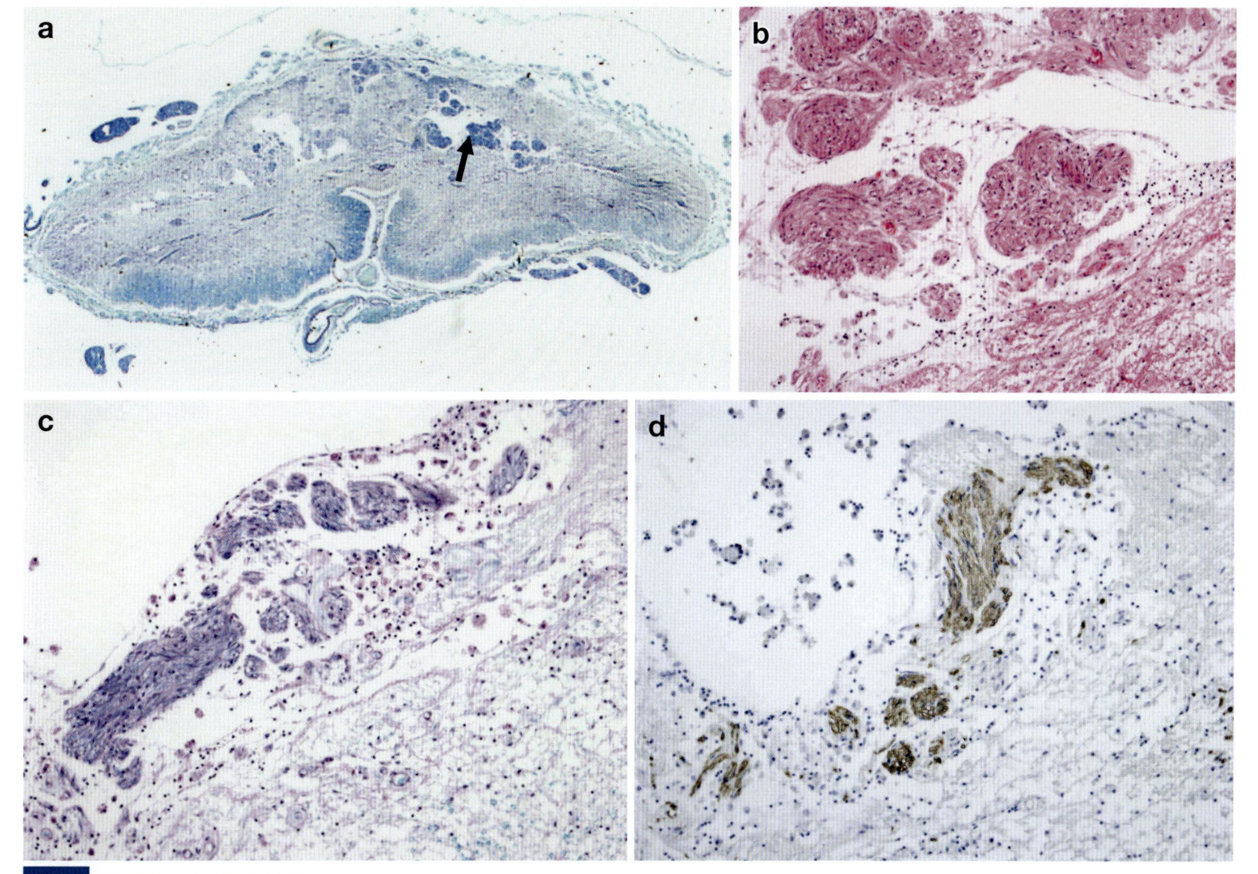

図6 迷行性末梢神経束

a 頸髄は広範囲に損傷を受け，一部が嚢胞腔を形成している．迷行性末梢神経束（矢印）を認める．LFB-PAS 染色（×8）．
b H.E 染色（×75）．
c 束状の増殖を認める．LFB-PAS 染色（×75）．
d 抗 neurofilament 抗体が陽性を示す（×75）．

始細胞は何かという疑問があるが，血管周囲性配列を示すことから血管運動性の自律神経由来と考えられる一方で，後根の走行と一致して認められることから後根神経節由来という考え方がある．

病巣における tau 蛋白の沈着

Alzheimer 病や Pick 病，進行性核上性麻痺などの神経変性疾患における沈着蛋白としては，微小管の機能に重要な役割をもつ tau 蛋白が注目され，タウ蛋白症と呼称されている．このようなタウ蛋白症において一次的に沈着する tau 蛋白と異なり，陳旧性脳梗塞巣や脳挫傷の病巣などには，続発的に tau 蛋白の沈着が生じることが知られている[7]．

脊髄では，陳旧性外傷性脊髄損傷部や，頸椎症などの圧迫性脊髄症の病巣にも tau 蛋白の異常沈着が生じることが知られている[13]．ニューロン，グリアの胞体内とその突起に糸屑状に沈着する（**図7a，b，c，d**）．Tau 蛋白の沈着機序を考えるうえで興味深い所見である．

おわりに

外傷性脊髄損傷により四肢麻痺，対麻痺をきたす後遺症に苦しむ患者の治療法の開発にとっても，損傷後に生じる脊髄の病理学的変化の理解は重要である．本項で記述した末梢性髄鞘再生，迷行性末梢神経束，tau 蛋白の沈着は，脊髄損傷患者に認められる重要な所見である．これらの変化は，損傷患者の脊髄機能の回復に結びつく所見でなく，むしろ再生にとって有害な現象とも考えられる．治療では，このような反応性の変化をなるべく抑制していくような内容が考慮されなければならない．そのためにも，外傷後の脊髄に生じる病理学的変化のさらなる病態解明が期待される．

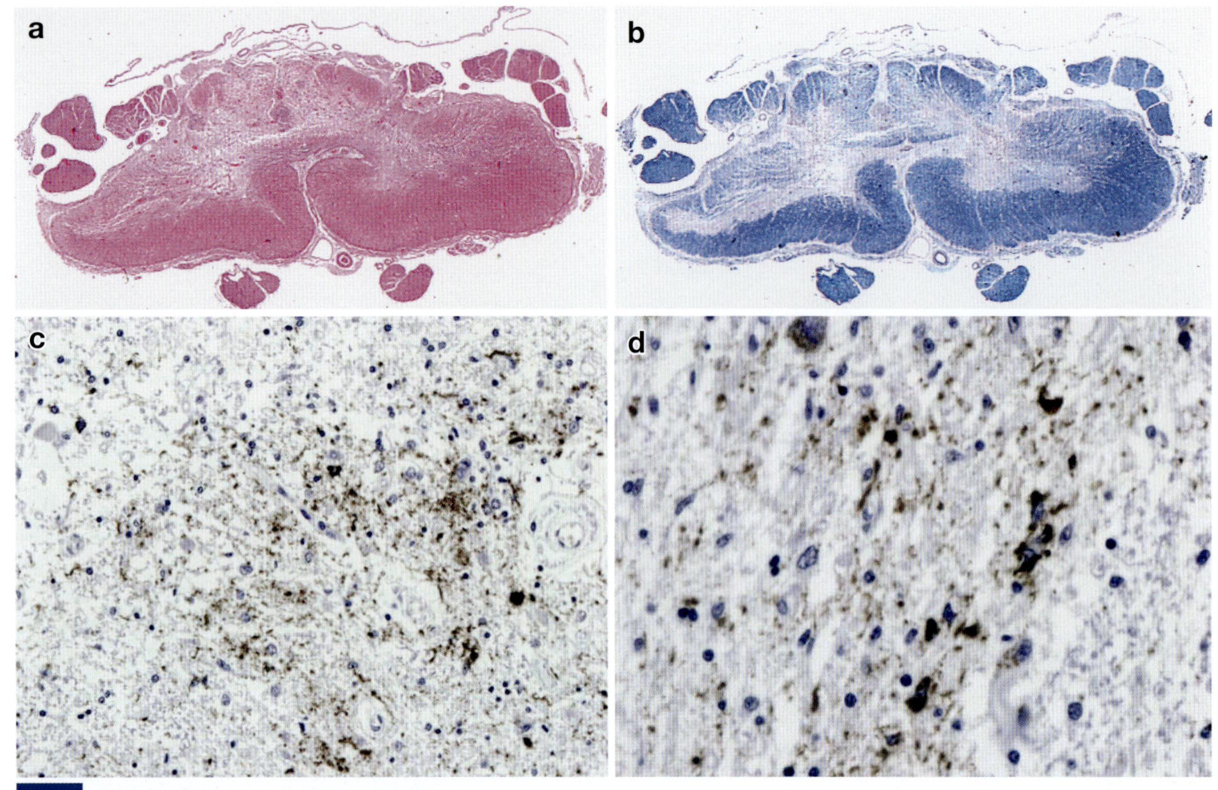

図 7 脊髄損傷部の tau 蛋白の沈着

a 頸椎症による圧迫性脊髄症．第 7 頸髄の横断面．H.E 染色（×8.2）．

b a と同一部位．Klüver-Barrera 染色（×8.2）．

c，d 抗 tau 蛋白抗体による免疫染色で，ニューロン，グリアの胞体とその突起が糸屑状に陽性を示す（×143）．

文献 | Reference

1）Ditunno JF, Young W, Donovan WH, et al：The international standards booklet for neurological and functional classification of spinal cord injury. American Spinal Injury Association. *Paraplegia* **32**：70-80, 1994

2）Ellison D, Love S, Chimelli L, et al：Multiple sclerosis. In：Ellison D, Love S, Chimelli L, et al（eds）：Neuropathology：A Reference Text of CNS Pathology, 2nd ed. Mosby, Edinburgh, 2004, pp389-411

3）橋詰良夫，浅井淳平，水野順一，他：後縦靱帯骨化症の脊髄の病理．脊椎脊髄 **2**：641-646，1989

4）橋詰良夫，吉田眞理：脊髄の加齢性変化．脊椎脊髄 **20**：410-415，2007

5）橋詰良夫，吉田眞理，三室マヤ：脊髄外傷の病理 I．脊椎脊髄 **24**：239-242，2011

6）橋詰良夫，吉田眞理，三室マヤ：脊髄外傷の病理 II．脊椎脊髄 **24**：589-592，2011

7）Ichihara K, Uchihara T, Nakamura A, et al：Selective deposition of 4-repeat tau in cerebral infarcts. *J Neuropathol Exp Neurol* **68**：1029-1036, 2009

8）Jellinger K：Neuropathology of cord injuries. In：Vinken PJ, Bruyn GW（eds）：Handbook of Clinical Neurology, Vol 25（Injuries of the Spine and Spinal Cord, Part Ⅰ）. North-Holland, Amsterdam, 1976, pp43-121

9）Kamiya M, Hashizume Y：Pathological studies of aberrant peripheral nerve bundles of spinal cords. *Acta Neuropathol*（*Berl*）**79**：18-22, 1989

10）片岡　治：脊椎・脊髄および馬尾神経損傷の原因，病態，診断．伊丹康人，西尾篤人（編集主幹），竹光義治（編集企画）：脊椎損傷．整形外科 MOOK46．1986，pp37-51

11）中川　洋，山本英樹，山田隆壽，他：脊椎脊髄損傷における MRI による画像診断と臨床的意義．臨整外 **26**：1145-1150，1991

12）小柳　泉：脊椎・脊髄損傷．脳外 **37**：1249-1259，2009

13）Shimizu H, Kakita A, Takahashi H：Spinal cord tau pathology in cervical spondylotic myelopathy. *Acta Neuropathol* **115**：185-192, 2008

14）田中順一，新宮彦助：脊髄損傷の神経病理とその発病機序．臨整外 **26**：1137-1144，1991

15）Tsuji O, Miura K, Okada Y, et al：Therapeutic potential of appropriately evaluated safe-induced pluripotent stem cells for spinal cord injury. *Proc Natl Acad Sci* **107**：12704-12709, 2010

2 中心性頸髄損傷

概　念

脊髄損傷は，脊髄の横断面での障害部位により，横断型，中心型，半側型，前方型，後方型に分類されているが，実際の臨床では，必ずしも明瞭に分けられない症例もある．その中でも，中心性頸髄損傷は，横断型損傷に次いで頻度が高く，その病態に関して多くの議論がある．中心性頸髄損傷は，1954年にSchneiderら[4]がacute central cervical spinal cord injuryとして報告して以来，注目されている病態である．

臨　床

中心性頸髄損傷の臨床は，植田ら[5]によると，中高年者の転倒などによる頸椎過伸展外力による損傷が多く，下肢に比較すると上肢に麻痺が強い．下肢筋力は徐々に回復して起立や歩行などが可能となるが，上肢筋力は回復が不良である．中心性頸髄損傷では，時間経過とともに神経症状の改善が認められるという特徴があるが，中には受傷後早期に神経症状が悪化する症例や，慢性期に症状が悪化する症例が存在することが指摘されている[2]．

MRIではT2強調画像の高信号域がC3-4～C5-6椎間板レベルの脊髄実質に認められることが多い．

病　態

Schneiderら[4]によると，頸髄障害は，中心部の出血と周囲の浮腫であり，浮腫の消褪とともに機能が下肢，膀胱，上肢の順に回復するとされている．これは頸髄の錐体路が内側から頸髄，胸髄，腰髄に走行する神経線維の配列パターンがあり，内側に位置している頸髄への神経線維の障害が強いことに起因すると説明されている．しかし錐体路線維の層構造や機能などについては，まだ確定されていない．

中心性頸髄損傷を示す症例は，受傷以前から靱帯骨化症や頸椎症，脊柱管狭窄などを有しており，受傷により症状が顕在化することが多く，過伸展に伴う黄靱帯の後方からの隆起と前方の椎体変形，骨棘により，脊髄圧迫によるうっ血，虚血などの循環障害が生じやすいと考えられる．Fehlingsら[1]が報告したように，頸椎症性脊髄損傷と外傷性脊髄損傷は病理組織学的，病態生理学的に共通点があると考えられる．

中心性頸髄損傷の多数例を詳細に分析した病理所見の検討は少ないが，Schneiderら[4]は，頸髄の中心部の灰白質と周辺部の白質の脊髄出血（hematomyelia）と周囲の浮腫が病態であると報告している．一方，Quencerら[3]は，剖検3例の検索で，出血が認められず，灰白質の病変がなく，白質，特に側索の病変が主体であると報告している．今後，臨床経過を詳細に観察した多数例の病理解剖による病態の解明が重要である．

VIII 脊髄損傷

文献 | Reference

1）Fehlings MG, Skaf G：A review of the pathophysiology of cervical spondylotic myelopathy with insights for potential novel mechanisms drawn from traumatic spinal cord injury. *Spine* **23**：2730-2737, 1998
2）川本俊樹，金　彪，黒川　龍：中心性頸髄損傷の自然経過．脊椎脊髄 **21**：567-573，2008
3）Quencer RM, Bunge RP, Egnor M, et al：Acute traumatic central cord syndrome：MRI-pathological correlations. *Neuroradiology* **34**：85-94, 1992
4）Schneider RC, Cherry G, Pantek H：The syndrome of acute central cervical spinal cord injury；with special reference to the mechanisms involved in hyperextension injuries of cervical spine. *J Neurosurg* **11**：546-577, 1954
5）植田尊善：中心性頸髄損傷の臨床と疫学―非骨傷性頸髄損傷を中心に．脊椎脊髄 **21**：562-565，2008

3 脊髄再生

脊髄損傷によって手足が不自由になり，車椅子生活を余儀なくされる多くの患者にとって，慢性期の脊髄再生を目的とした治療法の開発は，長年の夢である．最近では，さまざまな方法による脊髄再生に向けた治療法が世界中で実施されるようになっているが，まだ動物実験で報告されているような効果は得られていない．さらに現在，主として試みられているのは，急性期または亜急性期に行われる治療が主体であり，治療を必要としてきた慢性期の脊髄損傷患者に対する治療法の開発が望まれている．慢性期の脊髄損傷患者の剖検例で認められる脊髄再生，反応性変化は，前述したように末梢性髄鞘再生や迷行性末梢神経束の出現や続発性のタウ蛋白症などの所見である．神経細胞脱落をきたし，神経線維が減少し，一部では嚢胞状変化を示し，グリオーシスを認める脊髄病理所見からは，症状の回復に役立つ要素を見つけることが難しい．そのためには，脊髄再生にかかわる要素を分析して有効な治療法に結びつける必要がある．

脊髄再生にかかわる要素

脊髄再生にかかわる要素としては，さまざまな検討が行われてきているが，まずは外傷の急性期に一次的に損傷される脊髄の神経細胞脱落，神経線維の断裂，髄鞘脱落，循環障害による出血や虚血，浮腫の病態を理解し，その後の経過で生じてくる嚢胞形成や上行性，下行性の神経路の変性などに至る続発性の脊髄障害の病理所見を把握することが重要である．脊髄損傷部では，横断面のみならず，長軸方向での神経線維の断裂が生じており，この断裂を生じた神経線維を上下方向に伸長させ，目的とするターゲットに連続することが求められる．末梢神経での神経再生は比較的多くの所見が得られているが，ヒト脊髄実質での神経線維の伸長については十分な所見が得られておらず，今後の検討課題である．脱髄後の髄鞘再生は，多発性硬化症や慢性の脊髄障害の剖検例で確認されており，外傷による神経線維の破壊がなく，髄鞘脱落のみを生じた神経線維では，乏突起膠細胞による中枢性髄鞘再生が一部で生じるが，大部分でSchwann細胞による末梢性髄鞘再生が生じている．この末梢性髄鞘再生が臨床的な機能回復に結びつくかの検討が必要である．また神経組織の生存には豊富な血流が必要であるが，脊髄灰白質には驚くほどの密度で小血管，毛細血管が発達しているため，脊髄損傷例では神経組織のみならず血管組織の破壊も強い．移植医療を考慮すると，移植された組織への血流維持が重要視されなければならない．慢性期の脊髄損傷患者の脊髄ではastrocyteによる線維性グリオーシスが認められ，グリア瘢痕組織を形成する．この組織はグリア線維のみならず，髄膜や血管周囲から増殖した線維性結合織，macrophageからなり，組織破壊の防御に役立つとともに，神経再生には阻害因子となる．

脊髄再生を目指す治療

脊髄再生療法の中心は，細胞を移植することによって，失われた機能回復を図ろうとする細胞移植である．失われた細胞の補充，脱髄した軸索の再髄鞘化，移植細胞由来の液性因子による組織保護などを目的として，さまざまな細胞が用いられて研究が行われている．神経幹細胞としては，胎児由来の神経幹細胞，胚性幹細胞（embryonic stem cell；ES細胞），人工多能性幹細胞（induced pluripotent stem cell；iPS細胞）が供給源となる．それ以外では，嗅神経鞘細胞や骨髄間質細胞，Schwann細胞などが用いられている．細胞移植以外の薬物療法や分子標的治療，リハビリテーションなどと合わせて機能回復への取り組みが重要とされている．脊髄再生に向けた研究報告は膨大であり，詳細はすぐれた総説を参照していただきたい[1-8]．

文献 | Reference

1）堀　桂子，中村雅也，岡野栄之：脊髄損傷の再生医療（細胞移植）．日本臨牀 **73**（増刊号5）：265-269，2015
2）岩月幸一：脊髄神経再生の現状．脊髄外科 **29**：26-31，2015
3）加藤裕幸，渡辺雅彦：脊髄再生・損傷の基礎研究 脊髄再生・損傷研究の現況．整形外科 **67**：825-829，2016
4）中村雅也，岡野栄之，戸山芳昭：iPS細胞を用いた脊髄再生医療の実現に向けて．日脊障医誌 **28**：12-17，2015
5）Nori S, Okada Y, Yasuda A, et al：Grafted human-induced pluripotent stem-cell-derived neurospheres promote motor functional recovery after spinal cord injury in mice. *Proc Natl Acad Sci* **108**：16825-16830, 2011
6）Ramón-Cueto A, Cordero MI, Santos-Benito FF, et al：Functional recovery of paraplegic rats and motor axon regeneration in their spinal cords by olfactory ensheathing glia. *Neuron* **25**：425-435, 2000

7) Tetzlaff W, Okon EB, Karimi-Abdolrezaee S, et al : A systematic review of cellular transplantation therapies for spinal cord injury. *J Neurotrauma* **28** : 1611–1682, 2011
8) Tsuji O, Miura K, Okada Y, et al : Therapeutic potential of appropriately evaluated safe-induced pluripotent stem cells for spinal cord injury. *Proc Natl Acad Sci* **28** : 12704–12709, 2010

第 IX 章　発生異常

1 脊髄の発生

脊髄の原基は神経管である．神経管は受精後22日目（7体節）頃に外胚葉性肥厚であるスリッパ状の神経板が神経溝の外側縁で互いに正中で融合して形成される（**図1**）．神経管は最初はマトリックス細胞（matrix cells）が多列円柱上皮様に配列して形成される．このマトリックス細胞の核は細胞分裂の周期に合わせて核を移動させる．細胞分裂は，内表面（脳室側）で起き，増殖しながら神経芽細胞を形成する．神経芽細胞になると分裂が停止し，ニューロンへと形態分化を起こす．藤田[1]は神経芽細胞の分化が終了後に，グリアの分化が始まり，正常の状態にあるグリアがすべてマトリックス細胞から発生するという考え方を主張している．

神経管は3層から構成される（**図2**）．上衣層（ependymal layer）はマトリックス細胞の細胞体がある．外套層（mantle layer）は神経芽細胞が多い．辺縁層（marginal layer）は神経線維からなる．神経管は背側左右の翼板（alar plate）と腹側左右の基板（basal plate）に分けられ，2者を分ける溝を境界溝（sulcus limitans）という（**図3**）．左右翼板をつなぐ所を蓋板（roof plate），左右基板をつなぐ所を底板（floor plate）という．翼板は後角を形成して感覚に関与し，翼板の背側部は体性感覚（somatosensory），その腹側部は臓性感覚（viscerosensory）に関与する．また，基板は前角を形成して運動に関与し，基板の背側部は臓性運動（visceromotor），その腹側部は体性運動（somatomotor）に関与する．また両板の移行部からは側核と中間質が生じる．辺縁層からは外套層の細胞からの突起，他の中枢各部からくる線維，さらに神経堤に由来する感覚ニューロンの求心性線維からなる白質が形成され

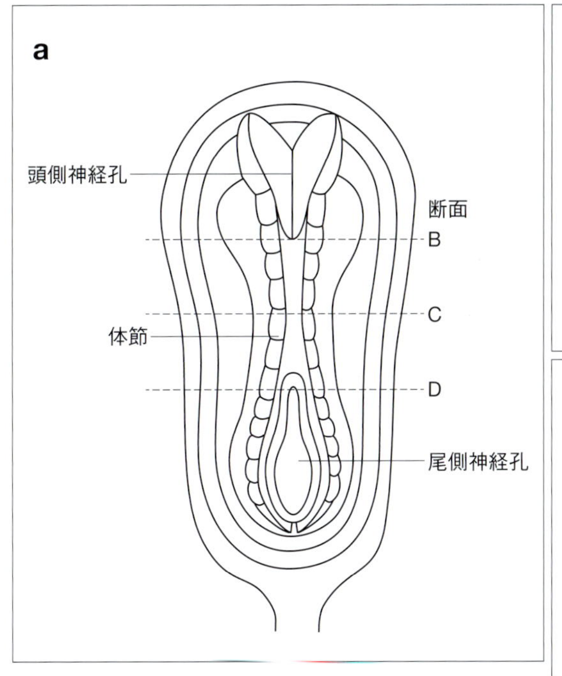

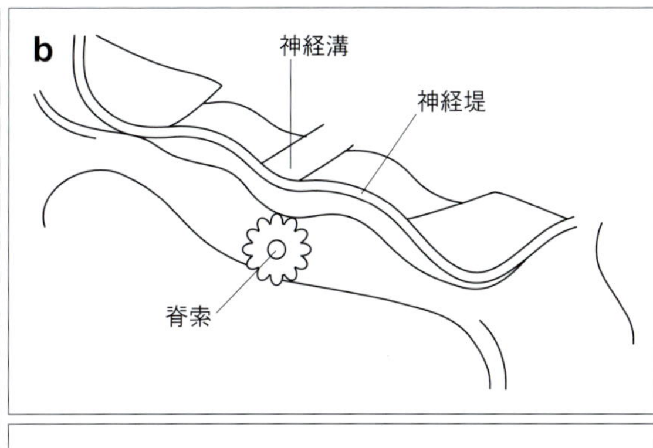

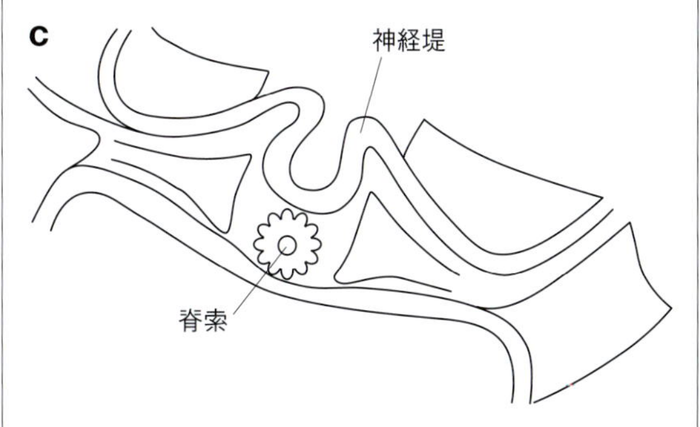

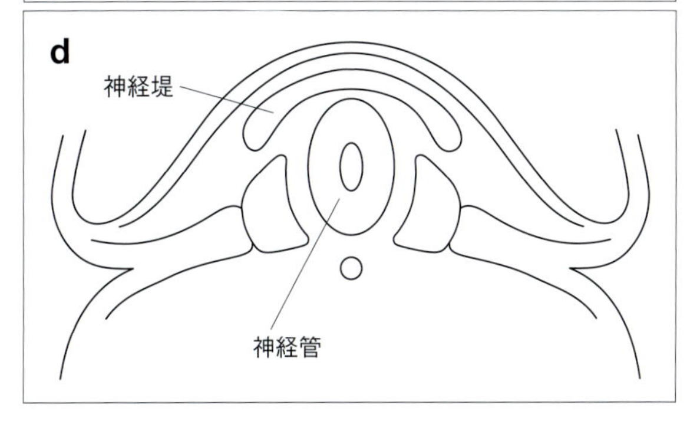

図1 神経管の発生
a 胎生23日の胚子の脊側面図．
b aのBの断面．
c aのCの断面．
d aのDの断面．

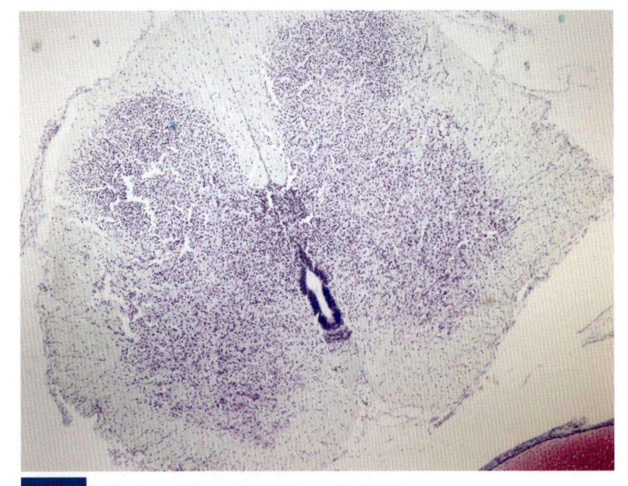

図2 胎生 4 週の神経管の組織像
上衣層，外套層，辺縁層の 3 層に分かれる．Klüver-Barrera 染色．

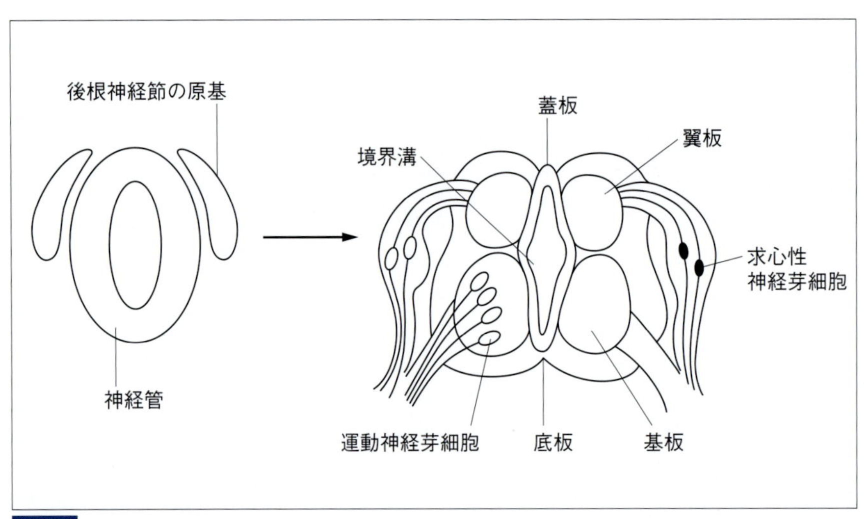

図3 脊髄の発生

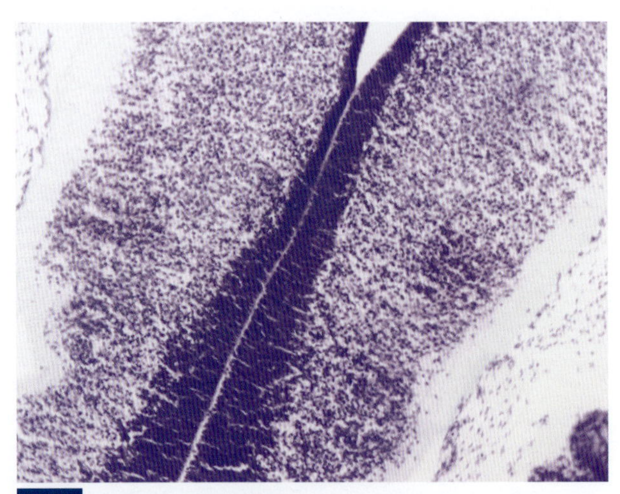

図4 胎生 12 週の脊髄の Klüver-Barrera 染色
白質の髄鞘形成は乏しい．

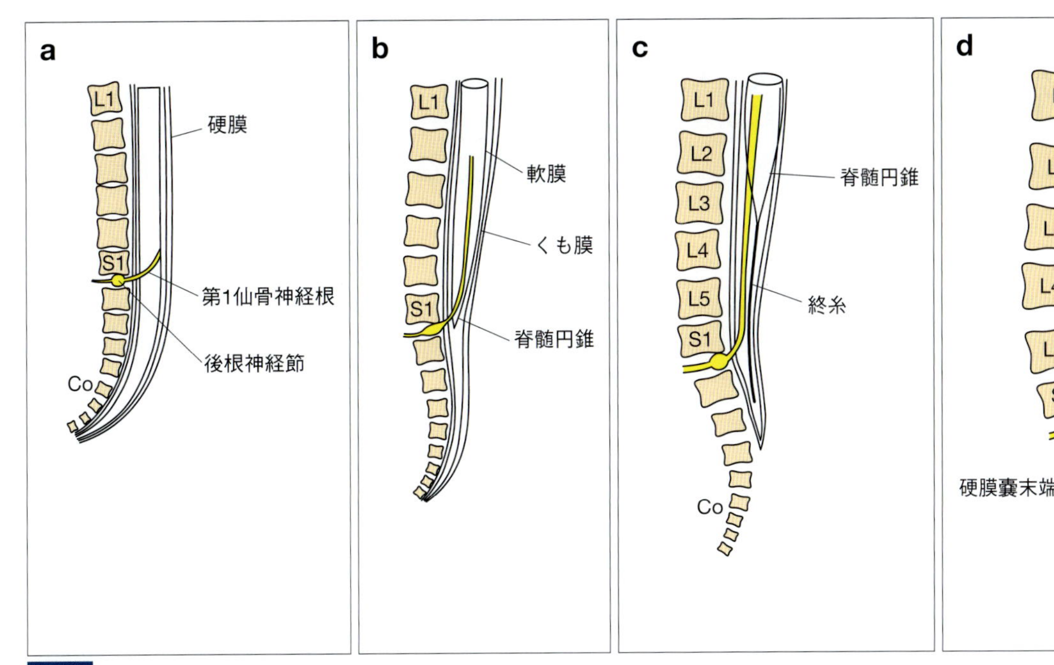

図5 脊髄の上方への移動
a 胎生 8 週.
b 胎生 24 週.
c 新生児.
d 成人.

る(**図4**).神経芽細胞の分化を認める脊髄最下端は脊髄円錐を形成する.神経管の尾部は,組織の分化が起こらず,早期に退行性経過をとり,糸状の索となり終糸を形成する.胎生 3 ヵ月を過ぎると,脊柱管の発育が脊髄の発育より早くなり,脊髄円錐は次第に上方に引き上げられる.出生時には脊髄円錐は第 3 腰椎の高さにあり,成人では第 1〜2 腰椎の高さにみられる(**図5**).第 2 腰椎以下の脊髄神経を総称して馬尾という.新生児では脊髄の長さは 15〜17 cm である[2-4].

発生に伴う脊髄の髄鞘形成については,Tanaka ら[5]が胎児の脊髄を myelin basic protein による免疫染色と Klüver-Barrera 染色で検討している.彼らの結果では,前根,後根,薄束,内側縦束は胎生 20 週で形成が始まり,出生時には完成する.しかし錐体路の髄鞘形成は遅く,ゆっくりであり,出生後も継続すると報告している.神経堤(neural crest)は,神経板が凹凸して神経溝を形成するとき,神経板と外胚葉の境界の細胞が内部に陥入して形成される細胞集団である.神経堤は,末梢神経系の構成成分を形成し,神経節(感覚神経節,自律神経系の神経節),Schwann 細胞,軟膜,くも膜,メラニン細胞などに分化する.

文献 | Reference

1) 藤田哲也:中枢神経系における細胞発生.神経進歩 **16**:388-396,1972
2) Moore KL,Persaud TVN:神経系.瀬口春道,小林俊博,Eva Garcia del Saz(訳):ムーア人体発生学,原著第 8 版.医歯薬出版,2011,pp361-396
3) Sadler TW:中枢神経系.安田峯生(訳):ラングマン人体発生学,第 10 版.メディカル・サイエンス・インターナショナル,2010,pp305-338
4) Schoenwolf GC, Bleyl SB, Brauer PR, et al:中枢神経系の発生.仲村春和,大谷 浩(監訳):カラー版ラーセン人体発生学,第 4 版.西村書店,2013,pp207-245
5) Tanaka S, Mito T, Takashima S:Progress of myelination in the human fetal spinal nerve roots, spinal cord and brainstem with myelin basic protein immunohistochemistry. *Early Hum Dev* **41**:49-59, 1995

2 神経管閉鎖不全症

神経管（neural tube）の形成不全，脊索の異常などにより生じる背側正中部における椎骨の異常，特に左右椎弓が分離した病態であり，妊娠4～5週頃に起こる先天異常である．主要な原因は，①栄養因子（葉酸の摂取量不足），②環境因子（糖尿病，肥満，てんかん薬の内服，妊娠前期の高熱発作，放射線被曝，ビタミンAの過剰摂取），③遺伝因子といわれている

神経管閉鎖不全症は以下のように分類される[6]．

①神経管が閉鎖不全をきたし，表皮外胚葉から神経外胚葉の分離障害により神経管が開放された結果，椎弓が2分される場合（脊髄髄膜瘤，脊髄裂など）

②神経管閉鎖時に表皮外胚葉が神経管に迷入した結果，表皮組織が皮膚から脊髄まで連続し，椎弓が2分される場合（先天性皮膚洞など）

③神経管閉鎖時に神経管周囲の中胚葉組織（または神経堤細胞）が迷入した結果，脊髄背側から皮下まで脂肪組織が連続して形成され，椎弓が2分される場合（脊髄脂肪腫）

さらに外表との連続性の有無により，開放性と潜在性に分けられる（**図1**）．開放性では神経組織を体外から隔離する皮膚組織，皮下組織，筋組織，脊椎，髄膜（硬膜・くも膜）が欠損し，神経組織が外表に露出しているものである[6]．多くは脊髄髄膜瘤，脊髄裂を指す．潜在性では皮膚組織が保たれ，病変部が外表に露出しないもので，髄膜瘤，脊髄脂肪腫などである[1]．

二分脊椎の発生過程による分類では，一次神経管の形成不全によるものと，二次神経管の形成不全によるものに分けられる．胎生3週後半から4週後半に脊索の背側に形成される一次神経管の形成不全によるものとしては，下記が挙げられる[6]．

①脊髄髄膜瘤（myelomeningocele）
②脊髄裂（myeloschisis）
③先天性皮膚洞（congenital dermal sinus）
④脊髄脂肪腫（spinal lipoma）

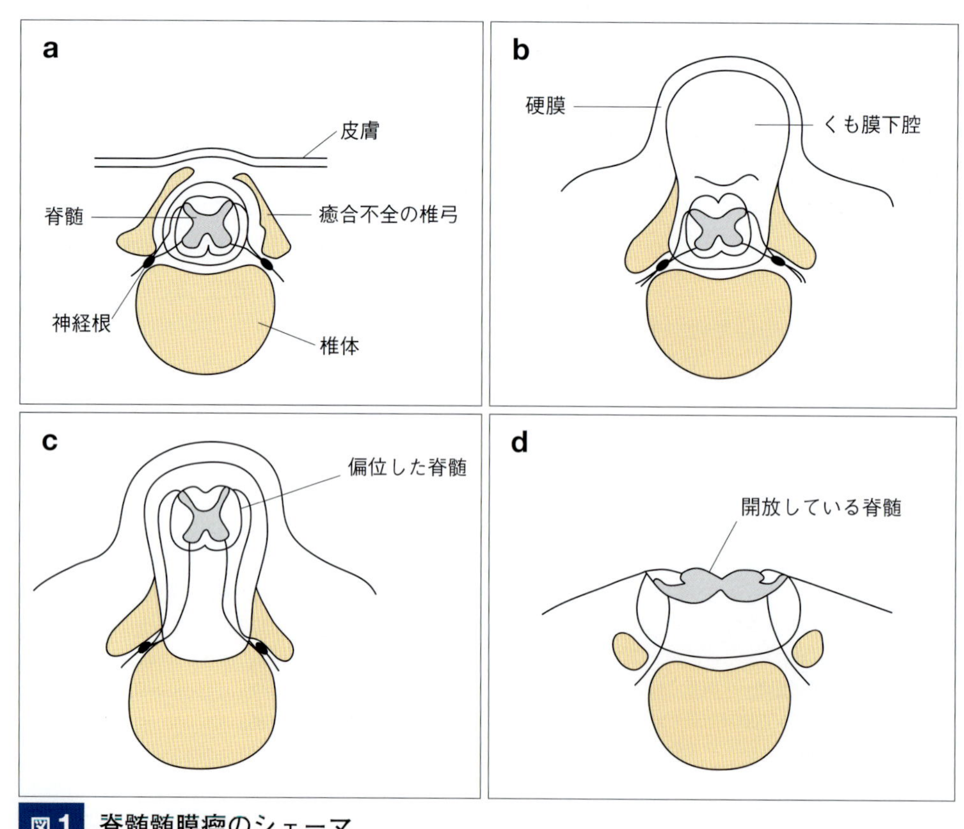

図1 脊髄髄膜瘤のシェーマ
a 潜在性二分脊椎.
b 髄膜瘤.
c 脊髄髄膜瘤.
d 脊髄裂.

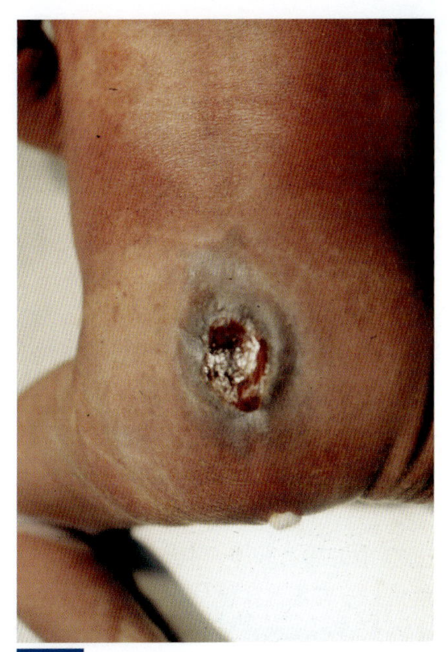

図2 脊髄髄膜瘤の肉眼所見

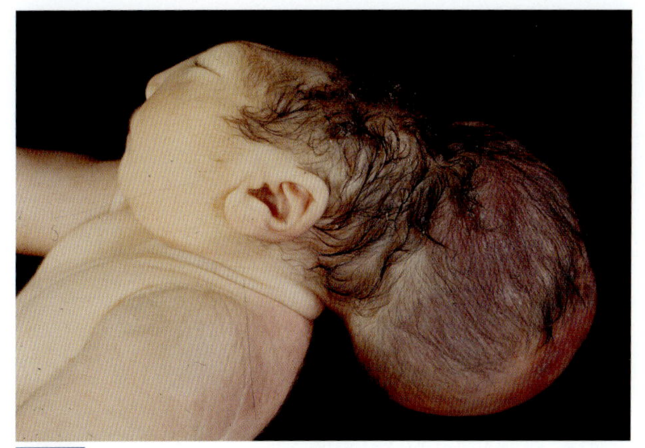

図3 頭蓋髄膜瘤の肉眼所見

仙尾部に形成される二次神経管（caudal cell mass）の形成不全としては，下記がある[6]．

①終糸病変
- ・終糸脂肪腫（filar lipoma）：脂肪腫が終糸に限局しているもの
- ・緊縛終糸（tight filum terminale）：終糸が肥厚して係留脊髄をきたしたもの

②尾側脊髄退行症候群（caudal regression syndrome）：caudal cell mass から発生する二次神経管や総排泄管などを含めた尾側中胚葉の発生異常によって生じるもの

③脊髄嚢胞瘤（myelocytocele）：中心管が嚢胞状に拡大して髄膜に被われた状態で脊椎管外に脱出したもの

④前仙骨部髄膜瘤（anterior sacral meningocele）：仙骨もしくは尾骨の一部低形成による骨欠損部から腹側の骨盤腔に脱出した髄膜瘤

脊髄髄膜瘤

神経管閉鎖不全により神経組織と髄膜が皮膚に被われずに体表に露出した状態であり，脊髄を含むくも膜下腔が皮膚面から突出したものを脊髄髄膜瘤（**図2，図3**），突出が少なく平坦なものを脊髄瘤という[5]．出生時から両下肢の運動感覚障害，膀胱直腸障害などの脊髄・脊髄神経の機能障害を認める．生後2～3日以内に修復し，髄膜炎とニューロパチーを防止する必要がある．脊髄髄膜瘤の患児では，水頭症（90%）や Chiari 奇形（90%），多小脳回症，脳梁形成不全などの中枢神経系奇形の合併以外に，脊柱側弯症，股関節脱臼，下肢の変形，泌尿器系奇形，水腎症などの全身的な奇形の合併を多く認める．

終末脊髄嚢胞瘤（terminal myelocystocele）

脊髄円錐の下端に上皮細胞に囲まれた不規則な形態を示す終室がある．この終室は脊髄発生の二次神経管の形成時期に仙尾部で形成される．この中心管の遠位端にある終室が嚢胞状に拡張し，腰仙部の二分脊椎から突出する状態で，くも膜組織も脱出している．表面は皮膚に被われており，閉鎖性二分脊椎に分類される[2,3]．

脊髄脂肪腫

脊髄脂肪腫は，脂肪脊髄瘤，脂肪脊髄髄膜瘤，硬膜内脂肪腫，終糸脂肪腫に分けられる．神経管閉鎖時に神経外胚葉と表皮外胚葉の分離が早期に起こると，神経管内に間葉組織が入り込み，皮下組織と連続する脂肪腫が形成され，脂肪脊髄瘤と呼ばれる．脊柱管から脂肪腫がくも膜下腔とともに皮下に突出するものは，脂肪脊髄髄膜瘤という．腰背部に皮膚膨瘤，色素沈着，陥凹などの病変がある場合には，脊髄病変の合併を検討する必要がある．脊髄は脂肪腫により牽引されて脊髄空洞症を合併することが多い．母体の葉酸摂取不良や葉酸代謝異常などとの関連が指摘されている．神経管形成の過程で神経外胚葉と表皮外胚葉の間に間葉組織が入り込み脂肪腫を形成したものは，硬膜内脂肪腫という．硬膜内脂肪腫は頸胸椎部に多い．終糸脂肪腫は終糸から生じた脂肪腫で，脊髄を牽引することにより脊髄係留症候群を生じる（**図4**）．

先天性皮膚洞

神経管形成の過程で神経外胚葉と表皮外胚葉の分離が一部でできずに残存したもので，皮膚面から脊柱管に向けて，表皮に被われた導管が連続して認められる．硬膜内と連続していると，この導管を介する感染が生じて髄膜炎を引き起こす．腰仙髄に多い．表皮嚢腫，類表皮嚢腫の合併する頻度が高い．

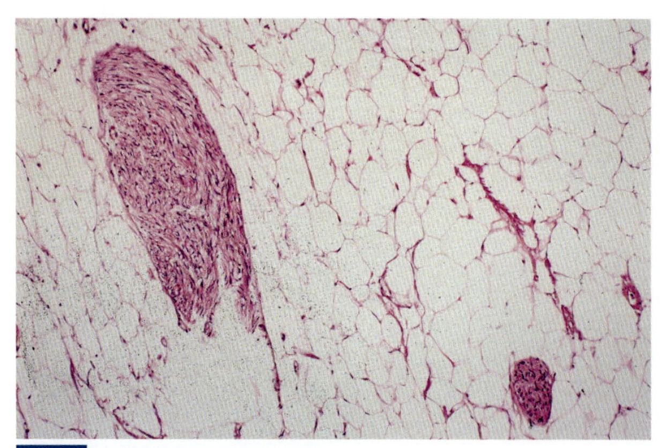

図4 脊髄脂肪腫の組織像
H.E 染色.

脊髄正中離開

椎体後面から脊椎管内へ突出した骨性板（時に線維軟骨性板）によって脊髄が2分されたものである．脊髄の上方移動がそこで固定されるため，遅発性に症状が発現する．第5胸椎～第4腰椎で発生しやすく，女性に多い．皮膚異常としては，皮下脂肪腫，異常発毛，くぼみ，血管腫などがみられる．類皮腫，類表皮腫を合併することがある．二重脊髄（diplomyelia）は，それぞれの脊髄が完全に重複して認められ，前根，後根を有し，硬膜に包まれている．二分脊椎と誤解されるので，注意が必要である．堀[4]によると脊髄正中離開（diastematomyelia）の原因は，脊髄発生をつかさどる脊索にあり，脊索の部分的離開が生じる程度や様式によると考えられている．それにより，脊髄離開が誘導され，離開により生じた部分に骨，軟骨，線維性結合織が形成される．

脊髄係留症候群

終糸は硬膜を貫通して尾骨に付着して脊髄を固定する．脊椎の伸展は脊髄のそれをしのぐので，脊髄は見かけのうえで上方へ移動する．脊髄係留症候群とは，脊髄が何らかの原因により係留・牽引された結果，脊髄障害をきたした状態をいう．脊髄円錐のレベルは通常では第1～2腰椎椎体中央部であり，係留脊髄は脊髄円錐の遠位部が第3腰椎以下であり，低位脊髄円錐という．通常では，脊椎癒合不全の患者にみられ，脂肪腫や線維性組織との癒着により脊髄や神経根が引き伸ばされた結果，下肢の運動感覚障害，膀胱直腸障害などの神経症状が出現する．脳脊髄液循環障害を引き起こし，脊髄空洞症をきたすこともある．成人例では，脊髄腫瘍，脊髄外傷，脊髄手術後の瘢痕組織による癒着の結果として脊髄係留症候群を引き起こす[3]．

文献 | Reference

1）Friede RL：Developmental Neuropathology, 2nd ed. Springer-Verlag, Berlin, 1989, pp248-262
2）古川理恵子：先天性脊髄奇形．画像診断 **12**：1344-1357，2013
3）堀　映：終糸と脊髄係留症候群，および脊髄の発育と加齢．脊椎脊髄 **22**：905-911，2009
4）堀　映：脊髄正中離開．脊椎脊髄 **23**：89-93，2010
5）Rufener SL, Ibrahim M, Raybaud CA, et al：Congenital spine and spinal cord malformations—pictorial review. *AJR Am J Roentgenol* **194**：26-37, 2010
6）坂本博昭：二分脊椎．横田　晃（監），山崎麻美，坂本博昭（編）：小児脳神経外科学．金芳堂，2009，pp264-234

3 Chiari 奇形（Arnold Chiari 奇形）

1 型

小脳扁桃先端が大後頭孔から 5 mm 以上下垂し，原則として小脳扁桃の変形を生じているものである．延髄の下垂を伴ってもよいと定義されている．通常では成人後に発症することが多いが，小児期に発症することもある．頭蓋頸椎移行部の先天性疾患としては，後頭骨環椎癒合，環椎軸椎癒合，頭蓋底陥入症の合併が高頻度にみられる．頭蓋頸椎移行部で脳脊髄液通過障害を引き起こし，脊髄空洞症，脊柱側弯症を伴うことも多い．診断上で有用なのは頭頸部 MRI 矢状断撮影であり，これにより小脳下部の大後頭孔への陥入を捉えることが可能である．1 型では，頭蓋内占拠性病変の慢性頭蓋内圧亢進による扁桃ヘルニアと区別する必要がある[1,2]．肉眼的には，大脳半球が水頭症のためにゴムまりのように腫大し，脳室の拡大（第四脳室は軽度）を認め，大後頭孔で小脳扁桃が脊柱管内に陥入する（**図 1，図 2，図 3，図 4**）．摘出された小脳の組織学的変化は Purkinje 細胞の脱落が主で，Bergman グリオーシスと小脳皮質の萎縮や顆粒細胞脱落などを伴っており，大後頭孔に陥入したことによる二次的な変化と考えられている[4]．Nakamura ら[3]は，1 型の頭蓋頸椎移行部の肥厚した硬膜の組織学的検索を行い，断裂，硝子化，石灰化，骨化を示す膠原線維の増殖を認め，分娩外傷が原因として考えられるとしている．

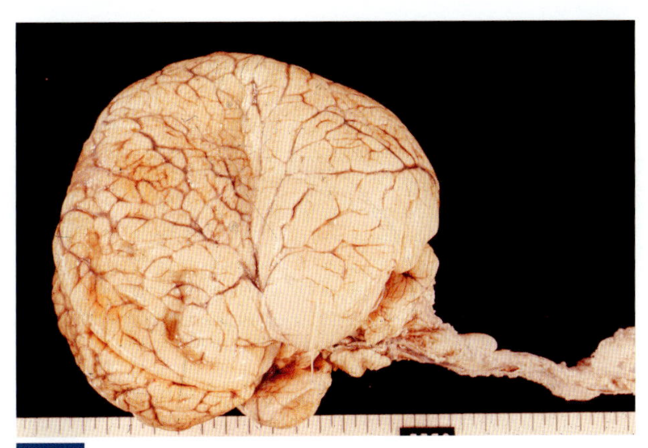

図 1　全体の肉眼所見
著明な水頭症を認める．

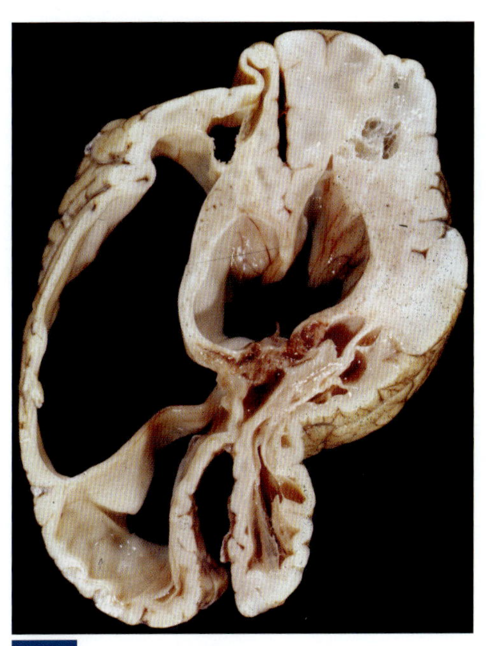

図 3　大脳半球の割面
著明な水頭症を認める．

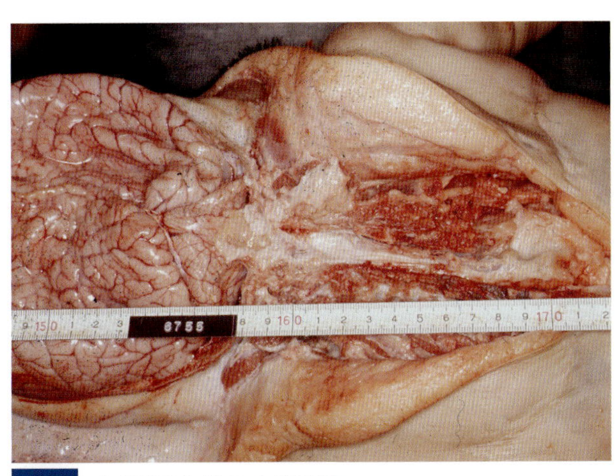

図 2　大後頭孔部の肉眼所見

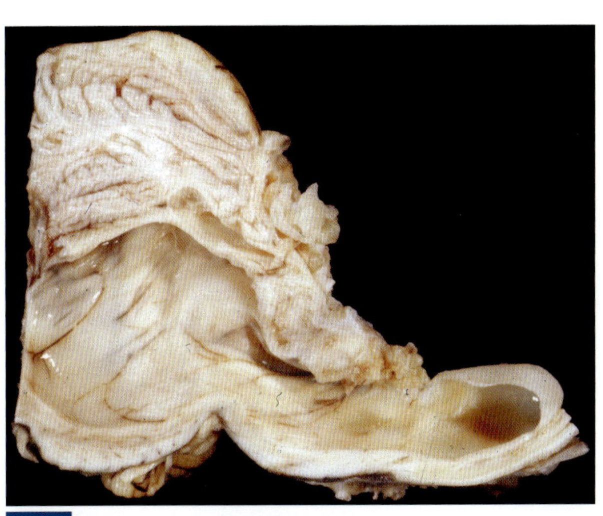

図 4　延髄から上部頸髄の割面
第四脳室の拡大と小脳扁桃の陥凹を認める．

2 型

小脳下部（主に虫部），延髄と第四脳室が大後頭孔から下垂する．脳幹が下方移動し，神経根の走行が上方に引き伸ばされる形を示す．ヘルニアを引き起こした小脳組織は上部頸髄の背面に陥入し，延髄背側部は下方へ偏移を示す．頸髄の神経根は通常の走行とは異なり，椎間孔に向かって頭蓋方向へ走行する[2]．原則として腰仙部に脊髄瘤または脊髄髄膜瘤を伴う．乳幼児期に発症し，水頭症を伴う．喘鳴，無呼吸発作，嚥下障害，後弓反張などの脳幹の症状をきたし，重症例ではこれが原因で死亡する．治療法としては，後頭下減圧術，上位頸椎椎弓切除術，水頭症に対する髄液短絡術を行う．

3 型

頸椎上部の髄膜瘤内に小脳・延髄が嵌頓しているものである．

4 型

強い小脳形成不全を示すものだが，1 型，2 型が主要なものである．

文献 Reference

1）Ellison D, Love S, Chimelli L, et al：Malformations. Neuropathology：A Reference Text of CNS Pathology, 2nd ed. Mosby, Edinburgh, 2004, pp53-110

2）Friede RL：Developmental Neuropathology, 2nd ed. Springer-Verlag, Berlin, 1989, pp263-276

3）Nakamura N, Iwasaki Y, Hida K, et al：Dural band pathology in syringomyelia with Chiari type Ⅰ malformation. *Neuropathology* **20**：38-43, 2000

4）Pueyrredon F, Spaho N, Arroyave I, et al：Histological findings in cerebellar tonsils of patients with Chiari type Ⅰ malformation. *Childs Nerv Syst* **23**：427-429, 2007

4 脊髄空洞症

脊髄空洞症とは，Chiari 奇形や癒着性髄膜炎，外傷，脊髄腫瘍などの疾患に伴い，脊髄内に空洞を形成する慢性進行性の疾患である．Chiari 1 型奇形に伴うものが最も多く，原因の約半数を占めている．MRI の普及によって診断が容易になり，病状の軽いうちに治療を受けることが可能になってきた．難治性疾患克服研究事業の研究班の成因による分類では，①Chiari 1 型奇形に伴う脊髄空洞症，②Chiari 2 型奇形に伴う脊髄空洞症，③頭蓋頸椎移行部や脊柱において骨・脊髄の奇形を伴い，Chiari 奇形を欠く脊髄空洞症，④癒着性くも膜炎に続発した脊髄空洞症，⑤外傷に続発した脊髄空洞症，⑥その他の脊髄腫瘍や炎症，循環障害などに伴う続発性脊髄空洞症に分類される．しかし空洞形成の機序に関してはまだ不明の点が多い[1,2,9]．

臨　床

上肢の疼痛やしびれ感などの不快感で発症することが多く，運動麻痺が初発症状になることは多くない．病状が進行すると，腕から手にかけての著明な筋萎縮を伴う筋力低下と，ジャケット型または宙吊り型と表現される感覚障害が出現する．温痛覚は発症初期から障害されることが多く，発汗障害や排尿障害などの自律神経障害などを伴うこともある．脳神経症状や顔面感覚障害，眼振は合併する延髄空洞症によることもある．脊柱側弯症を25〜80％で合併する．MRI は脊髄空洞症の診断に必須で，T1 強調画像にて境界明瞭な脳脊髄液と同じ信号強度を示す髄内占拠性病変が上下数節にわたり存在することをもって診断する．Chiari 奇形では小脳扁桃の大後頭孔への陥入を確認するが，頸胸髄レベルでの空洞形成の頻度が高い．外傷や腫瘍，癒着性髄膜炎に続発する空洞症では，脊椎，脊髄の変化とともに，障害レベルと空洞の関係把握も重要である．

病　理

図 1，**図 2** に脊髄腫瘍に合併した空洞症の病理所見を示す[3,4]．**図 1** は星細胞腫（astrocytoma）に，**図 2** は血管芽腫（hemangioblastoma）に合併した症例である．脊髄の横断面では，一側に限局し，後角あるいは後索を占拠する空洞形成が特徴である．空洞壁は線維性グリア組織からなり，周囲組織を圧迫することが多い．中心管とは連絡を示さないことが多く，連絡していても二次的に一部の壁に上皮細胞が認められるにすぎない．空洞はくも膜下腔とは直接に連続性をもたないが，後角では極めて近接していることが多い．腫瘍組織の存在するレベルから連続して上下方向に空洞が形成されるが，第四脳室とは連続性をもたない．**図 3** には Chiari 1 型奇形に伴う空洞症の病理所見を示す．空洞は中心管とは連続性がなく，拡張した空洞壁は後角でくも膜下腔と極めて密接な位置関係を示す．

病　態

Milhorat ら[8]は 105 例の脊髄空洞症の病理学的検索を行い，空洞の組織所見から 3 型に分類した．

1 つ目は central canal syrinxes である．空洞は第四脳室と交通を示し，中心管の拡大したもので，脊髄中心部に存在し，交通性空洞症と表現された（47 例）．この半数以上は Chiari 2 型奇形に認められたもので，小児に多い．組織学的には，空洞壁が脳室上衣細胞によって囲まれ，水脊髄症と呼ぶべき状態である．空洞形成の機序は，第四脳室遠位部における脳脊髄液循環の閉塞により，中心管の拡大が生じたものである．

2 つ目は非交通性の central canal syrinxes である．第四脳室とは交通を示さず，中心管が拡大したものである（23 例）．Chiari 1 型奇形に多く，成人例が多い．空洞壁は拡張して不規則な形態を示し，脊髄実質に伸展し，多くの部分では脳室上衣細胞が脱落している．一部の症例（22％）では，空洞は後根侵入部でくも膜下腔と交通を示していた．脊髄レベルでの脳脊髄液循環障害で生じた脳脊髄液圧の上昇により，脊髄実質を通って脳脊髄液が中心管に流入することでの空洞形成の機序を想定している．

3 つ目は脊髄実質に空洞が形成され，中心管とは交通を示さず，extracanalicular syrinxes と表現されるものである（35 例）．基礎疾患として脊髄の外傷，梗塞，出血，炎症による脊髄壊死を伴っており，続発性脊髄空洞症と呼ばれるものである．空洞は灰白質から白質に，前脊髄動脈と後脊髄動脈の分水嶺に生じるため，空洞形成に脊髄の循環障害が関与していると考えている．空洞壁は脳室上衣細胞を認めず，線維性グリア組織からなる．空洞は胸髄に多く，2〜10 髄節の長さにわたるものが多い．空洞は 37％でくも膜下腔と交通を有していた．

Hinokuma ら[5]，大浜ら[9]は，Chiari 1 型奇形では空洞は中心管と交通しておらず，後根侵入部のくも膜下腔で交通していることを示した．さらに Chiari 2 型奇形では第四脳室から中心管が交通して空洞を形成しているため，空洞は中心管が拡張したものであることを指摘した．

Levine[7]は大後頭孔レベルで脳脊髄液の循環がブロッ

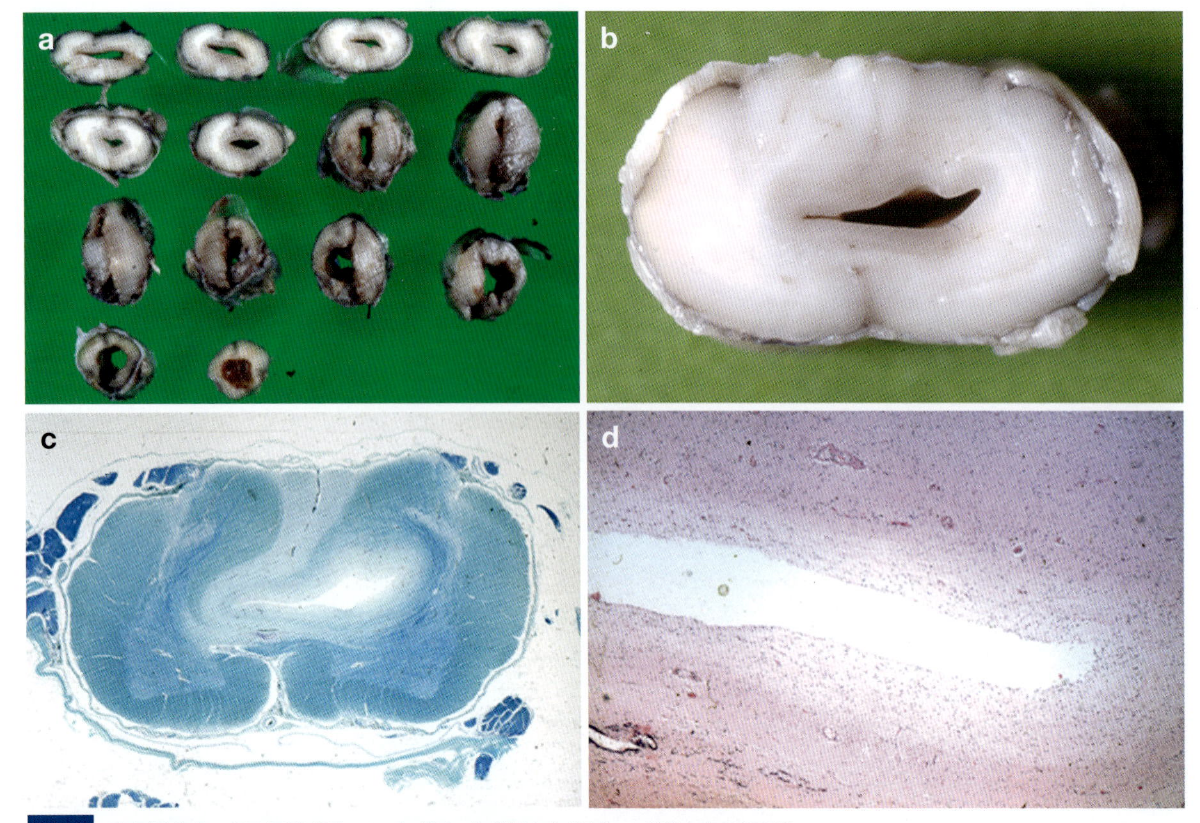

図1 脊髄腫瘍（星細胞腫）に合併した脊髄空洞症の脊髄病理所見

a 腫瘍は第 3～第 11 胸髄にあり，空洞はその上部の第 2 胸髄から第 1 頸髄まで広がっている．
b 第 7 頸髄の横断面．空洞は後索に形成されている．
c 空洞は一側の後索腹側部に形成されている．第 7 頸髄の Klüver-Barrera 染色．
d 空洞壁はグリア組織からなり，中心管（左下）とは連続性をもたない．H.E 染色．

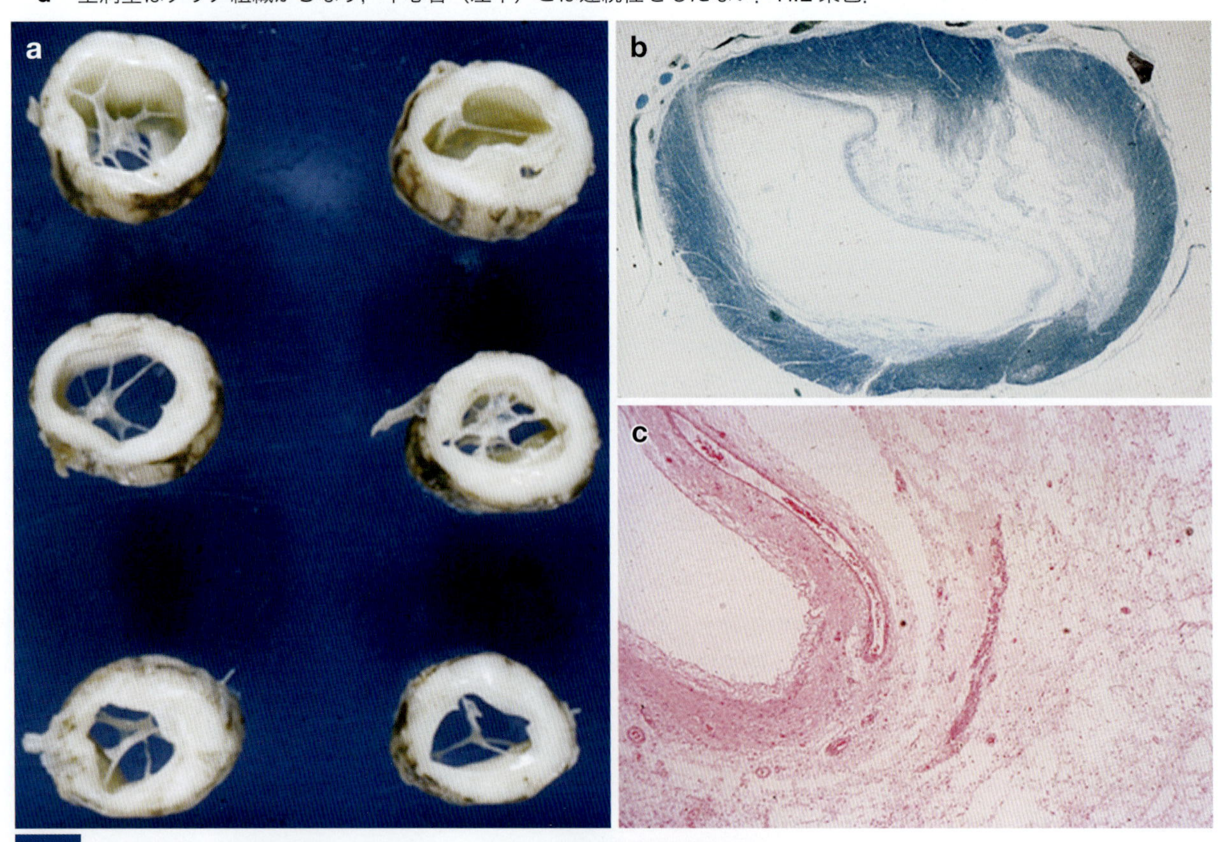

図2 脊髄腫瘍（血管芽腫）に合併した脊髄空洞症の脊髄病理所見

a 空洞は第 5～第 7 胸髄に形成されている．
b 空洞は後角に形成され，周囲組織が疎となっている．第 5 胸髄の Klüver-Barrera 染色．
c 空洞壁はグリア組織からなり，中心管とは連続性がない．H.E 染色．

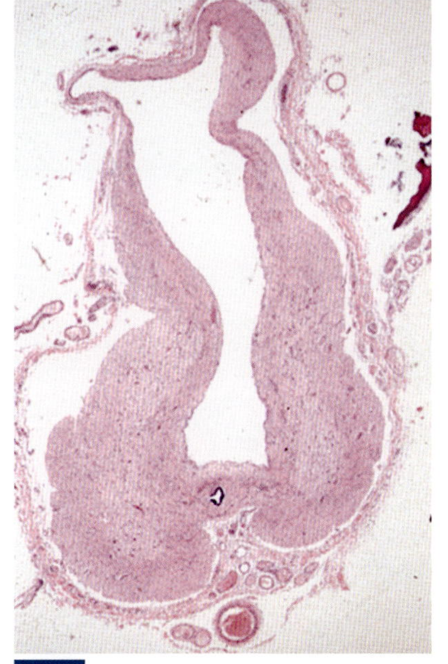

図 3　空洞と中心管の位置関係
Chiari 1 型奇形に認められた空洞．中心管とは連続性をもたない．H.E 染色．

クされ，脳脊髄液が血管周囲腔を通じて脊髄実質に侵入して空洞を形成するという hydrodynamical theory は信じがたいとした．そして，咳や力み，立位，脳脊髄液の拍動などによって生じる脳脊髄液圧の変化が脊髄の静脈や毛細血管の圧の変化を引き起こし，血液脳脊髄液関門を破壊することで類結晶を限外濾過し，低蛋白の液が脊髄実質に侵入することによる空洞形成の機序を提唱した．

Koyanagi ら[6]は文献をレビューして，脳脊髄液循環障害から生じるくも膜下腔の減少による脊髄静脈のうっ血と脊髄内の細胞外液の吸収障害が生じ，これらが空洞形成に重要であると指摘している．脊髄腫瘍に生じる空洞形成の機序は，病理組織学的所見から考察すると，腫瘍に隣接したレベルで脊髄の壊死，浮腫を生じ，脊髄実質に小さな嚢胞腔（cystic cavity）が形成される．この嚢胞腔内に浮腫液や脳脊髄液が流入することにより，腫瘍から連続して空洞形成が上下方向に伸展していくことが考えられる．この際，腫瘍の存在するレベルでは，脊髄が腫大し，脳脊髄液循環障害が生じているものと考えられる．

文献 | Reference

1）阿部俊昭，磯島　晃，長島弘泰，他：脊髄空洞症における中心管の役割．脊椎脊髄　**11**：733-738，1998
2）橋詰良夫：脊髄空洞症の病理．脊椎脊髄　**23**：571-574，2010
3）橋詰良夫，浅井淳平，花之内基夫，他：脊髄腫瘍に伴う非交通性脊髄空洞症．病理と臨床　**6**：581-586，1988
4）橋詰良夫，浅井淳平，久米明人，他：脊髄空洞症と鉛筆状軟化の病理学的検討．脊髄外科　**4**：31-38，1990
5）Hinokuma K, Ohama E, Oyanagi K, et al：Syringomyelia. A neuropathological study of 18 autopsy cases. *Acta Pathol Jpn* **42**：25-34, 1992
6）Koyanagi I, Houkin K：Pathogenesis of syringomyelia associated with Chiari type 1 malformation：review of evidences and proposal of a new hypothesis. *Neurosurg Rev* **33**：271-284, 2010
7）Levine DN：The pathogenesis of syringomyelia associated with lesions at the foramen magnum：a critical review of existing theories and proposal of a new hypothesis. *J Neurol Sci* **220**：3-21, 2004
8）Milhorat TH, Kotzen RM, Anzil AP：Stenosis of central canal of spinal cord in man；incidence and pathological findings in 232 autopsy cases. *J Neurosurg* **80**：716-722, 1994
9）大浜栄作，北山通朗，三原悦子，他：脊髄空洞症における中心管―剖検例による検討．脊椎脊髄　**11**：739-744，1998

5 中心管と水脊髄症

中心管の機能は，Milhorat ら[2]のラットの実験から，脳脊髄液の上行路としての機能，老廃物排除を行う sink function が想定されているが，ヒトでの機能については明らかではない．また脊髄空洞症の形成機序と中心管の果たす役割についても統一した見解がない．安井ら[4,5]は多数の剖検例の脊髄を用いて頸髄から仙髄までの小児期から老化に至る過程での中心管の変化を検討した．中心管は上皮細胞により取り囲まれて明瞭な管腔を形成して開存しているものから，中心管の部位に上皮細胞が集合して明らかな管腔を形成せずに閉塞しているものまで，さまざまな形態を示す．

年齢による開存の有無を検討すると 1～5 歳ではほぼすべての脊髄レベルで開存しているが，10 歳以降では急速に開存率が低下し，30 歳代になると閉塞が目立つようになり，70 歳を過ぎるとほぼすべての脊髄レベルで閉塞を示す（**図 1，図 2，図 3**）．すなわち脳脊髄液の流通路としての機能は10歳以降にはないと考えられる．脊髄レベルでみると，T6 を中心とした中部胸髄と L5～S2 の腰仙髄レベルは早期に閉塞し，頸髄は50歳代でも閉塞率が低かった．それに比べてラットでは高齢でも中心管は開存していた．動物実験で脊髄空洞形成の機序を考えるときには，ヒトのそれとの比較で考慮する必要がある．以上の結果から，少なくともヒト成人では，中心管は脊髄空洞症の形成に意義のある関与をしていないことが推察される．

脊髄空洞症と水脊髄症は時に混乱して記載されているが，まったく別の病態である．水脊髄症は中心管が拡大したものであり（**図 4**），脊髄空洞症における空洞は中心管とは直接の関連をもっていない．この区別は，最近の画像の発達，電気生理学的検索により，臨床的にも鑑別が可能となっており，臨床経過，基礎疾患，予後などの点でも異なることが示されている[1,3]．

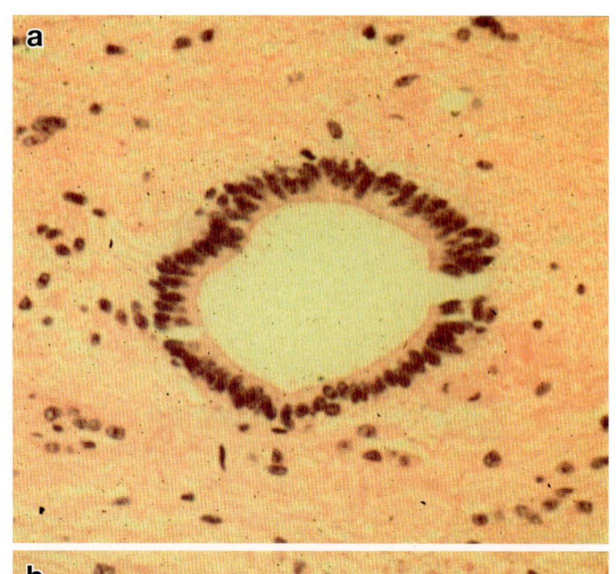

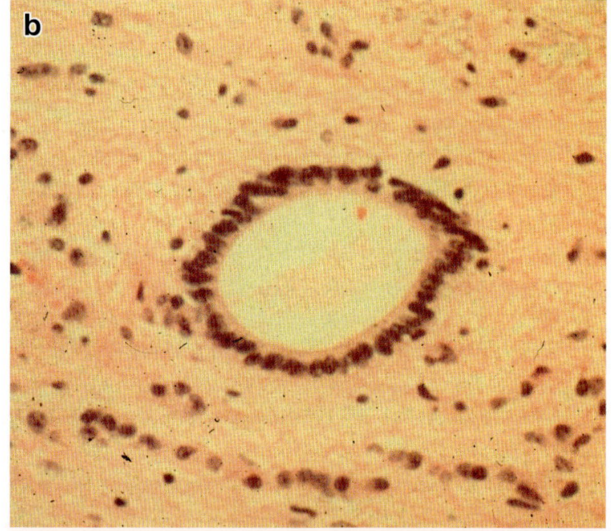

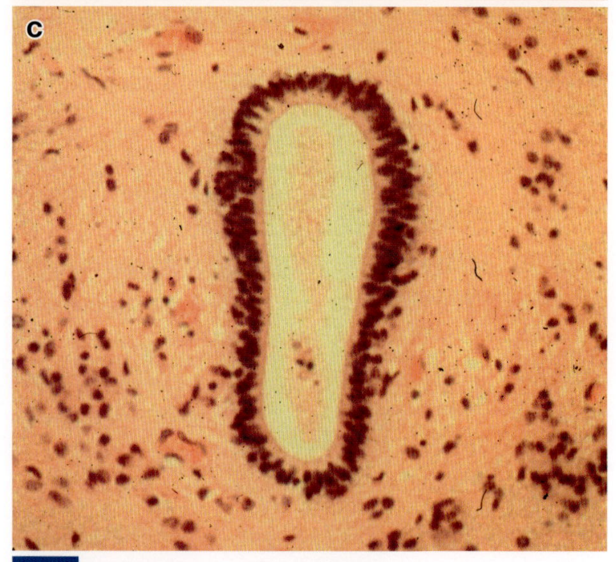

図 1　幼児期の中心管の組織像
a　頸髄，**b**　胸髄，**c**　腰髄．
全髄節で開存している．H.E 染色．

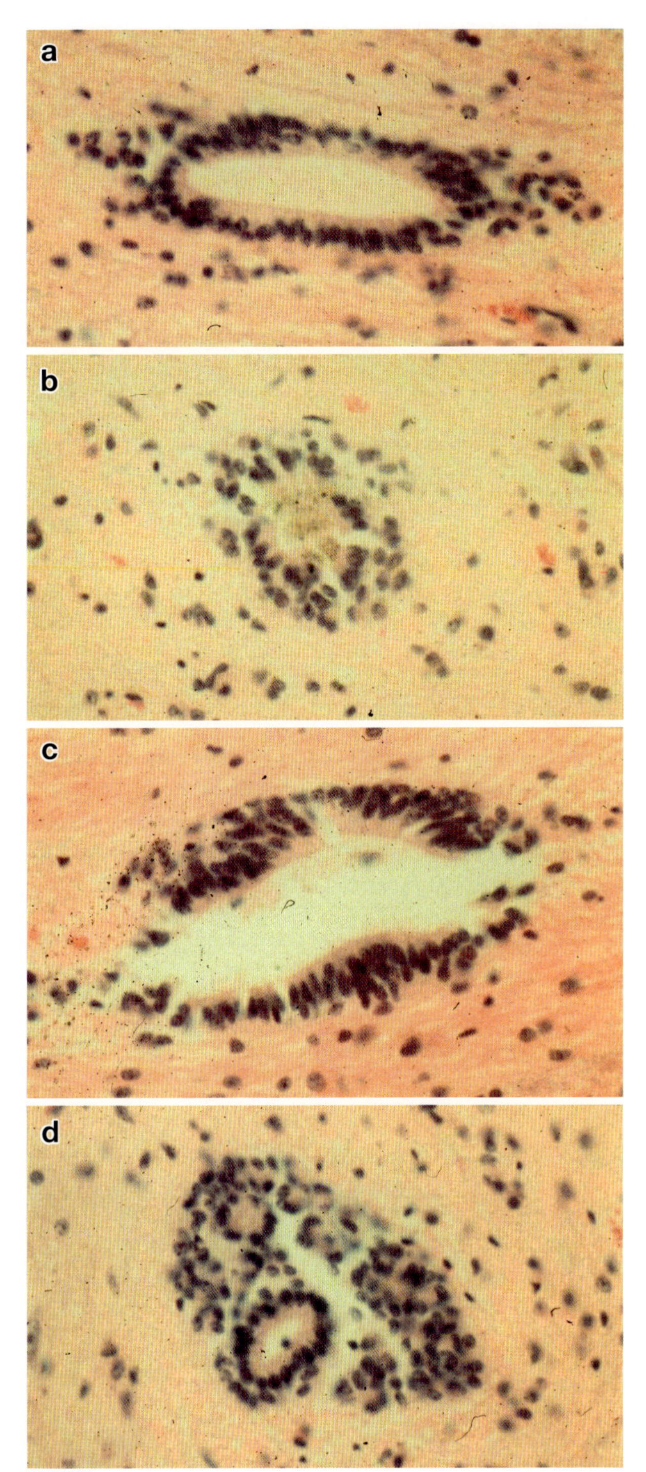

図2 成人期の中心管の組織像
a 頸髄，**b** 胸髄，**c** 腰髄，**d** 仙髄．
髄節の一部で閉塞している．H.E 染色．

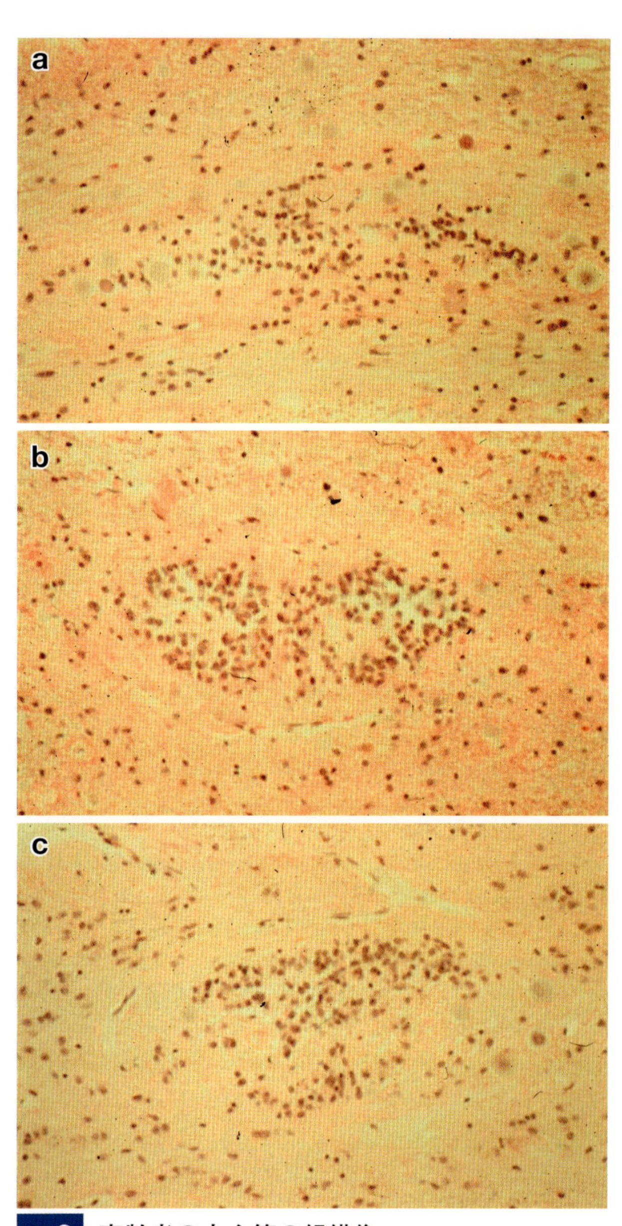

図3 高齢者の中心管の組織像
a 頸髄，**b** 胸髄，**c** 腰髄．
全髄節で閉塞している．H.E 染色．

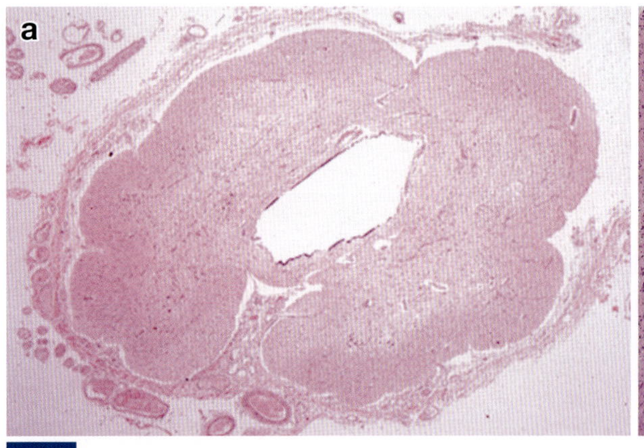

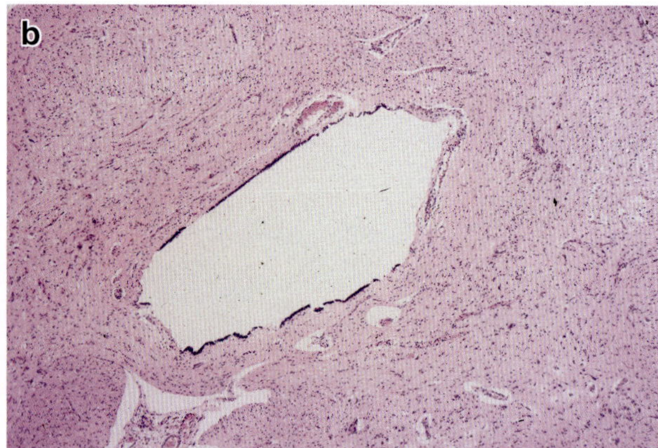

図4 Chiari 2型奇形に認められた中心管の拡大

a 水脊髄症の全体像.

b aの拡大像.

H.E染色.

文献 | Reference

1) Jinkins JR, Sener RN：Idiopathic localized hydromyelia：dilatation of the central canal of the spinal cord of probable congenital origin. *J Comput Assist Tomogr* **23**：351-353, 1999

2) Milhorat TH, Nakamura S, Heger I, et al：Ultrastructural evidence of sink function of central canal of spinal cord as demonstrated by clearance of horseradish peroxidase. *Proc Electron Microsc Soc Am* **50**：700-701, 1992

3) Roser F, Ebner FH, Sixt C：Defining the line between hydromyelia and syringomyelia. A differentiation is possible based on electrophysiological and magnetic resonance imaging studies. *Acta Neurochirurgica* **152**：213-219, 2010

4) Yasui K, Hashizume Y, Yoshida M, et al：Age-related morphologic changes of the central canal of the human spinal cord. *Acta Neuropathol* **97**：253-259, 1999

5) 安井敬三, 橋詰良夫, 祖父江 元：ヒトおよびラットにおける脊髄中心管の加齢による形態学的変化. 脊椎脊髄 **11**：720-726, 1998

6 錐体路形成異常

大脳半球の中心前回運動野のBetz巨細胞に起源を有する錐体路は，内包，大脳脚，橋底部を下行し，延髄錐体を形成する．錐体路は延髄と脊髄の移行部で錐体交叉を形成し，対側の側索を錐体側索路となって脊髄尾側まで下行する（**図1**）．

交叉しない非交叉線維はそのまま錐体前索路として前索を下行する．非交叉線維の割合は約10〜25％とされているが，個人差が大きいことが知られている[1]．片側大脳半球の広範囲脳梗塞例で錐体路の下行性二次変性をきたした症例では，髄鞘染色で交叉線維の比率に個人差があることはよく経験される．亀山[2]は，非交叉線維の割合は5〜20％のものが大部分であるが，最大の非交叉率が78％と報告している．非交叉線維が多いと錐体前索路が大きくなり，頸髄の腹側面に張り出す．非交叉線維は，一般的には白前交連を通って対側の脊髄前角に達するとされているが，同側の脊髄前角に終わる可能性が否定されていない．最近では，臨床的に錐体交叉について機能的MRIや電気生理学的な運動誘発電位などの発達により，検索することが可能になってきている[7]．寺川[6]は，被殻出血後に病巣側と同側の片麻痺を呈した症例の錐体路の非交叉を報告している．病理学的には，中野[5]は，福山型筋ジストロフィー症では錐体路の交叉率が低く，頸髄で側索の面積が小さく，深い外側中間溝が形成されるとしている．錐体交叉の異常所見は，脳形成異常例で多く，18トリソミー，大脳瘤[4]，Dandy-Walker症候群[3]，Möbius症候群，Joubert症候群，脳梁無形性などでの記載がある．

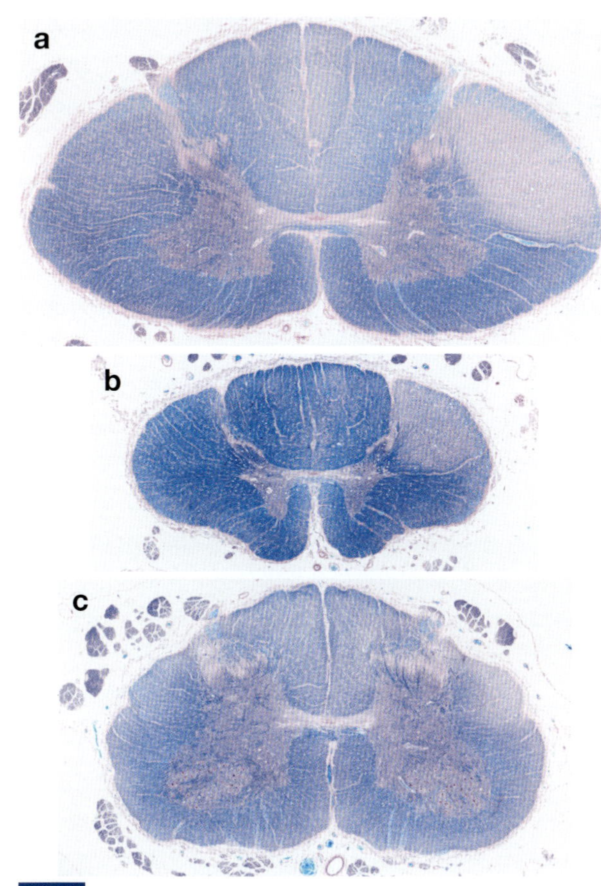

図1 錐体路の下行変性
a 頸髄.
b 胸髄.
c 腰髄.
Klüver-Barrera染色.

文献 Reference

1）堀　映：脊髄神経路（索）の走行異常ならびに脊髄の縦溝について．脊椎脊髄 **22**：1189-1196, 2009
2）亀山正邦：錐体交叉のvariationの臨床病理学的意義．臨床神経 **3**：444-452, 1963
3）Lagger RL：Failure of pyramidal tract decussation in the Dandy-Walker syndrome. Report of two cases. *J Neurosurgery* **50**：382-387, 1979
4）Miyata H, Miyata M, Ohama E：Pyramidal tract abnormalities in the human fetus and infant with trisomy 18 syndrome. *Neuropathology* **34**：219-226, 2014
5）中野今治：錐体交叉の異常―病理．脳21 **5**：25-30, 2002
6）寺川晴彦：錐体交叉の異常―臨床．脳21 **5**：31-35, 2002
7）魚住武則：錐体路非交叉．神経症候群Ⅳ―その他の神経疾患を含めて，第2版．別冊日本臨牀新領域別症候群シリーズ（29）：336-339, 2014

7 神経根内異所性神経細胞，白質内異所性神経細胞

特に疾患をもたない正常の脊髄標本に神経根内にニューロンが認められることがある．堀[2]による検索では，後根内には2〜5％に認められ，腰髄，頸髄，仙髄，胸髄の順に多く，前根内には8〜12％に認められ，腰髄，仙髄，胸髄，頸髄の順に多いとされている（**図1**）．神経根内のニューロンは，形態学的に区別でき，後根神経節由来の場合にはニューロンの周囲に外套細胞を有する．前根では脊髄前角から連続的に迷入の経路追跡が可能である．一方，前根内には運動ニューロンのみではなく，感覚ニューロンも存在することは，動物実験の電気生理学的検査で，さらに組織学的に西洋わさびペルオキシダーゼ（horseradish peroxidase）法で証明されている．

これらの異所性神経細胞は臨床的な意義がないとされている．しかし，Simic ら[4]は脊髄性筋萎縮症（SMA type 1, SMA type 2）の病理組織学的検索により，前索に多数の異所性神経細胞が出現することを報告している．この異所性神経細胞は，軸索，樹状突起，シナプスをもたず，ミクログリアを活性化させ，最終的には壊死（necrosis）により消滅することも示した．同様の異所性神経細胞は前索のみならず，後索と側索にも認められた．この所見はSMAで認められる前根内のグリア線維束の出現とともに運動ニューロン疾患の神経変性を考える点でも重要である．Watanabe ら[5]は，先天性筋緊張性ジストロフィー患者の脊髄で，異所性神経細胞を灰白質に近い後索，側索に認めている．平松ら[1]は，結節性硬化症の脊髄を検索し，胸髄の白質側索に好酸性の核のはっきりした大型神経細胞を認めている．これらはニューロンの遊走と構築の時期に障害が生じたことを示している．一方，Sasaki ら[3]は筋萎縮性側索硬化症における白質の異所性神経細胞の検討を行った．前索，側索の異所性神経細胞は運動ニューロンの特徴で，灰白質の前角神経細胞の減少に伴って減少し，筋萎縮性側索硬化症の成因はニューロンの発達障害が関連を有しないものであることを示した．

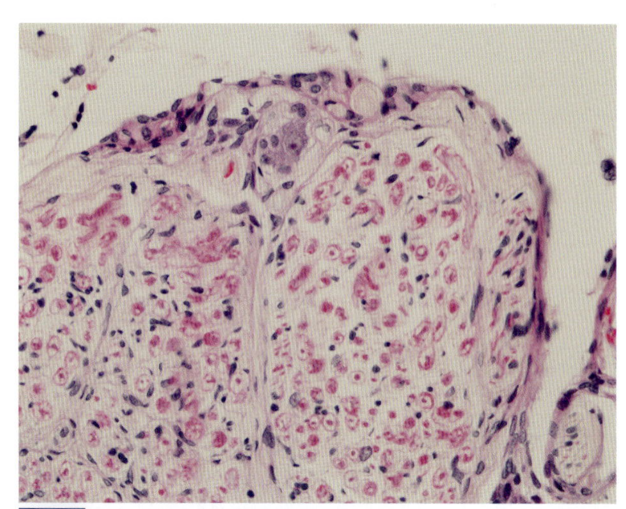

図1　神経根内異所性神経細胞
H.E 染色.

文献 Reference

1）平松公三郎，後藤一也，小川昭之，他：結節性硬化症の脊髄にみられた形態変化．脳と発達　**19**：72-73，1987

2）堀　映：脊髄神経根内の異所性神経細胞と脊髄内異所性灰白質．脊椎脊髄　**23**：7-13，2010

3）Sasaki S, Iwata M：Characterizations of heterotopic neurons in the spinal cord of amyotrophic lateral sclerosis patients. *Acta Neuropathol*　**95**：367-72, 1998

4）Simic G, Mladinov M, Seso Simic D, et al：Abnormal motoneuron migration, differentiation, and axon outgrowth in spinal muscular atrophy. *Acta Neuropathol*　**115**：313-326, 2008

5）Watanabe C, Katayama S, Noda K, et al：Heterotopic neurons in congenital myotonic dystrophy with mental retardation. *Neuropathology*　**17**：243-247, 1997

8 くも膜下腔内の glioneuronal heterotopia

軟膜から突出するようにくも膜下腔内に不規則な配列を示すニューロンとグリアからなる組織が顕微鏡所見として観察されるのを glioneuronal heterotopia と表現する．この所見は正常脳では認められないが，全前脳症，脳梁欠損，二分脊椎のような発達異常を示す脳や水頭無脳症，孔脳症，胎児期の感染症のような発達期に生じる破壊性病変では，しばしば観察される[1]．Hirano ら[2]によると，中枢神経系の奇形脳の 65％に認められ，脳底部（62.5％），中脳（40％），前頭葉（37％），橋（35％）に多く，ニューロンの遊走異常に関連して生じると考えられている．

文献 | Reference

1）Friede RL：Developmental Neuropathology, 2nd ed. Springer-Verlag, Berlin, 1989, pp330-346

2）Hirano S, Houdou S, Hasegawa M, et al：Clinicopathologic studies on leptomeningeal glioneuronal heterotopia in congenital anomalies. *Pediatr Neurol* **8**：441-444, 1992

IX 発生異常

9 神経根の走行異常

神経根の走行は脊椎のレベルと椎間孔の関係によって決定される．頸髄神経根は該当椎体の上のレベルの椎間孔から，胸髄・腰髄神経根は該当椎体の下のレベルの椎間孔から出入りする．頸髄神経根はやや斜め下方に走行し，胸髄神経根はその角度が強くなり，腰髄・仙髄神経根はほぼ垂直にくも膜下腔を椎間孔に向かって走行する．

腰仙髄レベルでの神経根の走行異常は昔から報告されてきた．特にL5，S1の片側性の神経根の走行異常が多いとされている．Kadishら[3]は100例の剖検と，100例の腰痛や神経根痛などの症例の脊髄造影を検討し，神経根の走行異常を大きく4型に分類した．I型は硬膜内で神経根の吻合があるもの，II型は神経根の起始に異常があるもの，III型は硬膜外で神経根の吻合があるもの，IV型は硬膜外で神経根の分岐があるものである（**図1**）[3]．神経根の走行異常は，MRIの発達により手術前に診断される可能性があり，症状の診察や手術などの際に念頭に置くべきである[1]．紀ら[4]は神経根の走行異常を伴った腰椎椎間板ヘルニアの診断と手術について報告している．

一方，Chiari 2型奇形では第4〜第6頸髄神経根が上方へ走行し，第7頸髄神経根以下が通常の走行を示す．堀ら[2]によると，これは本症に合併する頸椎の低発育により，頸髄が頸椎の下位に位置することによって生じ，合併する二分脊椎により，下方に牽引されることによって生じるものではないとしている．

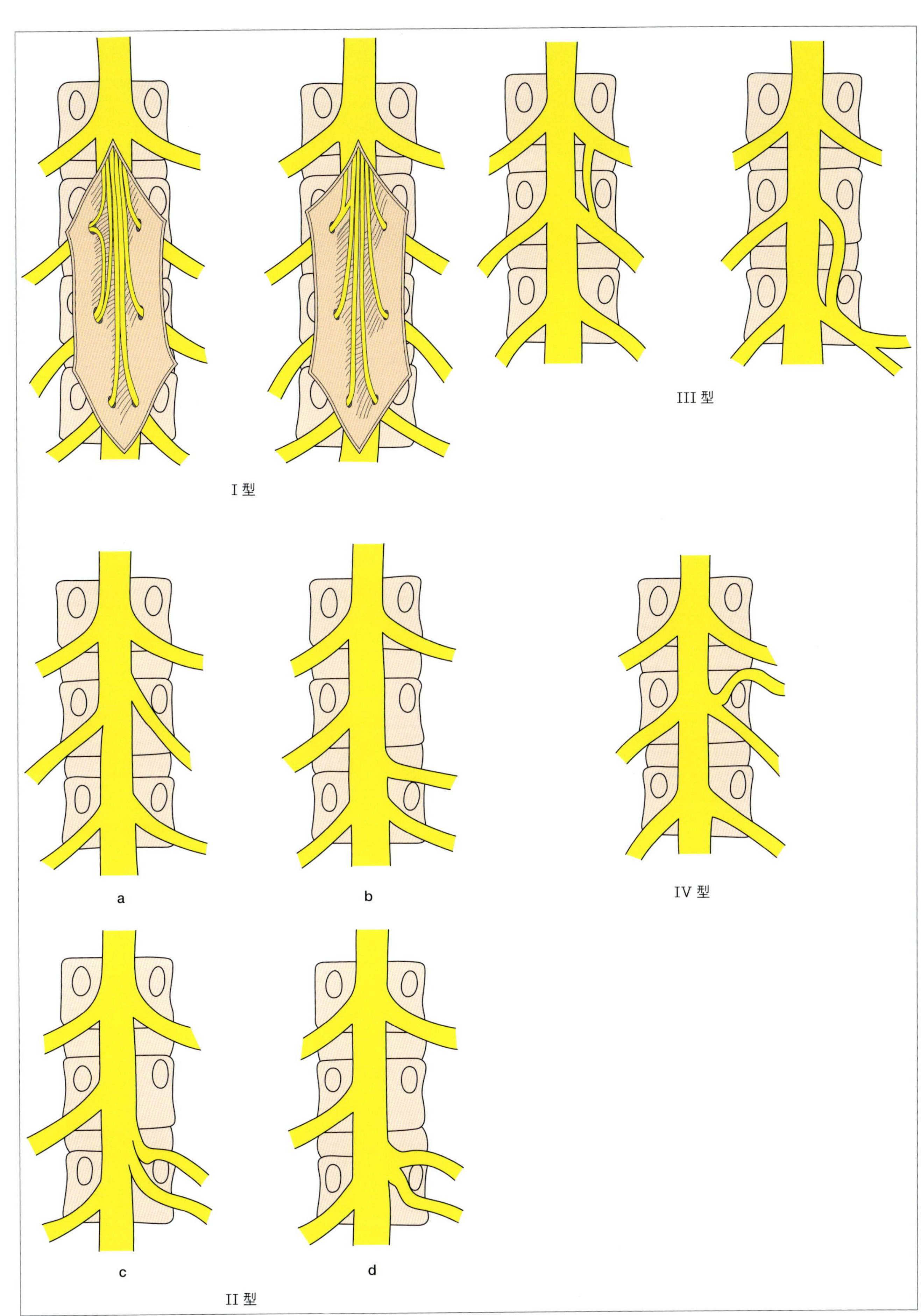

図 1　神経根の走行異常
（文献 3 の図 8～11 を改変）

文献 | Reference

1）Haijiao W, Koti M, Smith FW, et al：Diagnosis of lumbosacral nerve root anomalies by magnetic resonance imaging. *J Spinal Disord* **14**：143-149, 2001

2）堀　映，赤津裕康：脊髄神経根の走行異常．脊椎脊髄 **22**：1095-1101，2009

3）Kadish LJ, Simmons EH：Anomalies of the lumbosacral nerve roots. An anatomical investigation and myelographic study. *J Bone Joint Surg Br* **66**：411-416, 1984

4）紀　武志，花北順哉，高橋敏行，他：神経根走行異常を伴った腰椎椎間板ヘルニアの1治験例．日脊障医誌 **21**：96-97，2008

第 X 章　脊椎疾患

1 脊椎の加齢性変化

椎体は閉経期の海綿骨減少に伴って骨量が減少し，さらに加齢による皮質骨の菲薄化が生じる．海綿骨では骨梁の減少，吸収が目立つようになり，椎体の変形が生じる．骨コラーゲン含有量が加齢とともに減少し，骨脆弱性が引き起こされる．脊椎変形はまず椎間板から始まる．加齢とともに椎間板の水分含有量が減少し，血流も減少する．椎間板の線維輪に亀裂が入り，その後，髄核の一部が外へ突出する．椎体後縁・前縁などに反応性骨増殖が起きて骨棘が形成され，椎体も徐々に変形する．椎間孔の加齢性変化は，上関節突起の肥大と椎間板の変性膨隆が重要で，椎間孔狭窄を生じ，神経根が絞扼される．このように上下の椎体の変形に伴って椎間関節にも変化が生じ，脊椎変形が生じてくる（**図 1**）．このような脊椎の変化とともに周囲の軟部組織である靱帯の肥厚と骨化も重要である．黄靱帯では腹側への膨隆が脊柱管狭窄を引き起こす[1,2]．病理解剖でみつかる後縦靱帯骨化の頻度は相当に高い．

脊柱管の大きさは脊髄の大きさと同様に個体差が大きいが，多くの人では比例する．中には狭い脊柱管に大きい脊髄が入っている場合もあり，軽度の脊椎変形や靱帯骨化などにおいても脊髄圧迫が生じやすい[3]．脊髄の加齢性変化を考える際には，後述するように脊髄を取り囲み保護する役割の周囲組織の変化を理解することが極めて重要である．高齢者の剖検例では脊椎の圧迫骨折の頻度が高く，日常生活動作の悪化に影響を与える（**図 2**）．

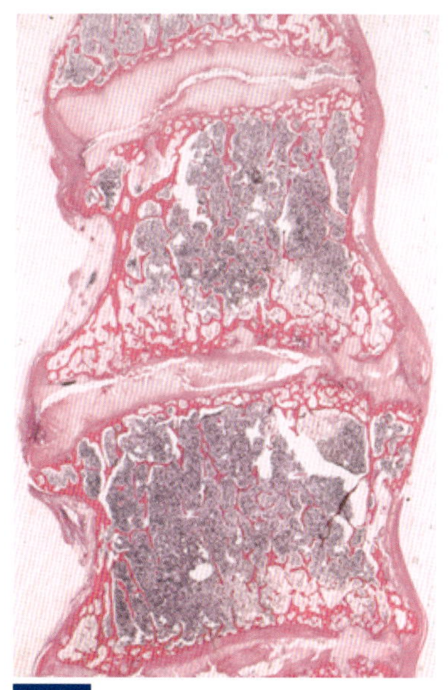

図 1　頸椎の変性
椎体が変形し，骨棘の形成と椎間板の変性を認める．H.E 染色．

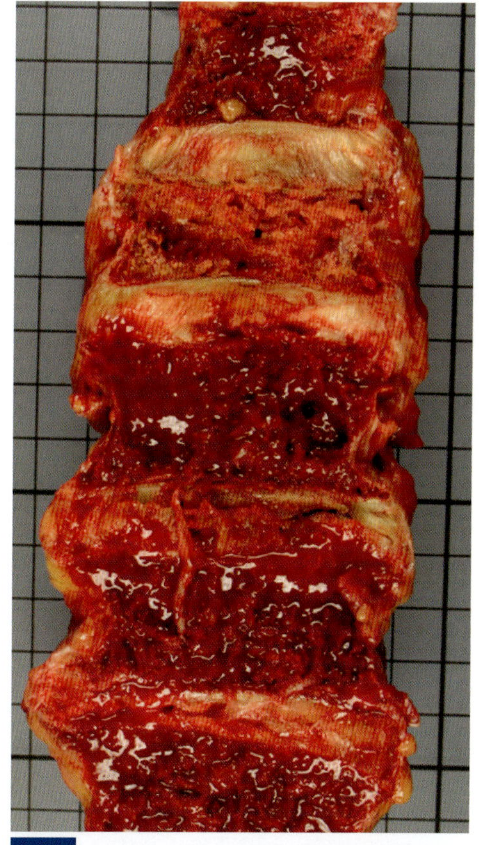

図 2　腰椎の圧迫骨折と椎間板変性

X 脊椎疾患

文献 Reference

1）橋詰良夫：老人病．飯島宗一，石川栄世，影山圭三，他（責任編集）：成長と加齢．現代病理学大系第 8 巻．中山書店，1995，pp183-207
2）橋詰良夫：高齢者の脊椎脊髄疾患の病理．*J Spine Res* **3**：176-181，2012
3）水野順一，中川　洋，磯部正則，他：ヒト脊柱管の広さと脊髄横断面の面積との相関に関する病理解剖学的研究．厚生省特定疾患脊柱靱帯骨化症調査研究班（班長：酒匂　崇）．平成 7 年度研究報告書．1996，pp163-167

2 頸椎症

頸椎症は，頸椎や椎間板の加齢による退行変性に伴う椎体後方の骨棘形成や椎間板膨隆などにより，脊柱管が狭小化され，内部の脊髄あるいは神経根を慢性に持続的または間欠的に圧迫し，神経症候を生じさせるものである（**図 1**）．中高年の脊髄障害の原因として頻度が高く，超高齢社会を迎えて重要性が高い疾患である[3]．

脊髄の病理

脊髄は変性膨隆した椎間板および骨棘により，前方から圧迫を受け，肉眼的には脊髄前面に圧痕が椎間レベルで1ヵ所または複数ヵ所みられ，前後径が狭くなる．同時に前根にも圧痕が認められる．脊柱管と脊髄の間にゆとりの少ない中下位頸椎レベル（C5-8 髄節レベル）が最も障害されやすい（**図 2，図 3，図 4**）．脊髄は圧迫により前後に扁平化し，圧迫が強くなると前角も扁平化して神経細胞脱落によってグリオーシスを生じる（**図 5**）．さらに病変が高度になると，中間質から後角と後索の腹外側部，時には前角に広がる嚢胞腔を形成し，実質は壊死，破壊性変化を示す（**図 6**）[1,2]．この嚢胞腔の形成は，慢性圧迫による頸椎症性脊髄症の特徴的な所見であり，MRI T2 強調水平断像で髄内に左右対称性に観察される点状の高信号，いわゆる“snake eyes”病変に一致するものと考えられる．嚢胞の周囲の血管，特に静脈は，血管壁が線維性肥厚を示し，血管周囲腔の拡張が認められ，静脈系のうっ血が生じているものと考えられる（**図 7**）．**図 8** には剖検例で認められた嚢胞腔の分布を示す．白質病変は，後索腹外側部や側索に始まり，次いで後索全体に拡大し，前索に比較的認められない傾向にある．組織学的には，髄鞘，軸索が脱落して海綿状態を示す．複数の髄節で圧迫を受けた症例では，脊髄は萎縮し，比較的保たれているようにみえた白質でも，髄鞘染色でみると，その面積が狭くなっており，神経線維の脱落が生じている

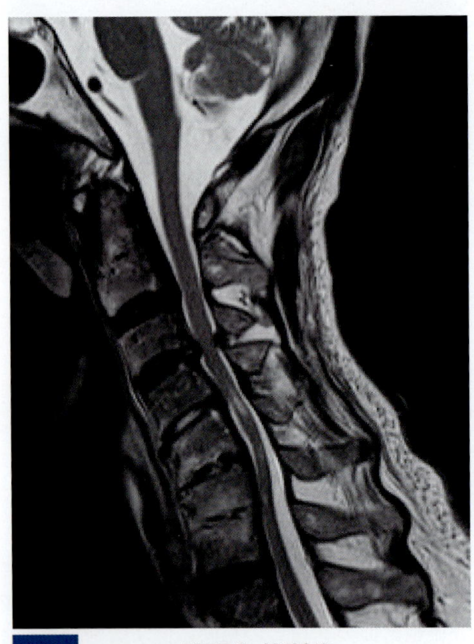

図 1　MRI T2 強調矢状断像
椎体変形による脊髄圧迫と，C4-5 椎体レベルで髄内の高信号を認める．

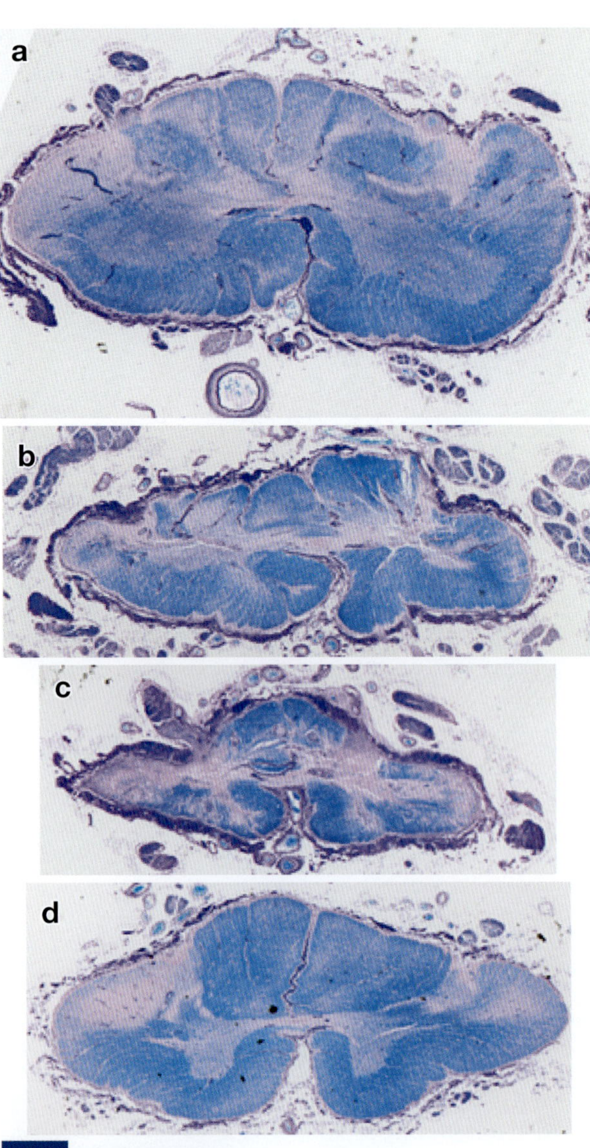

図 2　脊髄病理所見
第 6 頸髄（**a**），第 7 頸髄（**b**），第 8 頸髄（**c**），第 1 胸髄（**d**）の横断面．第 8 頸髄は萎縮し，灰白質の変形が強く，上下の髄節には上行性，下行性の二次変性を認める．Klüver-Barrera 染色．

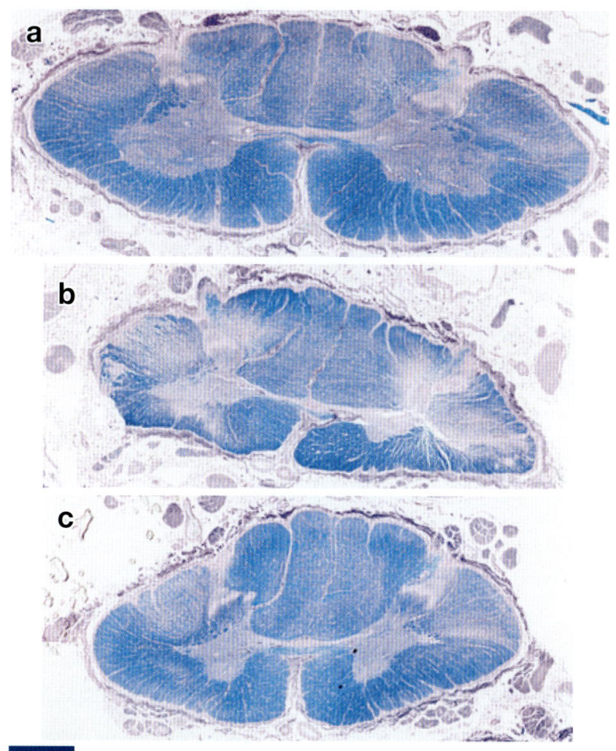

図3 脊髄病理所見
第7頸髄（**a**），第8頸髄（**b**），第1胸髄（**c**）の横断面．灰白質から側索，後索に変化が強い．Klüver-Barrera 染色．

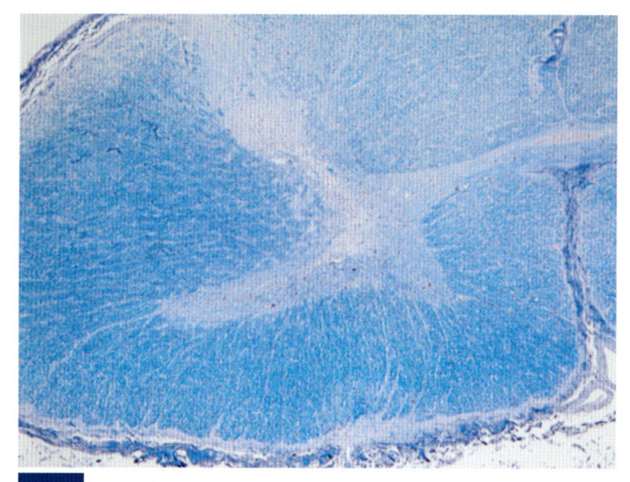

図5 第5頸髄の前角
扁平化し，神経細胞脱落を認める．Klüver-Barrera 染色．

ものと考えられる．圧迫を受けた髄節の上下の髄節では，側索の錐体路の下行性二次変性，後索の上行性二次変性を認める．

脊髄症発症の要因

脊髄の圧迫因子として重要なのは脊柱管狭窄である．脊柱管の大きさは脊髄と同様に個体差が大きいが，脊柱管と脊髄の大きさは比例することが多い．しかし，中には狭い脊柱管に大きい脊髄が入っている場合もある．この場合には，軽度の変形性脊椎症や靱帯骨化症などにおいても，膨隆した椎間板や骨棘などにより脊髄圧迫が生

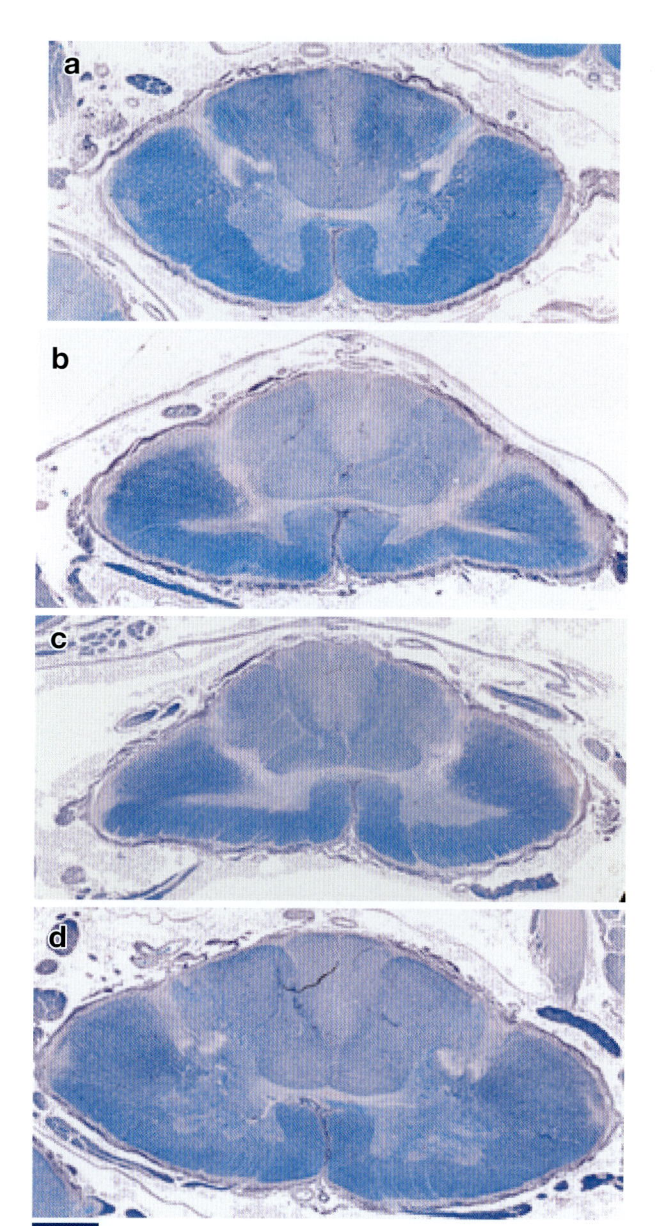

図4 脊髄病理所見
第4頸髄（**a**），第5頸髄（**b**），第6頸髄（**c**），第7頸髄（**d**）の横断面．C5，C6 髄節は灰白質の著明な萎縮を認める．Klüver-Barrera 染色．

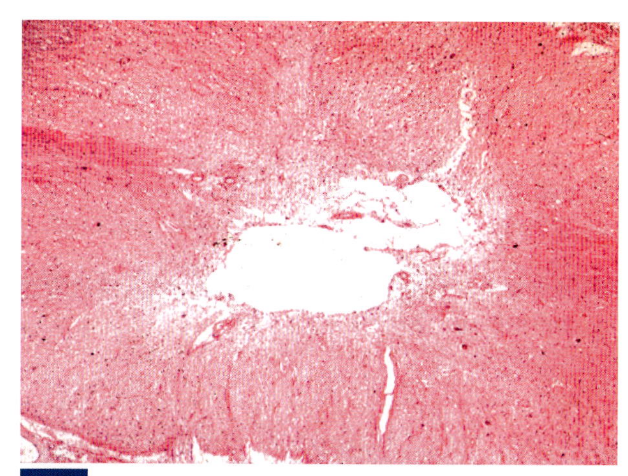

図6 中間質から後角と後索の腹外側部に形成された嚢胞腔
H.E 染色．

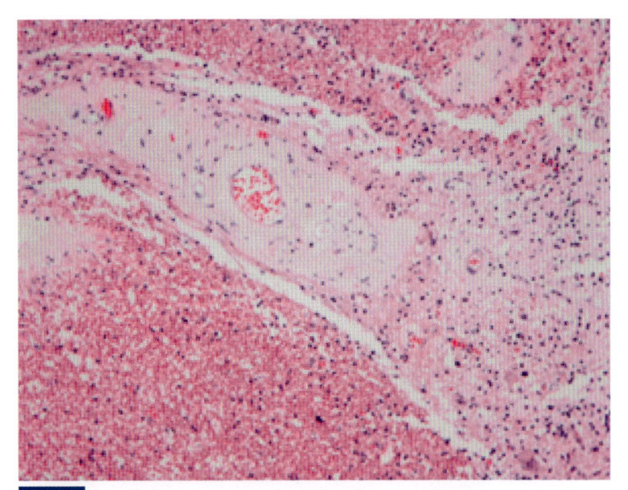

図7 血管壁が線維性肥厚を示した静脈
H.E 染色.

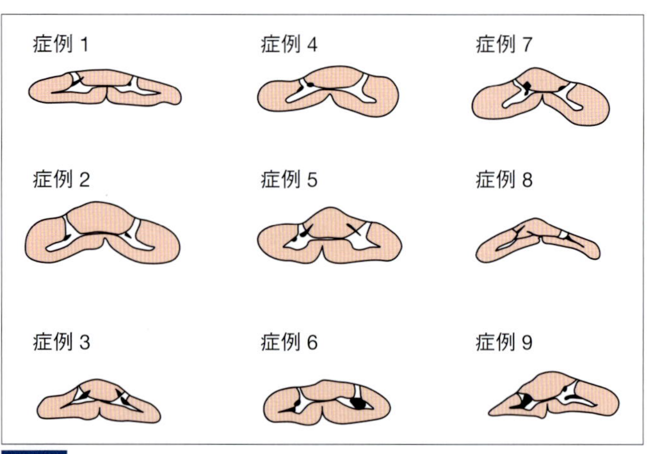

図8 嚢胞腔の分布

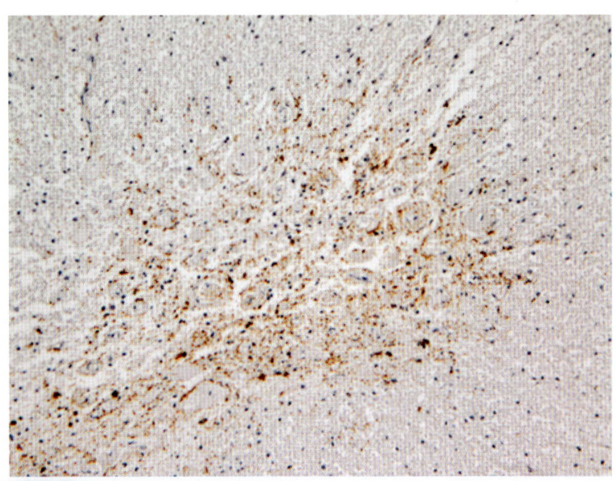

図9 病巣での続発性の tau 蛋白の沈着
抗 Tau 蛋白抗体による免疫染色.

じやすい．加齢による脊髄の変化を考える際には，脊髄を取り囲み保護する役割の周囲組織の変化が極めて重要である．

さらに頸椎の屈曲伸展運動に伴う脊髄の動的圧迫も重要である．頸椎の屈曲時には，脊髄は上方かつ前方へ移動し，脊髄前面が骨棘や椎間板に密着し，神経根も牽引される（overstretch mechanism）．頸椎の伸展時には，椎間板膨隆の増強と黄色靱帯の弛み陥入により，脊髄は前後から挟まれるように圧迫される（pincers mechanism）．また椎体の後方すべりにより脊柱管狭窄が増強する[4,5]．

その他の変化

障害の強い髄節では末梢型の神経線維束の増生である迷行性末梢神経束（aberrant peripheral nerve bundle）が認められ，また後根侵入部に近い側索や後索では末梢性髄鞘再生がしばしば観察される．これらの変化は，陳旧性の脊髄障害をきたす脊髄損傷や多発性硬化症などでも観察されるが，障害後の脊髄の修復，再生を考えるうえで重要な所見である．これについては第Ⅷ章「脊髄損傷」の「脊髄再生」の項目で詳述した．神経根は前根，後根ともに狭窄部で圧迫・伸展を受け，神経線維の脱落を示す．陳旧性の損傷部や梗塞巣などでも観察されるように，障害を受けた病巣では続発性の tau 蛋白の沈着が認められる（**図9**）．

文献 | Reference

1）橋詰良夫：頸椎症による脊髄障害の病理．医学のあゆみ **226**：1127-1130，2008
2）橋詰良夫：頸椎症による脊髄障害の病理．*Brain Medical* **25**：105-109，2013
3）橋詰良夫，吉田眞理：脊髄の加齢性変化．脊椎脊髄 **20**：410-415，2007
4）Kameyama T, Ando T, Yanagi T, et al：Cervical spondylotic amyotrophy. Magnetic resonance imaging demonstration of intrinsic cord pathology. *Spine* **23**：448-452, 1998
5）亀山　隆，橋詰良夫：頸椎症の臨床病理．脳の科学 **25**：767-775，2003

3 後縦靱帯骨化症

後縦靱帯骨化症は，椎体後面を縦走する後縦靱帯の骨化により脊柱管狭窄をきたし，神経組織が圧迫されることにより，脊髄症や神経根症が生じ，頸椎可動域制限や頸部痛をきたす疾患である（**図 1，図 2**）．本疾患は厚生労働省研究班，特に脊椎脊髄外科医により精力的な研究が行われて，診断法と治療法の進歩がみられている．

脊髄障害の病理

後縦靱帯骨化による脊髄障害の特徴は，慢性持続性に長期間にわたり圧迫を受けることである．脊髄は骨化組織により前方から後方へ“へ”の字型に変形し，圧迫の程度が強いと前後径が2 mmまで菲薄化することもある．脊髄圧迫の程度は，椎間板レベルで最も強く，骨化組織自体による脊柱管狭窄に加えて，しばしば合併する椎間板軟骨の後方突出も重要である（**図 3〜図 7**）．灰白質は前角が左右に長く扁平化し，圧迫の程度に応じて神経細胞脱落とグリオーシスが強くなり，組織が疎となる（**図 8，図 9，図 10**）．白質は骨化に接する前索よりも側索，後索の変化が強く，神経線維が脱落して海綿状態を示す．慢性の脊髄圧迫を受けた脊髄では萎縮が強い．通常の Klüver-Barrera 染色では，髄鞘が保たれてみえることがあるが，萎縮の本態は白質の神経線維の脱落と考えられる．脊髄横断面で最も強く障害される部位は，灰白質中央部から後角，後索外側部であり，組織が破壊されて嚢胞腔の形成が認められる（**図 11，図 12**）．

脊髄障害だけでなく，神経根障害も重要である．神経根障害の部位は，脊髄を出入りした直後と硬膜を貫いて

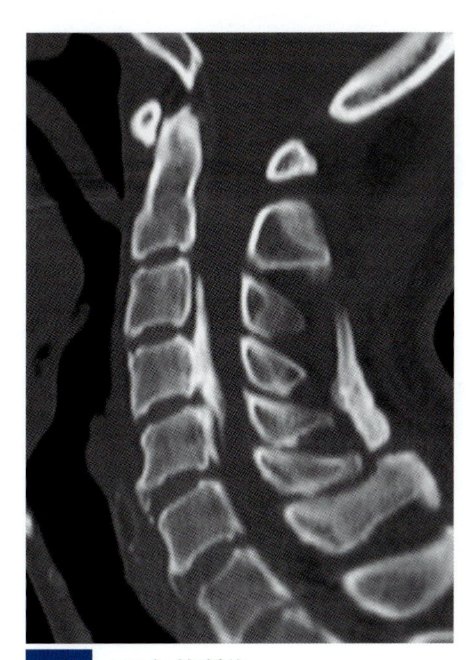

図 1 CT 矢状断像

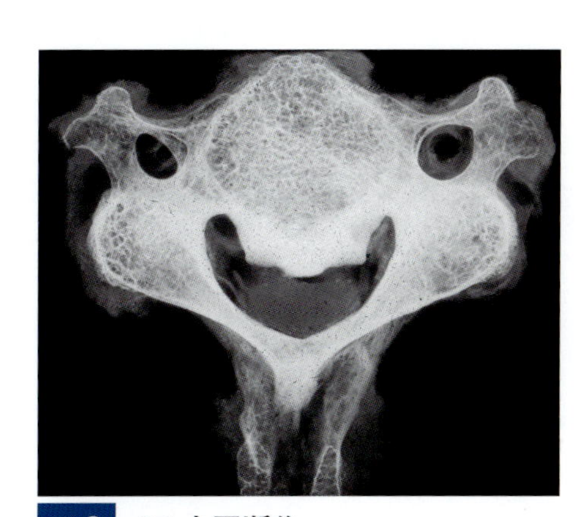

図 2 CT 水平断像

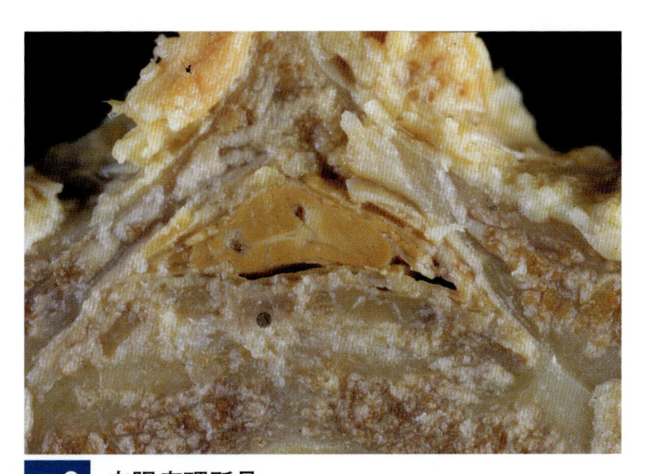

図 3 肉眼病理所見
骨化組織により脊柱管は狭窄し，脊髄は嚢胞腔の形成を認める．

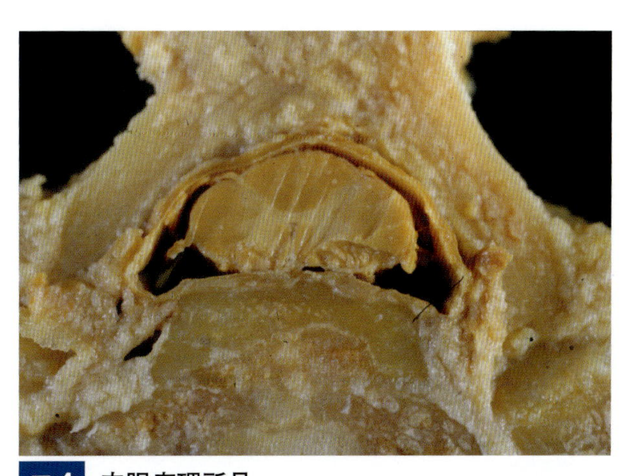

図 4 肉眼病理所見
上部頸椎では骨化組織による脊髄圧迫の程度は軽い．

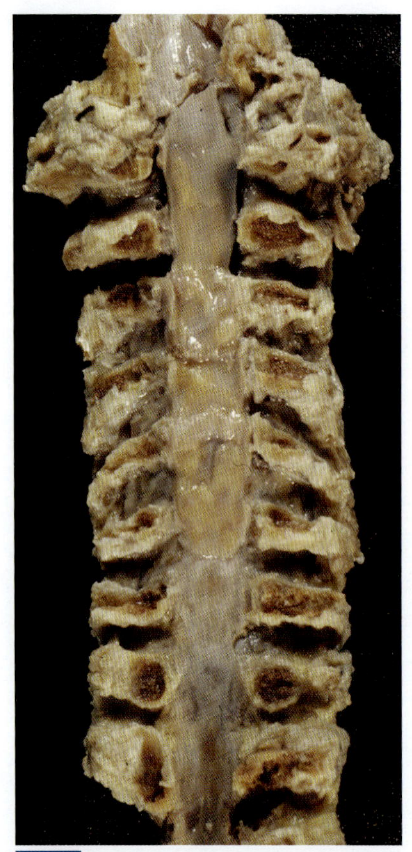

図5　椎弓と脊髄を取り除いた椎体後面の肉眼病理所見

後縦靱帯は骨化し，硬膜と癒着している．

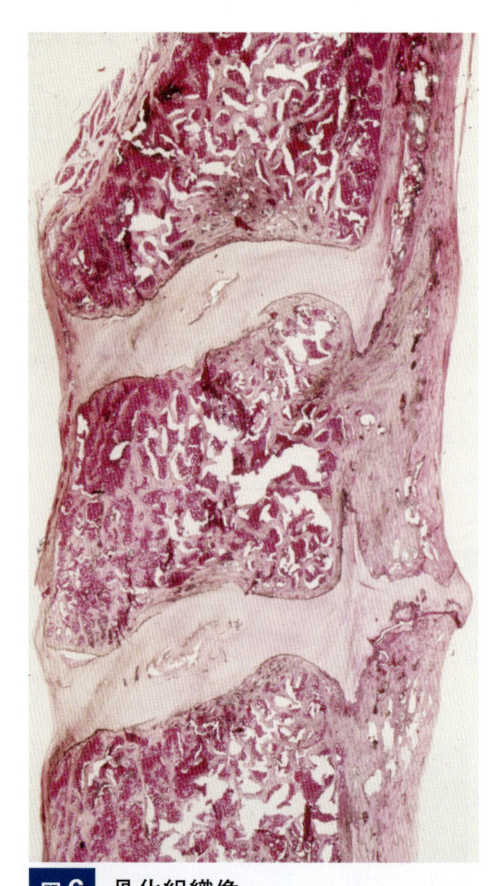

図6　骨化組織像

連続性に靱帯が骨化して肥厚を示す．H.E染色．

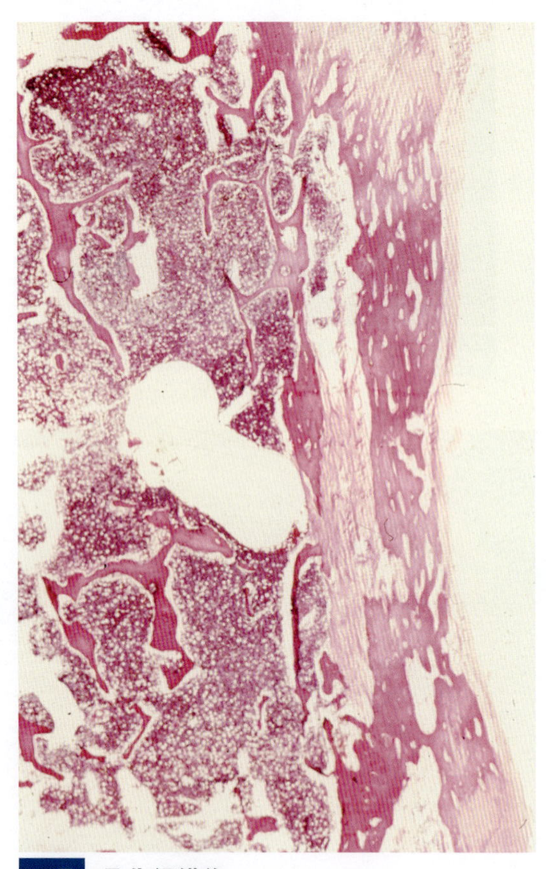

図7　骨化組織像

骨化組織は緻密骨からなる．H.E 染色．

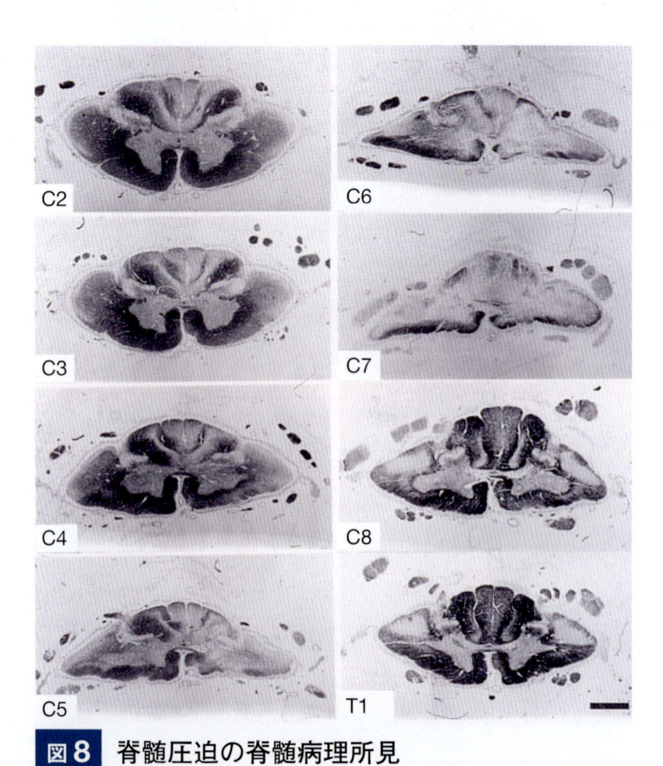

図8　脊髄圧迫の脊髄病理所見

脊髄は C5-7 髄節で扁平化し，灰白質と側索，後索の障害が強く，前索が保たれる傾向にある．上下の髄節では上行性，下行性の二次変性が明瞭である．Klüver-Barrera 染色．Scale bar：1 cm.

（文献 6 より引用）

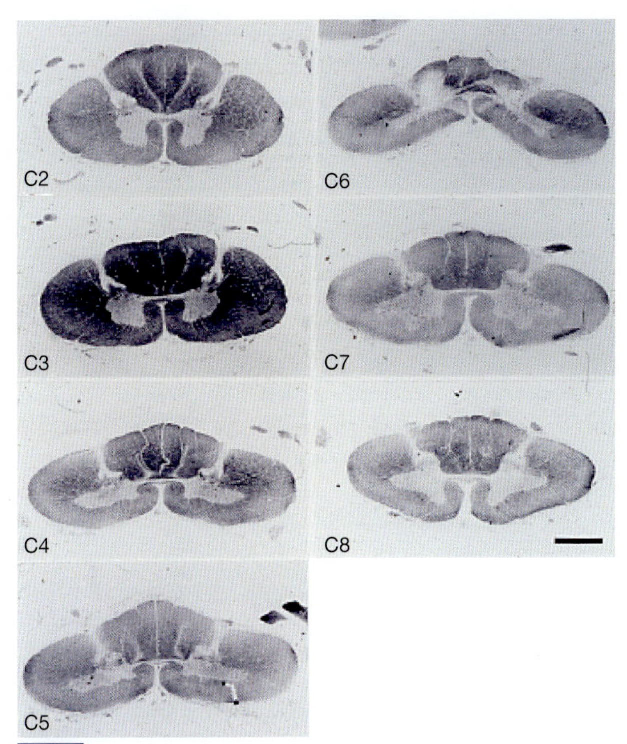

図9　脊髄圧迫の脊髄病理所見
脊髄は C5-6 髄節で扁平化し，ブーメラン型を示している．Klüver-Barrera 染色．Scale bar：1 cm．
（文献 6 より引用）

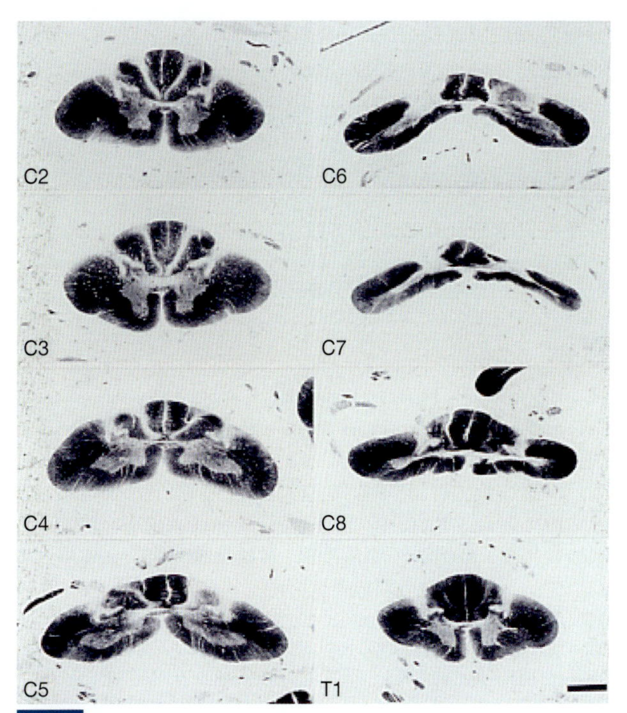

図10　脊髄圧迫の脊髄病理所見
脊髄は前後に（特に前角）が扁平化し，白質が比較的保たれている．また，C6-7 で高度に萎縮している．Klüver-Barrera 染色．Scale bar：1 cm．
（文献 6 より引用）

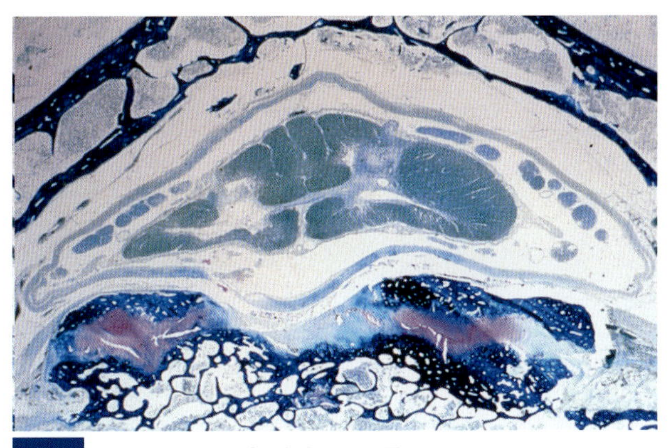

図11　脊髄圧迫の脊髄病理所見
後索外側部から灰白質にかけての嚢胞腔の形成を認める．Klüver-Barrera 染色．

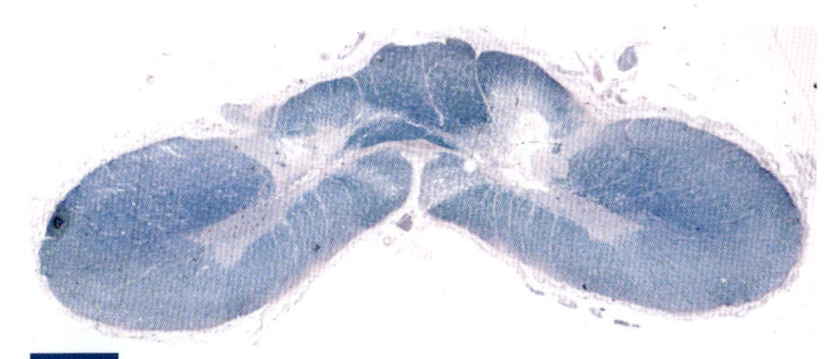

図12　脊髄圧迫の脊髄病理所見
後索外側部から灰白質にかけての嚢胞腔の形成を認める．“snake eyes” 病変に一致すると考えられる．Klüver-Barrera 染色．

椎間孔を通過する部位である．前根が脊髄を出た直後は，骨化組織で直接圧迫を受ける部位であり，硬膜を貫く部位は，脊髄の後方変位により牽引力が加わり，骨化組織で圧迫，伸展を受ける部位である．脊髄障害が強い症例では，圧迫を受けた上下の髄節で，後索の上行変性，錐体側索路の下行変性を示す．頸髄の後根が障害を受けると，楔状側内側部を走行する束間束の変性が認められる．これは後根からの下行性分枝の変性所見である．後縦靱帯骨化症では，硬膜にも骨化が生じ，これが脊髄障害の悪化因子となることも指摘されている．靱帯骨化症の脊髄障害の病理所見としては，迷行性末梢神経束や末梢性髄鞘再生などの所見も認められるが，これらについては脊髄損傷の項で詳細に記した．

脊髄障害の機序

骨化による機械的圧迫が最も重要な要素であるが，圧迫を受けた脊髄では，静脈うっ血により，静脈壁の線維性肥厚と静脈周囲腔の拡張を認める．圧迫による続発性の循環障害，特に静脈うっ血と脊髄内微小循環障害が脊髄障害に重要と考えられる．脊髄障害の規定因子としては，本来の脊柱管の太さが関連する．同程度の骨化でも，脊柱管が狭い症例では圧迫が高度となる．また上位頸椎レベルでは，骨化による圧迫を受けても脊髄にゆとりがあり，C5-7 髄節では障害が高度となる．臨床的には，外傷後に急激に脊髄症状が出現してくることがあり，脊髄障害には脊髄損傷の影響が加わっているものと考えられる[1-8]．

おわりに

後縦靱帯骨化症の剖検では，脊髄のみでなく脊椎を一塊として採取し，靱帯骨化，脊柱管狭窄度，硬膜の変化，脊髄の萎縮・変形，神経根障害の程度を検索する必要がある．このような検索は，臨床と画像，病理を対応させるうえで必須であるが，日本ではまだ不十分である．病理総論の項で記したように，剖検時の脊椎・脊髄の検索では注意すべきことである．

文献 Reference

1）Hashizume Y, Iijima S, Kishimoto H, et al：Pathology of spinal cord lesions caused by ossification of the posterior longitudinal ligament. *Acta Neuropathol* **63**：123-130, 1984
2）橋詰良夫：脊柱靱帯骨化症における脊髄病変．伊丹康人，西尾篤人（編集主幹），井上駿一（編集企画）：脊柱靱帯骨化症．整形外科 MOOK 50．金原出版，1987，pp120-130
3）橋詰良夫：脊髄の病理組織学的変化．脊椎脊髄 **6**：814-818，1993
4）橋詰良夫，浅井淳平，水野順一，他：後縦靱帯骨化症の脊髄の病理．脊椎脊髄 **2**：641-646，1989
5）橋詰良夫，吉田眞理，亀山　隆，他：後縦靱帯骨化症による脊髄障害の病理．脊髄外科 **11**：23-26，1997
6）Kameyama T, Hashizume Y, Ando T, et al：Spinal cord morphology and pathology in ossification of the posterior longitudinal ligament. *Brain* **118**：263-278, 1995
7）Mizuno J, Nakagawa H, Inoue T, et al：Clinicopathological study of "snake-eye appearance" in compressive myelopathy of the cervical spinal cord. *J Neurosurg* **99**：162-168, 2003

4 黄色靱帯骨化症

黄色靱帯は椎弓間を架橋するように存在する靱帯で，80％の弾性線維，20％の膠原線維からなる．この靱帯の骨化は，後縦靱帯骨化，前縦靱帯骨化と合併しやすい傾向があり，しかも脊柱のさまざまな部位に発生する．これらのことから，柳ら[3]が提唱したように脊柱靱帯骨化という概念で捉えられている．本症は日本からの報告が多く，日本人を含む東アジア人に頻度が高く，白人や黒人などでは少ない．

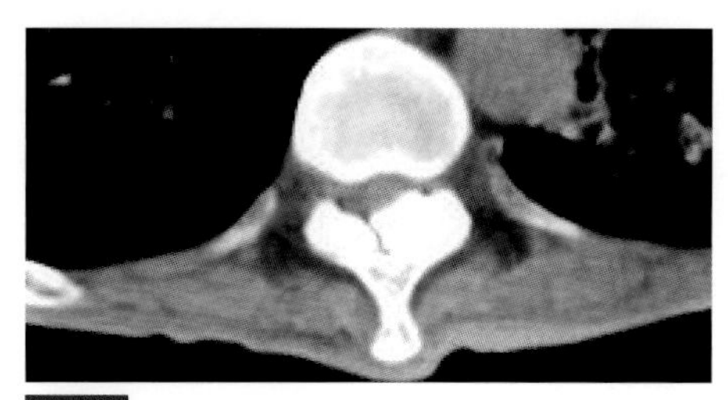

図 1 CT 水平断像

臨　床

中高年で頻度が高く，男性にやや多い[1]．圧倒的に T9–11 の下位胸椎に生じる頻度が高く，圧迫性胸髄症をきたす代表的な疾患である．頸椎にはまれである．初発症状は下肢のしびれ感，疼痛が多い[1]．次いで筋力低下や痙縮による歩行障害，腰背部痛が多い．緩徐進行性の経過を示し，手術までの期間は平均 1 年 10 ヵ月である[1]．

黄色靱帯骨化は，単純 X 線側面像では，椎間孔の後縁に嘴状または塊状に突出する骨化巣として捉えられる．CT による骨化形態は，山岡，柳，国分・佐藤らの分類が提唱されており，現在では外側型，拡大型，肥厚型，癒合型，膨隆型に分類されることが多い（**図 1**）．これらの骨化形態により手術法の選択がなされている[2,4]．

病　理

本症は人種差や家系内発症があることから，遺伝子変異が発症に関与している可能性が指摘されており，今後の研究の進展が期待される．吉田[5]によると，骨化に先立って軟骨組織の増生，弾性線維の断裂・減少がある．そして骨化様式は軟骨内骨化が主体であり，骨化は靱帯の表層，脊柱管側に沿って進行する．全身的骨化素因に加え，局所での動的・静的ストレスや骨形成因子などが複雑に関与していると考えられる．靱帯組織は組織学的報告が多いが，靱帯組織による圧迫で生じる脊髄障害は残念ながら剖検例での検索の報告がなく，今後の検討が必要とされる．

おわりに

黄色靱帯には，骨化症と類似する病態として，頸椎に多く靱帯内に石灰化を示す黄色靱帯石灰化症，腰部脊柱管狭窄を示す黄色靱帯肥厚症がある．今後は骨化症との類似点と相違点を含めた研究の発展が期待される．

文 献 | Reference

1) 相澤俊峰，田中靖久，星川　健，他：黄色靱帯骨化．脊椎脊髄　**20**：117–123，2007
2) 佐藤哲朗，国分正一，石井祐信：胸椎部黄色靱帯骨化の形態と手術法の選択．臨整外　**31**：541–545，1996
3) 柳　務，加藤寿雄，山村安弘，他：脊柱靱帯骨化，胸椎黄靱帯骨化と頸椎後縦靱帯骨化との関連を中心として．臨床神経　**12**：571–577，1972
4) 柳　務，内藤明子，安田武司，他：黄色靱帯骨化の形態病理学的所見と CT スキャン像．整形外科　**38**：297–307，1987
5) 吉田宗人：黄色靱帯骨化症の病理組織．脊椎脊髄　**11**：491–497，1998

5 環軸椎亜脱臼

環軸椎亜脱臼は，環椎（C1）が軸椎（C2）に対して前方へずれる不安定な状態で，関節リウマチ，急性外傷，Down 症候群，軟骨無形成症などに合併する．環椎の黄色靱帯は，軸椎の歯突起を環椎前弓に押しつけるように存在している．前述の疾患により，この黄色靱帯が変性，弛緩することで環椎と軸椎が不安定になり，頸部を前屈させたときに環椎が前方へ変位することによって脊柱管が狭くなる状態を環軸椎亜脱臼という．

臨　床

不安定性が大きく，ずれが大きい，高度の亜脱臼では，頸椎の中を通る脊髄が圧迫・損傷などを受けることがある．脊髄が圧迫されると，後頭部痛，頸部痛，頸部の運動時痛，めまい，上肢のしびれ感・麻痺，呼吸障害，排尿障害などの症状が出現する．

頸椎 X 線側面像の屈曲位と伸展位で，環椎と軸椎の位置関係を観察することにより，比較的簡単に診断できる．環椎歯突起間距離について 3 mm 以上が亜脱臼の診断となる．CT では水平断像，矢状断像でより鮮明に亜脱臼が診断でき，MRI では脊髄圧迫について詳細な評価をすることができる．

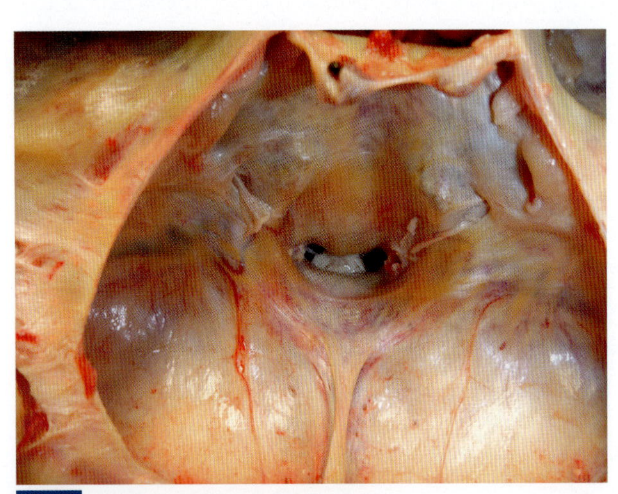

図 1　頭蓋底部の肉眼病理所見
大後頭孔の狭窄を認める．

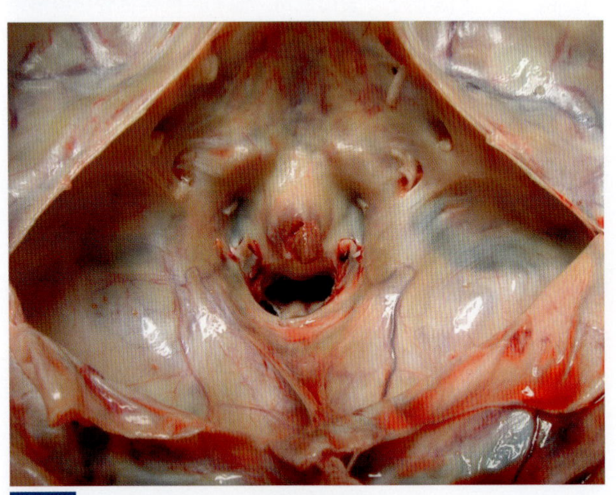

図 2　頭蓋底部の肉眼病理所見

病　理

本症の脊髄病理学的所見の報告は文献上でも少ないが，Dastur ら[1]は圧迫により脊髄の側索と後索の変性，前角神経細胞脱落を認めた症例の報告をしている．同時に術後脊髄出血をきたした症例も報告している．Fujiwara ら[2]は環椎後弓により後面から骨性の圧迫を受け，C2 髄節が著明な狭窄を示し，組織学的には後索と灰白質に壊死を認めた症例を報告した．Jones ら[3]は関節リウマチに合併した環軸椎亜脱臼の剖検で，椎骨動脈の閉塞とその支配域の梗塞を示した症例を報告しており，脊髄圧迫とともに椎骨動脈の血流障害も重要であることを指摘している．自験例では剖検時に環軸椎亜脱臼が指摘され，延髄下部から C1-2 髄節が圧迫を受けていた症例がある（**図 1，図 2，図 3**）．これらの症例は症状が観察されておらず，病理学的に圧迫変形があるものの，組織障害が指摘できなかった．

おわりに

治療は軽度であれば保存療法（投薬，頸椎カラーの装着，姿勢の工夫など）で経過をみる．しかし，頸椎カラー

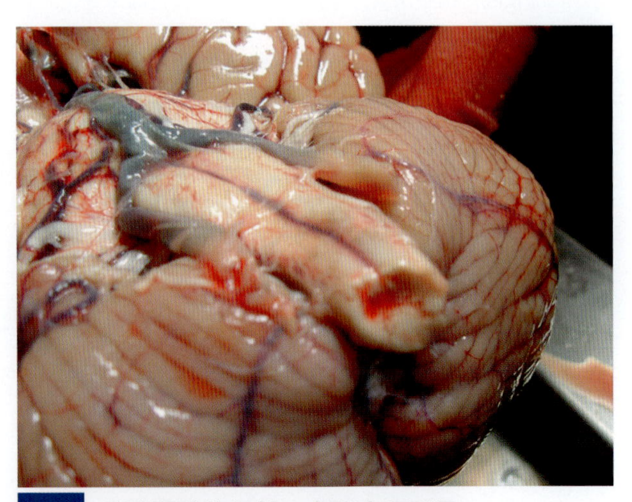

図 3　延髄頸髄移行部の肉眼病理所見
延髄から上部頸髄は圧迫され変形している．

には固定の機能はほとんどないため，整復・安定化はあまり期待できない．保存療法で軽快しない場合や不安定性が高度の場合には，手術適応となる．本症による脊髄障害の病理学的検索は詳細なものが乏しいので，今後の剖検時の検索に注目していく必要がある．

文献 | Reference

1）Dastur DK：Pathology and pathogenesis of chronic myelopathy in atlanto-axial dislocation, with operative or postoperative haematomyelia or other cord complications. *Clin Exp Neurol* **16**：9-25, 1979

2）Fujiwara K, Fujimoto M, Yonenobu K, et al：A clinico-pathological study of cervical myelopathy in rheumatoid arthritis：post-mortem analysis of two cases. *Eur Spine J* **8**：46-53, 1999

3）Jones MW, Kaufmann JC：Vertebrobasilar artery insufficiency in rheumatoid atlantoaxial subluxation. *J Neurol Neurosurg Psychiatry* **39**：122-128, 1976

6 椎間板ヘルニア

腰椎椎間板ヘルニアは，椎間板の主に変性髄核が後方の線維輪を部分的または完全に穿破し，椎間板組織が脊柱管内に突出あるいは脱出して，馬尾や神経根を圧迫し，腰痛や下肢痛をはじめとする下肢の神経症状などが出現したものである．青壮年期に好発すると考えられているが，最近では高齢発症の症例が増加傾向にある．

臨　床

日本整形外科学会，日本脊椎脊髄病学会の診療ガイドライン[3]によると，椎間板ヘルニアの診断基準には，次の5項目が挙げられている．

①腰痛に加えて下肢痛，主に片側性または片側優位
②この症状が安静時にも出現すること
③下肢伸展挙上テスト（straight leg raising test；SLR test）では70度以下の陽性
④MRIなどの画像所見で椎間板の突出があり，脊柱管狭窄がないこと
⑤症状と画像所見が一致すること

本疾患は男性に多く，好発年齢が20～40歳代，好発レベルがL4/5，L5/S1，次いでL3/4である．頸椎椎間板ヘルニアは，中位頸椎レベル，すなわちC4/5，C5/6レベルに好発する．下肢痛は上位腰椎椎間板ヘルニアでは大腿神経痛，下位腰椎椎間板ヘルニアでは坐骨神経痛であることが多い．放散痛，神経根によって支配される筋肉の筋力低下・腱反射低下を呈する．画像診断では，MRIが最も有効で，膨隆したヘルニア塊と圧迫された脊髄，神経根の状態が正確に把握される（**図1**）．最近では，MRI拡散強調画像（diffusion weighted image）により，障害神経根が描出され，機能的に評価できることが報告されている[1]．

病　態

変性した椎間板では，正常椎間板に比べ，コラーゲンが増加し，プロテオグリカンが減少することで，椎間板内水分含量は減少する．最終的には，髄核の消失と線維輪の断裂が生じ，脊柱管に脱出して椎間板ヘルニアとなる（**図2**）．本症の成因としては，後天的な運動，肉体労働，肥満，喫煙などが強く関連していることが示唆されてきた[2]．最近では，IX型コラーゲン遺伝子，ビタミンD受容体遺伝子，*MMP-3*遺伝子（matrix metalloproteinase-3 gene），*CLIP*遺伝子（cartilage intermediate layer protein gene）などの関与が注目されている[2]．

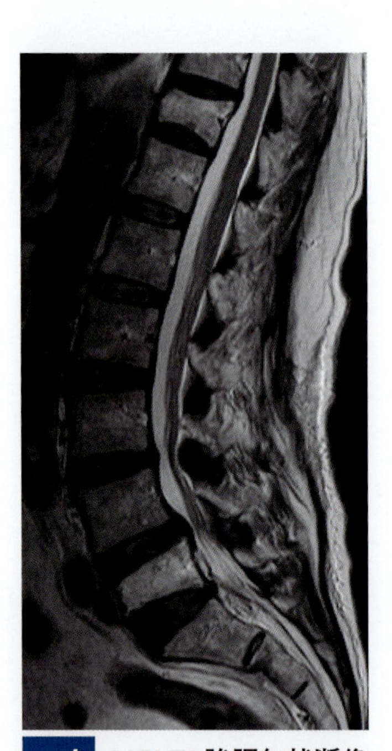

図1　MRI T2強調矢状断像
L4-5レベルで椎間板の後方脱出を認める．

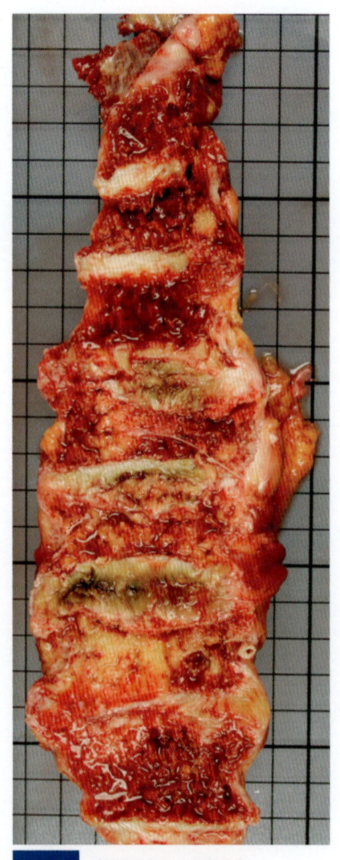

図2　椎間板の変性

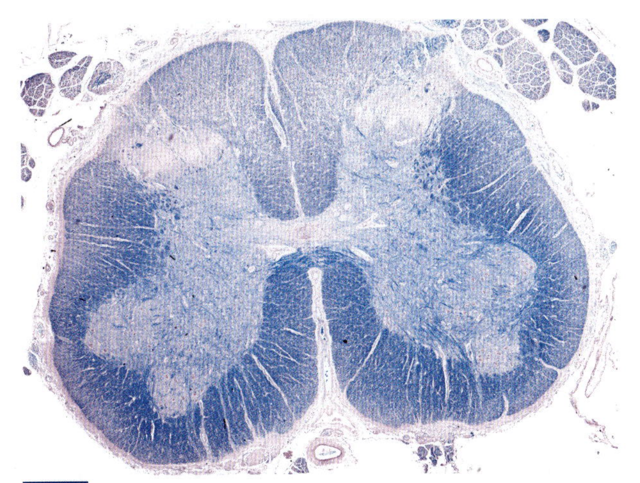

図3　高齢者の腰髄後索の髄鞘脱落
Klüver-Barrera 染色.

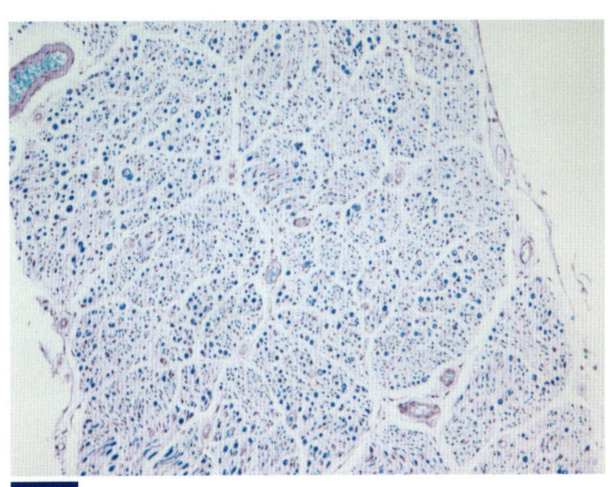

図4　腰髄後根の有髄神経線維の脱落
Klüver-Barrera 染色.

椎間板ヘルニアは，症状の軽快に一致して MRI で認められるヘルニア塊が経時的に縮小あるいは退縮していく自然消退がある．ヘルニア組織では新生血管の増加と貪食細胞を中心とした炎症細胞の浸潤が高頻度に観察され，脱出椎間板に対する局所的な炎症反応により，ヘルニア塊の吸収が生じると考えられている．

おわりに

椎間板ヘルニアでは，脱出した椎間板組織により神経根が圧迫を受けて，変性が生じると考えられるが，剖検例での詳細な神経根の病理所見についてはまとまった報告がない．しかし通常の剖検例ではしばしば腰仙髄の後根に有髄神経線維の脱落を認めることがあり，これらの所見は椎間板ヘルニアによる神経根の病理像である可能性がある（**図3**，**図4**）．今後は生前に正確に診断された症例のヘルニアの部位の特定と圧迫を受けた神経根の詳細な病理学的検索が必要とされる．

文献　Reference

1）Eguchi Y, Ohtori S, Yamashita M, et al：Diffusion-weighted magnetic resonance imaging of symptomatic nerve root of patients with lumbar disk herniation. *Neuroradiology* **53**：633-641, 2011
2）波呂浩孝，濱田良機：椎間板変性と高齢者椎間板ヘルニアの病態．脊椎脊髄 **20**：494-499，2007
3）日本整形外科学会，日本脊椎脊髄病学会（監）日本整形外科学会診療ガイドライン委員会，腰椎椎間板ヘルニア診療ガイドライン策定委員会（編）：腰椎椎間板ヘルニア診療ガイドライン，第2版．南江堂，2011

7 腰部脊柱管狭窄症

腰部の脊柱管や椎間孔が狭小化し，神経根あるいは馬尾が圧迫されて，下肢のしびれ感や疼痛，間欠性跛行などをきたす疾患である．狭窄をきたす原因には，先天的な脊柱管狭小に加えて，椎間関節の変形，黄色靱帯の肥厚，椎間板の膨隆がある．特に椎間板レベルで狭窄が生じ，好発部位はL4/5レベルである．症状は馬尾全体が圧迫される馬尾型では，両下肢のしびれ感と下肢の脱力，膀胱直腸障害で，特徴的な症状として間欠性跛行がある．間欠性跛行の成因には，歩行中に馬尾の圧迫が増強することによる循環障害，特に馬尾の静脈うっ血が重要とされている．馬尾が分岐した神経根が左右いずれかの外側でより強く圧迫される神経根型では，片側性または両側性の下肢の疼痛としびれ感が生じる．特に腰椎の後屈で悪化する．一方，前屈位や座位の保持，安静臥床で症状が軽快することが多い[2-4]．単純X線像およびCT，MRIで，脊柱管狭小，神経根あるいは馬尾の圧迫が認められる．MRIではredundant nerve roots of cauda equina（馬尾の余剰神経根）が確認されることがある．この所見は剖検時に時々認められるが（**図1**），馬尾がまっすぐに走行せずに屈曲蛇行している状態で，腰部脊柱管狭窄部の上部あるいは下部で馬尾が慢性的に圧排され，部分的な強い狭窄と弛緩の繰り返しで生じる現象とされている．病理学的には，神経根の走行が不規則で神経線維の脱落を認める[1,5]．しかし腰部脊柱管狭窄症による神経根と馬尾の病理学的検索はまだ十分にはなされていない．今後は神経学的所見と放射線学的所見を関連させた詳細な病理学的検索がなされる必要がある．

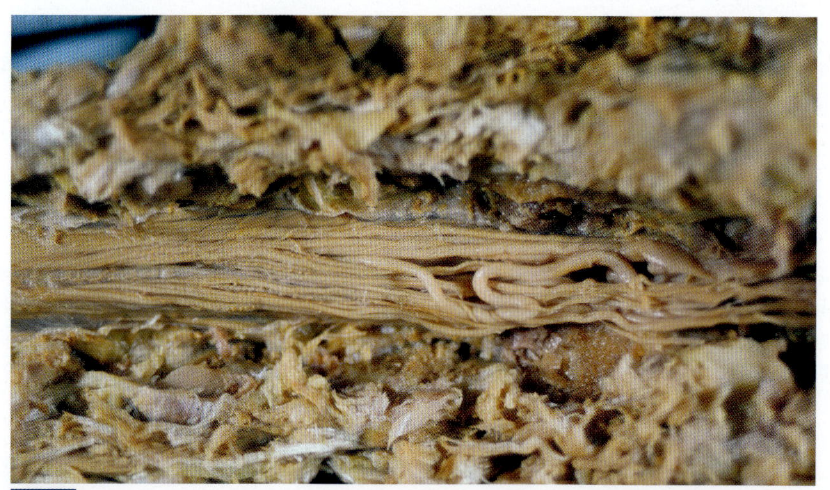

図1　redundant nerve roots of cauda equinaの肉眼病理所見
（医学教育用献体　日進すずき整形外科　鈴木和弘先生提供）

文献 | Reference

1）de Tribolet N, Campiche R：Redundant nerve roots of the cauda equina. A rare disease? *Eur Neurol* **21**：169-174, 1982
2）稲毛一秀，大鳥精司，折田純久，他：腰部脊柱管狭窄症診療ガイドライン 2011．日内会誌　**105**：2007-2011, 2016
3）Kirkaldy-Willis WH, Wedge JH, Yong-Hing K, et al：Pathology and pathogenesis of lumbar spondylosis and stenosis. *Spine* **3**：319-328, 1978
4）宮本雅史，元文芳和，伊藤博元：腰部脊柱管狭窄症の診断治療．*J Nippon Med Sch*　**69**：583-587，2002
5）Suzuki K, Takatsu T, Inoue H, et al：Redundant nerve roots of the cauda equina caused by lumbar spinal canal stenosis. *Spine* **17**：1337-1342, 1992

8 脊椎腫瘍

骨の原発性腫瘍としては，脊索腫，多発性骨髄腫，骨肉腫，軟骨肉腫，Ewing 肉腫などの悪性腫瘍と，血管腫，巨細胞腫，骨軟骨腫，動脈瘤性骨嚢腫などの良性腫瘍がある．

脊索腫については，腫瘍の章で詳述したように，胎生期の脊索の遺残組織由来の腫瘍で，発生部位が特異的で，身体の正中線に沿って生じ，頭蓋内の斜台と仙骨が好発部位である．そのほかに頸椎，腰椎，胸椎にも生じる．

多発性骨髄腫は，血液細胞の一つである形質細胞が腫瘍化したもので，脊椎が好発部位の一つである．骨髄腫細胞の増殖によって骨組織が破壊され，高カルシウム血症，骨痛，病的骨折，脊髄圧迫による麻痺をきたす予後不良の疾患である．

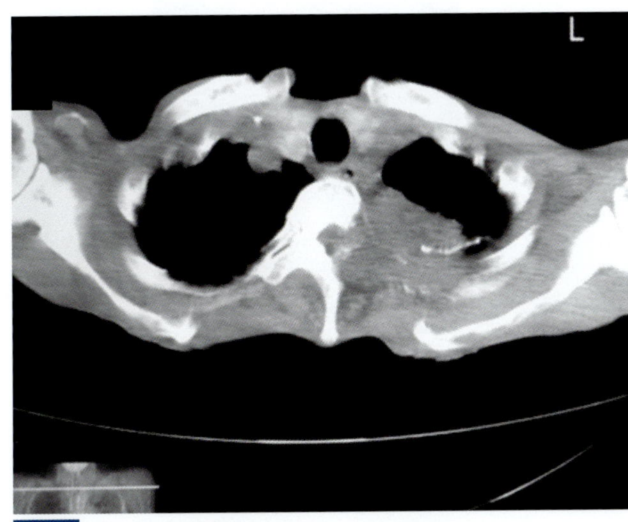

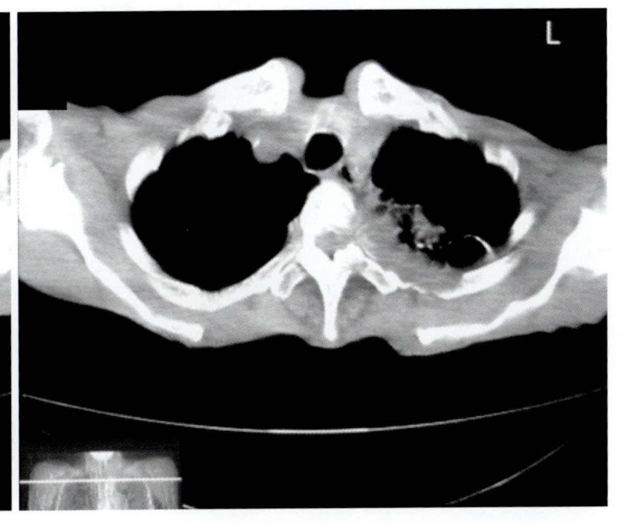

図 1　転移性脊椎腫瘍の CT 水平断像
肺癌の椎骨への浸潤を認める．

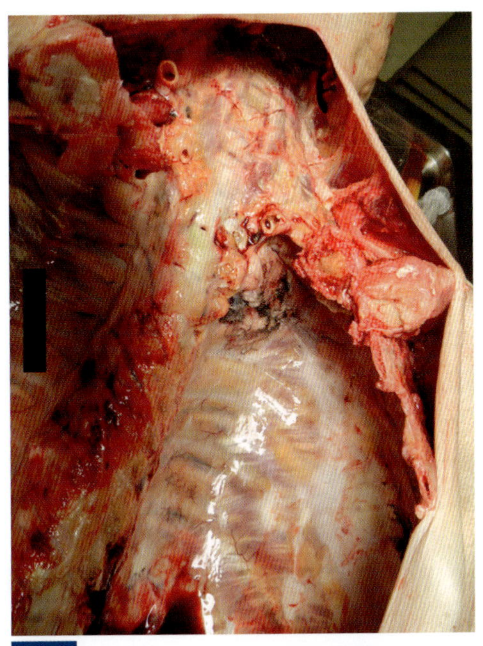

図 2　剖検時の胸腔の肉眼病理所見
癌の脊椎への直接浸潤を認める．

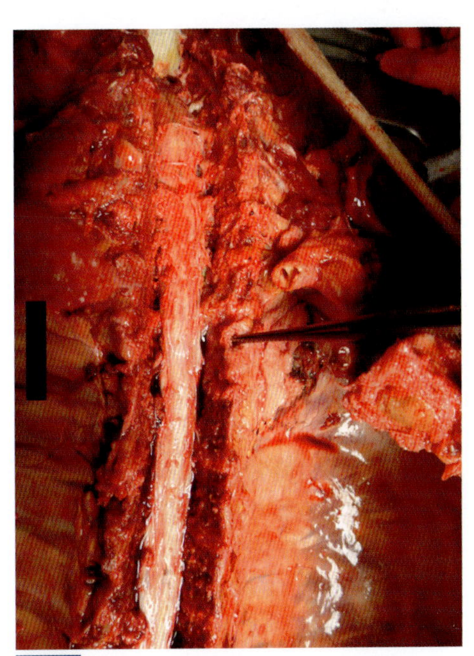

図 3　椎体を取り除いて脊柱管をみた肉眼病理所見
脊柱管内への腫瘍の浸潤はない．

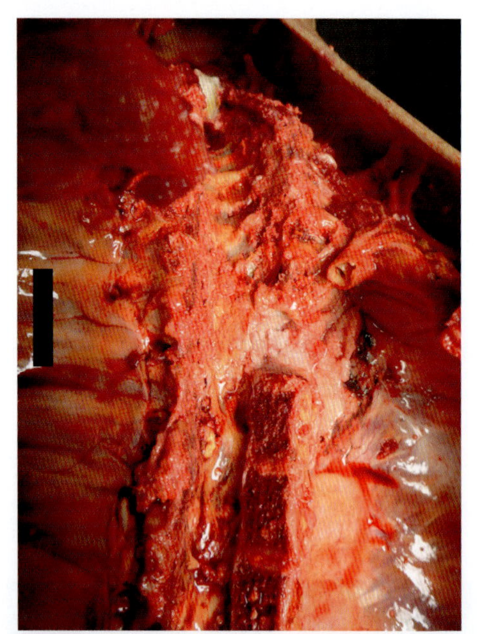

図4 脊髄を取り外して脊柱管をみた肉眼所見
白色調の腫瘍を認める.

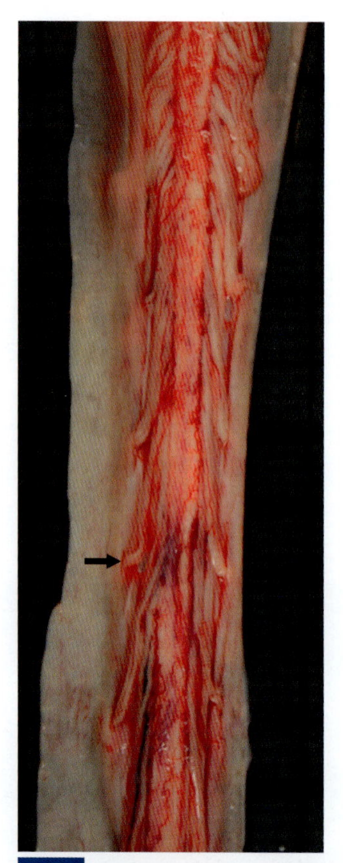

図5 硬膜を開いた脊髄の肉眼病理所見
硬膜内への腫瘍の浸潤はない. 矢印の部位で脊髄圧迫を認める.

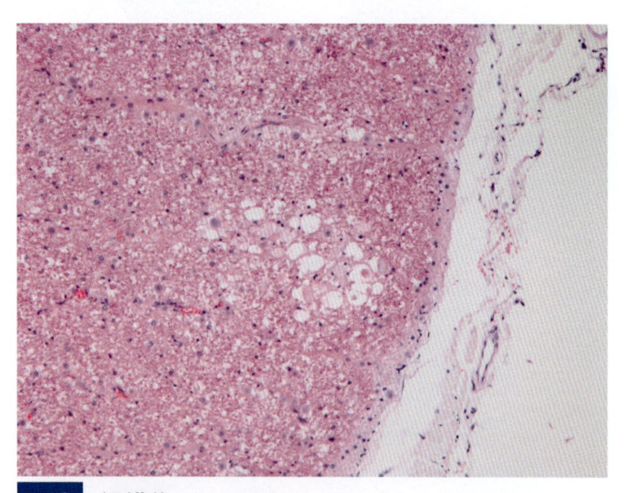

図6 組織像
圧迫された髄節の白質に限局性の海綿状態を認める. H.E染色.

骨肉腫は, 原発性悪性骨腫瘍の代表的な腫瘍で, 10歳代の男性に多く, 大腿骨, 脛骨, 上腕骨に発生する. 軟骨肉腫は, 骨肉腫に次いで頻度の高い原発性悪性骨腫瘍で, 30歳以上に多く発生し, 大腿骨や上腕骨, 体幹の骨などに発生する. Ewing肉腫は, 10歳前後に手足の骨, 骨盤, 肋骨などに発生する悪性腫瘍である. これらの原発性悪性腫瘍が脊椎に発生することはまれである[5].

脊椎腫瘍では, 多臓器の癌が椎骨に転移する転移性悪性腫瘍の頻度が高い. 原発性腫瘍としては, 乳癌, 肺癌, 前立腺癌, 腎臓癌からの転移が多い. 転移経路としては, 直接浸潤とリンパ行性転移, 血行性転移が考えられる. 直接浸潤は, 頭頸部腫瘍や食道癌などのように原発巣から椎体に連続性に転移する (**図1**). リンパ行性転移では, 転移したリンパ節から骨に浸潤する. 血行性転移では, 原発巣から大循環系に入っていく動脈性転移や, 脊椎周囲の静脈を介して広がっていく静脈性転移などが考えられている[1,4]. 腫瘍が骨転移をした場合には, 椎体を破壊する溶骨性転移と造骨性転移の2つがある. 造骨性転移では, 病理学的に反応性の骨新生が盛んで, 癌細胞は骨梁中に埋まってみえるのが特徴である. 造骨性転移では, 破骨細胞の活性化に引き続き, 転移巣局所で, 骨芽細胞による骨新生が同時に起き, 骨破壊よりも骨形成が上回る. 単純X線像では, 多数の骨形成像として捉えられる. MRIでは, 腫瘍の性質, 血管, 脊髄, 神経根などの周辺の組織との位置関係など, 多くの情報が得られる. 転移性悪性腫瘍の脊髄症状は, 硬膜外腫瘍として脊髄圧迫をきたすことによるもので, これについては腫瘍の章の転移性硬膜外腫瘍の項を参照されたい. 剖検時には, 転移性腫瘍により破壊された椎骨の変化と脊髄圧迫, 浸潤について検索する必要がある (**図2, 図3, 図4, 図5**). 圧迫が軽度でも, 組織標本を作製すると白質に限局性の斑状の病巣が確認される (**図6, 図7, 図8**). これは圧迫により生じる限局性の循環障害, 特に静脈うっ血による可能性が高い[2,3].

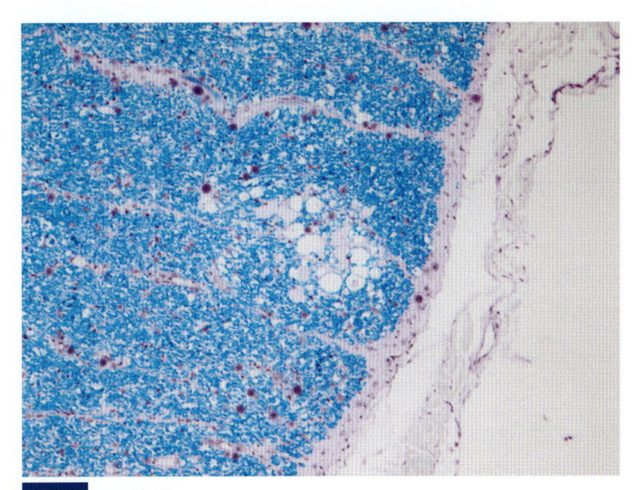

図7 組織像
白質に海綿状態を認める．Klüver-Barrera 染色．

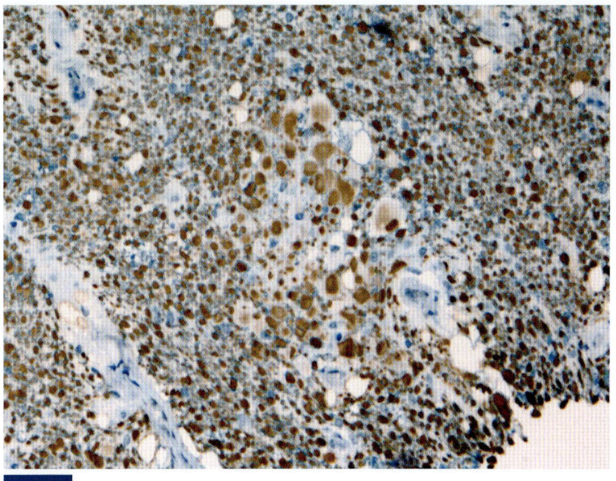

図8 組織像
軸索の腫大を認める．抗 neurofilament 抗体免疫染色．

文献 Reference

1）Burger P, Scheithauer BW, Vogel FS：Spine and epidural space. In Burger P, Scheithauer BW, Vogel FS（eds）：Surgical Pathology of the Nervous System and its Coverings, 4th ed. Churchill Livingstone, New York, 2002, pp499-526
2）荻野　洋，小野啓郎，浜田秀樹，他：脊椎の転移性腫瘍における脊髄病変．臨整外　**15**：273-282，1980
3）Oyanagi K, Ogata K, Takeda S, et al：Widespread vertebral and epidural venous plexus metastasis of prostatic carcinoma presenting wedge-shaped radial lesions in the spinal cord. *Neuropathology*　**23**：296-300, 2003
4）高木辰哉，片桐浩久：原発不明がん脊椎転移の診断．脊椎脊髄　**28**：1011-1016，2015
5）矢野俊介：硬膜外腫瘍．岩崎喜信，飛騨一利（編）：脊椎・脊髄疾患の外科．三輪書店，2006，pp194-210

9 化膿性脊椎炎

脊椎の感染症として代表的な疾患が化膿性脊椎炎である．本症は脊椎に血行性に，また周囲組織から連続性に細菌が侵入して椎体を破壊し，化膿性炎症を示す疾患である．最近では高齢者に多く認められる．腰痛を示す結核性脊椎炎や転移性脊椎腫瘍などとの鑑別診断が重要である．椎体炎から硬膜外膿瘍を形成し，それが脊髄，神経根を圧迫することにより症状が出現する．

臨　床

原因菌は黄色ブドウ球菌，連鎖球菌の頻度が高いが，最近ではメチシリン耐性黄色ブドウ球菌（MRSA）によるものが増えてきている．悪性腫瘍，糖尿病，膠原病，肝硬変，骨髄疾患など，基礎疾患として免疫不全状態があることが多い．血行性に気道系，泌尿器系，胆道系の感染症から生じるものが多いが，椎体周囲の感染症から椎体に炎症が広がることもある．腰椎での頻度が高く，頸椎での頻度が低い．背部から腰部の疼痛，棘突起の叩打痛，発熱を示す．急性に高熱を示す場合の他に，発熱を示さずに慢性に経過する腰痛の場合には，他の疾患との鑑別が問題となる．血液検査では，白血球の増加，CRP の上昇を認める．単純 X 線像，CT，MRI では，椎間板腔の狭小化，椎体骨の破壊を認める．慢性期には反応性骨硬化像を示す．時には椎体の生検をして細菌培養を行い，原因菌を同定することもある[2-5]．

病　理

椎体骨髄の化膿性炎症が病理所見の特徴であるが，治療が不十分な場合には，椎体の炎症は，膿瘍を形成し，椎体，椎間板の破壊を引き起こす．さらに椎体周囲組織へ広がり，脊柱管内で硬膜外膿瘍を形成して脊髄圧迫をきたすこともある[1]．硬膜外膿瘍については，感染症の章で詳述した．炎症が硬膜内に直接進展することにより脊髄障害を示すこともある．また脊椎が破壊されて脊髄が直接圧迫を受けることにより脊髄症状や神経根症状などが出現する．

おわりに

化膿性脊椎炎は，CT や MRI などの進歩，普及に伴って診断される頻度が高くなり，その病態の理解が進んできている．今後も超高齢社会の中での免疫不全患者の増加に伴い，本症の患者も増えていくことが考えられる．正しい診断後の的確な治療法の選択が重要となっている．

文献 | Reference

1）橋詰良夫，安藤哲朗，高木伸之介：脊髄硬膜外膿瘍．脊椎脊髄　**19**：907-910，2006
2）Hadjipavlou AG, Mader JT, Necessary JT, et al：Hematogenous pyogenic spinal infections and their surgical management. *Spine* **25**：1668-1679, 2000
3）河野哲也，宮腰尚久，本郷道生，他：高齢者化膿性脊椎炎の検討．東北整災誌　**59**：100-102，2016
4）McHenry MC, Easley KA, Locker GA：Vertebral osteomyelitis：long-term outcome for 253 patients from 7 Cleveland-area hospitals. *Clin Infect Dis* **34**：1342-1350, 2002
5）大場哲郎，波呂浩孝：感染による椎間板の炎症―臨床から，基礎まで．脊椎脊髄　**28**：555-558，2015

10 脊椎カリエス

脊椎カリエス（結核性脊椎炎）は，抗結核薬と脊椎手術の進歩により，予防と治療成績が改善されてきている．しかし最近では，高齢者で頻度が増加していることや，AIDS患者における結核菌感染などが問題となっている．臨床診断では，腫瘍性病変や他の化膿性脊椎炎などとの鑑別が問題となることがしばしばある．本項では，脊椎カリエスによる脊椎・脊髄障害の病態について病理所見を中心に概説する[1]．

臨床と画像

本症は主として肺結核病巣から血行性の二次感染として発症する．各年代で認められるが，超高齢社会の中で糖尿病や呼吸・循環器疾患などの生活習慣病を合併した高齢者の脊椎カリエスの診断・治療が問題となってきている．脊椎カリエスは，胸椎，胸腰椎移行部，腰椎で頻度が高いが，頸椎でも認められる．初発症状は，罹患レベルの疼痛，棘突起の叩打痛，傍脊柱筋の緊張による脊柱の硬直である．病勢の進行とともに膿瘍形成による腫瘤を認める．脊椎カリエスによる脊髄麻痺，いわゆるPottの麻痺の発生率は7.9～29.5％という報告がある[5]．病巣が治癒し，後遺症としての高度の後弯によって二次的に発症する脊髄麻痺は，後弯の頂椎で脊髄が腹側に押し付けられるように圧迫されることによる[2]．

脊椎カリエスの単純X線像，X線断層像，CTでは椎間狭小化，骨新生の乏しい椎体破壊，石灰化が認められ，MRIでは骨病変のみでなく，軟部組織の情報が得られる[6]．椎体の破壊は，隣接する椎体に広がり，多椎体に及ぶ（**図1**）．椎体から周囲の軟部組織へ炎症が進展して流注膿瘍を形成する．病巣は椎間板にも及び，圧迫骨折をきたして亀背となる．転移性脊椎腫瘍，結核以外の化膿性脊椎炎との鑑別が必要となる．椎体周囲の軟部組織の流注膿瘍の存在は，他の疾患との鑑別に重要である[7]．

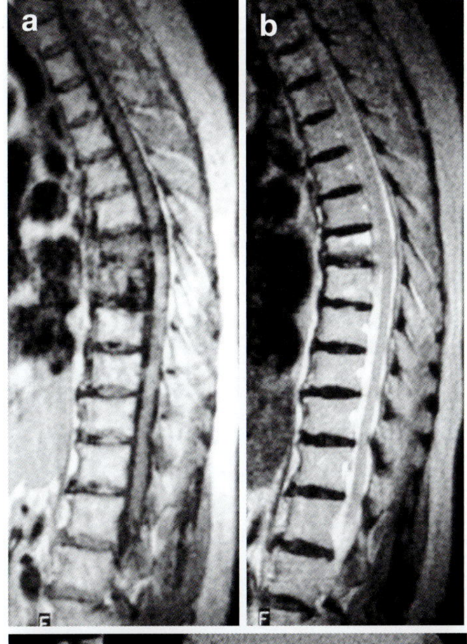
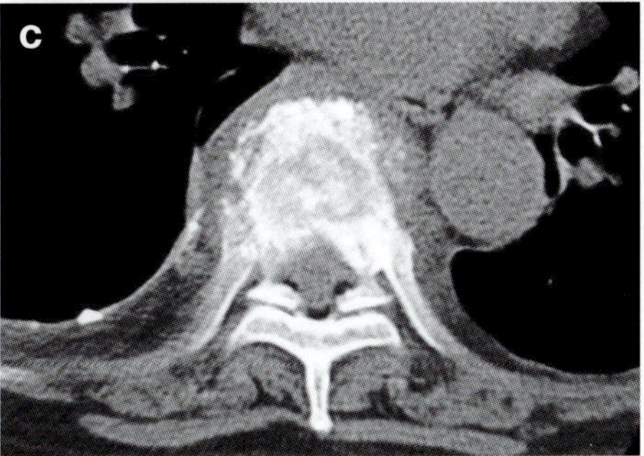

図1 画像所見

a　MRI T1強調矢状断像では，T7/8において椎体と椎間板の破壊が著明である．

b　MRI T2強調矢状断像では，T7椎体の破壊が強い．

c　CT水平断像では，胸椎椎体の破壊が著明である．周囲組織への炎症の波及を認める．

病　理

1．脊椎の病理

骨髄内にepithelioid granulomaを形成する炎症性変化が生じ，緩徐に進行して局所の骨破壊をきたす（**図2**）．さらに骨梁を破壊して壊死を広範に生じる．主病変は椎体前方であり，椎体後方は病変が軽度である．椎間板にも変化が及ぶと椎間狭小化が生じる．炎症は椎体の皮質骨を破って周囲の軟部組織に広がり，限局性の膿瘍である傍脊椎膿瘍（paravertebral abscess）を形成して抵抗の弱い部分を伝って下降し，流注膿瘍（gravitation abscess）となる．この病変の診断には，穿刺生検による検索が重要な情報を得られるとともに[4]，パラフィン包埋切片からのPCR（polymerase chain reaction）による結核菌遺伝子の検索が用いられる[3]．

2．脊髄の病理

脊椎カリエスによる脊髄障害は，基本的には硬膜外病変による二次的な変化が主である．硬膜外には膿瘍や炎症性肉芽腫の形成があり，また椎体破壊に伴う後弯，不安定性によって椎体自体または突出した椎間板組織により，脊髄圧迫を受けて脊髄の壊死が生じる（**図3**）．脊髄圧迫が軽度のときには脊髄周囲の白質が海綿状態で不全

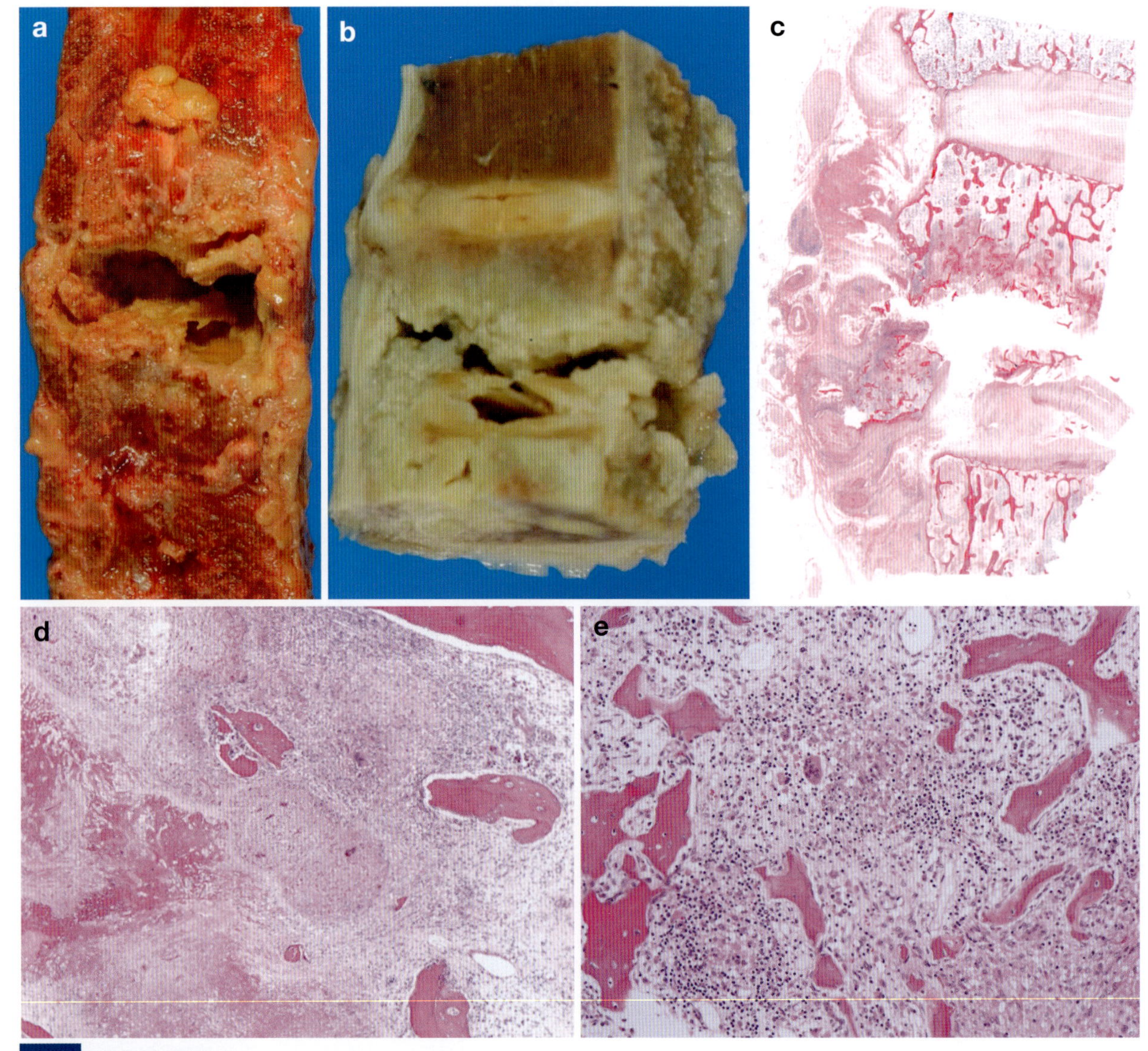

図2 脊髄病理所見

a 剖検時の固定前の胸椎で，椎体は黄白色調で融解・壊死を示している．
b 固定後の胸椎で，椎体は白色調で壊死を示している．
c 胸椎の病変は椎間板と椎体周囲軟部組織へ広がっている．H.E 染色．
d 骨髄は壊死と炎症細胞浸潤が強い．H.E 染色．
e 骨髄内に多核巨細胞を含む epithelioid granuloma の形成を認める．H.E 染色．

軟化を示し，高度のときには横断性壊死に陥る．この硬膜外病変は椎体から及ぶ変化であり，脊髄の前面でより強い傾向がある．また結核性髄膜炎を併発することがあり，髄膜炎による脊髄障害も加わる．神経根は硬膜外において病巣からの炎症が波及し，有髄神経線維の脱落を示す．

おわりに

脊椎カリエスは，肺結核の減少とともに減少してきており，過去の病気と考えがちである．最近の若い医師は脊椎カリエス患者の治療経験がない場合もある．しかし剖検ではしばしば臨床診断が正しくされていない症例に出会うことがある．臨床経過，病歴，理学所見，画像所見の特徴を理解すれば，診断は困難でないと考えられる．さらにツベルクリン反応，菌の同定，穿刺生検，PCR による DNA 診断により，早期に正しい診断をし，脊髄麻痺などの後遺症を防ぐことが重要である．

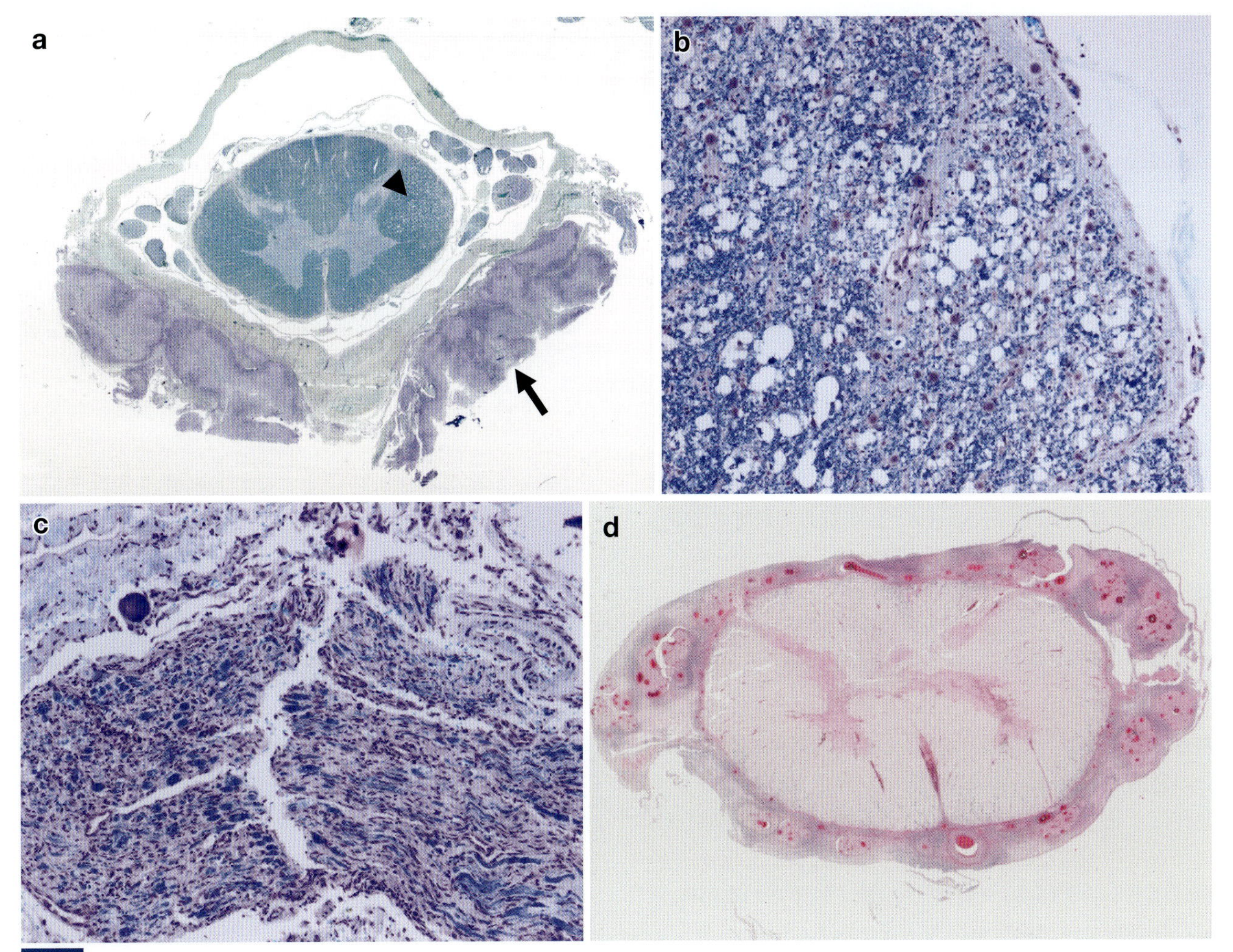

図3　脊髄病理所見

a　硬膜外に結核性の炎症性肉芽腫を認める（矢印）．Klüver-Barrera 染色．

b　硬膜外病変により圧迫された白質（a の矢頭）は海綿状態を示している．Klüver-Barrera 染色．

c　神経根（a の矢印）は硬膜外で炎症が波及し，有髄神経線維の脱落を認める．Klüver-Barrera 染色．

d　脊椎カリエスに合併した結核性髄膜炎．髄膜炎による二次的な循環障害により，脊髄は横断性壊死を示している．H.E 染色．

文献　Reference

1）橋詰良夫，梶浦典子，福岡敬晃：脊椎カリエス．脊椎脊髄　**19**：317-320，2006
2）Hsu LC, Cheng CL, Leong JC：Pott's paraplegia of late onset. The cause of compression and results after anterior decompression. *J Bone Joint Surg Br*　**70**：534-538, 1988
3）石田　剛，今村哲夫：脊柱の病変．病理と臨床　**19**：189-201，2001
4）Masood S：Diagnosis of tuberculosis of bone and soft tissue by fine-needle aspiration biopsy. *Diagn Cytopathol*　**8**：451-455, 1992
5）柴崎啓一：脊椎カリエス今昔．整・災外　**46**：621-627, 2003
6）Watts HG, Lifeso RM：Tuberculosis of bone and joints. *J Bone Joint Surg Am*　**78**：288-298, 1996
7）柳下　章：結核性脊椎炎．柳下　章（編）：エキスパートのための脊椎脊髄疾患のMRI, 第3版．三輪書店，2015, pp430-435

11 若年性一側上肢筋萎縮症

若年性一側上肢筋萎縮症（平山病）は，平山ら[1]により1959年に「若年に発症し一側前腕より末梢に限局する進行の遅い特殊な筋萎縮症」として記載された．それ以来，主として日本で活発な研究が行われてきたユニークな疾患で，その後，剖検所見や画像所見から，その病態が明らかにされてきた[2-4]．当初は筋萎縮性側索硬化症や脊髄性進行性筋萎縮症などとの関連が指摘されてきたが，現在ではflexion myelopathyとして捉えられている[7]．

臨　床

本症の発病は若年男性に圧倒的に多い．発症年齢のピークは15～17歳にある．筋萎縮・脱力は，多くが一側性（両側でも一側優位）で，骨間筋，拇指球筋，小指球筋と前腕遠位側尺側筋群に生じる．その特徴的な萎縮は斜め型筋萎縮（oblique amyotrophy）と表現されている．進行は上肢遠位以外に伸展することなく，数年で停止性になる．筋萎縮とともに寒冷時に筋力低下が悪化する寒冷麻痺，上肢を伸展したときに出現する手指の姿勢時振戦，筋線維束性収縮も重要な所見である．

画　像

頸椎中間位では第4～7頸椎レベルで頸髄の萎縮，頸椎前屈位では下位頸髄の前方移動と扁平化，硬膜管の前方萎縮が指摘されている．向井ら[5,6]はCT myelographyでは第4～7頸椎レベルのくも膜下腔の高度な狭小化と前方への偏位を認め，MRIでは下位頸椎レベルにて限局性の脊髄萎縮と硬膜管の狭小化を認めた．

脊髄の扁平化は筋萎縮のある側で強く認められる．硬膜管後方には静脈叢の拡大が疑われる所見が認められる．

病　理

平山ら[2]により本症の剖検例が検討され，病理所見が明らかになった．その要点は，①C5～T1，特にC7-8髄節の前角に循環障害性壊死とそれによる二次的な前根の萎縮がみられる．病変は両側性であるが，筋萎縮優位側で強い．②他の後角，白質，髄膜および髄内・髄外血管は明らかな異常がない．③すなわち病変は変性性でなく，髄外の要因による循環障害を示唆する．

病　態

病理所見からは，下位頸髄を中心とする反復性の圧迫性循環障害により，前角神経細胞が壊死性に変性すると考えられる．画像所見からは，向井らが指摘したように，頸部前屈に際して，硬膜管後壁が前方へ異常に移動し，椎体により下位頸髄が圧迫されることにより，循環障害が生じると考えられる．脊髄の萎縮の左右差が生じる原因としては頸部前屈時の脊髄の回旋（rotation）の関与が考えられている．Tomaら[8]は詳細な放射線学的検索により，頸部前屈時の神経根の長さの左右差が脊髄の回旋の原因として重要であることを指摘している．

おわりに

本症は若年者で上肢筋萎縮を示す運動ニューロン疾患，脊髄空洞症，頸部脊柱管狭窄症などの疾患から鑑別を行い，早期発見・診断が重要である．治療は症状進行の抑制のための頸部の前屈制限が必要で，病態の理解に基づいた適切な患者指導が求められている．

文献 | Reference

1）平山惠造，豊倉康夫，椿　忠雄：筋萎縮症の一新特異型の存在について―若年に発症し一側前腕より末梢に限局する進行の遅い特殊な筋萎縮症．精神経誌　**61**：2190-2197，1959

2）平山惠造，朝長正徳，北野邦孝：若年性一側上肢筋萎縮症の初剖検例．神経内科　**22**：85-88，1985

3）平山惠造：若年性一側上肢筋萎縮症（平山病）―発見からの半世紀．*Brain Nerve*　**60**：17-29，2008

4）北　耕平，平山惠造：平山病（若年性一側上肢筋萎縮症）．神経症候群Ⅴ―その他の神経疾患を含めて，第2版．別冊日本臨牀新領域別症候群シリーズ（30）：97-101，2014

5）向井栄一郎，松尾敏和，武藤多津郎，他：若年性上肢遠位部髄節性筋萎縮症のMRI．臨床神経　**27**：99-107，1987

6）向井栄一郎，祖父江逸郎，武藤多津郎：若年性上肢遠位部髄節性筋萎縮症のレ線学的異常所見．臨床神経　**25**：620-626，1985

7）田代　淳，菊地誠志：flexion myelopathy．岩﨑喜信，飛騨一利（編）：脊椎・脊髄疾患の外科．三輪書店，2006，pp103-109

8）Toma S, Shiozawa Z：Amyotrophic cervical myelopathy in adolescence. *J Neurol Neurosurg Psychiatry*　**58**：56-64, 1995

欧文索引

太字：主要頁

【G】

【H】

【I】

【J】

【K】

【L】

【M】

【U】

【V】

【W】

和文索引

太字：主要頁

【こ】

【さ】

【し】

【す】

【せ】

Profile

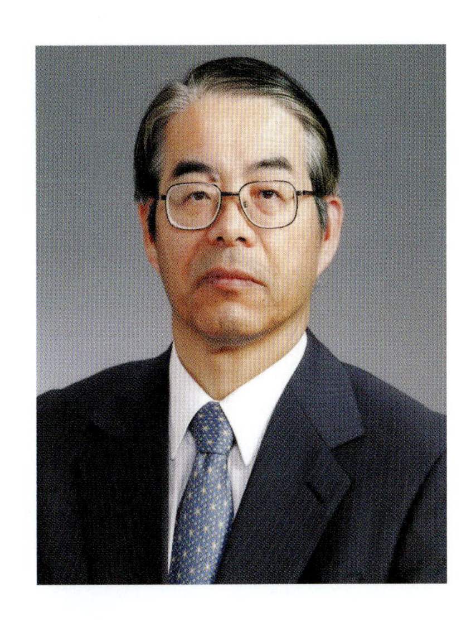

橋詰 良夫（はしづめ よしお）

【現職】

医療法人さわらび会福祉村病院神経病理研究所・所長
愛知医科大学・名誉教授

【略歴】

1963 年 3 月	三重県立津高等学校卒業
1969 年 3 月	名古屋大学医学部卒業
1970～1972 年	安城更生病院内科
1972～1974 年	名古屋大学医学部第一内科神経研究室入局
1974～1980 年	名古屋市立大学病理学教室・助手，講師 この間にドイツ，ミュンヘンの Max Planck Institute 神経病理部門留学
1980～1990 年	名古屋大学病理学教室・助手，講師，助教授 この間に米国，ニューヨークの Montefiore Medical Center 神経病理部門留学
1990～1993 年	名古屋大学医学部附属病院病理部・助教授
1993～2010 年	愛知医科大学加齢医科学研究所 神経病理部門・教授
2010 年	愛知医科大学・名誉教授
2010 年 4 月～	医療法人さわらび会福祉村病院 神経病理研究所・所長

【専門領域】

臨床神経病理
脊髄の病理
認知症の病理

【所属学会】

日本神経病理学会・名誉会員（2007～2010 年　理事長）
日本病理学会・功労会員
日本脳腫瘍病理学会・功労会員

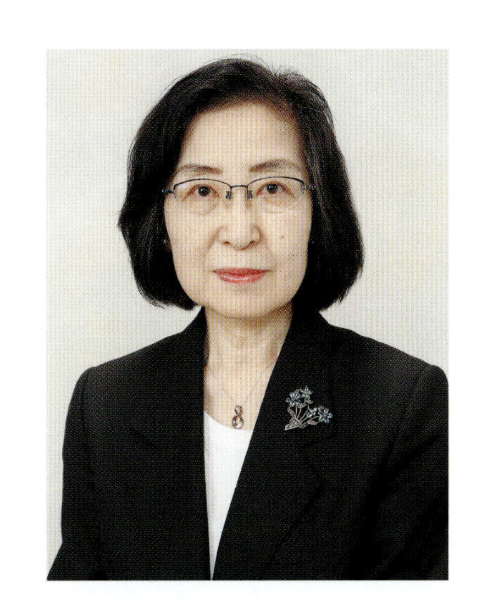

吉田 眞理（よしだ まり）

【現職】

愛知医科大学加齢医科学研究所・教授

【略歴】

1981 年	名古屋大学医学部卒業
1982 年	岐阜県立多治見病院神経内科
1986 年	国立療養所東名古屋病院神経内科
1996 年	愛知医科大学加齢医科学研究所・助手
2000 年	愛知医科大学加齢医科学研究所・講師
2004 年	愛知医科大学加齢医科学研究所・准教授
2010 年 4 月～	愛知医科大学加齢医科学研究所・教授

【専門領域】

神経病理学
神経内科学

【所属学会】

日本神経病理学会・理事，代議員
日本認知症学会・代議員，指導医，専門医
日本神経学会・代議員，指導医，専門医
日本内科学会・認定内科医
日本神経感染症学会・評議員
日本学術会議・連携会員
日本脳科学関連学会連合・代議員
日本病理学会
日本脳腫瘍病理学会

脊髄病理学（せきずいびょうりがく）

発　行　2019年5月27日　第1版第1刷©
著　者　橋詰良夫（はしづめよしお）・吉田眞理（よしだまり）
発行者　青山　智
発行所　株式会社 三輪書店
〒113-0033 東京都文京区本郷 6-17-9 本郷綱ビル
TEL 03-3816-7796　FAX 03-3816-7756
http://www.miwapubl.com/
印刷所　三報社印刷 株式会社

ISBN 978-4-89590-662-3　C3047